国医大师学术思想
及临证精华系列

国医大师论治妇科病

GUOYI DASHI
LUNZHI FUKEBING

李志更　贾海骅　张治国　主编

化学工业出版社
·北京·

内容简介

本书梳理总结了当代国医大师的临床学术思想、临证心得以及名方验方。内容包括国医大师医论和常见病临床验案两部分。医论部分介绍了国医大师对中医妇科病证的独到诊治见解；验案部分总结了国医大师临床医案，从验案、诊断、治法、方药、复诊情况、医案分析、来源等方面依次展开介绍，详尽讲述国医大师的治病过程，读者可以从中学习体会名老中医的诊疗思路和临床经验。

本书适合中医医师、中医科研与教学人员参考使用，也可供中医爱好者参考使用。

图书在版编目（CIP）数据

国医大师论治妇科病 / 李志更，贾海骅，张治国主编. --北京 : 化学工业出版社，2025. 4. -- ISBN 978-7-122-47266-3

Ⅰ. R271.1

中国国家版本馆CIP数据核字第20256UL494号

责任编辑：陈燕杰　　装帧设计：王晓宇
责任校对：田睿涵

出版发行：化学工业出版社
（北京市东城区青年湖南街13号　邮政编码100011）
印　　装：河北延风印务有限公司
710mm×1000mm　1/16　印张$28^3/_4$　字数471千字
2025年10月北京第1版第1次印刷

购书咨询：010-64518888　　售后服务：010-64518899
网　　址：http://www.cip.com.cn
凡购买本书，如有缺损质量问题，本社销售中心负责调换。

定　　价：98.00元

主编简介

李志更

医学博士，中国中医科学院中医基础理论研究所治则治法与养生学研究室研究员，硕士研究生导师。中国中医科学院广安门医院西单门诊部主任医师，第六批全国老中医药专家学术经验传承人，中华中医药学会亚健康分会委员。曾参与研究多项国家级或院级科研项目，临床主治皮肤、脾胃、心脑血管、男科、妇科等多种疾病。

贾海骅

中国中医科学院主任医师，研究员，硕士生导师，沈氏女科第二十代主要传承人。注重中医理论对临床的指导作用，提出从“肾精纯粹”的角度预防胎停育的发生及注重优生的养护；从“痰瘀互结，毒损入络”论治不育；从“痰瘀互结，毒损宗筋”论治阳痿；从“痰”论治精液不液化症；从“心理、行为、药物”综合治疗早泄、阳痿等性功能障碍等疾病的学术观点与临证思路。

张治国

中国中医科学院中医基础理论研究所研究员，博士生导师。非物质文化遗产崇厚堂沈氏女科第二十代传人，擅长经方治疗内科、妇科疑难杂症。研究方向为中医药防治代谢性疾病。

本书编写委员会

主　编　李志更　贾海骅　张治国

副主编　王　仑　岳利峰　马　培　杨巧慧　吴凤芝
孙淑艳　佟　旭　付宏宇　方思月　吴柔燕

编　委　李志更　贾海骅　张治国　王　仑　岳利峰
马　培　杨巧慧　吴凤芝　孙淑艳　佟　旭
付宏宇　方思月　吴柔燕　翟志光　黄玉燕
汤尔群　赵雨坤　苗　苗　李　燕　李亚飞
吴美玲　薛　凯　谭凯旋　刘爱琪　张稚淳
齐　欣　王佩佩　张刘波　刘　宇　汪唐顺
关　双　董华英　朱琪琪　陈小蓉　江泽辉
李明炬　王冬梅　杨永栋　刘　林　侯憬惠
谢怡爽　贾子龙　闫雨柔　吴泳华　高　蕾
李可心　张　靓　黄均毅　王　京　杨冬妹
陈　娟　祁　宇　林泰骄　孙慧怡　孙丽丽
郑相颖　张　媛　郭建芳　孙向男　王　欢
陈　星　朱　典　郭　楠　付跃峰　姜尚上
李昕原　刘　锦　凌书策　吴彩军　单敏敏
毕　玮　马　乾　李　莉　刘　艺　张佳琪
任　阳　马林沁　牛丽强　陈香梅　郝良为
陈　悦　程　娜　吕　程　任丽凡　潘真真

序

中医药学能够数千年来承续不绝，不断创新发展，一代代苍生大医功不可没。从古代的扁鹊、淳于意、张仲景、华佗、孙思邈、刘完素、朱丹溪、李时珍、叶天士，到近现代的萧龙友、汪逢春、施今墨、孔伯华、蒲辅周、秦伯未、岳美中等名医大家，在不同的时代，都是中医药学发展进步的重要推动者。他们通过大量的医疗活动、著书立说、授业解惑、形成流派，在继承前人的基础上进一步创新发扬，将中医药学不断推向新的高峰。

历史发展到今天，新中国成立后，特别是改革开放以来，党中央、国务院高度重视中医药工作，中医药事业不断取得进步。成就来自当代广大中医药工作者的努力奋斗，国医大师就是杰出代表，他们具有德高望重、医术精湛、学术鲜明、成就突出的共同特点。他们以强烈的使命感和责任感，肩负起传承中医药血脉的历史重任，将中医药事业不断向前推进。大师们从医几十年，一直践行着“大医精诚，仁心仁术”的追求，为中医药事业鞠躬尽瘁。

这些国医大师中有家学渊源者，有拜师传承者，有个人苦读者，有教学相长者，有先研经典而后付诸临床者，有先侍诊而后探究医理者，虽殊途但同归，皆在学术与临床上成就卓著，名显于时于世。可谓是各由其路、各有所适也。

今天中医药事业的发展，归根结底要靠中医本身科学研究和临床实践的不断推进，不断深入。这不但要有明确的目标和坚定的信念，更要有脚踏实地、扎扎实实的工作态度。国医大师是旗帜、是方向、是力量、是形象、是榜样，他们对于中国乃至全人类来说，都是一种宝贵资源。唐代医家孙思邈云:“世有愚者，读方三年，便谓天下无病可治；及治病三年，乃知天下无方可用。故学者必须博极医源，精勤不倦，不得道听途说而言医道已了，深自误哉！”有志于中医药事业的人士应当向这些国医大师学习，以“勤”为径、以“苦”为舟，努力向中医学文化高峰攀登，向中医学知识海洋进发，为促进中医药学术发展与提升临床服务能力而贡献一份力量。

“传承精华，守正创新。”为了使国医大师们的学术思想和临证经验能够广泛传播，促进中医药学术发展和提高中医师临证水平，中国中医科学院中医基础理论研究所李志更研究员团队以中医传承为己任，从国医大师们的个人养生思想、临证心得到名方验方，以及从心脑、脾胃、妇科、皮肤等各科病证的角度，全面梳理、提炼、归纳、总结当代国医大师之学术，历时数年，准备编写并出版“国医大师学术思想及临证精华系列”图书。该丛书引证资料丰富，编写符合时代要求，学术性、实用性俱佳，有利于读者领略国医大师的独特临证心悟，对中医临床、科研、教学人员均有较大的参考价值。

在新时期，要振兴中医，要推进中医药事业科学健康持续地发展，需要培养和造就一批新名医、一批优秀的学科带头人，需要造就一代新人，需要一大批的人才，需要他们去披荆斩棘，去攻坚克难。“国医大师学术思想及临证精华系列”可谓是正逢其时，它有利于启迪后学，奖掖新秀，为后学者指路，为发奋者导航，必将为中医药学术在新时期的发展作出应有的贡献。金石之言须记取，既入宝山不空回。相信阅读这套丛书的读者，一定会有所裨益。

国家卫生和计划生育委员会副主任

国家中医药管理局原局长

中华中医药学会原会长

中华中医药学会专家咨询委员会主任

王国强

于北京

前言

2009年，中华人民共和国人力资源和社会保障部、中华人民共和国国家卫生健康委员会和国家中医药管理局评选表彰了首届30名国医大师，之后又相继评选出第二届、第三届、第四届国医大师。国医大师是中医药领域中的名医名家，医德高尚，医术不凡，在中医药理论和疑难病诊治等领域多有较高造诣和创新，为中医药事业的继承与发展作出了重要贡献。

为了今后以国医大师为楷模，修德敬业，更进一步深入学习、研究、传承好国医大师治疗妇科病证的精湛医术，在临床中更好地发扬祖国医学的特色和优势，提高为全民健康服务的业务水平，我们怀着非常崇敬的心态，在查阅大量文献的基础上，组织编写了这本书。全书包括国医大师医论和常见病临床验案两大部分。其中，医论部分主要是选摘了国医大师对中医妇科病证较为独特的认识；验案部分主要来自目前已发表的国医大师的医案，以“验案、诊断、治法、方药、复诊情况、医案分析、来源”等7项内容依次排列，以便详尽阐述国医大师的治病过程，使我们可以从中了解名老中医高深的学术思想、独特的诊疗风格、丰富的临床经验，体会中医药博大精深的学术价值。本书可供广大专业人士和中医爱好者参考使用。

阅读本书时需注意，国医大师的学术经验不能盲目照搬，书中有些内容和具体方药需要在专业医师的指导下方可正确理解和运用。书内国医大师的排名不分先后。由于编写时间仓促，加之国医大师的相关资料非常多，本书不足之处在所难免，恳请读者批评指正！

本书的编写出版得到了中国中医科学院中医基础理论研究所科研发展基金项目（KJ202012）、国家自然科学基金面上项目（82174046）、北京中医药大学“揭榜挂帅”重点项目（2024-JYB-JBZD-010）、中国医学科学院医学与健康科技创新工程（2022-I2M-2-002）和中央本级重大增减支项目“名贵中药资源可持续利用能力建设项目”（2060302）的支持和资助，特在此表示感谢！

编者于北京

目录

第一篇

国医大师医论

1　病因病机

主题 1　月经失调多责于肝、脾、肾三脏

解析　从脏腑功能而言，由于肝藏血而主疏泄，为女子之先天；肾藏精而为水火之脏，精血相生，冲任二脉所系；脾统血，为气血生化之源；故肝、肾、脾三脏在月经失调病机中占重要地位。月经失调患者分为以下 4 型：① 肾阴亏虚者，多因先天不足，精血不充，肾阴亏虚，而致精血不得相生，月经量少。② 寒凝胞宫者，多因先天不足，或者后天失养，进而导致正虚于内，加之或因外感，或因饮食，导致寒邪凝聚胞宫，而致气血亏虚，精血不生，月经量少，胞宫虚寒。③ 肝郁血虚者，多因七情内伤，肝气郁结，横犯脾胃，脾气不升，气血不生，阴虚血少，或素体先天不足，精血不足，又被情志所伤。④ 气滞血瘀者，多因肝气郁滞，失其条达，气机不利，气不行血，而致气滞血瘀，不通则痛。（何若苹，顾锡冬，徐光星．国医大师何任教授辨治月经失调经验 [J]. 中华中医药杂志，2012，27（8）：2088-2089.）

主题 2　肝郁气滞是女子月经疾病的基础

解析　《素问・阴阳别论》有“二阳之病发心脾，有不得隐曲，女子不月”之说，足少阳胆与足厥阴肝相表里，足阳明胃与足太阴脾相表里，言胆

胃实与肝脾有关，因为，阳明胃多气多血，足阳明正常则心有血所主，脾有血统摄，肝有血所藏，足少阳乃春升之气，就像春气一样，催醒大地，使万物复苏，少阳之气正常，疏泄有度，反之则会心情抑郁，气滞血瘀，月经应至不至。《素问・六节藏象论》云"肝者……为阳中之少阳，通于春气"，也表明肝胆相表里，同主七情调达，两者相互影响。肝体阴而用阳，即以阴血为体，阳气为功能。现代社会生活节奏快，工作强度大，女子往往既要参加社会工作，又要主持家庭日常琐事，还要照料老人以及培养小孩，月经期也无法适当休息，容易损伤阴血。加之女子若七情不畅，肝郁不舒，疏泄失常，影响月经的正常来潮；甚至气郁化火，进一步耗伤阴血，则导致心烦易怒，动辄发作，月经量日渐减少，月经稀发，甚至闭经。当然，脾胃生化乏力，气血不足，气虚不能摄血，月经淋漓不净，血少则血海难充，当至不至，月经量少后延，这也是常见的月经病的表现。（张庆，樊永平 . 王绵之教授治疗月经病的经验 [J]. 环球中医药，2013，6（12）：923-925.）

主题 3　崩漏的病机在于阴阳失衡的整体原因及子宫病变的局部原因

解析　夏桂成认为崩漏的病因病机可从局部和整体两个方面分析，局部为子宫的病变，可由血瘀、血热、虚等方面因素所致；整体为阴阳失衡，而致阴阳消长转化失常。阴阳失衡，阴虚阳搏消长转化的节律失常是导致崩漏发生的根本原因。阴虚，癸水不足，阳搏，则火旺而动，下扰血海，迫血妄行。崩漏出血，阴津耗伤，阴虚更甚，易致病情加重。阴虚又必及阳，阳气不足，无以气化和推动，子宫血瘀不能消散，占据血室而致血不归经亦致崩漏出血。故阴阳失衡也是崩漏病程长、易反复的根本原因。同时，阴阳失衡亦是导致子宫血瘀、血热、虚等病理因素形成的原因。夏桂成通过多年临床经验，结合现代医学的检查和检验，总结发现崩漏发生的局部原因是子宫病变，主要包括血瘀、血热和虚，其中血瘀是最重要的因素。血瘀内结占据子宫，导致血不归经发为崩漏。崩漏的病机复杂，临床辨证常见兼夹肾虚、脾虚或肝郁者。夏桂成认为无排卵性异常子宫出血，主要与肾虚有关。青春期女性，天癸初至，肾气未充；育龄期女性，过劳、多产易伤肾；绝经期女性，天癸将竭，肾气已虚；

不同年龄阶段的女性皆可有肾虚的表现。脾虚而导致的崩漏常见于绝经期女性，或因忧思过度，或因过食肥甘厚腻，或因躯体劳倦，损伤脾气，致脾虚不能统血，无法调摄经血。夏桂成认为肝郁亦常见于各年龄阶段的女性患者。女性易为七情所扰，随着社会的飞速发展，女性承受的精神压力越来越重，青春期少女学业繁重，育龄期女性更是要面临来自生活和工作的双重压力。女子以肝为先天，情怀抑郁，情志所伤。若肝郁气滞，气滞则血瘀，瘀结子宫；若肝郁化火，热入血海，迫血妄行，均会导致崩漏。（王嘉，赵可宁．夏桂成治疗崩漏经验述要 [J]. 浙江中医药大学学报，2018，42（8）：607-609，612.）

主题 4　脾虚失统是崩漏发病之本

解析　李振华认为，脾虚失统是崩漏发病之本，其主要病机为脾胃虚弱，气虚血脱。病因多为饮食不节，思虑过度，劳倦太过，或久病不愈，致使脾胃虚损，中气不足，则血失统摄，气随血陷，冲任不固，发为崩漏。脾不统血，气不升摄则见突然出血，下血如冲，或淋漓不断，血色淡红质稀；脾胃虚弱，气血不足，纳运失常则胸脘满闷，食少便溏，舌体胖大，边见齿痕；气血虚衰，脾气受损，统摄无权，可致崩漏反复发作，久延不愈。崩漏虽为妇科疾患，但其发病机理与脾胃有着密切关系，故曰脾虚失统为崩漏发病之本。（李郑生．李振华教授治疗崩漏经验 [J]. 河南中医，2006，26（7）：25-26.）

主题 5　肾虚是导致冲任损伤引发崩漏的基本原因

解析　肖承悰认为崩漏的病机是肾虚。月经产生的通路是：肾气→天癸→冲任→胞宫→月经。冲任支配胞宫是月经产生的最后环节，任何原因使冲任损伤，则不能制约经血，经血从胞宫非时而下，这是崩漏发生的主要机理。常见的致病因素包括热、虚、瘀，热则迫经血妄行，虚则经血失于统摄，瘀则经血离经。但其发病并非单一，常是因果相干，气血同病，多脏受累，“穷必及肾”，反复发作，故其病因病机颇为复杂，有虚有实，或虚实夹杂，但以虚者居多。根据“肾主冲任”“肾主胞宫胞脉”“经水出诸肾”的道理，肖承悰认为肾虚是导致冲任损伤引发崩漏的基本原因。肖承悰尤其赞成《黄帝内经》所述“阴虚阳搏谓之崩”的观点，认为这是崩漏发生的本质因素，是崩漏发病机理的总纲。人体阴阳之气是要相对平衡的，按阴阳消长的道理，阴虚可致阳亢，则阴虚是本，阳亢是标；所谓阳搏，即是阳气搏结亢进之意。李东垣解释为：“妇人血崩，是肾水阴虚，不能镇守胞络相火，故血走而崩也。”也就是说人体肾的阴精是基础，肾阴虚则火旺，火旺则阳气偏亢，冲任不固，迫血妄行，自然成崩，即“阳崩”。肖承悰认为这个观点值得重视并应进行深入研究。另外，临床上也有观察到有少数阳虚而致崩者，多因素体阳虚或久病伤肾，肾阳不足不能温煦脾阳，使脾不统血，肾失封藏，冲任不固而致崩漏，即“阴崩”。（晏军，汤玲，史梅莹，等．肖承悰教授治疗崩漏的经验浅析 [J]. 环球中医药，2015，8（10）：1210-1212.）

主题 6 崩漏的病机包括热伤冲任、中气下陷、瘀阻冲任、脾肾亏虚

解析 张志远认为，崩漏的发生与饮食失宜、情志失调、劳倦过度密切相关，崩漏的病机主要为以下四点：一是热伤冲任，迫血妄行，而火有虚实，如《傅青主女科》“血崩之为病，正冲脉之太热也”及《女科百问》“阳气盛乘阴，则血流散溢”均为实火之论，而“肾水阴虚，不能镇守包络相火，故血走而崩也”，则是言虚火致病。二是中气下陷，冲任不固，如《扁鹊心书》云：“血崩之证，乃先后天冲任经隧周身之血，悉皆不能收持，一时暴下，有如山崩水溢。”且中气不足与崩漏之间又互为因果。三是瘀阻冲任，血不循经，瘀血阻滞，血失故道，临床常表现为漏血涩少，经色紫暗夹有血块。四是脾肾亏虚，冲任虚寒，妇人崩中，由于脏腑伤损，冲任二脉血气俱虚。（王淞，王秀，鞠翡翡，等．张志远治疗崩漏经验 [J]. 中医杂志，2020，61（9）：766-768.）

主题 7 饮食和情志是导致崩漏的主要因素

解析 饮食方面，食物性味各有偏颇，亦适合不同体质之人，少量进食无大碍，嗜食久食则可成为致病原因。如鸡肉、羊肉性甘、温，入脾经、肾经，若食用过多则导致燥热内生，热可迫血妄行，亦可灼伤津液；又阿胶、鹿

茸等峻补之品，食之不当则适得其反。崩漏主要病机是冲任气血失调，胞宫不能摄血，使血溢脉外。冲脉为血海，任脉为阴脉之海，冲任二脉起于胞宫，胞宫主司生殖。若冲任损伤，经血不固，胞宫失调，使血溢脉外，致不规则出血，而胞宫不固，则不能启动氤氲之气，导致不孕。胃为仓廪之官，若胃受纳过剩，运化失常，积聚生热；大肠为传导之官，若大肠传导不畅，亦可积浊热。阳明腑热，久而溢入血分，热迫血妄行，则出现崩漏。“发”是影响的意思，“不得隐曲”可以理解为女子忧愁思虑。忧思伤脾，脾伤则无力统血，血溢脉外，子病及母，则心病；心主血脉，心气虚不能摄血，则血溢脉外。脾伤则不能通达任脉、带脉，而脉失养则导致不孕。总之，大肠、胃、心、脾四者功能失常均可致崩漏不孕。肾主生殖，为先天之本，属北方壬癸水。肾精亏虚，则无以濡养胞宫，癸水不能按月正常至，则出现不规则出血。脾主运化、统血，为后天之本，脾虚则不能固摄气血，使血溢胞宫。外伤，或月经期间受凉，离经之物聚久成瘀，阻滞经脉脏腑，血行不畅而行脉外，成为离经之血。阳明实热可灼伤津液，煎熬成瘀血，阻于体内，日久化热，迫血妄行。（黄念，佟庆，王阳，等.柴嵩岩治疗崩漏致不孕验案[J].中国中医药信息杂志，2020，27（4）：104-107.）

主题8　崩漏的根本原因为肾气受损，冲任不固

解析　根据《黄帝内经》肾气盛，天癸至，太冲脉盛，月事以时下的理论，许润三认为引发崩漏的根本原因为肾气受损，冲任不固。从“肾气-天癸-冲任-子宫”轴来看，月经的按时来潮，有赖于天癸的充盛，而天癸的充盛，又建立在肾气盛的基础上。肾气充盛，天癸泌之有律，冲任通盛，月经按时来潮，并有孕育能力，这也说明肾气主导女性的月经及生殖功能。崩漏一症为经血非时而下，量多如注，或淋漓不止，属月经紊乱，表明各种致病因素影响到肾气的充盛，而致天癸泌之无律，冲任气血失固。所以，在治疗崩漏的“复旧”阶段，许老强调补肾治本，调整已紊乱的“肾气-天癸-冲任-子宫”轴的功能。此时应根据不同的年龄特点，辨证施治。青春期患者多为肾气稚弱，肾虚致肾气不固，封藏失职，开阖无度，冲任失控，所以宜补肾固冲。阴虚者，滋阴补肾固冲，选用左归丸；阳虚者，温阳益肾固冲，选用右归丸或二仙汤加减。育龄期患者，崩漏多由于多次孕育，人工流产而伤肝肾；或情志不

遂，肝郁气滞；或经期、产后摄生不慎，蓄血留瘀，瘀血阻滞。肝肾亏虚者，柔肝补肾，选用四物汤合五子衍宗汤加减；肝郁气滞者，疏肝解郁，方用逍遥散或四逆散；瘀血阻滞者，活血化瘀，方用生化汤加减。围绝经期患者，肾气已衰，天癸渐竭，此期不必强调恢复卵巢排卵功能，而着重调节血量和固摄冲任，治以健脾补肾，以后天养先天。偏阴虚者，可用六味地黄丸、知柏地黄丸；偏阳虚者，选用金匮肾气丸。（辛茜庭 . 许润三学术思想初探 [J]. 中华中医药杂志，2008，23（2）：131-133.）

主题 9　妇女闭经一为肝郁，二为脾虚

解析　重视调肝是路志正治疗妇女闭经辨证用药的一大特点。正常的月经有赖冲任气血的充盈和任脉的通畅，而冲任二脉隶属于肝脏，故肝之疏泄功能正常，月经应时而至。肝主藏血，肝之功能正常，所藏血液才能布散全身，肝藏血与疏泄功能是协调平衡的，影响胞宫的藏泻功能，此反映了肝脏“体阴而用阳”的功能特点，故《傅青主女科》中提出“女子以肝为先天”的论点。肝脏疏泄正常，血脉流通，则月事以时下。若情志抑郁，肝失疏泄条达，则气郁血滞、阻滞冲任而致闭经；肝血暗耗，日久肝失所养，胞宫血海不充，无泻而闭，因而月经量日减，终至闭经。重视调理脾胃是路志正治疗妇女闭经的另一大特点。脾胃为气血生化之源，气机升降之枢纽，脾胃功能正常，则气血生化有源，气机升降有序。若脾失健运，化源不足，则血海空虚，气机升降失常而闭经。《兰室秘藏》云:“妇人脾胃久虚，或形羸气血俱衰，而致经行断绝不行。”或脾气不足，不能运化水湿，湿聚成痰，痰浊下阻胞宫而致闭经。《万氏妇人科》亦提出:“妇人女子，闭经不行，一则脾胃损伤，饮食减少，气耗血枯而不行者。一则躯肢迫塞，痰涎阻滞，而经不行者。”说明脾虚失运，痰浊阻滞是导致闭经的病因病机之一。（姜泉 . 路志正调理脾胃治疗风湿病学术思想传承及临床应用研究 [D]. 北京：中国中医科学院，2012.）

主题 10　减肥不当，脾胃受伤，血海不能满溢致使闭经

解析　减肥无论采用的是药物还是节制进食或过度运动，导致体重短期

的快速下降，都可致机体的营血亏虚，血虚气弱，使后天气血化生无源，冲任不能相滋，无血可下而导致经闭。陈自明《妇人良方》曰：“夫人之生，以气血为本，人之病，未有不先伤其气血者。”李东垣又曰：“脾胃内伤，百病由生。”故伍炳彩依据减肥不当，脾胃受伤，气血化生乏源，冲任气血不充，血海不能满溢，遂致经闭的主要病机，治疗闭经多从脾胃入手，且疗效甚好。（郑绍琴，刘梅花．伍炳彩治疗减肥后闭经经验 [J]. 江西中医药，2011，42（7）：19-21.）

主题 11　因减肥所致闭经的病机之本在于阴血亏虚

解析　柴嵩岩认为，因减肥所致闭经的病机之本在于阴血亏虚。节食减肥影响脾胃正常受纳功能，伤及脾胃之阴，故此类患者常见舌心少苔或剥脱。同时，气血化生乏源，亦损及先天之肾阴。采用运动方式进行减肥的患者在运动过程中常伴大汗出，汗属阴液，过度汗出伤阴耗气。上述原因导致体内阴血不足，无多余阴血濡养冲任、下注胞宫，“水库”无水，故月经不能按时而至。脾胃为后天之本，气血化生之源，减肥所致闭经的患者常有过度节食的既往史和食欲不振的现病史。脾胃虚弱，经血化生乏源，冲任 - 胞宫无血以满盈，故月经不行。柴嵩岩经长期临证发现，此类患者常合并痰湿内阻的病因病机。脾为生痰之源，脾虚不能正常运化水湿，内生痰阻。《仁斋直指方・妇人论》中提到：“血藏于肝，流注于子脏。”反之，阴伤血亏日久也影响肝藏血功能。肝无所藏，肝阴亏虚，阴不敛阳、水不制火而生虚热，虚阳上扰加重下焦肝肾亏虚，冲任、胞宫空虚，故见月经停闭。此外，柴嵩岩认为服用减肥药物为外源性热毒之邪内侵。热毒内侵，血海伏热，加重阴血损耗，同时热灼冲任血海，气机不畅，日久成瘀，瘀阻胞宫，月经停闭。（王阳，黄念，佟庆．柴嵩岩教授治疗因减肥所致闭经经验 [J]. 天津中医药，2019，36（11）：1052-1054.）

主题 12　膜样痛经病机归根结底是“冲任气滞血瘀，不通则痛”

解析　膜样痛经归属于中医学“经行腹痛”范畴，以经转腹痛，有大小不等瘀块及膜状块物随经血排出，块下则痛减或消失为主症，多见于未婚或未孕妇女，属于痛经的重症，严重影响妇女的日常生活。中医典籍中对膜样痛经的记载较少，朱南孙提出祖国医学关于膜样痛经的记载可见《竹林寺女科》。笔者查《竹林寺三禅师女科三种·女科秘要》一书，其卷三有“经来如牛膜片”的记载，云:“经来不止，兼下牛膜一样片色，昏迷倒地，乃血气结聚，变成此症，症虽惊人，却无事，服朱雄丸。朱砂、雄黄（各一钱），白茯苓（二两）为末，水丸，姜汤下五十丸。”朱南孙认为，痛经一症，其病机归根结底是“冲任气滞血瘀，不通则痛”。膜样痛经的病机关键为“肝郁气滞，气滞血瘀，冲任瘀阻”，其临床以“瘀滞愈甚，腹痛愈剧”为特点，此乃因剧烈腹痛系由瘀滞所引起，瘀滞愈甚，则瘀血不去，新血不生，内膜难脱，故腹痛愈剧。（张蔚苓，胡国华.朱南孙用加味没竭汤治疗膜样痛经经验 [J]. 辽宁中医杂志，2014，41（6）：1107-1108.）

主题 13　痛经之病，乃由冲任失调、胞宫气血失和所致

解析　痛经之因，临床主要有情志不舒，肝气郁结，气不行则血不行，久则气滞血瘀，导致胞宫血行不畅，不通则痛；亦有经期冒雨涉水或冷水洗浴，感受寒湿之邪，寒则凝缩，经血为寒邪所凝滞，血行不畅，不通则痛；亦有素体湿热内蕴，或经期产后，感受湿热之邪，与血搏结，稽留冲任及胞宫，气血凝滞不畅，经行之际，气血下注冲任，胞脉气血愈加壅滞，不通则痛；亦有久病体虚，气血不足，或产多乳众，冲任受损，适逢行经之后，血海空虚，胞脉失养，不荣则痛等。正如《景岳全书·妇人规》中所载:“经行腹痛，证有虚实。实者，或因寒滞，或因血滞，或因气滞，或因热滞；虚者，有因血虚，有因气虚。”（许兴涛.李振华教授辨治痛经经验 [J]. 中国民康医学，2007（16）：657.）

主题 14　痛经发于“不荣”和“不通”

解析　王绵之认为，月经之本是血，由水谷精微所生和肾精所化，奠定了月经来潮的物质基础，正如王馥在《医方简义》言:“妇人以血为主，血盛

则溢，以象月盈则亏也，失其常度，则为病矣。”月经通畅重在肝木，因女子以肝为先天，肝藏血主疏泄，喜条达，恶抑郁，以血为体，以气为用，经血全赖肝经条达，方能按期而至。因阴性凝结，易于拂郁，郁则气滞，气滞血瘀，肝病必妨脾土。黄元御言：“肝气郁塞而刑脾也，缘其水土湿寒，乙木抑遏，血脉凝涩不畅。月满血盈，经水不利，木气壅迫，疏泄莫遂，郁勃冲突，克伤脾脏，是以腹痛。”若脾胃虚弱，气血生化无源，或房劳多产，耗伤肾精，精不化血，以致行经之后，血海空虚，胞脉失养，不荣而绵绵作痛。若经前或经期恣食生冷，或冒雨涉水，寒邪客于胞宫，血为寒凝，瘀阻胞宫，不通则痛。若忧思嗔怒，情志不畅，肝失疏泄，气血失于调畅，气滞血瘀，不通则痛。（丁斗，董小君，秦钟 . 基于当归探讨王绵之治疗痛经的组方特点 [J]. 云南中医中药杂志，2019，40（11）：10-12.）

主题 15　原发性痛经的发生，本为肝肾亏损，标为寒凝血瘀

解析　张志远指出肾藏精，主导人体的生长和发育，肾阴是女子月经产生的基础，肾阳是月经得以运行的保障。肾阳虚者易导致虚寒内生，无法温煦冲任，虚寒严重滞血，使冲任瘀阻，不通则痛，引发痛经。肝藏血，主疏泄，若疏泄失司，则致气机不畅，胞任逆乱而作痛。精血同源，肝肾为冲任之本，只有精血充盈，方可使血海宁静，行经通畅。此外，张志远认为平素饮食寒凉生冷之物，易伤肾阳，使其温煦推动功能受损；而抑郁动怒，情志不畅者，易使气血瘀滞胞宫，导致痛经。（潘琳琳，李振华，周婧，等 . 张志远治疗原发性痛经临床经验 [J]. 山东中医药大学学报，2017，41（2）：147-149.）

主题 16　围绝经期综合征的各种症状总责于肾

解析　围绝经期综合征与肾气衰弱、五脏不和、冲任亏损有密切关系。肾藏精、主水，为元阴元阳之根、机体先天之本，故肾气的强弱与月经的通行固藏有密切关系。肾气旺盛，则天癸以时而至，冲脉能主血海，任脉能主诸阴，经水依时而下；七七之年，则肾气衰退，阴亏血少，冲任失养，阴阳失调，易出现围绝经期综合征。女性肾气的盛衰对心、肝、脾、肺均有影响。心

为君主之官，若肾水不足则不能上济心火，易导致心火过旺，而出现心悸、失眠、焦虑不安等症，甚则肾阳亏虚导致水饮凌心，出现心悸、怔忡、面浮肢肿等症。肺与肾为母子关系，肺为水之上源，肾为主水之脏，肾气不足，子病及母，可导致肺气失于宣降，肾不纳气可出现胸闷、气短等症，肾阴耗伤，不能上润，使金水无法相生，阴液无法互滋，则可出现骨蒸潮热、盗汗、月经量少等症状。此外，若肾气不足，土乘水太过，可导致脾气不足，出现面色晄白、便溏、久泻久痢等症状；而肾阳不足，则不能温养脾阳，会出现腹冷痛、纳呆等症状。因肾为肝之母，五脏之中，肾气的盛衰对肝影响最大，若肾气不足，则母病及子，精病及血，可导致肝肾两虚，疏泄固藏失职，易出现月经失调、烦躁易怒、耳鸣、腰酸、胁痛等症状。肝藏血，主疏泄，若肾的阴精亏虚，不能滋养肝之阴血，可致肝血不足，血海不盈，甚则空虚，出现月经紊乱；若肝阴不足，可致肝阳上亢，虚火亢盛，出现头痛、眩晕等症。总之，围绝经期综合征的各种症状均与五脏的功能失调、气血失和有关，但总责于肾。（张璐砾，戴铭，杨亚龙，等．班秀文治疗围绝经期综合征经验 [J]. 中医杂志，2019，60（24）：2083-2085.）

主题 17　更年期综合征的主要病机是肝肾阴虚、心肾不交

解析　多数医家认为，更年期综合征是由于肾的阴阳失衡所致，妇女绝经前后，天癸将竭，肾气渐衰，冲任二脉空虚，精血不足，脏腑失于濡养，脏腑阴阳失于平衡，从而导致更年期综合征的发生。肖承悰从妇女的生理病理特点出发，运用中医理论结合临床实践，审证求因，故认为更年期综合征的主要病机是肝肾阴虚、心肾不交。该病之病机与肾、心、肝相关。肾虚是本病致病的根本自不待言。绝经前后妇女处于肾气渐衰、天癸渐竭、冲任二脉渐亏虚的特殊生理时期，加上这一时期如果妇女承受来自社会、家庭、工作的压力越来越大，劳心耗神，使心火独亢，故可导致潮热出汗、心悸、失眠多梦、五心烦热、心烦不宁诸症。心在上焦，属火，藏神；肾在下焦，属水，藏精。心火下降至肾，能温养肾水；肾水上升至心，则能涵养心火。在正常情况下，心火和肾水就是互相升降，协调，彼此交通，保持动态平衡。若肾精亏虚，肾水不

足，不能制约心火，心火独亢于上，则出现心烦、失眠、潮热等一系列症状。肝藏血、肾藏精，“精血同源”“肝肾同源”。若肾阴不足则可引起肝血不足，阴不制阳而导致肝阳上亢；如肝阴不足亦可导致肾阴亏虚而致相火偏亢。肝藏血，心主血，心、肝两脏互相配合，共同完成维持血液的正常运行之功能，气血充沛，使心有所主，肝有所藏。又肝主疏泄，调畅情志，心主神明，两脏在情志上互相影响，木为火之母，火为木之子，母病及子，子盗母气，因此临床上肝火常可引动心火，心火亦常引动肝火，从而导致更年期综合征一系列临床症状。（廉伟，刘雁峰，江媚，等 . 肖承悰教授治疗更年期综合征经验撷萃 [J]. 环球中医药，2013，6（1）：20-21.）

主题 18　更年期患者阴之不足表现为肝血、心血及肝肾之阴的不足

解析　方和谦认为，更年期患者“年四十而阴气自半也”，阴之不足表现为肝血、心血及肝肾之阴的不足。妇人以肝为先天，以血为用。在经历了经孕、产、乳的洗礼，又经受了工作的压力，人事的纷争，家庭的矛盾，给女性造成了一定程度的精血暗耗和亏虚。正如《灵枢·五音五味》篇所说：“今妇人之生，有余于气，不足于血，以其数脱血也。”方和谦认为，早期更年期抑郁症的病位在心、肝、肾。病机属肝郁血虚或肝郁阴虚。但由于肝与脾胃的特殊关系，本病也经常涉及脾胃。（高剑虹 . 方和谦治疗早期更年期抑郁症经验 [J]. 中医杂志，2012，53（15）：1277-1278.）

主题 19　肾虚是经断前后诸证发生的主要病机

解析　段富津认为，肾虚是经断前后诸证发生的主要病机，“五脏之伤，穷必及肾”，另外，肾阴阳失调日久累及他脏，以心、肝、脾为主。如阴不敛阳，虚阳浮越而见潮热汗出、五心烦热；肾水匮乏，不能上济心火，心肾不交，则出现怔忡、不寐、心悸等症。精血同源，肝肾同源，肾阴久亏，水不涵木，肝阳化风，出现心烦易怒、头晕目眩、不寐、胸胁苦满、月经失调之症。《景岳全书·不寐》有云：“真阴精血不足，阴阳不交，而神有不安其室耳。”

肾与脾，先后天相互充养，脾阳赖肾阳以温煦，肾阳虚衰火不暖土，脾阳虚，则易出现食少、便溏、面目和肢体浮肿、消瘦乏力等症状。精血不足，清窍失养，髓海不足则有头晕、耳鸣等。故临床治疗上强调应以补肾为主，兼顾肝、脾、心。（王金凤，孙丽英，段富津 . 段富津教授治疗经断前后诸证验案 [J]. 中医药学报，2012，40（6）：57.）

主题 20　围绝经期综合征与血虚肝郁有关

解析　肝主藏血，而肾藏精，肝肾同源，即“精血相生”，肾精和肝血相互滋生。韩明向认为，更年期女性肾精亏虚，精血不能相生，则肝失所养，从而可致肝血匮乏，即水不能涵木，故而使机体多数处于“阳常有余，阴常不足”的一种状态；或者因绝经期前后妇女素体阴虚，而致肝血的来源匮乏。肝主疏泄，而肝血的充盛才可以保证肝疏泄功能的正常发挥。此外，全身气机的通畅，才能使得情绪保持调畅；气血的平和，脏腑功能才能正常发挥其作用。一方面，肝血不足，阴虚不能制阳，从而导致肝阳上亢致眩晕眼花、头目胀痛、耳鸣等；另一方面，肝血不足，肝疏泄无常，易致肝气郁结，过久致气郁化火，可出现胸闷、烦躁、抑郁等；也可能因长久所期所愿不遂或未达理想值，而导致情志的不舒，久而致肝气郁结在胸中，不得疏泄，多见烦躁不安、失眠、胁肋胀痛等不适表现。故而可见，治疗围绝经期综合征应重视肝气疏泄，条达气机，滋养肝血，调养肝脏。（韩雨，牛云飞，赵进东，等 . 韩明向论治围绝经期综合征临床经验 [J]. 中医药临床，2019，31（5）：850-852.）

主题 21　肝肾阴虚，心肾不交是更年期综合征发生的根本因素

解析　更年期综合征是女性卵巢功能逐渐衰退及消失的过渡时期，由于生理及心理改变而出现的一系列临床症状，表现为潮热、出汗、心烦易怒、眩晕、疲乏、睡眠障碍、月经紊乱等证候，是卵巢功能的萎缩及自身激素水平下降所引起。徐经世认为本病是因肾气衰竭，冲任亏虚，精血不足，天癸渐绝而致。《素问 • 上古天真论》谓：“女子七岁，肾气盛，齿更发长，二七天癸至，

任脉通，太冲脉盛，月事以时下……七七任脉虚，太冲脉衰少，天癸竭，地道不通，故形坏而无子。”肾精衰少，肾水不足，阴不制阳，阳失潜藏，虚热内生，则潮热汗出、五心烦热等；肾水不足，不能上济于心，心肾不交，心火独亢，热扰心神，以致失眠、多梦、心悸、怔忡、潮热、盗汗等。此外，值得注意的是，肝不仅在心肾交通过程中具有重要的作用，而且在女性生理病理中占有极其重要的地位和作用，叶天士谓：“女子以肝为先天。”故女子致病每由情志所伤，志虑不伸，肝失疏泄；气郁日久，必从火化，火化则阴伤。本是肝肾阴虚之体，加之郁火煎灼，肝肾之阴更伤，以致相火引动君火，而出现心肾不交的局面，故肝肾阴虚、心肾不交是更年期综合征发生的根本因素。（郑小妙，郑勇飞，叶智．国医大师徐经世从心肾不交论治更年期综合征 [J]. 内蒙古中医药，2015，34（9）：22.）

主题 22　湿邪为带下病主因

解析　带下病的病因有多种，班秀文尤为推崇傅青主之说。他认为带下病因复杂，但与湿邪致病关系最大，提出带下“病因虽多，以湿为主”，湿的轻重多少，直接关系到病情的深浅程度，湿重带多，湿轻带少。带下病的形成，主要可用五脏功能藏泻失调总概之。特别是由于脾、肾、肝三脏功能失调，水湿运行不利，势必导致湿邪产生。肾主水，脾主湿，水湿同源，治水即可治湿。肾气的强弱与否，关系到水湿代谢的正常与否。肾阳虚衰则脾阳不足，脾失健运，水谷津液不能升清输布，冲任不固，带脉失约，水湿滞于胞宫，可导致带下绵绵不绝；肾阴不足，则肝失涵养，生发无能，出现带下全无；或肝郁化火，乘克脾土，湿热下注，出现带下黄稠、臭秽。此外，外感湿邪也为导致带下病的重要病因之一，若地处环境多湿多雨，加之房劳不洁、饮食不洁可感受湿邪，或手术、药物、产后胞脉受损，湿浊之邪乘虚侵袭客于胞宫，发为带下病。（班胜．班秀文教授治疗带下病经验总结 [J]. 云南中医中药杂志，2018，39（3）：1-3.）

主题 23　湿瘀互结，致带下病缠绵难愈

解析　妇人以血为本，妇女经、带、胎、产生理活动，无不与血有密切

关系，妇科诸病，总属血证。《血证论·瘀血》中有："凡血证，总以祛瘀为要。"月经和带下同为胞宫阴户所出，经、带二者关系密切。班秀文认为带下病与瘀血关系密切，尤其是带下病日久不愈之人，瘀血阻络更为严重。而湿与瘀结，往往增加了病情的复杂性与治疗的困难性。因湿与瘀俱为阴邪，具有黏腻缠绵的性质；且湿与瘀同为有形之物，则使得二者更易相聚而结合致病。因湿致瘀者，因为湿之存在，最易阻遏阳气，不仅使带脉失约，更能使得脏腑气机升降失常，气血不和，阻滞经络，使得胞脉的阻滞更为严重而伤损胞宫，导致瘀血。瘀血一旦形成，则恶血不去，新血不生，气机不畅，使水不化气而化湿，湿与瘀合，更为胶浊滞腻。湿瘀有形之物盘结交错，不仅湿邪可以加重脉络原有的瘀血，且瘀血又可加重原有的湿滞。因湿致瘀，因瘀致湿，使得病情缠绵难解，日久不愈，增加了愈后的复发率及治疗的难度。（班胜．班秀文教授治疗带下病经验总结 [J]. 云南中医中药杂志，2018，39（3）：1-3.）

主题 24　肝、脾、肾功能失调是带下病重要发病机制

解析　班秀文认为，带下病的形成与脏腑功能失调密切相关，尤其是肝、脾、肾三脏的功能失调。肝主疏泄，有储藏和调节血液的作用，为冲任二脉之所系，奇经八脉均隶属于肝。女子以肝为先天，又多情感细腻，易致肝气郁结，出现疏泄失常，疏泄过度而形成带下病；肝气郁滞，郁而化热，湿热下注，致带下色黄、秽浊。脾主运化，可运化水湿，脾气健运，则机体水液代谢正常。若脾气虚弱，健运失职，则水谷之气不得正常化生，精微聚而为湿，积聚于下焦，损伤任带，使任脉不固、带脉失约，不能升提收藏而发为带下病。正如《女科经纶》所载："白带，多是脾虚，肝气郁则脾受伤，脾伤则湿土之气下陷，是脾精不守，不能输为荣血，而下白滑之物。"肾为先天之本，主藏精气。女子胞宫系于肾，冲任二脉源于肾，肾气的盛衰直接影响胞宫的藏泻功能。肾气虚则胞宫藏泻失职，导致带下病。肾主水，肾气虚，水湿下流，壅滞胞宫亦可发为带下病。同时，肾阳为人体一身阳气之根本，脾的运化功能有赖于肾阳的温煦作用，肾阳不足，则又可影响脾的运化功能，从而出现带下症。（李永亮，曹云，唐振宇，等．班秀文治疗带下病经验 [J]. 湖南中医杂志，

2021，37（3）：44-45.）

主题 25　带下病的发生与湿、毒、热和脏腑失调关系密切

解析　孙光荣认为，带下病的发生与湿、毒、热和脏腑失调关系密切，但其主要病因多离不开湿邪，正如《傅青主女科》所说“夫带下俱是湿症”，这与诸多著名医家对带下病病因病机的认识相对较为一致。湿有内外之别。外湿指外感之湿邪，如经期涉水淋雨，感受寒湿，或产后胞脉空虚，摄生不洁，湿毒邪气乘虚内侵胞宫，以致任脉损伤，带脉失约，引起带下病。内湿的产生与脏腑气血功能失调有密切的关系：肝郁克脾或脾胃虚弱，脾虚则运化失职，水湿内停，下注任带，或肝经湿热下注任带；肾阳不足，气化失常，水湿内停，又关门不固，精液下滑；素体阴虚，感受湿热之邪，伤及任带，导致带下病的发生。带下病病位主要在前阴、胞宫；任脉损伤，带脉失约是带下病的核心机制。孙光荣对带下病的诊断重视询问白带的性状、色泽，以判别其形成的原因。从色泽方面来看，大致有白、黄、青、赤、黑等，所谓五色带。他认为色白提示虚，白带白黏是湿热的表现，白带清稀如水提示肾已虚衰，红白夹杂者癌变可能性大。此外，还有青带及黄带，二者提示有热。黑带若非寒极，即是热极。（薛武更，孙光荣．国医大师孙光荣治疗带下病[J]. 吉林中医药，2017，37（1）：25.）

主题 26　先兆流产的基本病机是气血不足，冲任不固，胎元受损

解析　导致先兆流产的原因较多，西医认为主要有胚胎因素和母体因素两大类。中医则认为先兆流产的主要病机是冲任损伤、胎元不固，常见的病因病机有肾虚、血热、气血虚弱和血瘀，治疗以补肾安胎为大法。《陈素庵妇科补解·胎前杂证门》云：“妊娠胎动不安，大抵冲任二经血虚，胎门子户受胎不实也。”朱南孙认为先兆流产的基本病机是气血不足，冲任不固，胎元受损。安胎以养血、补气、益肾为大法。朱南孙同时认为腰部的征象、腹痛及漏红的程度与预后关系密切。腰酸或腰痛殊甚，腹痛甚，流血多而持续者，保胎较

难；腰部酸痛轻微或腰部无征象的，腹痛轻，流血量少者，则安胎较易。（张蔚苓，胡国华，张静．朱南孙治疗先兆流产经验 [J]. 江苏中医药，2013，45（10）：17-19.）

主题 27　肾气虚弱导致胎漏、胎动不安，甚至堕胎

解析　班秀文认为，肾气虚弱无力推动血行，冲任血行迟滞而成瘀。血瘀为本病之标，瘀血占据子宫，血脉不通，使胎元失养，从而导致胎漏、胎动不安甚至堕胎。他指出《黄帝内经》主张对证治疗，对因用药，即使妊娠合并大积大瘀之疾，根据辨证，若有瘀血阻滞胞宫，亦应使用活血化瘀通脉之品，但同时要注意保胎扶正，特别提出“衰其大半而止”。因此，班秀文教授通过辨证论治，采取补肾益气、活血通脉的方法治疗先兆流产。（林寒梅，庞秋华，班胜．班秀文活血通脉安胎经验 [J]. 山东中医杂志，2013，3（3）：199-200.）

主题 28　营卫失调是产后痹发病的重要原因之一

解析　产后痹多发生于产褥期或产后百日内，由于失治或误治而发病，也可数年不愈而反复发作，严重影响着患者的工作和生活。女子以血为本，以血为用，该病由于产后失血过多，气随血伤，气血亏虚，机体、肌肤、筋脉、关节、脏腑、骨骼等失于濡养；气虚则卫气不固；营阴外泄则经脉空虚；加之产后或因起居不慎，寒温不适，或因过于食补滋腻之品而内生湿热；外感风寒湿热之邪，内生痰浊瘀血阻滞经脉，内外之邪互结而发本病。路志正认为，营卫失调是产后痹发病的重要原因之一，营卫之气具有濡养调节、卫外固表、抵御外邪的功能，气血亏虚，风湿之邪极易乘虚而入，外邪留著营卫，营卫失和，气血痹阻不通则发为痹证。产后痹主要症状有肢体关节、肌肉疼痛不适，肿胀重着，汗出恶风等，风湿表虚，营卫失调证是常见证候。该证特点是虚实夹杂，风湿相搏。湿属阴邪，其性重浊，湿滞筋脉关节，而致着痹肿痛；湿阻肌表，则肢体酸楚；汗出恶风是因腠理疏松，若不及时治疗，极易与温、热邪相合，而成的风温或风热之候。（姜泉，焦娟，张华东．路志正调和营卫治疗

产后痹临床经验 [J]. 北京中医药，2010，29（9）：664-666.）

主题 29　产后风湿病多属寒热虚实夹杂

解析　伍炳彩认为，产后风湿病多属寒热虚实夹杂，产时失血、产伤、难产或剖宫产等均可伤及气血，损及肝肾。在正气亏虚的基础上，一是容易受凉，感受风寒湿邪气，如吹电扇、空调，饮冷，输液等；二是容易抑郁，产后由于激素水平的下降及角色的转变，许多产妇会产生抑郁倾向。伍炳彩认为，解决抑郁问题，有时比单纯治疗风湿病更为重要。（孟彪，高立珍，伍炳彩．伍炳彩教授辨治产后风湿病经验 [J]. 风湿病与关节炎，2020，9（3）：49-51.）

主题 30　脏躁多以痰热内生、气血不畅之杂合为主要病机辨治

解析　孙申田认为脏躁的发生、发展不唯一脏而论，整体辨治，分清主次方能把握疾病的发生、发展、转归全程，其认为该病主要涉及心、肝、脾，初起多由于情志不舒，气机郁滞，或中焦失运，痰热内生，痰浊随肝气上扰神明；久之不愈，气郁化火，耗液伤阴，虚火妄动，上扰心神，临床均有不同程度的精神抑郁，常表现为对外界活动失去兴趣，善悲欲哭，注意力不集中，喜怒无常，不思饮食，少寐多梦等。简以概之，“在脏心、肝、脾，病机为痰热内生、气血不畅之杂合”。（申佩宁，张蛟，贾丽妍，等．国医大师孙申田教授针药结合治疗妇人脏躁 [J]. 中医临床研究，2022，14（9）：1-3.）

主题 31　脏躁发病之本是肝郁脾虚及心、肝、脾、肾四脏功能失调

解析　李振华认为肝郁脾虚可被视作脏躁的总病机。脏躁多为郁怒伤肝，肝郁气滞，木郁乘土；或思虑及饮食伤脾，脾失健运，湿浊内生，土壅木郁，肝失条达；或肝脾失调，肝郁脾虚，心肝热盛。李振华根据临床所见的多

数脏躁患者以心烦急躁、失眠多梦、记忆力减退、善哭泣、精神恍惚、如见神灵等症状来诊，分析其病因，认为大多是由于长期精神抑郁、情绪低落，或出现心烦急躁、怒气伤肝从而导致肝气郁滞、郁而化火，以致肝火引动心火，肝火耗伤肾阴。肝气又横逆脾胃，导致脾不能正常运化。水湿内停，遇热而为痰，痰湿随肝气上逆蒙蔽清窍，导致思维混乱。由此可见，肝气失于疏泄条达，郁而化热，轻则引发脏躁、不寐，重则导致抑郁症而出现上述症状。李振华在临床治愈了大量此类病例，病情重者，少数亦有肝火引动心火，出现多疑幻想，发展为厌世甚至轻生的行为，基于多年临床经验，他认为脏躁病机主要在于肝。其兼症如痰气郁结咽喉则为梅核气，脾虚气血不荣、木少滋养、肝血不足则健忘失眠，痰随肝气上逆蒙蔽清窍则思维更加混乱，不能自主，因而本病易出现心、肝、脾、肾四脏功能失调。（华荣，孙景波，李郑生，等. 李振华疏肝健脾、豁痰清心辨治脏躁病经验 [J]. 中国中医基础医学杂志，2018，24（2）：258-259，290.）

主题 32　梅核气临床多表现为虚实夹杂之证

解析　李振华认为，梅核气临床多表现为虚实夹杂之证，痰凝气滞为病之标，脾虚肝郁为病之本。发病部位虽在咽喉，但发病机理与肝、脾、胃密切相关，常因饮食不节，损伤脾胃，脾失健运，水湿内停，聚湿生痰，痰湿阻滞，土壅木郁，肝气上逆，痰气交阻，结于咽喉而发病；或情志不遂，肝失条达，气机郁结，木郁乘土，运化失职，升降失常，痰湿内生，痰与气相互搏结，聚于咽喉而发病。二者虽病因不同，但均可导致肝脾失调，痰气搏结，循经上逆，结于咽喉而发为梅核气。（李郑生. 李振华教授治疗梅核气经验 [J]. 中医研究，2006，19（1）：46-47.）

主题 33　急性盆腔炎多因“湿”“热”“瘀”互结而发病

解析　张志远认为，本病多因经期、产后、术后、房劳等身体虚弱、正气不足之时，湿热毒邪乘虚而入，侵犯冲任及胞宫脉络，或肝经湿热下注，或下焦宿有湿热，蕴结胞脉，则湿热与气血相搏结，困阻气机，气血运行不利形成瘀血。瘀血阻滞，不通则痛，瘀阻日久，则易形成癥瘕。终致“湿”“热”“瘀”互结而发病，治以清热解毒、清热利湿为主，佐以活血化瘀。（谢芳，孙孔云，刘桂荣，等. 国医大师张志远治疗盆腔炎经验 [J]. 湖南中医药大学学报，2018，38（3）：242-244.）

主题 34　瘀血阻滞冲任胞脉是慢性盆腔炎的重要病机

解析　急、慢性盆腔炎治法不同。凡急性炎症，可用清热解毒药，如典型代表方剂五味消毒饮。对于慢性炎症，现时许多中医大夫也是逢“炎”必“解毒”。殊不知，慢性炎症的患者往往存在阳气不足、无力伐邪的情况，此时，若一味清热解毒，则邪不去而真元愈伤，反易助邪，导致药到病不除的情况。许润三认为，急性盆腔炎多由经期、流产、产后或盆腔手术后调摄不当，气血失调，不慎感染湿热邪毒，热入血室，瘀阻冲任引起。中医辨证为冲任瘀热，治以清热解毒利湿、理气活血止痛为主，药用四逆散加连翘、蒲公英、白花蛇舌草、牡丹皮、土茯苓等。而慢性盆腔炎主要表现为盆腔疼痛（如下腹疼痛、腰骶疼痛、痛经等），妇科检查则往往发现宫体固定或触痛、附件增粗或厚且触痛，甚至形成盆腔包块（“癥瘕”）。其发生多由急性盆腔炎治疗不及时或不彻底，或患者体质差所致。中医“妇人腹痛”“痛经”“带下”“癥瘕”等病可与该病相参。许润三认为女性胞宫、胞脉等重要脏器位于人体下焦，冲、任、督、带脉通过经脉与五脏六腑相联系，以获取精微营养，以完成胞宫、胞脉、月经及孕育等功能活动。当病邪经阴户侵袭并壅遏于胞宫、胞脉时，势必使胞脉之气血运行受阻，进而瘀滞不通，最终导致“瘀血”的产生，“不通则痛”，而发为痛证这一主要证候。瘀血既是病理产物，又是导致慢性盆腔炎诸症发生的重要病理因素。综观慢性盆腔炎的临床表现，除了气血运行受阻、不通或不畅而致的小腹、少腹等冲任经脉循行部位的疼痛外；还可有冲任脉之重要功能失调的表现，如月经失调、不孕，甚则异位妊娠等。所以“瘀血阻滞冲任胞脉”是慢性盆腔炎的重要病机。此时“毒”则退居到次要甚至不存在的地位。（王清，经燕. 试述许润三教授之慢性盆腔炎非“炎”说 [J]. 中华中医药杂志，2006（4）：223-224.）

主题 35　盆腔炎性疾病后遗症患者多存在阳气不足、无力伐邪的情况

解析　盆腔炎性疾病后遗症是盆腔炎性疾病未得到及时、正确的治疗而导致盆腔内生殖器官组织破坏、广泛粘连、增生及瘢痕形成。本病的临床表现主要是长期反复发作的下腹部或腰骶部疼痛、白带增多等，相当部分患者会因本病导致输卵管因素性不孕症。许润三认为盆腔炎性疾病后遗症不是“炎”，多数患者存在阳气不足、无力伐邪的情况，此时若一味清热解毒，则邪不去而真元更伤，反而助邪。在此问题上，许润三有独到的认识，即对于盆腔炎性疾病后遗症，在辨病的基础上，仔细辨证最为重要，而不是一味地清热解毒才能治疗炎症，只有对症下药，疾病才能迎刃而解。临床上许润三擅长运用经方，遵循中医辨证论治的理论，依据患者病程长短、体质虚实、所感病邪之寒热盛衰，运用温肾、散寒、理气、活血、祛湿等法，使遭致破坏的生理功能最终恢复到“阴平阳秘”的状态。（杨舫 . 许润三教授古方新用治疗盆腔炎性疾病后遗症 [J]. 中日友好医院学报，2019，33（4）：250-251.）

主题 36　虚性慢性盆腔疼痛主要为气虚、阳虚，涉及的脏腑主要为脾、肾

解析　许润三认为，从中医辨证角度，妇人腹痛虽多为冲任瘀证，但病程日久，反复发作，迁延不愈，多耗伤气血和阳气。长期应用清热利湿、清热解毒、活血化瘀中药，或不规范应用抗生素，亦耗损正气、阳气。或素体正虚，易感邪气，日久正虚邪恋，如虚寒体质，易感受寒邪，日久阳虚寒凝。气血、阳气不足，冲任失于濡养或温煦，不荣则痛；气虚、阳虚则运血无力，瘀滞难消，余邪难却，病情缠绵不愈，残邪稽留下焦。病理上多为气虚阳亏，或寒凝血瘀，或湿热胶结，故腹痛，腹内有结节、积液等。临床上可表现为虚实夹杂的症状，或在某一阶段虚象较明显。涉及的脏腑主要为脾、肾，如经、孕、产、乳等特殊生理时期，过重或不适当的体力劳动、剧烈活动，损伤脾、肾；不重视避孕，孕、产（尤其人工或药物流产）过多、过频，房事不节，损伤脾肾和气血；思虑过度伤脾，惊恐伤肾；过食生冷，损伤脾阳；饮食过少或节食减肥，脾胃受损，气血生化乏源；病久及肾；服药不当或长期口服活血化

瘀药物，损伤脾胃。（李仁杰，经燕 . 许润三教授运用补法治疗慢性盆腔疼痛经验 [J]. 中华中医药杂志，2007（12）：860-862.）

主题 37　盆腔炎性疾病后遗症多病程较长，迁延难愈，亦因病致郁

解析　盆腔炎性疾病后遗症主要病位在胞宫，肝通过足厥阴经脉与冲、任、督三脉相通而与胞宫发生密切联系。肖承悰认为，盆腔炎性疾病后遗症主要病机是肝郁，故临证治疗注重从肝论治。肝气疏泄有序，冲任和调则月经按时来潮。妇女以血为主，肝为藏血之脏，以气为用，性刚而喜疏泄。冲为血海，冲脉隶属于肝，冲脉之气旺盛而流通，则有赖于肝之疏泄。肝气疏泄有序方能血脉流通；肝气疏泄无度，气机横逆，易出现少腹胀痛等症状。《素问·玉机真脏论篇》云："五脏相通，移皆有次。"肝气郁滞，郁而化火，则成肝火；肝木克土，则脾虚湿盛；子病及母，则肾虚不足。肝喜条达而恶抑郁，肝气宜升发条达、舒畅柔和，以发挥正常生理功能。然妇人多郁，易受精神刺激以致情志抑郁不舒，而盆腔炎性疾病后遗症多病程较长，迁延难愈，亦因病致郁。肝气郁滞，横逆于脾，肝脾不和，脾失健运，湿从内生，湿郁化热，湿热蕴结，阻滞胞脉，气血相搏，血行不畅，不通则痛。可见肝气郁结以致冲任失调为盆腔炎性疾病后遗症致病因素。（肖苏，高淑丽，周秀丽，等 . 肖承悰从肝论治盆腔炎性疾病后遗症经验 [J]. 中医杂志，2020，61（10）：855-857.）

主题 38　"心肾不交"为卵巢早衰的主要病机

解析　夏桂成认为，单纯补肾治疗卵巢早衰虽有一定疗效，但尚不能令人满意。他结合自身长期的临床实践体会，针对当前社会心理因素导致卵巢早衰发病率逐年上升的时代特征，提出"心不宁则肾不实""心不静则阴不足"，认为"心肾不交"为卵巢早衰的主要病机。心主神明，为五脏六腑之大主，故夏桂成突出了"心"在卵巢早衰发病中的重要作用。其治疗的根本，虽然在于"补肾"，然实则更重在"调心"，"调心"方能更好地"补肾"，故夏师提出卵巢早衰的主要治法为"交济心肾，以调心为主"。（张岩，谈勇，夏桂成 .

夏桂成调心补肾治疗卵巢早衰经验 [J]. 广州中医药大学学报，2015，32（5）：934-936.）

主题 39　卵巢储备功能减退以心肾主病，根于肾，发于心

解析　夏桂成认为卵巢储备功能减退多因肾阴偏虚，癸水不足，阴虚则火旺，出现心肾不交，导致心（脑）- 肾 - 子宫轴的紊乱。究其本，为心阴亏虚，若心阴虚损较甚，阴不制阳，出现心火偏旺，大量的心阴水分不能下济滋养肾阴，从而出现心火内扰之象。现代社会女性压力大，进而耗伤心血，暗耗营阴，可致心失所养，神失所藏，加之肝脾亏耗，是女性较为严重的虚损状态。“心不宁则肾不实”，心火不能下降于肾，肾水不能上济于心，出现月经量少甚至停闭、失眠多梦、潮热汗出等一系列水火失济的症状。故而，维持“心宁”的状态为治疗卵巢储备功能低下的关键。心在上焦，属阳属火，分属八卦之坎，肾居下焦，属阴属水，分属八卦之离，当坎水、离火两卦相交重叠，坎上离下时为既济卦，即坎离既济，此为心肾相交的生理基础。“心宁”为心君主地位的体现。心为五脏六腑之大主，主宰调控一身之血脉、胞脉、女子经孕胎产等，影响心（脑）- 肾 - 子宫轴功能协调，调节月经周期节律。“心宁”则心肾阴阳互用。肾阴的恢复依赖于心神的安定，心阴充足，令心阳潜藏而避免过于亢奋，心静则肾亦静，肾静才能有助于肾阴癸水之生化，即所谓静能生水。“心宁”则心肾精血同源互化。心主血脉，肾主藏精，心血、肾精为交通心肾提供了最基本的物质基础。“心宁”则心中阴血循行流注于肾中，与肾精化合为精，闭藏于肾，使得“肾藏精、主生殖”的功能正常发挥。同时，“肾实”则肾精入冲任上交于心，与心血化合为血，使得心神安宁。（陈雯玥，洪丹丹，刘歆玥，等 . 基于国医大师夏桂成“心宁肾实”理论的卵巢储备功能低下的膏方防治 [J]. 中华中医药杂志，2021，36（3）：1408-1411.）

主题 40　卵巢储备功能减退的主要病机是肾阴不足，阴血亏损

解析　中医传统理论认为“肾 - 天癸 - 冲任 - 胞宫轴”对月经的产生及

调节至关重要，认为肾气、肾精亏虚可致不孕。而朱丹溪《格致余论》中提到“阳常有余，阴常不足”，柴嵩岩从中深受启发，因此柴嵩岩认为女性阴血时有亏损，女人以阴血为本，经、带、胎、产、乳等生理现象均与阴血密切相关，更别说病理损伤。肾阴不足，则天癸不充，脏器衰竭，阴血亏损不足，血海生化乏源，冲任血海无法如期充盈，出现一系列月经稀发、月经量少、不孕等病理变化。由此可见卵巢储备功能低下的主要病机是肾阴不足，阴血亏损。《临证指南医案·调经》云:“女子以肝为先天，阴性凝结，易于拂郁，郁则气滞血亦滞。”卵巢储备功能减退病程日久，情志不遂，难免肝气郁滞，郁久络脉瘀阻，冲任不通，胞脉不畅，排卵障碍，致月经稀发，甚至不孕。肝气横逆，克伐脾土，气血化生无源，血海无以为继，最终导致亏损。肾水不能上济心火，可出现心火尤盛、心肾不交的证候。由此可见，肾阴不足，血海亏虚，最终累及他脏，导致卵巢储备功能减退。（李珊珊，佟庆，柴嵩岩 . 国医大师柴嵩岩论治卵巢储备功能低下经验 [J]. 湖南中医药大学学报，2018，38（7）：725-727.）

主题 41　早发性卵巢功能不全发病核心在于心而非肾

解析　夏桂成首先提出早发性卵巢功能不全发病核心在于心而非肾。患者多阴虚易躁，导致睡眠差，甚至彻夜难眠，因为心火旺，阴分不足，使心火不能下降与肾交合，导致心火更旺；心火旺，心不静，心肾不交，单补肾滋阴则难以奏效，必须先治心。临床上患者可出现一系列类似于绝经期综合征的症状，尤以潮热汗出最突出。夏桂成在临床中发现，该症状常在精神紧张、情绪激动、注意力过分集中时发生，也常在上午出现，故认为不可仅从阴虚火旺来解释，须用心火（气）才能全面说明。《丹溪心法》云:“心之所藏，在内者为血，发外者为汗，盖汗乃心之液。”心火动则汗液外泄，心气虚则汗液亦能外泄。心火下降与心阴密切相关，而非滋肾阴即可降心火，因此，在心 - 肾 - 子宫轴学说基础上又补充提出了“心阴学说”。“心阴学说”进一步阐明心阴在心肾交合中的重要性。原发性卵巢功能不全患者因心肾不交，阴分和水分亏于下，心火旺于上，故出现情绪异常和睡眠障碍等表现，火旺则进一步耗伤阴分、水分。治疗首先要降心火，心主明则十二官安，神明寐安。肾阴生长充实，不仅可辅助心阴心水使心火下降，还可上升滋养心阴，心 - 肾 - 子宫轴功能逐渐恢复正常，天癸再至，阴阳正常消长转化，从而经候如常而病愈。滋养心阴的药物，夏桂成首推珍珠粉。珍珠，味甘、咸，性寒，归心、肝经，主治惊悸怔忡、心烦失眠、惊风癫痫、目赤翳障、口舌生疮等。现代研究还表明珍珠粉可延缓衰老、抗氧化。（王静，夏桂成 . 夏桂成从“心 - 肾 - 子宫轴”学说论治早发性卵巢功能不全经验 [J]. 中医杂志，2018，59（7）：554-557，576.）

主题 42　多囊卵巢综合征最根本的发病基础为肾阴虚、癸水不足，甚至衰少

解析　夏桂成认为，多囊卵巢综合征（PCOS）最根本的发病基础为肾阴虚、癸水不足，甚至衰少。肾阴类似水样物质，是月经的物质基础，也是推动月经周期演变的重要物质基础。癸水类似于雌激素，阴分不足则导致津液亏少，精血不足，冲任失于充养，血海（子宫内膜）不能按时满盈，可致多囊卵巢综合征患者月经后期，或无以化为经血，可致闭经。临床亦可见少量肾阳虚的病例，但总体而言，以肾阴虚为主。肾阴充盛是卵子发育成熟的物质基础。夏桂成指出，阴不足则津液亏少、阴不足则精不熟，提示 PCOS 不孕的核心是“精卵”不熟，血、阴、精不足。肾精亏虚致使 PCOS 患者长期停留在经后期，难以重阴转阳，故难以有成熟卵子发育排出。“精满则子宫易于摄精，血足则子宫易于容物。”肾阴（精）不足，癸水不充，则不能滋养精（卵）、荣养子宫内膜，胎孕难成，优势卵泡难以长大成熟。（范欢欢，谈勇，任青玲 . 夏桂成诊治多囊卵巢综合征合并不孕症经验 [J]. 中医杂志，2017，58（16）：1364-1367.）

主题 43　妇女以血为本，气血虚弱是输卵管疾病的常见病因

解析　班秀文始终强调妇女以血为本，治疗妇科疾病要从治血着眼。《难经・二十二难》云：“气主呴之，血主濡之。”气为血之帅，气虚则不能温行，化血、行血则无力；血为气之母，血虚则不能润通，脉道不通，气失所

载，虚而不通。气血不足，由虚而滞，胞脉失养，枯涩不通。妇女经、孕、产、乳以血用事，血常不足，肝阴易亏，或经产术后耗伤阴血，肝血亏则生发无能，胞脉失养阻塞；脾胃为后天之本、气血生化之源，脾失健运，气血亏虚，不能濡养胞宫，则胞脉失养阻塞；肾为先天之本，主藏精，司生殖，精血互生，肾阳肾气充足，则气血充足、温煦有力，反之则气血亏虚、胞脉失养阻塞，从而导致输卵管阻塞不通或通而不畅。气血虚弱临证症见输卵管不通或通而不畅，经行错后，量少色淡，经期少腹、小腹隐痛，得温得按则舒，倦怠乏力，舌苔薄白，舌质淡。（王志威，艾军，陈莎莎，等．班秀文治疗输卵管阻塞经验 [J]. 中医杂志，2021，26（8）：654-656.）

主题 44　输卵管疾病与寒、湿、瘀血有关

解析　《灵枢·经脉》云："肝足厥阴之脉……环阴器，抵小腹。"输卵管位于下焦少腹，足厥阴肝经所过，输卵管之所在为厥阴肝经之所属。肝主藏血，体阴而用阳，性喜条达而主疏泄，若情志不遂，肝气不舒则气机不利，气滞血瘀，胞脉瘀阻不通。气滞血瘀可表现为输卵管通而欠畅或伞端阻塞，经前乳房、胸胁胀痛，经行前后不定，经量多少不一，色暗夹块，舌质有瘀点，苔薄白，脉弦细。胞脉位居下焦，外感寒湿或湿热下注均易凝结或蕴结胞脉。湿为重浊有形之邪，属阴而有趋下之势，下焦属阴，同气相求，故湿邪为患易伤及下焦。外感寒湿之邪，凝滞胞宫，胞脉受阻，可表现为经行错后，色暗，夹血块，少腹、小腹掣痛，畏寒喜热，脉沉紧或细缓，舌苔白，舌边或有瘀点。素体脾肾阳虚，易生湿邪为患，阻遏气机，气机不畅，清浊升降失司，气郁则热，郁热与湿邪相互搏结形成湿热之邪。湿热下注，蕴结胞宫，胞脉受阻，则可症见经行提前，色泽暗红，夹紫血块，平时带下量多，色黄白相兼而质稠，阴道瘙痒，脉象滑数，舌苔白黄，舌边尖红。湿邪日久，易伤阳气，困阻脾阳，痰湿互生，痰湿郁滞胞脉则郁而不通，症见输卵管梗阻并积水，或卵巢囊肿，面白形胖，或月经量多色淡，带下质黏稠，平时心烦胸闷，时泛恶欲呕，苔白厚腻，舌质暗红，脉弦缓；若寒湿之邪较甚，寒瘀互结则可症见经行少腹、小腹剧痛或冷痛，带下清稀，舌淡苔薄白，脉沉细。班秀文在长期临床实践中发现输卵管阻塞致病原因除了外感六淫、内伤七情外，还与

频繁人工流产或腹部手术致虚致瘀相关。瘀血闭阻，胞脉不通，虚、瘀为其病理特点。瘀血闭阻症见输卵管完全阻塞，或附件炎性包块，平素少腹、小腹或胀或痛，或经行疼痛，面有暗斑，舌边瘀点，脉沉涩。（王志威，艾军，陈莎莎，等．班秀文治疗输卵管阻塞经验 [J]. 中医杂志，2021，26（8）：654-656.）

主题 45　子宫内膜异位症病机立足阳虚瘀结

解析　夏桂成通过长期临床实践，认为本病病机在于阳虚瘀结。肾阳虚弱，经行感寒，或者经期同房，经行不净，血行不畅，积于子宫，逆流于子宫之外，蕴结于脉络肌肉之间，形成血瘕，并随着肾阴阳的消长而周期性发作，阴长则瘀浊加重，阳长则瘀浊有所化。血瘕阻碍经血排出，故致痛经；迫血妄行，故致月经量多。由于血去而瘀浊留，日久积聚不得温化，反致血瘀加重，形成顽症。在血瘕形成发展的过程中，阳虚之机又常兼夹气滞、气虚。气滞影响经期瘀浊排出，气虚促使血瘕发展，从而加重血瘀内结。夏桂成对子宫内膜异位症患者的基础体温进行分析，发现子宫内膜异位症患者有行经期基础体温下降不快或基础体温低温相偏高及高温相偏低、偏短、欠稳定等情况，多伴有经量偏多，多夹大量的内膜样组织。这与肾阳不足，瘀浊难化，瘀血内结于胞脉胞络，气血胶结有关。久病则虚，久病则瘀，阳虚及血瘀互为因果，发生因虚致瘀、因瘀致虚的病理改变，使子宫内膜异位症之痛经、不孕、癥瘕成为难治疾患。夏桂成认为，阳虚瘀结是子宫内膜异位症发生发展的重要病机，也是其“疼痛、不孕、复发”三大难题的根本原因，病之本在肾阳不足，病之标乃瘀浊胶结。（王伟，李瑾，谈勇，等．夏桂成辨治子宫内膜异位症特色探析 [J]. 安徽中医药大学学报，2018，37（6）：44-45.）

主题 46　子宫内膜异位症病机属气血失调，瘀血阻滞，积久成癥

解析　子宫内膜异位症是目前较常见的妇科疾病，主要由于生长在子宫腔的内膜出现于子宫腔外的其他部位，如子宫肌层、卵巢、子宫直肠陷凹、直

肠阴道隔、远处脏器（肺）等，随着这些部位子宫内膜周期性变化而产生一系列症状和体征，如痛经、月经失调、下腹坠胀、性交痛、不孕等。子宫内膜异位症归属中医“痛经”“月经失调”“不孕”“癥瘕”等范畴。朱南孙认为妇女以血为本，以气为用，脏腑功能完备，血海充盈由满而溢，胞脉的满溢和胞宫的藏泻有度维持正常的月经。本病乃是妇女在月经期应当排出的经血，即“离经之血”，由于经期行房，经期感邪受寒或手术等各种原因未能通畅排出，而逆流入里，留滞于胞宫、胞脉及其他部位，血积成瘀，瘀阻脉络，不通则痛，日久积聚成癥瘕。其病机属气血失调，瘀血阻滞，积久成癥。（陆建英，董莉，谭蕾，等 . 朱南孙治疗子宫内膜异位症经验举隅 [J]. 西部中医药，2013，26（10）：42-44.）

主题 47　子宫内膜异位症基本病因病机为湿热毒邪侵袭冲任血海

解析　子宫内膜异位症虽为良性疾病，却具有浸润生长的特点。相对于以“血瘀证”为主要病机的传统认知，柴嵩岩根据子宫内膜异位症发病特点、病机转化规律和临床表现，总结出子宫内膜异位症的本质是阳证、热证、实证，基本病因病机为湿热毒邪侵袭冲任血海。因其导致的疼痛较为剧烈，且呈进行性加重、经期加重的特点，病灶持续增长，较为活跃，故属阳证；因其病因病机多为人工流产、宫腔手术、经期不节（洁）性交、生殖器官感染等，导致湿热毒邪侵袭冲任血海，所以属于热证；因其存在固定不移的异位病灶，病灶内含离经之血即为瘀血，瘀阻冲任，日久结聚成癥，所以属于实证。当外感的湿热毒邪或自身的湿热之邪与血搏结，伏于下焦，每逢经期，冲任血海涌动，伺机为虐，血海受扰，冲任受损则发为月经失调；毒邪不断结聚，阻遏冲任、胞脉，不通则痛，发为痛经；湿热毒邪阻滞胞宫、胞脉，日久结聚于特定部位，发为癥瘕；阻滞胞宫、胞络，不能摄精成孕，发为不孕。（王阳，黄念，佟庆 . 国医大师柴嵩岩治疗子宫内膜异位症证治思路 [J]. 湖南中医药大学学报，2019，39（3）：298-301.）

主题 48　肾虚是子宫腺肌病发病之本，瘀血是发病之因

解析　何成瑶认为子宫腺肌病的病机主要是肾虚血瘀，阻滞冲任、胞

宫，如《校注妇人良方·妇人腹中瘀血方论》言："妇人腹中瘀血者，由月经闭积，或产后余血未尽，或风寒滞瘀，久而不消，则为积聚癥瘕矣。"瘀血阻滞，不通则痛，则见痛经；瘀积日久，形成癥瘕；瘀阻冲任和胞宫，令胞脉受阻，冲任不能相资，两精不能相搏，导致不孕。何成瑶认为该病多发于经产后女性。肾为先天之本、冲任之本，为胞脉所系，肾气盛，天癸至，任脉通，太冲脉盛，两精相搏，才能受孕。如肾亏精少，胞脉失于濡养，冲任气血不足，使气血运行不畅，瘀血留滞，胞脉受阻，冲任不通，精卵不能结合，故不能受孕。血行不畅，脉络瘀阻，亦可影响肾的封藏，妨碍肾中精气的化生和肾阴肾阳的平衡，导致肾虚。肾虚日久必致血瘀，血瘀又可加重肾虚，两者互为因果。因此，肾虚是发病之本，瘀血是发病之因。（严丽燕，曹俊岩，马改娟，等．何成瑶运用自拟妇科调经2号方治疗子宫腺肌病合并不孕症经验[J]. 中国民间疗法，2021，29（10）：51-53.）

主题49　子宫肌瘤主要病机为气虚血瘀、痰瘀互结

解析　子宫肌瘤是触之可及的有形癥块，且多数患者的经血块多，色暗，伴有腹痛按之不减，舌质紫暗或有瘀点，故当属血瘀证无疑。同时，很多子宫肌瘤患者舌质暗淡，舌体胖大，舌边有齿痕，脉多沉细或细弦、细滑，大多以月经量多为主要症状，且多伴有头晕无力、小腹下坠、气短懒言等气虚之象。故肖承悰提出子宫肌瘤属气虚血瘀者为多。这是因为子宫肌瘤患者病程较长，出血量多，致阴血亏虚，气随血耗导致气虚；或因忧思劳倦伤脾，脾虚气血化生无源，而致正气不足；气虚运血无力，血流缓慢，停蓄胞宫，日久则成癥瘕；而瘀血日久又可损伤正气，进而加重血瘀。肖承悰认为，子宫肌瘤的发生与气虚运血无力，瘀血内阻，气虚无以运化水湿，水湿内停，聚而成痰有着密切的关系，而瘀血、痰湿又可阻碍气机、损伤正气，使瘀血、痰湿更甚，终致痰瘀互结，形成癥瘕。（曾菲英，刘文苓．肖承悰教授治疗子宫肌瘤经验述要[J]. 中医药学刊，2004，22（4）：587-594.）

主题50　乳腺增生以冲任失调为本，肝郁气滞、痰凝血瘀为标

解析　《外科医案汇编》载："乳中结核，虽云肝病，其本在肾。"《圣济

总录》云："妇人以冲任为本，若失于将理，冲任不和，阳明经热，或为风邪所克，则气壅不散，结聚乳间，或硬或肿，疼痛有核。"林毅强调，冲任失调为乳腺增生发生的关键病机。冲任为气血之海，上荣为乳，下行为经，关联五脏六腑，气滞、血瘀、痰凝等可致冲任失调。病理状态下，乳房在经前气血充盈，肝气旺盛，气滞血瘀而引起疼痛；而经后随着经血外泄，肝气得舒，气血消耗而虚，冲任处于静止状态，诸症缓解。因此，林毅认为本病的发生发展是随着月经周期而表现出由虚至实、由实转虚、虚实夹杂的复杂过程。病机主要责之于肝气郁结、痰凝血瘀、冲任失调；其中以冲任失调为本，肝气郁结、痰凝血瘀为标，病位在肝、脾、肾；病性为本虚标实，经前标实为主，经后本虚为重。有鉴于此，林毅提出治疗乳腺增生采用辨周期与辨证相结合的中医周期疗法。（司徒红林，井含光，文灼彬，等．林毅辨周期与辨证结合治疗乳腺增生病经验 [J]. 中华中医药杂志，2021，36（2）：837-839.）

主题 51　肝郁气滞是乳腺增生发生、发展的关键

解析　乳腺增生患者最大的特点是乳痛、乳房包块，其发生或加重多与月经周期、情绪变化和劳累有关，且兼症较多。郭诚杰认为，本病多由思虑伤脾、郁怒伤肝、肝气郁结、气滞痰凝乳络或冲任不调所致，肝郁气滞是本病发生、发展的关键，因而主张以肝为主论治乳腺病，在总的原则指导下"疏、通、调、补"，知常达变。根据大量乳腺病的普查和多年的临床经验，郭诚杰将本病辨证分为以下 4 型。肝郁气滞型：胸闷不舒，食欲不振，咽中梗阻，月经失调，舌质不红、苔白，脉弦；肝火型：头晕目眩，急躁易怒，胸胁胀痛，口苦咽干，舌红、苔黄，脉弦数；肝肾阴虚型：目干眼花，耳鸣耳聋，腰膝酸软，五心烦热，舌红、少苔，脉弦细；气血两虚型：面色不华，少气无力，易睡易醒，稍动汗出，纳差腹胀，舌淡，脉沉细。（候咪，张卫华，刘娟．郭诚杰教授病证结合诊治乳腺增生病经验介绍 [J]. 中国针灸，2016，36（12）：1302.）

主题 52　正气不足是乳腺癌发生的根本

解析　中医学中虽无"乳腺癌"之病名，但根据其临床症状，认为其与

中医学“乳岩”“乳石痈”“乳疳”“奶岩”等病证相一致。本病的发病基础为正气内虚、脏腑阴阳失调，其中七情内伤是本病的重要致病因素。张学文认为本病病位在乳腺，与肝、脾、肾关系密切。足阳明胃经经过乳房，足厥阴肝经经过乳下，足太阴脾经行乳外，若情志内伤，忧思恼怒则肝脾郁结，气血逆乱。气不行津则凝津成痰；气不行血则滞血为瘀，痰瘀交织则易结为乳岩。若肝郁化火，耗损肝肾之阴，则冲任失调，《圣济总录》云：“冲任之经脉，上为乳汁，下为月水。”所以本病初期多以邪实为主，肝郁、痰浊、热毒、瘀毒内蕴，导致气机运行不畅，痰气交结发生本病；日久可累及肝、脾、肾之阴阳，损伤正气，本虚之证较为突出，以脾肾阳（气）虚、气血两虚、肝肾阴虚多见。（白海侠，严亚锋，张学文．国医大师张学文治疗乳腺癌经验探析 [J]. 中华中医药杂志，2020，35（2）：693-695.）

主题 53　宫颈癌的发病与肝、脾、肾三脏功能失调，冲任受损相关

解析　周岱翰认为，宫颈癌的发病与肝、脾、肾三脏功能失调，冲任受损相关。肝为女子之本，脾主气血生化，肾为先天之本。女子之病，多起于肝郁气滞，气机不畅则血行不通，气滞血瘀；饮食不节，脾运乃伤，精微不布，水湿停聚。宫颈癌好发于六七至七七之年，此时妇女肾气衰败，肾阴不足则阴虚火旺，瘀毒内蕴，肾阳不足则阴寒内生，寒凝血滞。（吴结妍，刘展华．周岱翰教授诊治宫颈癌经验浅探 [J]. 天津中医药，2018，35（8）：161-163.）

主题 54　卵巢癌的发病与肝、脾、肾有密切的关系

解析　卵巢癌的发病与肝、脾、肾有密切的关系。女子以肝为先天，女子生理功能无一不依赖于肝，肝失条达，疏泄失常，气血失常，冲任不调，常导致妇科疾病。肝主疏泄，脾主运化，脾气健旺，生血有源，肝体得以濡养。肝气条达，使脾统血有度。若情志抑郁，影响肝之疏泄，疏泄不及，则气血运行迟滞；肝气不疏，气机疏泄失常，脾胃运化水液失司，气血精液输布受阻，日久凝聚成痰，痰湿瘀血互结成毒，发为癌。肝肾藏泻互用，阴阳互滋互

制，肾阴不足，阴虚火旺，炼津成痰；肝肾不足，冲任失调，气血凝滞，痰瘀互结，壅于卵巢，日久而癌变。故卵巢癌的治疗当以肝、脾、肾为主。（廉蕊，李宜放．王晞星教授治疗卵巢癌验案举隅 [J]. 中国民间疗法，2019，27（4）：99-100.）

主题 55　情志不畅是卵巢癌发病的重要原因

解析　王晞星认为，七情是正常的精神活动，但若七情太过或不及，会引起人体阴阳失衡，脏腑功能失调，最终导致疾病的发生。女子多愁善感，更易由七情致病，故情志不畅是卵巢癌发病的重要原因。另外，患者年老体衰，或不良的生活、饮食习惯，导致肝肾亏虚，正气不足，抗邪无力，亦是卵巢癌发病的另一重要原因。病机方面，卵巢属于足厥阴肝经的循行部位。肝主调畅一身之气机，情志不畅则肝气郁滞，血行不畅，若复感六淫邪毒，与瘀血等病理因素相互搏结而成癥瘕痞块。卵巢是卵子产生的场所，属肾所主。肾藏精，卵子与精子一样，亦属于肾之精气。年老或久病之后肾精亏虚、正气虚弱，卵巢失其濡养，加之邪毒与瘀血搏结而形成痞块；又因肝郁日久克伐脾土，脾虚内生痰浊湿邪，湿性趋下，阻碍气血循行，瘀血、痰湿等蕴滞于卵巢，相互搏结日久而成癌瘤。所以痰浊、瘀血、湿毒是卵巢发病的重要因素，肝、肾、脾三脏亏虚及功能失和是卵巢癌发病的重要条件，共同形成卵巢癌本虚标实、虚实夹杂的基本病机。（宁博彪，卫桐，郝淑兰，等．王晞星治疗卵巢癌临证经验举隅 [J]. 山西中医，2019，35（7）：4-6.）

主题 56　不孕症的诊治首先要辨病论治

解析　黄瑾明依据壮医理论，提出不孕症的诊治首先要辨病论治。与中医辨证论治思维明显不同，辨病论治是壮医证治的精髓，以病立方，因方设药，辨病是决定治疗原则和选方用药的主要依据。壮医认为毒虚致百病，有病必有因，病因一除其病自会慢慢痊愈。因此，黄瑾明注重专病专方专药，就是证变化了，也不一定立即变更治疗原则和方药。壮医认为，人体内存在谷道、水道、气道、龙路、火路 5 条道路。其中水道是体内水（津）液代谢的通道，调节枢纽是肾和膀胱。从病位来看，不孕症当属壮医水道病范畴。黄瑾明对本病有独到的认识和体会，并总结出一系列专方专药。他认为本病病机主要是“咪花肠”（胞宫）的龙路、火路网络阻塞，导致气血瘀滞，治宜调气、祛瘀为主，配以补虚、解毒。（宋宁，李浪辉，秦祖杰，等．黄瑾明诊治不孕症思路探析 [J]. 中国中医基础医学杂志，2015，21（8）：1029-1030.）

主题 57 输卵管阻塞性不孕病因病机要重视湿热和血瘀

解析 《女科经纶》载：“妇人久无子者，冲任脉中伏热也。”《医宗金鉴》曰：“女子不孕之故，由伤其冲任也……或因宿血积于胞中，新血不能成孕。”可见，历代医家已经认识到输卵管性不孕多由湿热内侵或瘀血阻滞胞宫胞络，两精不能相合所致。朱南孙提出本病总的病因病机为湿热和血瘀，湿热内蕴，冲任气机不利，瘀血阻滞胞宫以致不孕。患者常有盆腔炎病史，伴有小腹疼痛、坠胀感、脓性分泌物等湿热蕴结诸症。湿热之邪可乘患者体虚内侵；湿为阴邪，其性黏滞，困于体内易阻遏气机，影响血运，久而成瘀，阻滞络道。机体久病又可损及肝肾，病情缠绵反复，虚实夹杂。朱南孙常言脏腑功能正常，气血旺盛，阴阳平和为“有子”的基本条件，故病之根仍在于肝肾亏虚；肾气亏虚，天癸竭，地道不通，则无子；肝主藏血，是以不足则冲任空虚而无子。朱南孙施治时常辨证予朱氏验方蒲丁藤酱消炎汤加减：方中蒲公英、大血藤、紫花地丁、败酱草清热利湿解毒、化瘀散结，是为君药；延胡索、川楝子、刘寄奴、三棱、莪术共为臣药，行气通络、散瘀止痛；蒲黄为佐，清热凉血活血，兼以止痛。全方清中有化，消中有疏，常获佳效。（林倍倍，董莉．国医大师朱南孙治疗输卵管阻塞性不孕症经验 [J]. 中华中医药杂志，2019，34（7）：3035-3037.）

主题 58 输卵管性不孕病机以肾虚为本，血瘀为标

解析 夏桂成认为输卵管性不孕病机为本虚标实，本虚者，肾虚为其根本，标实者，血瘀为其关键。夏桂成认为本病病位在胞脉胞络，“胞络者系于肾”，肾为冲任、胞络之主宰。先天禀赋不足，肾精亏虚，或久病、房劳、多

产损伤肾气，冲任、胞脉失于濡养；肾阳为阳气之根，有推动、温煦之作用，肾阳虚则冲任、胞脉失于温煦；由此可见，肾虚可致冲任、胞脉失荣失煦，枯涩不通，无法摄精成孕。夏桂成认为输卵管结构上与外界相通，内外邪气均可搏结于此，导致局部气机壅塞，瘀血阻滞，胞脉胞络闭阻不畅，精卵难以和合而致不孕。输卵管性不孕多迁延难愈，肾虚气弱则余血浊液流注子宫、冲任及胞脉胞络，久而形成瘀结；胞脉瘀阻不通易导致反复异位妊娠，损伤冲任；瘀滞胞脉阻碍正常精血化生，可进一步加重肾精亏虚。可见，肾虚可导致血瘀，而血瘀日久又可加重肾虚，肾虚血瘀，久病入络，脉络闭阻不畅，使两精不能相搏而致不孕。夏桂成认为本病病性多属虚实夹杂，其中肾虚血瘀是输卵管性不孕的主要病机。（钱海晴，赵可宁，王利红，等．国医大师夏桂成治疗输卵管性不孕临床经验 [J]. 中华中医药杂志，2021，36（5）：2719-2722.）

主题 59　黄体功能不全性不孕症主要病机是肾虚偏阳，夹有肝郁

解析　夏桂成指出，肾藏精，主骨生髓；心藏神，主神明；脑为髓海，为元神之府。心脑为神之所藏，精神互依，精能养神，神能驭精（包括生殖之女精），是以心脑神明为驾驭排卵之所在。心脑通过骨髓与肾相关联，子宫之排经、受孕、分娩，肾之分泌天癸、精卵，均与心脑神明有关。精神合一，心肾相交，在心（脑）- 肾 - 子宫生殖轴的纵横反馈作用下，女性生殖节律的阴阳消长转化方能得以维持。夏桂成认为黄体功能不全性不孕症主要病机是肾虚偏阳，夹有肝郁。（徐丹，周惠芳，洪艳丽，等．国医大师夏桂成诊治黄体功能不全性不孕症经验 [J]. 中华中医药杂志，2021，36（2）：813-817.）

主题 60　心肾不交与排卵障碍性不孕症的发生关系密切

解析　心属火而藏神，肾属水而藏精，心主血脉，肾主生殖，心肾相交，水火相济，阴阳平衡，则胞宫功能正常。胞宫是心肾相交的场所，肾为女性生殖胞宫轴的枢纽。生殖之精是肾精的重要组成部分，卵子属于生殖之精，其发育成熟与太极阴阳圆运动生物钟节律有关。肾精充盛，推动卵子发育成

熟，成熟卵子的排出依赖肾气的激发和推动。不孕症卵泡排出障碍的关键病机是肾之阴阳消长转化异常，经后期阴长失调，肾阴癸水缺乏，不能重阴，故难以达到必阳，阴虚及阳，卵泡发育迟缓或成熟卵泡无法排出。随着社会的飞速发展，女性社会角色逐渐发生转变，工作、生活、家庭多重压力下，熬夜、失眠、焦虑成为生活常态，顺应自然界的太极阴阳钟规律的作息模式已经很难被保证。长此以往暗耗心阴，心阴虚不能引心火下济肾水，肾水亏于下，致“心不交肾”。久病虚劳，房事不节致肾阴缺乏，不能上升滋养心阴，心火旺盛，致“肾不交心”。除此之外，心火亢于上同时肾水亏于下，不能互交者称为“心肾两不交”。排卵障碍性不孕症患者在临床上心肾不交的症状常表现为烦躁、失眠、多梦、腰膝酸软等。夏桂成提出“心不宁则肾不实”“心不静则阴不足”，常嘱咐备孕患者保证充足的睡眠，切记避免熬夜，顺应自然界的太极阴阳钟的作息规律，重视精神调摄。在“补肾调周法”的基础上突出“心”的重要性，交济心肾，维持阴阳的动态平衡。（郭倩，谈勇．夏桂成心肾观在妇科临床的应用 [J]. 中医杂志，2019，60（17）：1456-1458.）

主题 61　无排卵或排卵障碍性不孕症多因肾阴不足

解析　夏桂成认为无排卵或排卵障碍性不孕症多因肾阴不足，癸水不充，肾中精（卵）无以充养，故发育受阻。所以临床上常表现为阴虚证，症状见月经易推后，月经量偏少，色淡红或暗红，无血块，平素带下量少，或伴有头晕咽干、烦热、腰酸、夜寐不安、大便偏干，舌质偏红，舌边有裂痕，脉细弦或细弦数。治疗主张滋阴养血，于血中生精。夏桂成常方选归芍地黄汤加减，取当归、白芍、山茱萸、女贞子滋阴养血，且山茱萸、女贞子又兼具补益肝肾之效，山药、牡丹皮、茯苓、泽泻健脾利湿，怀牛膝补肝肾并引诸药直达下焦，阴虚较重者加入太子参、制黄精以增养阴之功，或入生牡蛎以潜降入肾。经净后水煎服。另外，亦有肾阴阳两虚偏阳虚者，若阳不足，则阴更难恢复，故治疗上应滋阴助阳，于血中养精。临床表现多见月经后期，经量偏少，色淡红，平素性欲淡漠，神疲乏力，腰膝酸软，少腹感凉，大便或溏，舌质淡红，苔薄白腻，脉细弦。方选补天五子种玉丹加味。（陆晓溢，于红娟．国医大师夏桂成辨治不孕症学术经验 [J]. 天津中医药，2019，36（4）：328-330.）

主题 62　黄体功能不全性不孕多与肾阳虚关系密切

解析　夏桂成治疗黄体功能不全性不孕所用助孕方剂总有效率高达94%，认为此类不孕症多与肾阳虚关系密切。因排卵期是重阴转阳的过程，进入黄体期后即以阳为主，故此类患者临床常表现为易流产，月经量偏多，色淡红，常夹杂腐肉状血块，伴有腰酸、小腹感凉，经期大便溏，且基础体温测定高温相偏短、不稳定，舌质淡红，苔黄白腻，脉弦细。夏桂成提出用毓麟珠（《景岳全书》）加减以补益肾阳、调补气血。另阳虚者常易伴不同程度的脾虚，致脾肾两虚，出现神疲乏力，腹胀矢气，大便溏薄，舌淡红，苔白腻，脉细弱，基础体温测定高温值常偏低，且下降缓慢，宜用温胞饮（《傅青主女科》）加减来温补脾肾、养血填精。黄体功能不全性不孕患者中亦有少量与阴虚火旺有关，患者会出现月经易提前、色红，有血块，头晕腰酸，烦躁胸闷，夜寐不安，大便偏干，小便黄，舌红苔黄，脉弦细数，宜滋水清肝饮（《医宗己任编》）加减。若日久兼郁火者，可取补肾解郁汤（夏桂成自拟方）。另外还易兼夹痰湿、瘀血等证，临证根据标本缓急配合清肝理气、化痰利湿、活血化瘀等法。（陆晓溢，于红娟．国医大师夏桂成辨治不孕症学术经验 [J]. 天津中医药，2019，36（4）：328-330.）

主题 63　盆腔或输卵管炎性因素导致的不孕症多与瘀血停滞有关

解析　盆腔或输卵管炎性因素是导致不孕症的常见原因，临床应结合妇科检查、阴道 B 超，必要时行子宫输卵管造影进行诊断。该病多与瘀血停滞有关，病程长且病情复杂，常见证候有月经量或多或少，色紫暗，有血块，经行腹痛拒按，腰酸，经前乳房胀痛，平素带下量多，色黄，质黏腻，有异味，胸闷烦躁，输卵管一侧或两侧增粗、通而不畅，舌紫暗边有瘀斑，脉涩。夏桂成提倡用血府逐瘀汤（《医林改错》）合活络效灵丹（《医学衷中参西录》）加减。方中用大量活血化瘀通络药如桃仁、红花、当归、赤芍、生地黄、川芎、丹参、乳香、没药等，再加枳壳、牛膝引血下行，入柴胡、桔梗开胸行气。此类患者因盆腔炎症时有左（右）侧下腹部隐痛，故可入延胡索以理气止痛通络，诸药合用共具行气活血、化瘀通络之功。对于输卵管堵塞患者可酌加丝瓜络、路路通、地龙以化浊通络。另外由于此证常夹杂湿热、寒湿、脾肾两虚、阴血亏虚，故辨证选方应分清主次，不可过用破血通络之药。（陆晓溢，于红娟．国医大师夏桂成辨治不孕症学术经验 [J]. 天津中医药，2019，36（4）：328-330.）

主题 64 免疫性不孕多与肝肾阴虚有关，或以阳虚夹瘀为主，以前者多见

解析 免疫性不孕应结合自身免疫抗体测定、封闭抗体测定等进行诊断。夏桂成认为免疫性不孕多与肝肾阴虚有关，或以阳虚夹瘀为主，以前者较为多见。肝肾阴虚者多表现为免疫功能亢进或免疫反应过强，月经正常或先期量少，色红，质稠，头晕耳鸣，口干，五心烦热，腰膝酸软，舌红苔少，脉细数，选方知柏地黄丸合左归饮（《景岳全书》）加减。取黄柏、知母滋阴清热，山茱萸、山药、枸杞子、熟地黄清热养阴，泽泻、牡丹皮清利湿热，共奏滋阴降火、补益肝肾之效。阳虚夹瘀证者多有月经正常或易推后，月经量少，色紫暗有血块，少腹冷感喜暖，腰膝酸软，舌淡红或有瘀点，苔薄白，脉沉细，治疗宜温补肾阳、活血化瘀，旨在提高免疫功能，取毓麟珠合桃红四物汤（《景岳全书》）加减。桃红四物汤活血化瘀、养血滋阴，党参、黄芪补益气血，杜仲、鹿角片、菟丝子温经散寒，少腹痛剧者夏桂成常用延胡索、炮姜以奏温肾行气止痛之功。（陆晓溢，于红娟．国医大师夏桂成辨治不孕症学术经验 [J]. 天津中医药，2019，36（4）：328-330.）

主题 65 冲任虚损或冲任阻滞引起不孕症

解析 引起不孕症的主要病因病机包括肾虚、肝郁、痰湿、血瘀。朱南孙认为上述病因最终会导致冲任虚损或冲任阻滞而引起不孕症，因此治疗不孕症的根本目标是“任通冲盛”方能有子。《素问·上古天真论》中有“冲脉为病……女子不孕”的记载。《奇经八脉考》中述，冲为“冲要”“冲上”之意；冲脉下至于足，上至于头，通受十二经之气血，为“十二经脉之海”，有“血

海”之称。任脉为担任、仨受之义，“任”通“妊”，为人体妊养之本。“任脉起于会阴，循腹而行于身之前，为阴脉而主承任，故曰阴脉之海”。《灵枢·五音五味》记载：“冲脉、任脉皆起于胞中。”张景岳记述：“任冲者，奇经之二也。任主胞胎，冲为血海，气盛脉通，故月事下而有子。”宋代陈自明谓：“妇人病有三十六种，皆由冲任劳损而致。”朱南孙认为冲任病变的形成，一是脏腑气血及其他经络的病变影响冲任的功能所致；二是各种致病因素直接使冲任损伤而影响脏腑、气血和其他经络而产生疾病。冲任虚实变化，可影响胞宫的正常生理功能，而胞宫的异常会引起不孕。因此，在调理冲任时，对邪留冲任者，治贵在通。对肾气不足、天癸未充、脾气虚弱、化源不足等虚损者，贵在盛。（黄彩梅，胡国华，谷灿灿．朱南孙从调理冲任治疗不孕症经验 [J]. 辽宁中医杂志，2016，43（3）：478-479.）

主题 66　卵巢功能障碍所致不孕与肝肾关系最为密切

解析　朱南孙认为不孕症涉及五脏六腑，其中卵巢功能障碍所致不孕与肝肾关系最为密切。《傅青主女科》云：“夫妇人受妊，本于肾气之旺也。”《医学衷中参西录》云：“男女生育，皆赖肾脏作强……肾旺自能萌胎也。”说明肾气旺盛是受孕的必要条件。因此，临床常以补肾为治疗不孕症之根本。卵巢功能障碍多有肾虚之表现，肾中阴阳的消长转化失常是导致卵巢功能障碍的病机所在，肾阴充盛，则肾水得充，肾精得养；肾阳充盛，则温煦气血，冲任通达，始能正常排卵，经候如期。对于卵巢功能障碍性不孕症，朱南孙临证强调肝肾同治。朱南孙认为：“肾为脏腑、经脉之根本，藏精系胞胎，而肝藏血主疏泄，与肾同居下焦，相火寄于肝，肝血肾精同源互补而主女子经、孕、产、乳。”因此治疗卵巢功能障碍性不孕症应以肝肾为纲，肝肾同治以促孕。（张静，郭慧宁，张蔚苓，等．朱南孙促卵助孕汤治疗卵巢功能障碍性不孕症经验 [J]. 辽宁中医杂志，2014，41（4）：639-641.）

主题 67　不孕的发生主要与肾 - 天癸 - 冲任功能失调有关

解析　不孕症为临床常见病，现指女子婚后 1 年以上，配偶生殖功能正常，未避孕而不受孕者；或曾孕育过，未避孕又 1 年以上未再受孕者。本病的发病原因较为复杂，肾气不充，精血不足，冲任脉虚，胞脉阻滞，都会造成不孕。张志远认为本病的发生主要与肾 - 天癸 - 冲任功能失调有关，除先天性生理缺陷——螺、纹、鼓、角、脉“五不女”外，其他不孕症大多可以通过治疗受孕。发病机制分为虚实两个方面，虚者为肾气不足，治疗重在补肾益精、温养冲任；实者属气滞血瘀，治疗以行气导滞、祛瘀通经为主。（李崧，刘桂荣 . 张志远教授辨治妇科杂病经验拾萃 [J]. 时珍国医国药，2017，28（12）：2994-2995.）

主题 68　不孕症以“肾虚”为其主要病机，与肝脾相关

解析　排卵障碍为不孕症主要病因之一，中医学以“肾虚”为其病机。“肾藏精”“肾主生殖”，肾在女性生殖生理过程中起到重要作用。肾主宰着脑、天癸、冲任、胞宫间的功能调节和控制，这与现代医学中的中枢神经系统通过下丘脑 - 垂体 - 卵巢轴的生殖功能调节有相同之处。许润三认为当今社会与古代不同，现代女性工作、生活压力较大，且许多女性被手术等所伤，故“肾虚”为其主要病机，其自拟“调冲方”治疗排卵障碍性不孕症则主要以滋补肝肾为主。因“肝主疏泄”“肝主藏血”“女子以肝为先天”，肾为肝之母，母既泄精，不能分润以养其子，则木燥乏水，而火且暗动以铄精，则肾愈虚矣，所以肝气郁滞、肝阴不足亦为排卵障碍性不孕症的重要病机之一。许润三结合“脾胃为后天之本”“脾胃之气虽充于脾胃之中，实生于两肾之内”等中医理论，临床上注重温补脾胃之气，补后天以养先天。故许润三治疗排卵障碍性不孕症时以肾、肝、脾为主，治法为补肾调肝、温补脾胃、调和冲任。肾气充足，冲任调达，则肾阴得肾阳之熏蒸，生发肾精，冲任、胞宫得养。（刘小玉，王清，郑志博，等 . 国医大师许润三调经促孕方药特色浅析 [J]. 中日友好医院学报，2021，35（3）：183，185.）

主题 69　排卵功能障碍性不孕以肾虚为本，痰瘀为标

解析　许润三认为肾气主骨生髓，上通于脑，有双向调节作用，主宰着

天癸、冲任，其功能相当于下丘脑；天癸来源于先天，依赖后天水谷精微的滋养而逐渐成熟，是维持胞宫行经、胎孕正常的阴精物质，其功能相当于垂体；冲为血海，为月经之本，血海的充盈虚衰靠冲脉的调节，其功能相当于卵巢；任主胞胎，为妊养之本，其功能相当于子宫。鉴于这种认识，肾气作为“高级司令部”在女性生殖生理活动中起主导作用。而女性最主要的特殊生理就是月经和胎孕，这两者又均有赖于卵巢的正常排卵。所以肾虚是排卵功能障碍性不孕的根本。痰湿和瘀血既可是病理产物，又可为致病因素。脂膏痰湿或瘀血阻滞冲任，胞脉闭阻，故出现排卵障碍。临床表现为体胖、带下量多、胸脘满闷、月经量少、色暗有血块，或闭经、小腹疼痛等症。但许老认为单纯的痰湿或瘀血阻滞是不会引起排卵功能障碍的，必须在肾虚的前提下才会诱发。（辛茜庭，赵红．许润三治疗排卵功能障碍性不孕的经验 [J]. 中日友好医院学报，2011，25（4）：247.）

主题 70　肾虚为排卵障碍性不孕症根本病机，肝郁是重要病机

解析　女子不孕症是多种因素综合作用的结果，肾虚是导致排卵障碍性不孕症的根本原因。肾藏精，主生殖，为先天之本、元气之根，肾气是生育功能的动力，肾精是生殖功能的物质基础。肾对女子天癸 - 冲任 - 胞宫的调节起着重要作用，当肾气盛、肾精充、冲任调，在肾阳的温煦推动与肾阴的滋润濡养下，卵子才能发育成熟并排出，从而有了受孕的可能。由于现代社会生活压力较大，很多女性肾精亏虚，冲任不调，卵泡发育或排出障碍，从而不能受孕。叶天士《临证指南医案》中指出：“女子以肝为先天。”“肝为万病之贼”“万病不离乎郁，诸郁皆属于肝”“妇人多气，兼忧思仇怒，执拗妒忌，肝火无时不动，每每郁结”，肝气郁而不舒，则月经失调，经水不调，实难以成孕。由此可见，肝气郁结，气机不畅，冲任失调，则难以摄精成孕。（罗来卫，程力，邹燕．何成瑶教授从肾虚肝郁论治排卵障碍性不孕经验 [J]. 中西医结合研究，2021，13（6）：421-423.）

2 辨证论治

主题 71 月经周期节律调节法是一种系统而序贯地调理月经周期的方法

解析 月经周期节律调节法以妇女月经周期演变规律为基础，将月经周期分为 4 个时期，即行经期、经后期、经间排卵期、经前期，也即两个消长期和两个转化期。再依据各阶段阴阳消长转化的特点制订相应的治疗措施。

（1）行经期 重阳必阴，由阳转阴，是旧的周期运动结束，新的月经周期运动的开始。此期主张活血调经、祛瘀生新，重在祛瘀，通过祛瘀，排除包括子宫、血海内一切陈旧性物质，所谓留得一分浊瘀便影响一分新生，只有除尽旧瘀，才能达到全方位的生新。方取五味调经汤加减，药用丹参、赤芍、白芍、茯苓、川续断、川牛膝、艾叶各 10g，五灵脂、泽兰叶各 12g，益母草 15g。

（2）经后期 阴长阳消，属于消长期，此期属奠基阶段，治疗主要着重于肾阴癸水的滋长充足。其目的有：一是滋养精卵，促进卵泡充分发育成熟；二是使血海得充、内膜生长，以改善子宫局部条件，为孕育排经打下基础。经后期按肾之阴长水平又可分为初、中、末 3 个阶段：① 经后初期，是阴长开始阶段，此期治宜滋阴养血，方取归芍地黄汤加减，药用炒当归、赤芍、白芍、怀山药、山茱萸、熟地黄、牡丹皮、茯苓、怀牛膝、桑寄生各 10g。如患者雌激素水平较低、阴虚症状较重，可加重滋阴养血药的使用，以二甲地黄汤加减治之，即上方加炙鳖甲、炙龟甲等血肉有情之品补养肝肾、助益阴血。

② 经后中期，阴长达中等水平，此期治宜滋阴养血，佐以助阳，方用归芍地黄汤，再加入肉苁蓉、菟丝子等助阳药。③ 经后末期，是排卵的前期，阴长水平已接近重阳，此期治宜滋阴助阳、阴阳并调，方取补天五子种玉汤加减，药用丹参、熟地黄、怀山药、牡丹皮、茯苓、山茱萸、怀牛膝、枸杞子、女贞子、菟丝子、覆盆子、川续断各10g，五味子、紫河车各5g。

（3）经间排卵期　重阴必阳，此期是由阴向阳的转化时期，排卵者必须具有细缊状气血活动，因而此期治以补肾活血、调复阴阳，以助卵子的顺利排出，方取补肾促排卵汤加减，药用炒当归、赤芍、白芍、怀山药、熟地黄、牡丹皮、茯苓、山茱萸、菟丝子、川续断、鹿角片、五灵脂各10g，红花5g。

（4）经前期　阳长阴消，此期以阳长为主，阳长既可温煦子宫，利于胚胎着床及孕育，又能温化重阴所带来的水湿浊液。经前期重在补肾助阳，维持阳长，方取毓麟珠加减，药用丹参、赤芍、白芍、怀山药、牡丹皮、茯苓、太子参、炒白术、杜仲、菟丝子、紫石英各10g。经前后半期治以助阳以维持重阳的延续，且因阳气偏盛，心肝气火亦较旺，加之行经将至，治疗上应兼顾疏肝理气之法，方取毓麟珠合越鞠丸加减，上方加苍术、制香附、山楂、五灵脂各10g，绿萼梅5g。（周烨，赵可宁．夏桂成月经周期节律调节法治疗排卵障碍性不孕症经验探析[J]. 江苏中医药，2017，49（8）：9-11.）

主题72　治疗妇科疾患按年龄分段治疗

解析　金代刘完素主张少女时期重在治肾，中年时期重在治肝，绝经之后重在治脾，提出了治疗妇科疾患按年龄分段治疗的观点。孙光荣从治未病的角度，结合临床实际，提出自己的见解，他认为，初潮至20岁以前的月经失调多为肾气不充、天癸不足所致；治法以补肾为主，方选四物汤加减，重用熟地黄等补肾益精血。21岁到35岁的女性多因经、孕、产、乳等，数伤于血，肝血亏虚，肝气有余，肝气郁结，继而出现月经失调；治法以养肝疏肝为主，方以逍遥丸加减。36岁以后，脾胃功能渐衰，气血生化不足，绝经前后诸证由此而发；治法以补益脾胃为主，方以归脾汤为主。（王兴．国医大师孙光荣教授治疗妇科病的临床经验[J]. 中国中医药现代远程教育，2014，12（19）：19.）

主题 73　以补肾为本，辨清标本缓急，治崩三法并举对崩漏进行诊治

解析　对于崩漏的诊治，何成瑶认为治病必求于本，谨守病机，把握肾虚为疾病之根源，以补肾益气、固冲止血为主，调理冲任气血；同时该病属血证、急证，故推崇分期治理，抓住疾病的缓急程度，合理使用治崩三法，塞流、澄源、复旧并举，贯穿疾病治疗的始终。何成瑶认为崩漏的治疗要根据疾病的危急程度、出血的新久（即量、色、质特点），巧妙结合治崩三法，在临床诊疗中辨证使用。暴崩之际，急则治其标，塞流止血防脱，但要防止止血太甚致瘀血形成，致使久崩久漏交替出现；出血减缓后，辨证论治，求因治本，寻求本源；血止后，固本善后。根据年龄阶段分为三个期进行针对性的辨证治疗：青春期重在补肾固肾，使肾气逐渐健旺，恢复正常月经来潮；生育期以顾护种子为主，补肾舒肝，条达肝气，采用周期调经法，即经后期以滋真阴益髓养血为主；经间期着重补肾活血促排卵；经前期治以调补元阴元阳以及调畅肝气；行经期以因势利导、活血化瘀通经为主，以达调经促排卵之效；更年期重在补肾健脾养血，调理后天以资先天，解决崩漏导致的贫血引起的体虚症状，同时预防恶性病变。（林巧梅，曹俊岩，陈永慧，等．何成瑶教授治疗崩漏经验总结 [J]. 临床医药文献电子杂志，2019，6（95）：18-25.）

主题 74　“通、涩、清、养”为朱南孙常用的止血四法

解析　治疗崩漏，朱南山先生早年自创治疗血崩重证的验方“将军斩关汤”，后经三世传人朱南孙“治血证以通涩并用为宜”的学术观点加以演变，以“失笑散”为君，合原“将军斩关汤”加减，具有祛瘀生新兼以止血之效，用于治疗月经过多重证崩漏。组成为：蒲黄炭（包煎）12g，炒五灵脂（包煎）12g，大黄炭 6g，炮姜炭 6g，茜草 12g，益母草 12g，仙鹤草 15g，桑螵蛸、海螵蛸各 12g，三七末（包吞）2g。方中蒲黄炭、大黄炭为君。蒲黄炭合炒五灵脂（失笑散）祛瘀止血定痛，五灵脂炒则止血，且能制约蒲黄散血之过。大黄炭不仅无泻下作用，反而能厚肠胃、振食欲，并有清热祛瘀之力，合炮姜炭通涩并举。益母草伍仙鹤草，亦为通涩之举，且仙鹤草强壮止血，通补

兼施。茜草活血化瘀而止血；桑螵蛸配海螵蛸益肾摄冲；三七末乃化瘀止血之圣药。宗全方通涩并用，以通为主，寓攻于补，相得益彰，对于产后恶露不绝、癥瘕出血、崩漏不止属虚中夹实、瘀热内滞者，用之则屡屡奏效。“通、涩、清、养”为朱南孙常用的止血四法。通，祛瘀止血，引血归经；涩，止血塞流，勿忘澄源；清，清热凉血，血静则宁；养，扶正固本，复旧善后。四法兼备，知常达变，由于临床崩漏病证复杂，故四法多兼而用之。（张亚楠，胡国华，王隆卉，等．海派朱氏妇科调经经验浅析 [J]. 中医文献杂志，2018，36（6）：56-59.）

主题 75　治疗崩漏应以健脾益气为原则，法用健脾益气、举陷止血

解析　由于崩漏病机主要为脾胃虚弱，中气下陷，导致脾不统血，气不升摄，血海不固，气虚血脱。故针对其病机，李振华强调治疗应以健脾益气为原则，法用健脾益气、举陷止血，在补中益气汤和归脾汤基础上加减变化而成健脾止血汤。药用：黄芪，党参，白术，茯苓，当归，醋白芍，远志，炒酸枣仁，醋柴胡，升麻，黑地榆，阿胶，广木香，炙甘草，米醋（晚煎）。方中黄芪、党参、白术、茯苓、炙甘草健脾益气；醋柴胡、升麻升阳举陷，固脱止血，与黄芪、四君子汤（党参、白术、茯苓、炙甘草）配合，可增强统血摄血之力；阿胶、远志、炒酸枣仁养血止血，安神宁志；黑地榆配阿胶凉血止血；米醋酸涩收敛，可达迅速止血之目的。诸药合用，共奏健脾益气、举陷固脱、养血止血之功。若脾虚日久，土壅木郁，肝郁气滞腹痛者，加醋香附、延胡索、郁金以疏肝理气；气滞血瘀，出血色暗，夹有血块者，加三七粉（冲服）、丹参以活血化瘀；气郁化火，肝火内盛者，加牡丹皮、栀子、川楝子以疏肝清热；脾虚湿盛，胸脘满闷，食少便溏者，加薏苡仁、泽泻、砂仁以健脾祛湿；脾肾阳虚，腹中冷痛，四肢不温者，加炮姜、制附子以温补脾肾；出血量多势急者，党参改为人参，加乌贼骨、茜草炭以益气固脱，收敛止血。（李郑生．李振华教授治疗崩漏经验 [J]. 河南中医，2006，26（7）：25-26.）

主题 76　胶艾汤加味，健脾升陷以治虚证崩漏

解析　《四圣心源》曰：“水旺土湿，脾阳陷败，不能发达木气，升举经

血。”《血证论》云：“古名崩中，谓血乃中州脾土所统摄，脾不摄血，是以崩溃，故曰崩中。”脾主统血，若脾气虚弱失于统摄，则易引发崩漏，故通过升阳举陷可使脾气得升，肝气得疏，气旺血宁而崩漏自止。张志远指出凡因脾虚无法统血而引发的崩漏，当健脾、升阳、举陷，补脾胃以资血源，养肾气以安血室。对于妇女月经来潮，持续 10 天以上，淋漓不断，证为脾虚、中气不足者，张志远常投以《金匮要略》胶艾汤加人参、黄芪以健脾举阳，温养气血。常予当归 10g，川芎 10g，白芍 10g，熟地黄 15g，艾叶 3g，阿胶 20g，人参 10g，黄芪 30g，每日 1 剂，水煎分 3 次服，连用 10～15 天，或于来潮前 3 天开始服用，连用 7 剂，均有效果。若功效不显，则将黄芪加至 50g，阿胶加至 30g，熟地黄改为生地黄，添入仙鹤草 15g，即可获效。（潘琳琳 . 张志远治疗原发性痛经临床经验 [J]. 山东中医药大学学报，2017，41（2）：147-149.）

主题 77　佛手散加味，正本清源以治瘀证崩漏

解析　《诸病源候论》云：“崩而内有瘀血，故时崩时止，淋沥不断。”指出了“瘀”是导致崩漏的重要影响因素。张志远认为由瘀而导致的崩漏多因行经、流产、分娩余血未尽而产生，余血未尽会使瘀血滞留，影响新血运行，使之不能归经，从旁穿越而出，从而“血失故道”，治疗当正本清源，留者攻之，寓攻于补。张志远治疗血瘀所致的崩漏，常用佛手散加味调之，《古今医鉴》载此方有当归、川芎、益母草 3 味，皆为血分之药，能和血、补血、活血，故可解郁散凝，使瘀去新生，引血归经，藏活血于养正之中，此乃太极图中两仪相互依存、各无所伤之意。临证用药时，张志远亦常佐入丹参、桂枝活血祛瘀、通利血道，常用当归 9g、川芎 9g、丹参 5g、桂枝 3g、益母草 15g，每日 1 剂，水煎分 3 次服，5 剂便可获效。（潘琳琳，李振华，周婧，等 . 张志远治疗原发性痛经临床经验 [J]. 山东中医药大学学报，2017，41（2）：147-149.）

主题 78　治崩止血验方——三炭三甲饮合独参汤

解析　熊继柏认为血崩证治疗的关键在于尽快止血，否则容易导致休克

等危重病情。熊继柏在长期的临床实践中，总结出止血秘方：三炭三甲饮合独参汤。组成：侧柏叶炭、地榆炭、蒲黄炭、煅龙骨、炒龟甲、乌贼骨、人参（上等高丽参为佳）。其中“三炭”凉血止血，“三甲”收敛固涩止血，重用人参补气摄血，经反复临床验证，此方效果显著。（刘朝圣．熊继柏教授辨治继发性闭经验案举隅 [J]. 湖南中医杂志，2010，26（4）：83.）

主题 79　崩漏出血期，一般以气虚、血热、血瘀辨证论治

解析　崩漏出血期，一般以气虚、血热、血瘀辨证论治。气虚型：气虚型患者出血期多见，经血非时暴下不止，量多如注，或经血淋漓不尽，点滴而下，血色淡，质清稀，伴神疲乏力、面色不荣、头晕、腰酸等症，舌淡、苔薄白或少苔、脉细。许润三教授认为崩漏下血之时，不论夹热、夹瘀，总以冲任不固、气不摄血为主要病机，出血期间，急则治其标，应当重在补气摄血、固冲止血，兼顾其热或瘀。方用加味当归补血汤：生黄芪 50g，当归 25g，三七粉 3g，桑叶 30g，山茱萸 15g，生白术 30g，枳壳 15g。血热型：历来中医描述血热的典型症状为血色鲜红、面赤口干、尿黄便干、舌红等，但实际上在妇科临床，血热型崩漏患者很难见到上述症状，因出血量大或经血淋漓日久，就诊时常表现一派头晕乏力、面白、舌淡的贫血之象，此时若不详加辨证，易将一部分阴虚血热证患者误辨为气虚证。临床体会，出血期的辨证应以脉象为主，尤其是脉力和脉形，而症状和舌象仅作为参考。一般脉细数有力或细滑者，属血热证；脉数而无力或沉细者属气虚证。血热者以犀角地黄汤加减：水牛角粉 50g，生地黄 30g，白芍 30g，牡丹皮 10g，茜草 10g，乌贼骨 30g，藕节炭 30g。血瘀型：若小量出血久治不愈者，或内膜较厚接近行经者，应考虑血瘀证。许教授认为血瘀型崩漏主要与瘀阻冲任，旧血不去，新血不得归经有关。治以活血化瘀、止血调经，方用加参生化汤加减，以达祛瘀生新之效。药物组成：党参 30g，当归 30g，川芎 20g，桃仁 10g，生甘草 10g，炮姜 10g，生白术 30g，枳壳 15g，益母草 20g，三七粉 3g。（郑志博，王清，李影，等．国医大师许润三论治崩漏经验 [J]. 中日友好医院学报，2020，34（1）：48，50.）

主题 80　崩漏因患者年龄不同，药物选用需“因年龄而异”

解析　本病在青春期、育龄期、围绝经期均可发病。血热证为常见证型，各年龄段均以清热固冲为治法，药用生牡蛎、生地黄、椿皮、白芍、大蓟、小蓟、侧柏叶炭、仙鹤草等固冲止血。但清热药之用，则因年龄而异。青春期崩漏：血热证以实热型多见，多有饮食不洁、喜食辛辣或喂养不当等病史；舌多暗红或绛红，苔少或可见剥脱，脉多滑数。常用寒水石清热泻火固冲。育龄期崩漏：同为血热证，则以虚热型多见。育龄期患者多有生产、流产、哺乳、劳累等病史；同时或存在情志抑郁、既往月经过多或月经先期等阴血耗伤病史，舌多嫩红，苔少或干，脉细滑数。此时施清热之法，当以滋阴清热为主，常用墨旱莲、女贞子、北沙参等，不用或少用苦寒之品。寒水石“可以泻有余之邪热，而不可泻不足之虚热”，故治疗育龄期崩漏，不用寒水石。围绝经期崩漏：亦为血热证，辨证治疗与育龄期类似。但处于此年龄段又无生育要求的患者，清热常选用苦丁茶以安血海，此用法源自《本草纲目拾遗》中“妇人服之，终身不孕，为断产第一妙药”；而青春期、育龄期崩漏患者断不可用此品。（黄玉华，柴嵩岩．柴嵩岩“因年龄而异”用药经验浅议 [J]. 北京中医药，2018，37（4）：301-302.）

主题 81　治疗崩漏，止血调周分步走，辨治需注重脉象

解析　许润三将崩漏的治疗分为出血期和调周期两步。在患者非时而下的出血期，无论出血多少，均需要止血。许润三将出血分为 3 型：血热型、气虚型及血瘀型。多数患者往往因出血或量多，或时间较久，有不同程度的面色㿠白、乏力、气短、心悸、脉细数等贫血症状，但不可据此症判断患者都属气虚型。判别的主要依据为脉象之脉形和脉力：若脉虚细虽数，但沉取无力，辨为气虚；若脉虽细数，但沉取滑数有力，则为血热型。血瘀一证的识别则不突出表现在脉上，因血瘀涩脉临床较难见到，故血瘀型的判别多以出血量少而淋漓、伴血块、块下痛减等症为要。辨明出血不同的证型后，即可采用益气摄血、清热凉血、化瘀止血等法来止血。根据方证相应的原则可选傅青主的老年血崩汤、犀角地黄汤、生化汤加减，分别治疗气虚型、血热型及血瘀型等 3 种

出血。出血停止后，对于患者重要的是调整周期、恢复排卵。许润三在这一阶段强调辨因论治，脏脏相关。肾气充盛，肾气 - 天癸 - 冲任 - 胞宫生殖轴正常是正常月经的基础，因此许润三的调周正是从本（肾）调整生殖轴展开，崩漏的根本病因不外肾阴虚和肾阳虚两大类型。许润三强调的调周即是病因治疗，简而言之，调周即是“补肾”，也即补肾阴和补肾阳两方面。其中，温补肾阳是关键，因补肾阳药可促进卵巢功能的恢复。然失血者多具阴虚之特点，因此在温肾阳时又宜兼顾滋阴。此外，尚需注意脏脏相关，因肾主生殖，肝主疏泄，肝肾为冲任之本；脾主生化，营养冲任二脉。生殖轴与肾、肝、脾关系极为密切，其中任何一脏有病，都可导致冲任生殖轴功能失调。因此，二仙汤、知柏地黄丸、左归丸、右归丸、逍遥散、归脾汤等加减就是许老常用的调周善后方剂。（王清 . 许润三教授妇科常见疑难疾病临证思辨特点 [J]. 中华中医药杂志，2009，24（2）：183-185.）

主题 82　治疗闭经，重在调肝和脾

解析　路志正治疗闭经，重在调肝和脾。常以疏肝解郁以治标，益气养血以培本。方选逍遥散加减，逍遥散中柴胡、白芍、当归、茯苓、白术为必用之品，方中又加入丹参等药养血活血，是路志正治闭经的特色。《本草备要》云:“丹参一味，功同四物。”以其养血活血之力，改善气血瘀滞，比水蛭等破血逐瘀之品更有妙用。郁金疏肝理气，太子参、五爪龙、炒山药、生（炒）谷芽、麦芽等健脾益气养血；若瘀血重者加桃仁、红花、益母草等活血化瘀；若伴有肝肾不足者加补骨脂、菟丝子、益智仁；带下色淡质清者加乌药、炮姜等。部分闭经患者，与精神因素及环境变迁有关，在服药治疗同时，讲解病情，消除患者心理顾虑，增强治疗信心。路志正治疗闭经，尤重调和脾胃。脾胃乃后天气血生化之源，为全身气机升发的枢纽，在疾病的发生发展中起着重要的作用。然而，在临床治疗中，路志正认为单纯仿四物汤来调养后天，往往乏效，随着饮食谱的变化，高脂高热量饮食，使年轻妇女体质发生了改变，单纯脾胃虚弱的已少见，相反食积化热，痰湿内生者屡见不鲜。路志正认为，胆者，中精之府，内藏胆汁，由肝之精气所化生，汇于胆，泄于小肠，以助饮食物消化，是脾胃正常运化的保证；同时肝之余气，泄于胆，聚而成精。故调肝

之阴阳气血，必加温胆清热化痰之品。方剂运用上，路志正擅用归脾汤或四物汤益气养血；四君子汤去太子参，加五爪龙、麦冬等益气养阴；生谷芽、麦芽、焦楂曲、鸡内金、合欢花、砂仁等和胃醒脾；知母、黄连、炒枳实、薏苡仁等清热祛湿。可谓补气血而不壅滞，益气阴而不滋腻，清胆和胃而不苦寒，健脾化湿而避辛燥。（李万辉，苏凤哲.路志正教授辨证治疗闭经临床经验 [J]. 世界中西医结合杂志，2007，2（7）：377-379.）

主题 83　补肾气在治疗闭经中发挥重要作用

解析　柴嵩岩特别强调补肾气在治疗闭经中的作用，认为肾气充盛的标准随年龄阶段的不同而不同，对闭经的治疗应考虑年龄的特点，提出“三最观点”。肾生最早：肾之精气是生命之始，受之于父母，是生命的基础。因此，在治疗女童的疾病时，应注意不要过分寒凉，应保护肾气，使之按时成熟，避免医源性损伤，引起原发性闭经。肾足最迟：与其他脏腑功能相比，主生殖的肾气充实最晚，一般以青春期第二性征发育为标志，在此期间，用药应注意肾中阴阳的平衡，促进其发育成熟，建立排卵的月经周期。肾衰最先：冲脉接受其他脏腑有余之血而充实，天癸至，月经周期遂至；当其他脏腑的功能状态减退，虽能维持该脏腑的功能活动，但是已不能保证按时将有余之血下注血海，则出现冲脉衰、天癸竭、月经闭止。对于接近围绝经期的闭经患者，在治疗中强调注意护阴，不能过分鼓动肾中之阳气，而进一步伤及阴血，导致“竭泽而渔”的后果。（华苓，佟庆.柴嵩岩治疗闭经学术思想探讨 [N]. 中国医药报，2009-09-08（B06）.）

主题 84　针对子宫内膜异位症性痛经予以调周法治疗

解析　依照夏桂成给出的痛经治疗方法，女性经期总共应当包含行经期、经后期、经前期以及经期中间的排卵期。在此前提下，针对处于上述各个时间段的经期典型特征，着眼于灵活性的女性经期调整，据此达到治疗女性痛经的最终目标。这是由于女性痛经病证较多表现为经前期以及月经期间的特殊排卵期。由此可见，关于上述关键性的两个调经时期应当灵活进行把控，同时还需要密切关注女性排卵期。（徐莉，曹佩霞．夏桂成教授调周法治疗内异症性痛经的经验分析 [J]. 心理月刊，2019，14（1）：194-195.）

主题 85　痛经当从止痛、通经、治心、调肝、温经、解痉六环节入手

解析　（1）止痛　夏桂成常用延胡索、乳香、没药、琥珀粉、三七粉、五灵脂等药。临证时并不是将众多止痛药凑合成一方，而是根据临床需要及君臣佐使的组方原则制方。夏桂成擅长将温经、理气、止痛三种药组合，并加入调经之品以治痛经。若疼痛过剧时，可加入罂粟类麻醉止痛药物，中病即止。其他另有理气止痛法，重用广木香，甚则沉香、伽楠香等；有温经止痛法，重用肉桂，或与桂枝同用，温通表里；有清热止痛法，重用川楝子、赤芍、白芍等。

（2）通经　夏桂成常用五味调经散，由炒当归 10g、赤芍 10g、五灵脂 10g、艾叶 6～10g、益母草 15～30g 组成。

（3）治心　治心主要有两方面的含义：宁心安神与心理调节。宁心安神方面，夏桂成重视睡眠，故凡因心理因素而加剧的痛经患者，根据临床上的观察，一般与失眠、心烦、紧张、恐惧等因素相关，因此安定心理，放下包袱，同时配合宁心安神的方药，始能收到较好的疗效。夏桂成自拟安神定痛汤，药用：丹参 10g，赤芍 10g，钩藤（后下）12g，合欢皮 10g，琥珀粉（分 2 次吞）5g，延胡索 12g，茯苓 10g，茯神 10g，青龙齿（先煎）10g，景天三七 10g，其中延胡索、琥珀粉不仅是止痛良药，更有镇静安神的作用。此外心理调节，如注意力转移法、音乐疗法等均可配合使用，以减轻疼痛。

（4）调肝　养血调肝，治肝调气，缓解挛急，控制疼痛。

（5）温经　夏桂成曾讲述妇科前辈黄鹤秋老中医用桂枝、肉桂合用治疗因寒所致痛经的经验。由此制成温阳止痉止痛汤，不仅在肉桂基础上加桂枝，且配伍制附片、丹参、赤芍、全蝎、青风藤、葛根、广木香、延胡索等药。

（6）解痉　解子宫之痉挛收缩，所用则限于全蝎、蜈蚣、地龙等，或根据具体情况加入葛根、青风藤，以及钩藤等品。（胡荣魁，谈勇，殷燕云，

等．国医大师夏桂成论治痛经六法 [J]. 南京中医药大学学报，2017，33（6）：547-550.）

主题 86　调周法治疗原发性痛经

解析　（1）分期调周　夏桂成的调周法是在月经周期演变的基础上产生的，具有因势利导、顺水推舟、增强生理功能的意义。在临床使用时，根据基础体温（BBT）的变化、B 超监测排卵、带下改变等，将整个月经周期分七个时期：行经期、经后初期、经后中期、经后末期、经间排卵期、经前期、经前后半期。其治疗特点为：行经期活血调经，重在祛瘀，方选越鞠丸加五味调经散加减；经后初期养血滋阴，以阴助阴，方选归芍地黄汤加越鞠丸加减；经后中期养血滋阴，佐以助阳，方选滋肾生肝饮加异功散加减；经后末期滋阴助阳，阴阳并重，方选补天五子种玉丹加减；经间排卵期活血补肾，重在促新，方选补肾促排卵方加减；经前期补肾助阳，维持阳长，方选毓麟珠加越鞠丸加减；经前后半期助阳健脾，疏肝理气。

（2）重点期调周　《金匮要略》中云："上工治未病。"痛经一证虽病发于行经期，但其病根多存在于经间排卵期和经前期，故夏桂成临床运用调周法治疗原发性痛经时抓住两个关键时期，即排卵期和经前期，其治疗重点尤在排卵期。排卵期的生理特点是重阴必阳，阴向阳转化。故在此期促进阴阳转化，维持高温相的时间与形式，阳足则助瘀浊排清，经行通利，通利则不痛，较之行经期用化瘀止痛药为佳。其经间排卵期常用方：补肾促排卵汤加减。方药如下：丹参 10g，赤芍、白芍各 10g，淮山药 10g，山茱萸 9g，牡丹皮 10g，茯苓 10g，川续断 10g，菟丝子 10g，杜仲 10g，五灵脂 10g，紫石英（先煎）10g，广木香 9g。方中以归芍地黄汤为基础，血中养阴，以使肾阴充实，癸水高涨；川续断、菟丝子、杜仲、紫石英温补肾阳；五灵脂、广木香行气活血以促排卵。（张元．夏桂成教授调周法治疗原发性痛经的经验 [J]. 陕西中医学院学报，2009，32（6）：17-18.）

主题 87　痛经的治疗以活血化瘀消癥为主，分证治之

解析　朱南孙认为，痛经的产生多与"瘀血"有关，盖因经期冲任气血

失调，瘀血阻滞，不通则痛，而致痛经。对本病的治疗以活血化瘀消癥为主，分证治之。如气滞血瘀则疏肝理气；湿热瘀结则清热化瘀；寒凝血瘀则温经散寒。非经期以扶正为主，祛邪为辅，以温阳益气养血为主，少佐软坚散结消癥之品，如选用黄芪、党参、白术、菟丝子、熟地黄、白芍、当归、生山楂、三棱、莪术等，使得气足则血生，气旺则血畅，血得温则行，阴得阳助则生化无穷，气血充足，血行顺畅，癥瘕渐消。经期则活血祛瘀止血，使体内瘀血随经血尽去，瘀血祛陈则新血安其宅，不止血而血自止，血行通畅则痛经消失。针对气滞血瘀型痛经，提出以理气活血、化瘀止痛为法。临床可见于经前一二日或经期中小腹胀痛、拒按，经量少或行经不畅，经色紫暗有块、块出痛减，经净痛消，胸乳作胀，舌质瘀暗，脉弦或滑。常选生蒲黄、炒灵脂、三棱、莪术、乳香、没药、川楝子、延胡索、柴胡、青皮、制香附、刘寄奴、血竭粉等以疏肝理气，活血化瘀止痛。（吴中恺，曹阳，许传荃，等 . 朱南孙治疗子宫内膜异位症痛经经验 [J]. 中医文献杂志，2018，36（3）：47-48.）

主题 88　膜样痛经需遵循“急则治其标，缓则治其本”的原则

解析　朱南孙认为治疗膜样痛经的关键是阻断瘀块的形成，化散已经形成的瘀块。临证时需遵循“急则治其标，缓则治其本”的原则，分期论治。经前应以化瘀散膜、疏利冲任为主；经期应以祛瘀止血，通涩并用为要；经后则以益气养血，调补肝肾为法。其用于活血化瘀、散膜止痛的主方为加味没竭汤，经期通涩并用，喜选益母草、仙鹤草、熟大黄炭、炮姜炭，血竭粉、三七粉等配伍佐之，而益气养血、调补肝肾则多用圣俞汤（潞党参、黄芪、熟地黄、当归、白芍）加减、苁蓉菟丝子丸（肉苁蓉、覆盆子、枸杞子、桑寄生、菟丝子等）加减。（张蔚苓，胡国华 . 朱南孙用加味没竭汤治疗膜样痛经经验 [J]. 辽宁中医杂志，2014，41（6）：1107-1108.）

主题 89　治疗痛经要补肾、健脾、疏肝三法并举

解析　王绵之认为，痛经的发生责之于肝、脾、肾三脏，故在治疗时，

要补肾、健脾、疏肝三法并举。补肾，当辨明肾精化肾气，肾气分肾阴和肾阳，遵循“孤阴不生，独阳不长”，采用“阴中求阳，阳中求阴”的原则遣药组方，切忌一味阴柔滋腻，或纯用辛热温燥之品以求速效。王绵之常选用杜仲、桑寄生、川续断、小茴香等调冲任，和血脉，扶元阳；配以当归、熟地黄、麦冬、枸杞子等滋阴养血之品，达到补益下元、燮理阴阳之目的。健脾，王绵之意在培补中土，致气血调和，这是保证处方疗效的基础，常选用白术、党参、茯苓等。肝以散为补，痛经要条达肝木，采用疏肝之法，但王绵之认为不可过用升散疏肝之品，以免重伤阴血，少量配伍柴胡等疏肝理气之品。（丁斗，董小君，秦钟 . 基于当归探讨王绵之治疗痛经的组方特点 [J]. 云南中医中药杂志，2019，40（11）：10-12.）

主题 90　应用当归四逆加吴茱萸生姜汤治疗痛经

解析　痛经多见于未婚女子，若因其素体阴血未盛，复加喜食生冷或衣着单薄，寒邪趁机客于女子胞中，血虚寒客，血行不畅，阻滞不通，则易变生寒凝血虚痛经证。经方当归四逆加吴茱萸生姜汤，主要功效为温经散寒、养血通脉。方中当归补血活血，调经止痛；白芍补血养血，缓急止痛；桂枝、细辛、生姜温经散寒，通脉散瘀止痛；吴茱萸温暖胞宫，散寒止痛；通草通经脉；甘草、大枣益气健脾，既助当归、白芍补血虚，又助桂枝、细辛通阳。李士懋治疗女子痛经见脉弦细紧无力，尺弦弱，诊断为阴血不足、阳虚寒凝。以当归四逆加吴茱萸生姜汤治疗奏效。（赵彦 . 李士懋教授运用经方治疗妇科病经验 [J]. 河北中医，2016，38（4）：485.）

主题 91　治疗痛经实证以活血、理气为主，虚证以补气养血为要

解析　妇女正值经期或行经前后，出现周期性小腹疼痛或痛引腰骶，甚则剧痛至昏厥者，称为“痛经”或“经行腹痛”。《诸病源候论》首立“月水来腹痛候”，为研究本病的病因病机奠定了基础。张志远认为女性气血常处于“有余于气，不足于血”的特殊状态，易瘀易虚，故“不通则痛”与“不荣则

痛”是本病发生的主要病机，辨治当从女性体质特点出发，重视气血的相互关系，实证以活血、理气为主，虚证以补气养血为要。临证喜用当归、川芎、香附、杜仲、延胡索、五灵脂、甘草、白术、黄芩、秦艽、陈皮、紫苏梗、木香等，对缓解疼痛有较好的疗效，但以理气药的止痛效果最好，十分符合传统理论“气行则痛止”的观点。（李崧，刘桂荣．国医大师张志远辨治月经病经验举隅 [J]. 辽宁中医杂志，2018，45（4）：691-693.）

主题 92　温经汤和归脾汤补养复旧治疗痛经

解析　《黄帝内经》云：“血气者，喜温而恶寒。”“天地温和，则经水安静。”即经水喜温，得温则静。《内府秘传经验女科》云：“妇人崩漏，失血过多，由气血俱虚损，伤子宫血海也。”即指出气血亏虚损伤子宫、血海则会引发崩漏。张志远认为崩漏日久者多伴有气血亏虚，然虚得补则盛，血得温则行，故只有温养气血，才能使耗损的气血得以恢复，并达到温经散瘀以行血的目的。张志远临床治疗崩漏，在及时止血、辨证施治的同时，亦强调补血、益气、养阴、温经、固本以复旧的重要性，临证常投温经汤和归脾汤两方。温经汤可温经通脉、养血祛瘀，归脾汤可健脾益心、固冲摄血，两方合用可调补阴阳气血、行气濡血以达到化瘀止血的目的。（潘琳琳，李振华，周婧，等．张志远治疗原发性痛经临床经验 [J]. 山东中医药大学学报，2017，41（2）：147-149.）

主题 93　治疗痛经，以通调气血为主

解析　妇人以血为本，以气为用；血赖气生，又赖气行；气病及血，血病滞气。《素问·调经论》云：“血气不和，百病乃变化而生。”因此，气血失调是本病的主要病机，故熊继柏认为痛经的治疗，总以通调气血为主，痛在经前以痛为主者，用琥珀散；痛在经前以胀为主者，用加味乌药汤。此即“通则不痛”的道理。痛经虚证，亦须辨证论治，如月经后腹痛，经量较多者，用温经汤或当归建中汤，一以温补，一以调气血。总的原则是：因于寒者，宜温而通之；因于热者，宜清而通之；因于气滞血瘀者，宜行而通之；因于虚者，则

宜补而通之。如《医宗金鉴》所言："更当审其凝滞作胀痛之故，或因虚、因实、因寒、因热而分治之也。"不得不辨寒热虚实，任行克伐。通过调理气血，化瘀行滞，使其协调，则病趋痊愈。（邹晓玲，李点，刘朝圣，等．熊继柏教授辨治妇科痛经经验 [J]. 中华中医药杂志，2015，30（8）：2835-2837.）

主题 94　温补肾阳法治疗由肾气亏损而引起的痛经

解析　温补肾阳法治疗由肾气亏损而引起的痛经，主要证候为经期或经后小腹和腰骶处隐隐作痛，经色暗淡，量少质稀，面色晦暗，舌质淡红，苔薄，脉沉细。在治疗由肾阳虚而引起的痛经时，张志远常用毓麟珠加少腹逐瘀汤，毓麟珠起源于《景岳全书》，自古以来被视为治疗女子痛经、月经失调的良剂，方用鹿角霜、杜仲、菟丝子、当归、熟地黄、白芍等。张志远认为痛经者多伴有瘀血，瘀血结于下焦少腹，肾位于下焦，阳虚导致寒凝气滞，疏泄不畅，不通而痛，因此常用少腹逐瘀汤活血祛瘀、温经止痛，选方中有肉桂、小茴香、干姜、蒲黄、五灵脂、川芎、没药，诸药相配，既温补肾阳，又活血调经。子宫寒甚者，张志远常投之适量附子以温阳。此外，张志远认为补肾助阳选对时机尤为重要，经前期是温补肾阳的最佳时期，因为此时是阳长的时候，肾阳得到温补，则可以更好地发挥其推动气机、温煦胞宫的作用，使行经通畅。（潘琳琳，李振华，周婧，等．张志远治疗原发性痛经临床经验 [J]. 山东中医药大学学报，2017，41（2）：147-149.）

主题 95　温补脾肾是治疗膜样痛经的重要方法

解析　许润三认为，子宫内膜好比土地，如果阳气、精血充足，就如同受到良好光照和灌溉的沃土，殷实松软，月经来潮时脱落的内膜也是均匀细碎的；如果阳气、精血不足，子宫内膜就如同胶板地、盐碱地，月经来潮时脱落的内膜就是大块的、发育不良的。恰当地运用补法，提高治疗痛经的疗效，源于准确的临床辨证。辨证论治是中医学之灵魂，《黄帝内经》云"言不可治者，未得其术也"。许润三一直强调要不断提高辨证的能力，在痛经的虚实辨证上有如下经验：痛经常虚实夹杂，纯虚、纯实者少。临床上症状不像书本讲述得那么典型，容易辨证。如某些患者，平素体质虚弱，经行期间情志不舒，或受凉饮冷，导致气滞或寒凝，血行不畅，发生痛经。瘀血未下之前，腹痛较剧；已下之后，绵绵作痛。剧痛时属血瘀实痛，隐痛时属血虚虚痛。故经行时活血通经，经血畅通后，需养血益气，按虚证论治，经前、经后治法不同。无滞不作痛，即使是以虚证为主的痛经，痛时也要适当加“通”药。并非“腹痛拒按全属实”，素体虚弱，气虚无力推动血行，致使经行不畅，血滞作痛，也可能表现为拒按，属夹虚夹实之证。个别患者，同时出现喜按又拒按的现象。一种为轻按则舒，重按则痛，多数夹寒夹瘀，寒轻瘀重；另一种为轻按则痛，重按反舒，多属兼瘀兼虚，瘀少虚甚。（李仁杰，经燕，李力．许润三教授运用补法治疗痛经经验 [J]. 中国中医急症，2009，18（11）：1830-1831.）

主题 96　围绝经期综合征以养为主，以柔驯刚

解析　围绝经期综合征总责在肾，临证当从气血阴阳分辨肾的阴阳虚实。肾阴虚当予以滋阴壮水之法，常用药物如八仙长寿丸、杞菊地黄丸之类；肾阳虚当以温阳益火之法，常用药物如右归丸、桂附地黄丸之类；肾气虚当用滋补肾气之法，常用药物如肾气丸或济生肾气丸，可酌加菟丝子、覆盆子、五味子等平补阴阳之品，以达到补中有泻、补而不滞之目的。若兼见疲惫乏力、易汗出等症状，可加党参、太子参、百合等益气补脾之品以补气化滞。以上诸法，均为注重滋养调补之法，这与女性生理病理有关，妇女之经、带、胎、产易导致其机体出现种种虚弱之证候，故临证当注重调养。女性以肝为先天，绝经期女性常处于气有余而血不足的状态，而“气有余便是火”。在临证治疗过程中，班秀文认为，当以平和调养之剂为佳，若病情需用偏寒偏热或刚燥药物，应刚中有柔，柔中有刚，以求刚柔相济。患者若出现头晕目眩、四肢乏力、烦躁、夜难入寐、似热非热、偶有汗出、脉细数、舌尖红等症状，多因肝肾阴虚、水亏不能济火而致相火煽动，当予以北沙参、麦冬、天冬、地骨皮、枸杞子、沙苑子等滋养肝肾之阴，则可使刚悍之气自平，相火自潜。对于肝肾亏虚、精血不足之围绝经期综合征，症见经期前后不定，量多少不一，经色淡，伴见面色苍白或晦暗、头晕耳鸣、小腹不温而坠痛、腰膝酸软等，治疗常用滋补肝肾之六味地黄丸或定经汤重加鸡血藤，以待精血两旺，冲任得复则肝

肾藏泻有职，诸症可缓。由此可见，班秀文治疗该病注重调和，刚柔并济，以柔克刚，值得在临证中借鉴。（张璐砾，戴铭，杨亚龙，等．班秀文治疗围绝经期综合征经验 [J]. 中医杂志，2019，60（24）：2083-2085.）

主题 97　围绝经期女性当养血活血，不忘散离经之血

解析　妇女以血为本，围绝经期女性用药多配以当归养血活血、白芍养血敛阴，从而起到养血调经、恢复气血之功。班秀文还推崇清代唐容川“既是离经之血，虽清血鲜血，亦是瘀血”的观点，认为治疗围绝经期综合征必得治血，主张通过养血活络，行血化瘀，使经络得通，相火得以潜藏。此外，班秀文认为，血亏须养，精亏宜滋，且喜以四物汤进行补养，并配以鸡血藤、泽兰、益母草、丹参等化瘀通络之品，可防离经之血停滞经隧，留瘀遗患。益母草辛苦微寒，能活血化瘀而不伤正。泽兰性味辛而微温，辛则能开，温则能养，补而不滞、行而不峻。鸡血藤味苦甘涩性温，补血化瘀，又能止血，有补而不滞之功。丹参味苦微寒，活血调经瘀，祛止痛，为妇科调经要药。班秀文喜用鸡血藤配丹参，两者配伍应用，一温一凉，一补一升，相反相成，其功效相得益彰。同时气为血之帅，气行则血行，化瘀药宜酌配血中之气药，如延胡索、香附等。因血液为人体重要物质，如用攻法，则应选用水蛭、虻虫及苏木等攻瘀而不伤正之品，从而达到瘀去正复的目的。（张璐砾，戴铭，杨亚龙，等．班秀文治疗围绝经期综合征经验 [J]. 中医杂志，2019，60（24）：2083-2085.）

主题 98　围绝经期患者发病时情志不遂当宁心安神，不忘解肝经之郁

解析　《金匮要略》曰：“妇人脏躁，喜悲伤欲哭，象如神灵所作，数欠伸，甘麦大枣汤主之。”描述了围绝经期患者发病时情志不遂的症状。围绝经期综合征患者出现的心烦易怒、心悸失眠等症状，多因肾气衰退，水不涵木，心肾不交，在治疗上应宁心安神、疏肝解郁。若兼有头晕目眩、心悸耳鸣、脉数舌红等，常加首乌藤、柏子仁、酸枣仁等，甚或投以天王补心丹；若兼有心

烦易怒、头晕耳鸣、口干目涩、脉弦有力等，常加石决明、珍珠母、龟甲、牛膝之类以滋阴潜阳；如有肝气郁结引起的心烦易怒，可用逍遥散加素馨花、泽兰、苏木、香附之类，以收疏肝解郁、调经止痛之效。此外，班秀文善用花类药物解肝经之郁，如玫瑰花质轻芳香，能疏肝、胆、脾、肺之气，为养心肝血脉之药，其药性平和，温而不燥，疏不伤阴，适合妇人柔弱之体，血脉不通、气机郁滞之证。另有合欢花、素馨花、佛手花等疏肝开郁、顺气调经之品，均为班秀文临证常用之药。（张璐砾，戴铭，杨亚龙，等 . 班秀文治疗围绝经期综合征经验 [J]. 中医杂志，2019，60（24）：2083-2085.）

主题 99　围绝经期综合征患者还应调畅情志，药食并举

解析　围绝经期综合征患者长期受疾病困扰，身心疲惫，治疗上应以善言开导，耐心说明疾病的发生是生理自然衰退的病理变化，并叮嘱患者保持精神平和，心情愉悦，切忌暴躁，切莫生气。围绝经期综合征临床上以本虚标实多见，患者应少进食温热香燥、刺激性强的食物和肥甘厚腻之品，宜选用滋补精血的食物，如血肉有情之品的鸡蛋、牛乳之类，以补养肾气、调整冲任；多食菠菜、油菜、番茄、胡萝卜、沙田柚等蔬菜水果。若头晕头痛，耳鸣，目眩，心烦易怒，腰酸骨痛，夜难入寐，寐则多梦，口唇干燥，冷汗出者，宜食小米、玉米、绿豆、木耳、海带、紫菜、香菇等清淡之品，以及老母鸭黑豆汤、海参墨鱼淮山药汤等以滋阴补肾、养血柔肝、调摄冲任。若时感胸闷不舒者，常用泥鳅、黄鳝、塘角鱼配大蒜或葱白以滋阴补血，通窍活血。《素问・五常政大论篇》曰：“大毒治病，十去其六；常毒治病，十去其七；小毒治病，十去其九；谷肉果菜，食养尽之。”因该病持续时间较长，且易反复，严重影响患者的生活质量，故宜通过饮食调养，以恢复正气。（张璐砾，戴铭，杨亚龙，等 . 班秀文治疗围绝经期综合征经验 [J]. 中医杂志，2019，60（24）：2083-2085.）

主题 100　围绝经期综合征治以一贯煎

解析　韩明向基于围绝经期综合征的病机理论，确立滋阴养血、疏肝解

郁的基本原则，临床善用一贯煎合逍遥散加减治疗该疾病。一贯煎出自清代医家魏玉璜的《续名医类案·心胃痛门》，具有补益肾阴、滋养肝血、疏泄肝气之功。魏氏认为肝肾阴虚，水不涵木，木失所养，木燥生火，火逆而侮金乘土，因而衍生种种变证，此种说法亦切中围绝经期综合征的病机所在。方中重用甘寒之生地黄为君，滋阴养血，补益肝肾，寓滋阴壮水以涵肝木之意；配伍当归、枸杞子养血滋阴柔肝，以养肝体和肝用；另以甘寒质润之沙参、麦冬以滋补肺胃阴液，滋水之上，取清金制木之理；佐以少量川楝子，疏肝泄热，顺肝木条达之性。逍遥散本着《黄帝内经》中“木郁达之”之意，具有疏肝解郁、健脾养血、清肝泻火之功。方中柴胡入肝经，轻清疏解，条达肝木之性；白芍酸苦微寒，养血敛阴；当归甘辛苦温，养血和血；归、芍合用，补充阴血、滋养肝体，二者再与柴胡合用，补肝体而助肝用；白术、茯苓健脾除湿，使运化有权、气血生化有源；甘草益气补中、缓肝之急；生姜温胃和中；薄荷少许疏散郁遏之气，以助柴胡散肝郁而生之热。两方共用既补肝体，又助肝用，寓疏于补，使滋补不壅滞，疏散不伤正，令阴血复、肝气疏，诚为治疗肾阴不足、肝失疏泄之绝经前后诸证之良剂。（鲍蔓蔓，吴丽敏，韩辉，等 . 韩明向教授一贯煎合逍遥散加减治疗围绝经期综合征 [J]. 长春中医药大学学报，2016，32（3）：475-477.）

主题 101　以养血疏肝法治疗早期更年期抑郁症

解析　方和谦在治疗本病时以养血疏肝为基本大法。以经验方和肝汤配合酸枣仁汤加减。和肝汤是方和谦在长期临床实践中归纳创拟而成的。他在著名方剂逍遥散的基础上加入党参、香附、紫苏梗、大枣四味中药，原方为：党参、茯苓、（炒）白术、（炒）白芍、当归、薄荷（后下）、柴胡、香附、紫苏梗、炙甘草、大枣。和肝汤既保留了逍遥散疏肝解郁、健脾和营之性，又加重了益气健脾、疏达理气之功，使其和中有补、补而不滞，取得了更加显著的临床疗效。和肝汤是柔补通调之剂，既养血又解郁，故可达和调气血、养心安神之目的。临床根据病情不同，经常需要辨证用药。若因心气虚而见心悸加远志、浮小麦，心火上炎而见心烦加莲子心，阴虚烦热失眠加白薇、竹茹。对于情绪郁闷的患者，方和谦常加入合欢花或郁金。他认为，合欢花药性平和，不伤气血，能解郁安神，还能调和脾胃。方和谦经常告诫女性患者，特别是生育期妇女，一定要作息规律，不熬夜；要饮食规律，保护好脾胃后天之本。这样才能更好地固护精血以减少更年期疾病的困扰。（高剑虹 . 方和谦治疗早期更年期抑郁症经验 [J]. 中医杂志，2012，53（15）：1277-1278.）

主题 102　更年期综合征治疗宜燮理阴阳、调和营卫

解析　更年期综合征是妇女年近五旬，肾气渐衰，冲任虚少，天癸渐竭，月经向断绝阶段过渡，机体一时不能适应，阴阳二气失于和调而产生的一系列症候群。盖营属阴，卫属阳，阴阳平衡，营卫调和，则周身舒适。更年期患者肾气不足，可直接影响营卫化生和输布，使阴阳失去平衡，阳不守外，阴不守内，则出现阴阳失调、营卫不和的证候。王庆国治疗此类证型，立足于燮理阴阳、调和营卫，并强调药须柔润，不宜刚燥，应顾及脏腑阴阳的协调，遣方用药极有特色。王庆国以柴胡桂枝汤合龙琥甘麦大枣汤加减治之。柴胡桂枝汤功能和解少阳，调和营卫气血；甘麦大枣汤可缓急润燥。临床凡症见：轰热潮热，乍寒乍热，面红如醉，口渴肤热，头晕头痛，面部虚浮，舌苔薄白、质红胖，脉细者，王庆国径投此专方，以求阴阳和谐而潮热恶寒自平，常获显效。（闫军堂，王雪茜，刘敏，等 . 王庆国治疗更年期综合征经验 [J]. 辽宁中医杂志，2012，39（2）：236-238.）

主题 103　更年期综合征心理调摄不容忽视

解析　更年期综合征属于心身医学疾病的范畴，发病与心理、精神因素密切相关。患病妇女因其处于特殊的年龄阶段，极易由于生理的改变引起心理异常，心身失调是妇女围绝经期综合征的突出特点之一。因此，耐心细致的心理治疗是提高围绝经期综合征疗效不可忽视的环节，若仅用药物治疗，则并不能完全解决患者的心理及精神困扰，效果有限。中医学历来十分重视情志治疗，叶天士指出“郁证全在病者能移情易性”“心病终须心药医”。王庆国在临床治疗本病时，首先向患者解释围绝经期的生理过程，耐心解答患者提出的问题，并给予指导解决，使患者掌握必要的保健措施，消除无谓的恐惧和忧虑，

以乐观积极的态度配合治疗。同时叮嘱家属协助配合，给予患者以同情、安慰和鼓励。王庆国常鼓励患者多参加体育锻炼，如散步、练气功、打太极拳等，以增强体质，颐养身心，调和阴阳气血，并叮嘱患者应劳逸结合，生活规律，避免过度劳累和紧张。实践证明，良好的情志治疗、心理疏导不仅可配合药物提高疗效，特别对情志因素引起的病证，还可收到药物治疗不能起到的佳效。（闫军堂，王雪茜，刘敏，等．王庆国治疗更年期综合征经验 [J]. 辽宁中医杂志，2012，39（2）：236-238.）

主题 104　从湿论治更年期综合征

解析　妇女在绝经前后，肾气日渐衰退，精血日趋不足，肾阴阳易于失调，导致脏腑功能不调。部分妇女因体质差异，正气不足，易受环境、饮食、情绪等因素的影响，如天暑下逼，或受雾露雨淋，或久居潮湿之地，或暴饮无度，嗜浓茶酒，喜食生冷、肥甘厚味，或易怒抑郁等过度的情绪变化，均可损伤脾阳，致脾失健运，湿邪停聚，故易出现湿邪为患。路志正认为，湿邪伤人最广，极易困阻脾阳。更年期妇女年过半百，肾气渐衰属自然规律。如果脾胃健运，则可化生精血以后天养先天，故健运脾胃在预防和治疗更年期综合征方面起着决定性的作用。正如刘河间所云："妇人童幼，天癸未行之间，皆属少阴；天癸既行，皆从厥阴论之；天癸已绝，乃属太阴经也。"指出了脾胃功能健运是绝经前后妇女健康的保证。倘若湿邪困阻脾胃，运化失职，水湿泛滥，势必导致精血乏源，肾气更衰，更年期综合征由此而生。路志正指出，湿邪与脾胃受损可相互影响，互为因果。湿邪既是病因，又可成为病理产物，一旦停留于体内，不仅阻碍气血运行和津液的输布，同时也不断损耗人体正气；脾胃困损，生化乏源，气化功能低下，津液、精血输布运化障碍，于是水不化则蕴湿，引起各种临床见症。对此，路志正强调治疗更年期综合征既要补肾调阴阳，又要注重健脾，以滋生化之源，预防水湿内生。（王小云，路志正．路志正教授从湿论治更年期综合征经验介绍 [J]. 新中医，2003，35（7）：12-13.）

主题 105　更年期综合征治肝必及肾，益肾须疏肝

解析　朱南孙综合前人理论，从肝肾同源及冲任隶于肝肾这一生理特点

出发，提出“治肝必及肾，益肾须疏肝”，肝肾为纲，肝肾同治的观点。因此在治疗更年期综合征时朱南孙认为：肾乃先天之本、元气之根，藏精主胞胎，肝藏血而主疏泄，肝肾同居下焦，相火寄于肝肾，肝肾乃冲任之本。肾阴亏虚，癸水不足，肾水不能上济于心，心肾不交，心肝火旺，肾虚肝旺，故而出现潮热出汗、烦躁易怒、腰膝酸软、胸闷心悸、失眠多梦等更年期症状。肾为先天之本，脾为后天之本，脾与肾相互依赖，脾赖肾阳以温煦，阴损及阳，肾阳虚衰，无以暖土，脾失健运，精微物质不能输布，气血亏虚，故而出现失眠多梦、气短乏力。朱南孙认为脾肾不足、气血亏虚、天癸亏耗是本病主要病理机制。脾肾虚弱，精亏血少，天癸、冲任不足，胞宫失于濡养，经水渐断。肾中精气有赖于脾之水谷精微培育和充养，从而不断充盈和成熟，故主张在滋补肾阴、调肝疏肝，“肝肾同治”的同时，也应健脾清心安神。（朱晓宏，胡国华，王采文.朱南孙“怡情更年汤”治疗更年期综合征[J].实用中医内科杂志，2013，27（13）：4-5.）

主题 106　温肾益精为围绝经期综合征治疗大法

解析　刘祖贻总结多年临床实践经验，提出温肾益精为围绝经期综合征治疗大法，佐以培元潜镇，并自拟效验方——温肾复癸方，该方由五子衍宗丸加减而成。五子衍宗丸最早载于明代张时彻《摄生众妙方》，谓“男服此药，添精补髓……旧称古今第一种子方”，李梴《医学入门》称其能“续嗣壮阳”“衍宗温肾”，临床多用于治疗男性精冷不育。刘祖贻认为，天癸为肾中精气，无论男女皆有，既然五子衍宗丸治疗男性天癸不足有效，则亦可用于女性。温肾复癸方中选用五子衍宗丸之菟丝子、覆盆子、枸杞子为主药，其中菟丝子辛甘化阳，具温肾益精之效；覆盆子甘、酸，温，《外台秘要》谓其“治丈夫阳气不足，不能施化”，《备急千金要方》将其用于“妇人生子”，《本草求真》更将该药与巴戟天、肉苁蓉等共同归为温肾药；枸杞子甘平，《神农本草经集注》谓其能“补益精气，强盛阴道”，与菟丝子、覆盆子合用，助温肾益精之效。阳生则阴长，阳气充沛，则化物有源，故方中又配伍熟地黄、山药、山茱萸，以益肾补精、益阴配阳。此外，覆盆子配山茱萸，酸温敛涩，又助肾主封藏之功。再配伍黄柏、仙茅，寒温并济，既益肾中真阳，又清上浮之虚火，更佐龙骨、牡蛎潜阳益阴。全方共奏补肾益精、燮理阴阳、调理冲任之功。研究表明，菟丝子、淫羊藿等温肾阳药或复方具有上调机体雌激素水平，增加子宫内膜厚度，改善卵巢功能早衰及更年期骨质疏松症等作用。

以此方为基础，可随证加减，阳虚甚者，可重用菟丝子、熟地黄，加淫羊藿、巴戟天等；偏阴虚者，则地黄用干地黄，并加入二至丸、龟甲等。按症加减，如盗汗身热者，可加墨旱莲、地骨皮、浮小麦；伴骨质疏松出现腰背痛者，加续断、杜仲、丹参；月经量少或稀发者，可加益母草、泽兰；不寐者，加酸枣仁、首乌藤、珍珠母等；面赤、潮热、汗出阵作明显者，重用仙茅、黄柏，伴足冷则伍用交泰丸。（刘芳，罗星，尹天雷，等 . 刘祖贻运用温肾益精法治疗围绝经期综合征经验 [J]. 中医杂志，2014，55（19）：1635.）

主题 107　乌梅丸治疗绝经前后诸证的主要指征是脉弦按之减

解析　《素问・上古天真论》曰：“七七任脉虚，太冲脉衰少，天癸竭，地道不通，故形坏而无子也。”妇女在绝经前后，肾气渐衰，天癸渐竭，冲任二脉虚衰，肾之阴阳平衡失调，月经断绝。肝肾乃相生关系，乙癸同源，肾水不足，则肝失柔养；肾阳不足则肝木虚寒，肝失升发、舒达之性，则肝气郁。乌梅丸用桂枝、细辛、附子、蜀椒、干姜温煦肝阳，意在强肝助阳，以使春升之气得以升发；黄连、黄柏化其阳郁之热，寒热并用，燮理阴阳；当归补肝体；人参益肝气；乌梅敛肺益肝，敛肝虚耗散之真气。诸药合用以使肝气得以升发、舒启。李士懋恒以脉弦按之减作为使用乌梅丸的主要指征，脉弦者，以弦则为减，乃阳弱不能煦，经脉失柔而脉弦。（赵彦 . 李士懋教授运用经方治疗妇科病经验 [J]. 河北中医，2016，38（4）：485.）

主题 108　从肝论治围绝经期综合征

解析　徐经世在临证中曾言：“绝经前后诸证一病，见之于临床，以肝失条达，冲任虚损型为最多见。”如《临证指南医案》云：“肝为风木之脏，又为将军之官，其性急而动，故肝脏之病，较之他脏为多……”缘于此，经数十年临床实践经验总结，故倡导“妇科杂证应从郁论治”的观点。方药常以川芎、香附、柴胡行气解郁、活血调经为主药，柴胡、川芎均归肝、胆经，直趋病所。柴胡疏肝解郁，用之则肝气条达，疏泄有度，则情绪低落症减，加之川芎善行气活血，两药配伍血随气行，下注血海，月事来潮。又柴胡辛散苦泄，微寒退热，对于口干、口苦之症用之最宜。香附为调经之要药，如在《沈氏尊生书》中治疗月经失调常与柴胡、川芎配合使用，以增强调经之效。“气有余便是火”，故用白芍酸苦涌泄以清肝，使其安于原位，不致肝火扰心，睡眠不安；此外，白芍乃为柔肝敛阴之要药，凡肝阴血不足皆可加量以用之。石斛其性平味甘，入肺、胃、肾三经，功效如《景岳全书》所云：“其性轻清和缓，有从容分解之妙。”具有滋阴润肺，生津止渴，补虚除烦之功。对于肝气郁滞，日久化火，伤阴耗气，虚热内生，拟投石斛，滋而不腻，补而不滞，可收和缓取胜之效。益母草、刘寄奴活血调经，散瘀止痛，可以缓解经血色暗、夹有血块，乳房胀痛等症状。合欢皮解郁安神，覆盆子固精缩尿，针对病证，随证加减。煨葛根醒脾和胃，加之谷芽、麦芽消食和中，健脾开胃，防肝邪犯脾、犯胃。（李艳，赵进东，张莉，等．名老中医徐经世从肝论治围绝经期综合征经验探析 [J]. 辽宁中医杂志，2015，42（2）：258.）

主题 109　治疗带下病应调理肝、脾、肾，以肾为主

解析　由于水湿的运化失常与肝、脾、肾三脏密切相关，因此治疗以调整肝、脾、肾三脏功能为主。脾为后天之本，居中州以溉四旁，主运化、统血，主肌肉、四肢。脾之运化失职，则水谷之气不得正常化生精微反聚为湿，流注下焦，损伤任带，致任脉不固，带脉失约，不能升提收藏而为白带。此乃《女科经纶》引缪仲淳所言：“白带多是脾虚，盖肝气郁则脾受伤，脾伤则湿土之气下陷，是脾精不守，不能输为荣血，而下白滑之物矣。”其治疗，班秀文多选用燥湿健脾升提之药，如党参、黄芪、白术、淮山药、白扁豆、陈皮、茯苓、苍术、薏苡仁、吴茱萸、砂仁、佛手、半夏、藿香、莲子、麦芽、白豆蔻、神曲、炙甘草等。（班胜．班秀文教授治疗带下病经验总结 [J]. 云南中医中药杂志，2018，39（3）：1-3.）

主题 110　祛湿勿忘化瘀是治疗带下病的一个重要问题

解析　班秀文强调祛湿之时，勿忘化瘀。化瘀药的合理应用，是治疗带下病的一个重要问题，在带下病的治瘀过程中，必须注重因湿致瘀、久病入络这一客观事实。因其久病，体质多虚，再者妇人之身，当重其柔弱之本。故带下病之治瘀，必须正确处理好正气与瘀血的关系，即把握好扶正与祛瘀这一矛盾。一般来说，湿瘀带下，多是顽痰痼症，因此首先要立足正气，根据正气的强弱，采取徐图缓攻之策，或攻补兼施，或先攻后补，或先补后攻，务必时时顾护正气，才能达到瘀去正复、巩固疗效的目的。常用药如鸡血藤、益母草、茺蔚子、泽兰、苏木、丹参、当归、赤芍、川芎、路路通、田七等。此外"治带先治湿，治带勿忘瘀"的治疗原则，还包括要预防带下病的湿与瘀合，以免加重病情，可用防患于未然的治法。其方法之一是瘀血未成或瘀血尚轻之时，可适当加用一些养中有化瘀作用的化瘀通络之品，如鸡血藤、丹参、益母草、泽兰等养血化瘀、通络利水之物，血水两治。其方法之二是带下之病，若要使用收涩之物，如赤带绵绵，需要使用止血之品，应该慎而又慎，不可过用，以免留瘀，遗留后患。各种炭类药物，如大黄炭、侧柏叶炭、血余炭、藕节炭、茜草根炭等要适当使用。（班胜 . 班秀文教授治疗带下病经验总结 [J]. 云南中医中药杂志，2018，39（3）：1-3.）

主题 111　祛湿为带下病基本治法

解析　班秀文认为带下病的治疗当以治湿为基本大法。在治疗湿邪的同时，根据寒湿和湿热的不同，掌握好温化和清化两法。寒湿为主的患者多见带下色白或淡黄，量多无臭，质稀如水或如米泔，伴有面色苍白或萎黄，四肢不温，纳呆，大便溏薄，舌质淡嫩、苔薄白润，脉细缓。班秀文多用《傅青主女科》中的完带汤加减治疗，该方由人参、白术、甘草、山药、陈皮、白芍、柴胡、荆芥穗、车前子、苍术组成，共达补脾疏肝、化湿止带之效。湿热为主的患者多见带下色黄白如脓，或浑浊如米泔，或如豆腐渣，或夹有血块，臭恶腥秽，阴部灼热，瘙痒如虫咬，小便赤涩，口苦唇干，舌红、苔黄，脉弦数或滑数。班秀文多用其自创方清宫解毒汤治疗，该方主要由忍冬藤、车前草、土茯苓、薏苡仁、鸡血藤、益母草、丹参、甘草组成，共奏清热利湿、解毒化瘀之功。（李永亮，曹云，唐振宇，等．班秀文治疗带下病经验 [J]. 湖南中医杂志，2021，37（3）：44-45.）

主题 112　调理肝、脾、肾功能为带下病基本治则

解析　班秀文认为，调理肝、脾、肾功能，使其藏泻有度是治疗带下病的基本原则。对于肝郁为主的带下病，班秀文多以《太平惠民和剂局方》中逍遥散来治疗，该方主要药物有当归、白芍、茯苓、白术、甘草、柴胡、薄荷、陈皮、煨姜。班秀文认为该方“最能解肝之郁和逆”。对于脾虚为主的带下病，班秀文多以香砂六君子汤为主治疗，该方由人参、茯苓、炒白术、炙甘草、陈皮、法半夏、木香、砂仁组成，可健脾、行气、化痰湿。对于肾虚为主的带下病，班秀文多选用《伤寒论》附子汤，由附子、人参、茯苓、白术、白芍组成，可温阳通经。临床根据病情需要灵活加减。（李永亮，曹云，唐振宇，等．班秀文治疗带下病经验 [J]. 湖南中医杂志，2021，37（3）：44-45.）

主题 113　带下病的治疗，推崇“子母方”

解析　孙光荣认为，带下病的发生与湿、毒、热和脏腑功能失调关系密切，治疗离不开清热解毒、利湿止带和调理脾肾、补元摄带两大法则，并随证选用相应方药加减。清热解毒、利湿止带之内服方剂多选用五味消毒饮等方或孙光荣分清泌浊饮加减；调理脾肾、补元摄带之内服方剂多选用归脾汤、完带汤等方加减。孙光荣分清泌浊饮为孙光荣自拟的治疗带下病的内服基本方，全方益气活血、利湿清热，由3组“三联药组”组成：党参、黄芪、丹参，萆薢、车前子、蒲公英，生薏苡仁、芡实、生甘草。白带增多无论何种原因所致，均是病理现象，女子之“带”犹如男子之“精”，女子带下绵绵，犹如男子遗精不止，日久则可导致人体虚证丛生。因此，带下病日久的患者需加用固涩敛带之药，如煅龙骨、煅牡蛎、芡实、海螵蛸等以治其标。带下病的治疗在辨证使用汤药内服的同时，配合药物外洗可取得更加良好的效果。孙光荣将汤药内服方加外洗方同时使用治疗某种疾病的方法称为“子母方”，认为凡人体空窍及

皮肤的病变，由于位于人体的外部或末端，同内服药物相比，外洗药具有直达病所、取效快、药物品种选择范围广等优势。如一些口味不佳但临床疗效显著的药品，口服难以被患者所接受，则不作为内服用药的首选，而改作外用药；或某些不宜作为内服的药物，作为外用药则可药尽其用。孙光荣在治疗带下病时常配合内服药物而使用自拟外用验方孙光荣清带汤坐浴治疗。

孙光荣清带汤是孙光荣教授治疗带下病的外治验方，其基本组方思想是在运用清热解毒止痒药物的同时加用敛湿止带的药物。主要药物包括蛇床子、炙百部、白花蛇舌草、蒲公英、金银花、生薏苡仁、煅龙骨、煅牡蛎、芡实、白鲜皮、地肤子、紫苏叶、生甘草。方中三联药组“蛇床子、炙百部、蛇舌草”解毒杀虫止痒，为君药组；三联药组“蒲公英、金银花、生薏苡仁”清热解毒利湿，药对“白鲜皮、地肤子”祛风止痒，2 组药共为臣药组。孙光荣认为，白带本属人体生理现象，白带增多无论何种原因所致，均是病理现象，日久则可导致人体虚证丛生。虽然从目前文献报道来看，临床中治疗带下病的外用药以清热解毒为主，且有一定疗效，但孙光荣认为带下病的外治不能只顾针对症状而一味使用清热解毒止痒的药物，认为一味使用这种方法效果不能持久，容易反复。还要兼顾到“带下”本属人体生理现象这一情况，适当加用固涩敛带的药物。基于此，孙光荣独具匠心，在外洗方中加入了三联药组“煅龙骨、煅牡蛎、芡实”以固涩止带，为佐药组。方中紫苏叶芳香辟秽，可消除带下增多所致之腥味，生甘草调和诸药。孙氏清带汤全方融清、利、敛为一体，相反相成，相得益彰，全面兼顾了带下的生理病理特点。

孙氏清带汤用于带下病的外治治疗，尤以湿热下注证效果最为明显，临床上滴虫性阴道炎、外阴阴道假丝酵母菌病（既往称为霉菌性阴道炎）、细菌性阴道病、幼女阴道炎、宫颈炎等均可应用。对于盆腔炎、肿瘤等引起的白带增多也可配合使用，以减轻局部症状。临床使用中，带中夹血丝者可加白茅根，局部瘙痒严重者可加蝉蜕、白蒺藜等一味或两味，带下日久量多者可再增入木槿皮增强敛涩之力，白带腥味较重者可以鱼腥草替换紫苏叶，或二者同用，因相关肿瘤引起白带增多者可加入山慈菇、半枝莲、菝葜根等以增清热解毒、软坚散结之力。（薛武更，孙光荣 . 国医大师孙光荣治疗带下病 [J]. 吉林中医药，2017，37（1）：25.）

主题 114　治疗带下病，谈治法，守辨证，师古不泥

解析　李今庸治带下，首重虚实之辨，认为：大凡带下色黄质稠，有臭味者为实；色白质稀，有腥味或无味者属虚。从兼证而言，凡腹部胀痛，腰痛卧不减，阴部瘙痒，大便干，小便黄为实；腰痛喜按，大便稀溏，小便清长者多虚。

带下病基本方：菝葜、茯苓、山药各 15g，扁豆、当归、芡实、川芎各 10g。

如遇脾虚带下，症见白带量多，色白淡黄、质稀无臭味，面色皖白或萎黄，四肢不温，精神倦怠，纳少便溏，舌淡，苔薄白，脉缓者，予基本方加党参、焦白术各 10g。

如遇肾虚带下，症见白带量多，色白清冷、质稀，小腹不温，腰酸如折，小便频数、夜间尤甚，大便稀溏，苔薄白，脉沉迟者，予基本方加熟地黄 15g，山茱萸、补骨脂、菟丝子各 10g，肉桂 5g。

如遇湿热带下，症见带下量多，色黄质稠，有臭秽气味，胸闷纳呆，小腹疼痛，小便黄，阴痒，脉弦数者，予基本方加黄柏、栀子各 10g。

另外若带下日久，湿热蕴积于下，激荡相火，虚热与湿浊相搏而下者，多还兼见头昏目眩、五心烦热、腰膝酸软，予基本方去扁豆，加生地黄 15g，山茱萸、知母、黄柏、泽泻各 20g，化裁成知柏地黄汤以治之。（李杰，代娜．《李今庸临床经验辑要•带下病篇》探幽 [J]. 湖北中医杂志，2002（10）：11.）

主题 115　以益气健脾的四君子汤为基础方加减治疗带下病

解析　生理性带下本为人体正常产物，其有润泽阴户的作用，但若脏腑功能失调，水液代谢失常，内生或外感湿邪，下注冲任，带脉失约，则发为带下病。人体水液代谢依赖于脾的运化，肺的输布，肾的气化，若肺、脾、肾三脏功能失常，均会影响水液代谢，内生湿邪。其中脾更是治疗重点。脾为后天之本，主运化水湿。《医学心悟》云：“脾气壮旺，则饮食之精华生气血而不生带。脾气虚弱，则五味之实秀生带而不生气血。”脾司健运，化饮食为水谷精

微，在心、肺协同作用下，奉心化赤而为气血；反之，饮食不化而湿浊内生，且脾虚固摄无力，水湿下注则带下清稀量多，绵绵不断。脾失健运与带下的形成密切相关。段富津认为脾为土脏，主升清而运化水湿，清阳得升，浊阴自降，湿浊一消，则带下无虞。且脾为后天之本，气血生化之源，脾气虚弱则气血无以生成，进而肺气不足不能输布津液，肾气虚不能完成水湿蒸腾气化，三焦不能通利水道，影响水液代谢变生湿浊，而水湿下注恰是带下病的主要病因。因此，段富津主张带下病治疗应以健脾益气为主，脾气健运则津液生成、输布、利用、排泄无虞，湿浊无以生成，自无带下之忧。故段富津常以益气健脾的四君子汤为基础方加减治疗带下病。（钱旭武，蒋婴．国医大师段富津教授治疗带下病经验 [J]. 中华中医药学刊，2021，39（6）：222.）

主题 116　重视健脾益气治疗带下病的同时，还要兼顾疏肝解郁

解析　肝藏血，喜条达，若肝失疏泄，肝气郁结以致克脾，脾失运化，则湿注于下。《傅青主女科》认为："带下俱是湿症……况加以脾气之虚，肝气之郁，湿气之侵，热气之逼，安得不成带下之病哉。"因此"肝木乘脾"，脾失健运，水湿内盛，流注下焦，发为带下。傅氏认为："病带者，惟尼僧、寡妇、出嫁之女多有之，而在室女则少也。"尼僧、寡妇和已婚妇女相比未婚少女，因生活压力、家庭琐事易有肝气郁结不畅，而发下带病。明代医家张景岳有言："然源未必清，而且旋触旋发，故药饵之功必不能与情窦争胜，此带浊之所以不易治也。"若不能解决情志不舒，气机不畅，则带下病不易治疗。段富津认为中焦脾主升清，胃主和降，脾胃共同维持中焦作为人体气机升降枢纽的作用。肝喜条达，疏泄一身气机。因此，若肝失疏泄，则中焦脾胃不能平衡气机升降，清阳不升，浊阴难降，湿浊内生下注为带。另外，肝主藏血，体阴用阳，肝血不足，必然引起疏泄功能障碍，使周身气机运行不利，影响中焦脾气运转，脾失健运则水湿泛溢下注为带。脾为后天之本，运化饮食精华生成气血，恰能补充肝血之不足。可见肝郁与脾虚互为因果，由此百病变化而生。基于以上认识，段富津提出，重视健脾益气治疗带下病的同时，还要兼顾疏肝解

郁，临床中酌用柴胡、白芍等疏肝、柔肝之品。（钱旭武，蒋婴．国医大师段富津教授治疗带下病经验 [J]. 中华中医药学刊，2021，39（6)：222.）

主题 117　治疗带下病在益气健脾的同时，稍加风药

解析　金元时期著名医家李东垣明确提出风药概念，其在著作《内外伤辨惑论》中曰："味之薄者，诸风药是也，此助春夏之升浮者也。"他认为风药乃味薄、辛散之品，具有解表、健壮脾气、升发脾阳、胜湿、条达肝气等多种功效。段富津平素治学钻研诸子百家，尤为推崇东垣老人之学，将其风药理论广泛应用于临床，尤其是带下病治疗。《素问·阴阳应象大论篇》云："清阳出上窍，浊阴出下窍。"人体经肺吸入自然之清气和脾胃运化饮食之气化生为清阳，散出于头面诸窍；脏腑诸器官代谢产物即浊阴经前后二阴排出体外。病理情况下，脾气虚弱，无以鼓动清阳，气机升降失常，饮食水谷不能化生精微，湿浊内生下注为带。段富津主张在益气健脾的同时，稍加柴胡、羌活、防风等风药，取其辛温升散之性，鼓舞脾胃清阳，清气升浊阴自降，即"使风木不闭塞于地中，则地气自升腾于天上，脾气健而湿气消，自无白带之患矣"。另外，段富津认为湿邪是带下病的主要病因，无论外感湿邪，还是内生湿浊，其中属寒者可健脾化湿，属热者宜清热利湿，两者均可酌加风药取其胜湿之性。利用风药辛燥之性达到胜湿之功同样适合于带下病治疗，如《本草备要》关于典型风药升麻的记载："表散风邪……治时气毒疠……崩中带下……"最后，段富津还常因风药能疏肝解郁而于带下病治疗中选用。风药辛散升浮，如肝木曲直之性，调畅周身气机，使气行而不滞。气机通畅，升降有度，脾健则饮食得化，水湿无以生，清阳升则浊阴自除，无带下病之患。此即缪希雍所言"肝气郁则脾受伤，脾伤则湿土之气下陷，是脾精不守，不能输为荣血，而下白滑之物矣，皆由风木郁于地中使然，法当开提肝气，补助脾元"。（钱旭武，蒋婴．国医大师段富津教授治疗带下病经验 [J]. 中华中医药学刊，2021，39（6)：222.）

主题 118　青中年女性与老年女性阴道炎辨治不同

解析　许润三认为青中年女性阴道炎多由气虚湿热乘之下注所致。当今社会，青中年女性压力日益增大，思虑过重、熬夜、失眠以及房劳多产等因素

均易致劳倦伤脾，致气血不足。患者气血虚弱统摄无权，脾虚湿盛、湿邪下陷聚流成带，又因湿结化热、热蕴阴部而致瘙痒。针对此证，许润三擅长采用当归补血汤补气血，白英清湿热泻火，临床效果较为显著。根据古代文献和现代研究所载，运用白英，一取辨证之意清湿热，二取辨病之意抗炎，同时强调用白英剂量要大，据病情往往可以用到30～50g。老年女性阴道炎发病常多见，外阴干痒甚则有疼痛灼烧感，入夜加剧，带下量少、色黄或带下量多、色黄、质稀如水样，常伴有子宫脱垂。许润三认为此病是由于老年女性年老体弱、肾精亏虚、阴血耗损、气虚下陷，摄带无权所致，提出以“清虚热，升提固摄气机”为治疗原则。在众多方剂中，选用二仙汤与补中益气汤化裁。这两个方子化裁既调补肝肾清降虚热，又使气机得以升提，封藏肾精，对于老年性阴道炎的调治效果十分显著。（宋晓丹，佘延芬，陈豪，等．许润三治疗阴道炎经验的传承与应用 [J]. 中国中医基础医学杂志，2020，26（7）：1004-1006.）

主题 119　应用吴茱萸汤治疗妊娠恶阻

解析　妊娠恶阻因胎热者多，然亦有因寒者。属寒者所吐为清水，伴有畏寒肢冷，脉见弦而无力，舌苔白滑。若拘于产前宜凉，必犯虚虚之戒，医者当察。厥阴阳虚寒盛，或肝阳虚馁而外邪直中厥阴，厥气上逆，胃失和降，主以吴茱萸汤，以温肝散寒、温胃降逆。方以吴茱萸为君，暖肝散寒降逆；重用生姜以温中散寒；党参、大枣实脾以制肝，共成暖肝散寒、温中降逆之剂。李士懋认为，人一身之气，升降出入，皆由肝之升发，才能生生不息，推陈出新。肝阳虚馁，失其舒启之职，升降出入乖戾，则变证肆起。诚如《素问・六微旨大论》曰：“出入废则神机化灭，升降息则气立孤危。故非出入则无以生、长、壮、老、已，非升降则无以生、长、化、收、藏，是以升降出入、无器不有。”李士懋临证多年，应用经方吴茱萸汤加减治疗多种疾病颇有验效。其应用要点如下：一脉弦，沉取较弱，指下有不足之象者，即为主脉；二舌苔白滑，舌质或胖淡或淡暗；三症见畏寒肢冷，倦怠无力。以上三者为主症，可兼见头痛头晕、胸胁满痛、吐利脘痛、口吐清水、小腹阴寒、阴痛缩急、抽筋拘挛、顽麻痹痛等兼症。临证时只要主症见，兼症或见一二即可应用。（赵彦．李士懋教授运用经方治疗妇科病经验 [J]. 河北中医，2016，38（4）：485.）

主题 120　妊娠腹痛当以益气养血、调冲任、理胞宫为治疗原则

解析　朱南孙认为，妊娠腹痛的病因病机多为气血亏虚导致胎元不固。当以益气养血、调冲任、理胞宫为治疗原则，可概括为“通、涩、清、养”四法合参，君、臣、佐、使，效用倍增。“通”者是指通瘀活血以止痛求胎稳。对于妊娠腹痛伴有阴道出血的患者，活血化瘀通络之药品是被古人禁用的。然而朱南孙治疗妇科则推崇血贵在运、通因通用，血脉运行则痛自止。一般主张运用茜草，可活血止血，用量不宜过少，一般为 18g 左右。朱南孙认为阴道出血量较少者用生茜草，量多者应用茜草炭，止血止痛效果佳，血止则痛除，体现了“有故无殒，亦无殒也”的思想。“涩”者一般指收涩止血，止痛安胎。临床常见妊娠腹痛或腰痛患者常伴有胎漏下血、四肢欠温、小便清长等症，多属于肾虚不固，塞因塞用，一般多用海螵蛸、血余炭、炮姜炭、藕节炭等涩血药收敛安胎。“清”者当以清热凉血以止痛安胎。妇人妊娠腹痛伴胎漏且偏于实象有热者，临床可用侧柏叶、黄芩、地榆炭、黄连、阿胶，清实热以安胎，而偏于阴虚火旺者常用生地黄、二至丸（即墨旱莲、女贞子）、制何首乌、苎麻根滋阴液、退虚热以安胎。“养”者则以益气养血补肾以止痛安胎。朱南孙提出一则扶正祛邪以止痛，二则补肾固原以善后。若纯虚而无余邪者则益气养血之余兼以固涩；若素体本虚兼有余邪，则治当补虚之余兼以清热凉血、活血祛瘀等，攻补有度则邪自去。（李娟，蔡颖超，江雯雯，等 . 朱南孙通涩清养法治疗妊娠腹痛 [J]. 吉林中医药，2017，37（7）：661-663.）

主题 121　从虚论治产后痹

解析　产后气血顿失，营卫失调，卫表不固，风湿邪气乘虚而入。仿防己黄芪汤、黄芪桂枝五物汤合方组方，益气血，和营卫，疏风除湿；另以当归、川芎、鸡血藤、忍冬藤、片姜黄配伍养血活血，通经活络；秦艽养血疏风柔筋；鹿衔草既能疏风除湿，又能活血。全方配伍，可达固卫表、补营血、散风湿、通经络的功效。（冉青珍 . 国医大师路志正从虚论治产后痹经验浅述 [J]. 中华中医药杂志，2017，32（3）：1090-1092.）

主题 122　急性盆腔炎首先用六神汤清热解毒以消炎

解析　张志远治疗急性盆腔炎，首先用六神汤清热解毒以消炎。六神汤由金银花、连翘、大青叶、败酱草、蒲公英、紫花地丁六味药物组成。张志远指出，应用六神汤时，大青叶、败酱草、蒲公英需大量，每剂 30～50g，可酌加大黄 2～4g 泻火邪，效果立竿见影。还根据症状配伍清热利湿药，如龙胆、山栀子、黄芩、黄连、车前草等，以及凉血散瘀药，如牡丹皮、大血藤、青黛等，组成复方，则效力更强。（谢芳，孙孔云，刘桂荣，等 . 国医大师张志远治疗盆腔炎经验 [J]. 湖南中医药大学学报，2018，38（3）：242-244.）

主题 123　慢性盆腔炎辨证属于气滞血瘀，治宜活血化瘀、行气止痛

解析　对于慢性盆腔炎，输卵管发生红肿炎变，已经影响怀孕，症状表现为少腹部隐隐坠胀、疼痛，并出现积液、月经失调，辨证属于气滞血瘀，治宜活血化瘀、行气止痛。方用盆腔炎新制方：丹参 15g，川芎 10g，当归 10g，红花 10g，三棱 10g，炙乳香 10g，莪术 10g，香附 10g，炒没药 10g，益母草 15g，生姜 10 片，每日 1 剂，水煎分 3 次服，1～3 个月为 1 个疗程。这是张志远在《医学衷中参西录》活络效灵丹（当归，丹参，乳香，没药）的基础上加减，重新组建的一首处方，临床多次应用，疗效可观。现代研究表明活络效灵丹具有抗炎、消肿、镇痛等良好的药理作用，且作用效果与阿司匹林接近，能促使水肿消退，组织受压解除，改善局部的微循环，从而达到解除病痛，恢复功能之目的。（谢芳，孙孔云，刘桂荣，等 . 国医大师张志远治疗盆腔炎经验 [J]. 湖南中医药大学学报，2018，38（3）：242-244.）

主题 124　温经活血、化瘀通络为慢性盆腔疼痛的主要治则

解析　慢性盆腔疼痛虽多为瘀阻，但单纯的活血化瘀效果不佳，原因在于慢性盆腔疼痛多具有病程较长、反复发作的特点，多耗散气血，血行迟滞而

致痛。血属阴，赖气推动，许润三认为温药有助于推动血行、消散瘀血，因此，确立温经活血、化瘀通络为慢性盆腔疼痛的主要治则。同时，强调应该遵循中医辨证论治的理论，根据患者病程长短、体质虚实强弱、病邪之寒热盛衰，在温经化瘀基础上辨证施治。（许琳，孟丹，刘弘，等．许润三古方新用治疗慢性盆腔疼痛经验 [J]. 中医杂志，2021，62（9）：748-751.）

主题 125　卵巢储备功能低下以滋阴养血，佐以疏肝解郁为治疗原则

解析　卵巢早衰病机根源在于肾阴不足，血枯经闭，治疗应以培补为主，填充血海，待阴血渐复之后才能促卵排出，切不可犯“竭泽而渔”之弊，如此方能促进卵泡成熟。而卵巢储备功能低下的病理本质在于卵巢内尚有卵泡存在，临床常表现为月经周期缩短、量少、不孕等，较少出现潮热汗出、阴道干涩等更年期症状。此病的病机关键在于肾阴不足、阴血亏损，治疗应以调整月经周期为主，遵循滋阴养血，佐以疏肝解郁的序贯立法原则，周期性用药，提高卵泡及内膜质量，若有生育要求的，尚可以调经助孕。但治疗原则并非一成不变，在重养阴血的基础上，遣方随舌、脉及基础体温之变化，灵活加减，至疗效显著。常用的滋阴养血药有枸杞子、熟地黄、当归、女贞子、墨旱莲、何首乌、白芍、阿胶珠、石斛等，补而不滞。柴嵩岩常配伍北沙参、百合，清金以滋水，补肺启肾，并加以健脾益气之药，如太子参、茯苓、白术、山药等；若患者伴有情绪不畅、愤懑不安等症状，加用柴胡、郁金、夏枯草、玫瑰花、绿萼梅等疏肝解郁药物；对于确有瘀血的患者，应适时把握病机，顺应月经周期而荡涤瘀血，活血通经同时不忘养护阴血，常用川芎、桃仁、益母草、茜草、泽兰、月季花、丹参等稳妥之剂，还可去养血药之滋腻，切忌盲目用活血动血之品，如三棱、莪术等破血通利之品。如此，方能恢复女性的卵巢生理功能和气化运转。（李珊珊，佟庆，柴嵩岩．国医大师柴嵩岩论治卵巢储备功能低下经验 [J]. 湖南中医药大学学报，2018，38（7）：725-727.）

主题 126　卵巢早衰当分期治疗

解析　许润三认为卵巢早衰的患者初诊多表现为闭经、子宫内膜偏薄、

BBT单相等，故常将其归于卵泡期。认为本期的生理特点以阴精不足为主，临床治疗多以滋肾填精、调养气血为主，血室逐渐蓄积恢复，卵泡才得以生长。常用药物如调冲方（验方）、熟地黄、紫河车、鹿血、鹿茸蜡片、淫羊藿、菟丝子、巴戟天、当归、炒白术、制何首乌、山茱萸、枸杞子、女贞子、阿胶（烊化）等。当卵泡发育成熟，BBT下降后随即上升，此期为排卵期即经间期，常见白带量增多且呈拉丝状或蛋清样，偶伴小腹隐痛等。许润三认为本期的生理特点是“重阴转阳”，是月经周期阴阳反转的重要时期。此期肾之阴精蓄积到一定程度，阴精充沛，气血充盛，重阴转阳，主张在补肾壮阳的基础上稍佐理气活血之药以促进排卵，常用淫羊藿、紫河车、女贞子、当归等。BBT上升平稳后，即进入经前期。本期的生理特点是“重阳”，经间期以后阳气逐渐增长，达到“重阳”的状态，临床治疗应以温补肾阳为主，兼引血下行，常用药物如仙茅、淫羊藿、菟丝子、杜仲等，从而为月经期打下良好的基础。随着BBT下降，进入月经期，此期一般持续5～7天，其生理特点是“重阳必阴”，即肾中的阳气增长到一定程度而转化为阴精，在阳气的推动下促使胞宫由贮藏转为散泻，经血由子宫而下，气随血泻而气血暂虚。许润三主张以疏肝理气、活血调经为主，但忌用破血药，以免动血伤血，常用药如地黄、白芍、菟丝子、枸杞子等兼补肾气，使月经顺利而下。（黄娟．许润三论治卵巢早衰经验[J]．中国中医基础医学杂志，2018，24（7）：907-908.）

主题127　治疗心肾不交型卵巢储备功能低下从心肾着手

解析　夏桂成基于心-肾-子宫轴理论，提出“欲补肾者先宁心，心宁则肾自实”，治疗心肾不交型卵巢储备功能低下，当首重“宁心”，治以清心火、滋肾阴。“宁心”之调心五法：①清心法，常以清心滋肾汤（夏桂成经验方）为膏方的主方，症状重时可重用莲子心、黄连，联合紫贝齿入膏，临床以此法最为常用；②舒心法，临证可以郁金、合欢皮入膏方舒心安神；③养心法，宜选酸枣仁、柏子仁、天冬、麦冬、五味子之“静”药以养心阴，膏中重用珍珠粉，源珍珠母质重，入心经；④温心法，方选苓桂术甘汤、黄芪生脉散或茯苓补心汤为膏方主方；⑤镇心法，方选二齿安神汤、龙牡救逆汤等，煅龙骨、煅牡蛎入膏方重镇安神，紫石英具沉降之性，入子宫，温肾暖宫，尚可入心，触发心气以促进排卵，钩藤、龟甲清降心肝之火，镇静宁神。肝体阴用阳，肝血不足，肝阴亏耗，影响肝的疏泄功能，使得肝气郁结，创造了郁逆化火的条件。临证当滋阴养血、柔养肝体，膏方可选当归、白芍、生地黄、山茱萸等养阴敛精之品。而疏肝首选解郁顾阴血之白芍、当归，次选解郁理气之柴胡。见烦躁胸闷者，选合欢皮、玫瑰花、广郁金入膏。处理好阴虚脾弱的矛盾，在膏方收方之时常佐入木香、砂仁、党参等健脾和胃助运之品。膏方之药多为补益，滋腻碍胃，患者常出现腹胀、食纳欠佳的症状，应加入理气消导的药物以防止虚不受补。（陈雯玥，洪丹丹，刘歆玥，等 . 基于国医大师夏桂成“心宁肾实”理论的卵巢储备功能低下的膏方防治 [J]. 中华中医药杂志，2021，36（3）：1408-1411.）

主题 128　以健脾益肾、化痰祛瘀为大法辨治多囊卵巢综合征

解析　见痰治痰，见瘀治瘀，则邪去正安。但临床上常见痰瘀相伴为患，因此，在具体治疗时需分清二者先后及主次关系。若患者以肥胖多毛、痤疮为主症时，化痰尤为重要。周仲瑛常用导痰汤、苍附导痰汤等方剂，常用化痰之品有法半夏、茯苓、陈皮、僵蚕、石菖蒲、郁金、瓜蒌等；若患者以闭经为主症时，在化痰的同时，尤需重视祛瘀，常用方有桃红四物汤、膈下逐瘀汤、通瘀煎等，祛瘀之品常用丹参、红花、桃仁、赤芍、三七、血竭、降香等。周仲瑛提出的“痰瘀论”认为，化痰祛瘀法可从脏腑病位、病因等方面加以运用，包括温通祛寒、化痰消瘀法，清热化痰、凉血祛瘀法，燥湿化痰、活血祛瘀法，养血和血、化痰祛瘀法等。对于久病胞宫瘀滞不通患者，使用益母草、泽兰活血调经的同时，可酌情使用（炙）水蛭、凌霄花、鬼箭羽等破血通经之品。（炙）水蛭咸苦入血，破血逐瘀力强；凌霄花辛散行血，破瘀通经；鬼箭羽苦辛行散入血分，善于破血散结、活血消肿，广泛用于临床各类疾病。周仲瑛还告诫：用药切忌峻猛，宜中病即止，以免耗气伤阴。本病总属本虚标实，肾虚、脾虚为本，痰湿、瘀血、湿热阻滞胞宫，肝郁为标，故调补脾肾尤为重要，即所谓不治痰而痰化，不治瘀而瘀去。临证化痰祛瘀的同时，仍需消补兼施，标本同治。肾虚者补肾，常选用济生肾气丸加减，常用药物有熟地

黄、山茱萸、牡丹皮、肉桂、菟丝子、怀牛膝等；脾虚者健脾，常选用六君子汤加减，常用药有太子参、党参、炙甘草、（炒）白术、茯苓等。此外，周仲瑛常酌情配以适量理气药，调畅气机，气行则痰行，气行则瘀行，常选用香附旋覆花汤、牡丹皮汤等，常用药有香附、旋覆花、柴胡、延胡索等。（陈彦乐，王旭 . 周仲瑛辨治多囊卵巢综合征经验 [J]. 中医杂志，2012，53（19）：1635-1637.）

主题 129　输卵管阻塞证属气滞血瘀者，治以理气疏肝、行血通络之法

解析　班秀文对于输卵管阻塞证属气滞血瘀证，在治疗上主张以行血不损阴、化瘀不伤正为原则，理气活血同时常配伍补血之品。治以理气疏肝、行血通络之法，方选柴胡疏肝散加减（柴胡、香附、川芎、枳壳、青皮、白芍、刘寄奴、郁金、青皮、苏木、路路通、夏枯草等）。常选用柴胡、香附疏肝理气；刘寄奴、郁金、青皮、苏木、路路通、夏枯草化瘀通脉；素馨花、合欢花、佛手花等辛平香淡之品行气解郁；在疏肝、活血、解郁的同时，常选用鸡血藤、当归、白芍、丹参等血药配伍，养血以疏肝，补血、活血以行气解郁。诸药合用，行血不伤阴、化瘀不伤正，疏中有养，补中寓行，从而使肝气条达，胞脉通畅。（王志威，艾军，陈莎莎，等 . 班秀文治疗输卵管阻塞经验 [J]. 中医杂志，2021，26（8）：654-656.）

主题 130　输卵管阻塞证属瘀血闭阻证，宜辛开温运、苦降通行

解析　瘀血闭阻证常治以祛瘀通络、软坚消积、宣导通络，方选养血通脉汤（鸡血藤、丹参、桃仁、红花、当归、川芎、香附、穿破石、皂角刺、路路通）。方中鸡血藤味苦甘温，补血活血；丹参味苦微寒，活血祛瘀；桃仁味苦甘平，活血祛瘀；红花辛温，活血祛瘀；当归辛甘温，补血活血；川芎辛温，行气活血；香附辛、微苦，疏肝理气；穿破石微苦、凉，活血通经；皂角刺辛温，消肿托毒排脓；路路通苦平，通经络。红花、当归、香附、川芎、鸡

血藤、皂角刺辛温，辛能升、能散，温能补、能行。用辛散之药以解气郁、理气血，温补之药以助气血运行，共行辛开温运之功。丹参、桃仁、穿破石、路路通苦凉，苦以通泄，凉以下行，用通泄之药使瘀滞之血得以排出，性凉之药助瘀血、坏血从下排出，共奏苦降通行之功。辛开温运、苦降通行治法可促进增生性病变、瘢痕组织的软化吸收，松解粘连，收效较佳。（王志威，艾军，陈莎莎，等 . 班秀文治疗输卵管阻塞经验 [J]. 中医杂志，2021，26（8）：654-656.）

主题 131　输卵管阻塞证属湿邪瘀滞，宜通宜行

解析　班秀文认为湿邪瘀滞，宜通宜行。湿邪为输卵管阻塞常见致病因素，按照致病性质可分为寒湿、湿热、痰湿。寒湿为患，治宜温散通行之法，方用少腹逐瘀汤加减（当归、川芎、五灵脂、蒲黄、没药、肉桂、干姜、延胡索、赤芍、小茴香、桂枝、路路通、香附等）。方中当归、川芎、五灵脂、蒲黄、没药、肉桂、干姜、延胡索、赤芍、小茴香活血祛瘀温经；桂枝散寒，温阳化气，加强温化寒湿之力；路路通、香附理气通络化瘀，加强通行之效。湿热下注，治以清热利湿、活血通络，方用四妙散加减，可选用黄柏、薏苡仁、牛膝、苍术清利下焦湿热。痰湿为患，治以燥湿化痰、温散通行，选方苓桂术甘汤或苍术导痰丸，在此基础上常加用石菖蒲、白芥子、浙贝母、皂角刺、泽兰等温化痰湿，活血通脉。若寒瘀互结，则选用桂枝茯苓丸加艾叶、吴茱萸、莪术、路路通温通经脉，以畅血行。另外，桂枝辛甘温散、走而不守，入血通脉；附子辛热，通行十二经络，能温补脾肾阳气，与血药配伍，化瘀通脉，为温化痰湿、宣通胞脉之要药，可酌情选用。（王志威，艾军，陈莎莎，等 . 班秀文治疗输卵管阻塞经验 [J]. 中医杂志，2021，26（8）：654-656.）

主题 132　治疗子宫内膜息肉予温补心肾，助阳化气

解析　夏桂成基于《黄帝内经》“阳化气、阴成形”理论，认为子宫内膜息肉属本虚标实证，病机为心肾阳虚，气化失常，瘀滞胞宫，治以温阳化气法。结合补肾调周法，创立温阳化气方，于经前期阳长之时，采用温肾助阳、

化气消癥之法，以期“六阳”到位，实现重阳转阴，恢复子宫功能，促进行经期子宫内膜瘀浊及水液排净，减少子宫内膜息肉的复发。“阳化气”是指从有形变为无形，从静止变运动的过程；“阴成形”则指由无形变为有形，从运动变静止的过程。“阳化气，阴成形”是机体新陈代谢的关键，两者处于动态平衡的状态时，生命才得以协调有序发展。夏桂成临证多以温补心肾、助阳化气为治则治法，以消阴翳，调整阴阳，补其不足，泻其有余，恢复阴阳的相对平衡。要重视经前期的助阳，血中补阳，一方面，在于温暖子宫，疏利子宫内膜，使坚实板硬的子宫内膜变得松软；另一方面，由于阴长至重所带来的阴液水湿等过多物质，也必须得到重阳的输化和有力的排出，以利于残余的瘀浊吸收。因为只有调节阳长水平，阳长至重才能较好地溶解子宫内膜性质的瘀浊。经前期助阳抑阴，阳长则阴消，阴浊消散，才能有效地控制子宫内膜息肉的生长，达到真正的治未病。（郭红玉，任青玲，胡荣魁，等．国医大师夏桂成运用“阳化气、阴成形”理论防治子宫内膜息肉经验 [J]. 南京中医药大学学报，2021，37（4）：574-576.）

主题 133　子宫肌瘤当分期论治，攻补结合

解析　子宫肌瘤的治疗，临床存在攻伐消瘤与经期出血量多的矛盾。因此朱南孙临证根据月经周期按阶段分别用药。非经期注重化瘀消癥散结，着重于消，寓补于消之中；处方选药可用生蒲黄、生牡蛎、石见穿、皂角刺、三棱、莪术、赤芍、丹参、菝葜、鬼箭羽等，同时酌加党参、黄芪以补气生血，桑寄生、续断补肝肾养血。诸药配伍补中有消，消中有补，使攻不伤正，补不留瘀。经期注重经血通畅，用理气止痛、活血化瘀止血之药，药如小茴香、川楝子、乌药、延胡索、益母草、蒲黄、五灵脂等；若出血量多可加桑螵蛸、海螵蛸、熟大黄炭、炮姜炭、益母草、仙鹤草等止血。其中熟大黄炭与炮姜炭，一寒一热，一走一守，涩而不滞，动而不烈，通涩并举，是瘀血内阻、崩中漏下之良药。另外，根据发病年龄可分为虚实两端，青壮年气血尚盛、肾气未衰、癥结胞中，宜攻为主，即便邪陷较深也能耐受攻伐之药，治以活血化瘀、消癥散结，常用生蒲黄、石见穿、皂角刺、三棱、莪术、赤芍、菝葜、刘寄奴等；年近“七七”者，肾气渐衰，肝火偏旺，遵“五旬经水未断者，应断

其经水，癥结自缩”的原则，宜攻补兼施，治以清肝益肾、软坚消瘤，但须避免因过用补益之品而致邪气留恋难除。常用生牡蛎、夏枯草、石见穿、紫草、白花蛇舌草、墨旱莲、女贞子等，生牡蛎、夏枯草、紫草、白花蛇舌草是治疗围绝经期子宫肌瘤，促其尽早绝经、减少经量、缩短经期之良药，可共奏平肝清热、消瘤防癌之功。对于有生育要求者，孕前可消瘤缩瘤，整体调理患者身体，助其受孕。孕后用药控制子宫肌瘤，可很好地解决保胎与控瘤之间的矛盾，即所谓“有故无殒，亦无殒也”。（赵莉，曹琛，赵莉，等．朱南孙治疗子宫肌瘤经验 [J]. 上海中医药杂志，2010，44（6）：1-2，18.）

主题 134　子宫肌瘤治疗分期论治、补消结合、标本兼顾

解析　针对子宫肌瘤气虚血瘀、痰瘀互结的病机特点，并结合女子特有的月经的生理特点，肖承悰指出分期论治、补消结合的治疗原则，即分为经期和非经期治疗，且在不同时期补与消各有侧重，从而使标本兼治。非经期着重于消，寓补于消之中，寓消于补之上，治以活血化瘀、软坚消癥，兼以益气。自拟肌瘤内消制剂，药物组成以鬼箭羽、急性子、制鳖甲、生牡蛎等软坚散结、化瘀药物为主。其中鬼箭羽、急性子活血化瘀、软坚消癥且不峻猛；制鳖甲、生牡蛎入肾经，既能软坚散结，又有化痰之功；酌加黄芪补气行滞，桑寄生等补肝肾养血；牛膝活血散瘀止痛、补肾强腰，并能导诸药下行胞宫，作用于病处。全方共奏散结消痰、活血化瘀、补益气血之效，既消又补，以消为主，消而不峻，补而不滞，最终达到祛邪不伤正，消散癥积的目的。充分体现了肖承悰治疗子宫肌瘤组方精良，补消结合、标本同治的精神。（曾菲英，刘文苓．肖承悰教授治疗子宫肌瘤经验述要 [J]. 中医药学刊，2004，22（4）：587-594.）

主题 135　更年期子宫肌瘤按月经周期辨治，依体质强弱辨治

解析　朱南孙认为经期恐妄行量多，不应攻伐太过伤及气血，故重在化瘀止血。肝旺血热者佐以清肝凉血固冲；肾虚肝旺者佐以清肝益肾摄冲；气虚

者佐以益气化瘀固冲。经净后，阴血耗损，在消癥结的同时兼顾气血，佐以滋肝肾养阴血。平时冲脉气盛，可活血化瘀、软坚散结。年轻气盛者，因其正气充盛，正邪相搏，以实证为主，宜以攻为主，力求消癥，即使邪陷较深也能耐受攻伐之药，常用三棱、莪术、刘寄奴、皂角刺、菝葜等。年近七七，正气渐虚，肾气渐衰，应攻补兼施，但需避免过度补益而致邪气留恋难以祛除。临证时切记不可将年龄作为区分正邪的主因，青年女性亦可因房劳多产、多次流产刮宫、思虑过度等耗损肝肾阴血，故而应当遵循辨证结果。更年期前后，肾虚肝旺，久病体虚，宜攻补兼施。扶正，即健脾、养肝、益肾，健脾多用四君子汤，益气养血多用参芪四物汤，平补肝肾多用枸杞子、菟丝子、覆盆子等。（何晓霞．朱南孙运用紫蛇消瘤断经汤治疗更年期子宫肌瘤经验介绍 [J]. 新中医，2020，52（2）：189-191.）

主题 136　治疗卵巢囊肿常用益气健脾、化痰软坚、活血化瘀之法

解析　肖承悰认为，女子以脾为后天，脾为气血生化之源，脾主运化水湿。肝气郁结，肝木常易克脾土而见脾虚证，脾虚则气血生化无源，水湿运化失常。气血生化无源则卵巢失去后天滋养，亦可致血流不畅而留瘀；水湿运化失常则水液停留于卵巢内，湿停日久则聚而成痰，痰瘀互结积聚乃生，而成卵巢囊肿。因此，肖承悰在施治时常用益气健脾、化痰软坚、活血化瘀之法。益气健脾可以促进气血的生化，气血的运行；化痰软坚可以祛湿化痰、软坚消癥；活血化瘀可以促进气血的运行，消散癥块。这样可使正气旺盛，气畅血行，癥积内消。（田秋真，杨建平．肖承悰治疗卵巢囊肿经验 [J]. 河北中医，2011，33（7）：969.）

主题 137　卵巢囊肿从气血阴阳论治，配合温经散寒

解析　肖承悰认为，瘀血内停一方面阻滞气机使阳气不能通达于外，另一方面便失去了血液正常的滋润和濡养功能，血为气之母，缺乏血液的滋养和承载，气的功能也相对减弱。《素问·刺志论》曰“气虚者，寒也”，血得温而

行，得寒而凝，正如《素问·调经论》中所说“血气者，喜温而恶寒，寒则泣（涩）不能流，温则消而去之”。寒性凝滞收涩，可致筋脉挛急而凝滞，使血液运行不畅。另外寒邪内侵，最易损伤人体阳气，阳气不足，无力推动血液运行则致血液凝滞。温可以散寒，把停留于机体的寒邪驱逐于体外；温能补阳，阳气盛，则气旺，气为血之帅，气行则血行。清·王清任《医林改错》曰“元气既虚，必不能达于血管，血管无气，必停留而瘀。”因此，气的功能不足，不仅可以出现四肢不温等寒象，还可导致血液运行迟缓，甚至停滞，或固摄失职，血溢于脉外而成离经之血，这无不加重血瘀状态，由此形成阳气虚→血瘀→气虚，又致血瘀的恶性循环，而使病情逐渐加重，缠绵难愈。由此可见，瘀血愈重，则虚寒愈甚，故治疗中应温通并重。肖承悰治疗卵巢囊肿多选用具有温阳作用的化瘀药，这样不仅可达到治病求本的目的，还可增强活血化瘀的功效。（田秋真．肖承悰治疗卵巢囊肿经验 [J]. 河北中医，2011，33（7）：969.）

主题 138　子宫内膜异位症治疗时机注重经间、经前

解析　夏桂成从太极阴阳运动的角度，根据李时珍《本草纲目》中有关月经“上应太阴，下应海潮，月有盈亏，潮有朝夕，月事一月一行，与之相符”的理论，认为生殖功能的正常依赖规律的月经周期，创新性地提出“经间期学说”——经间期重阴必阳，阴长已达重阴，重阴下泄，让位于阳，开始阳长运动。经间排卵期是治疗子宫内膜异位症痛经的重要时期，此时阴阳气血变化活动较为剧烈，加强排卵功能，促进阴阳转化顺利，才能恢复和提高阳长的功能和水平，使得经前期阳长达到“至重”的状态，从而阳气旺盛，推动血行，排出瘀浊，从根本上缓解痛经，祛除癥瘕。故在经间期注重阴阳转化，促进转化顺利，变“被动”为“主动”，可有效防治黄体期功能不全性不孕症、痛经。经前期则为阳长阴消，以阳气的增长为主，阳长的目的在于温煦子宫，溶解子宫内膜，同时分利因重阴所带来的水湿津液，清除瘀浊水液，为阴阳运动发展扫除障碍。故夏桂成根据经前期阳长特点，注重利用阳长的温煦作用，控制和消散子宫之外的瘀浊等病理产物，使得气血流畅、经脉通利，通则不痛。（王伟，李瑾，谈勇，等．夏桂成辨治子宫内膜异位症特色探析 [J]. 安徽中医药大学学报，2018，37（6）：44-45.）

主题 139　子宫内膜异位症治肾宜助阳消癥，治心以助孕定痛

解析　夏桂成治疗子宫内膜异位症立足“阳虚瘀结”病机，标本兼顾，注重温肾助阳、活血化瘀、消癥化浊。临床验方助阳消癥汤，其中续断、杜仲、肉桂、紫石英温肾助阳，丹参、赤芍、石见穿、延胡索、五灵脂、生山楂活血化瘀，此方常于经前期口服，促进阳长，消散阴浊，消癥止痛。根据经前期阳长的特点，夏桂成又提出在经前期宜采取气中补阳、血中补阳的方法。子宫内膜异位症患者罹病日久，多出现阳虚气弱、脾肾不足、气虚下陷的症状，临床可见小腹与肛门坠胀、神疲乏力、大便偏溏等。夏桂成认为此多为脾肾气虚，治疗过程中多选用补中益气汤和举元煎，在经前期助阳温肾的中药中，加入党参、陈皮、木香、升麻等品，有气中补阳之意。其在临床常用的补阳方如毓麟珠、右归丸、定坤丹的基础上加入鹿角片、鹿血等血肉有情之品，所谓“血中补阳”，增强阳气推动、运行、化瘀、化浊的作用，对恢复和维持正常的黄体期高温相，控制子宫内膜异位症痛经等症状有较好疗效。夏桂成提出的“心 - 肾 - 子宫轴”理论，对月经周期中阴阳消长转化的节律性起着主要调节作用，其中心肾交合是调节阴阳运动的关键，心主动，肾宜静，心在心肾交合中又起着重要的主导作用。夏桂成认为，经间期是治疗子宫内膜异位症痛经的重要时期，此期决定着经前期阳长达“重阳”的状态，而经间期重阴转阳的顺利转化，重在调心。（王伟，李瑾，谈勇，等．夏桂成辨治子宫内膜异位症特色探析 [J]. 安徽中医药大学学报，2018，37（6）：44-45.）

主题 140　子宫内膜异位症强调阶段辨证

解析　朱南孙认为本病在临床上可分为瘀阻气滞、瘀热互结和邪恋正虚 3 个证型，也体现病证演变的 3 个阶段。瘀阻气滞型多见于本病初发期，临床常表现为痛经，或少腹胀痛、经前乳胀等，检查可发现输卵管通而不畅。正如《妇人规・血癥》所说：“余血未净……则留滞日积而渐以成癥矣。然血必由气，气行则血行。故凡欲治血，则或攻或补，皆当以调气为先。”治疗在活血化瘀、消癥散结的基础上，酌加制香附、川楝子、柴胡、延胡索、青皮等理

气之品，使气行则血行，加强止痛散瘀的功效。瘀热互结型常见于发病中期，分为肝旺瘀阻和湿热瘀结两种证型。前一证型尤以将近围绝经期的患者多见，临床表现为经行腹痛、腹胀，乳房胀满，月经量多或经期延长，腰酸软，舌暗红，脉弦细或数，并可伴有子宫肌瘤或高血压病史。朱南孙谓“肝平则纳血”，故治疗务须清肝平肝、凉血化瘀，药选丹参、牡丹皮、茜草、夏枯草、钩藤、仙鹤草等。后一种证型常见痛经剧烈，痛处拒按，伴见口渴、便秘，甚则出现经行发热等症状；妇科检查或B超检查提示盆腔粘连。朱南孙认为热瘀交阻之疾，最忌夹有经事。对此前人颇多论述，惜今之医患多有忽视，故临诊确需仔细询问，探因索源。治疗以利湿清热疏化、散瘀消癥为法，常用蒲公英、大血藤、败酱草、紫花地丁等清解热毒、利湿导滞。若合并不孕、输卵管粘连而不通畅者，加路路通、王不留行、娑罗子等理气疏络。邪恋正虚型多见于病程较长者，其病势迁延，日久耗气伤阴，累及肝肾。症见小腹抽掣坠胀，腰膝酸软，神疲少力。对此阶段的治疗，朱师指出，应结合月经周期，标本同顾，攻补兼施。治疗时经前以祛邪消癥为主，经后则兼养肝益肾、调补气血，以顾其本。朱师经验用方为加减没竭汤，组成为蒲黄24g，炒五灵脂（包煎）15g，三棱12g，莪术12g，炙乳香、炙没药各12g等。（张飞宇，谈媛，许传荃，等. 朱南孙治疗子宫内膜异位症临证经验撷英[J]. 上海中医药杂志，2009，43（8）：1-2.）

主题141　子宫内膜异位症和子宫腺肌病虽然均为血瘀为患，但需辨证论治

解析　子宫内膜异位症和子宫腺肌病虽然均为血瘀为患，但仍宜根据患者的年龄、体质、月经、症状及异位病灶的情况，因人而异，选方用药，特别要时刻注意避免一味攻伐损伤正气。对于体质好，月经规律，以痛经为主的年轻患者，以活血化瘀止痛为主，处方为抵当汤加莪术、三七等。但在大队活血化瘀药中必加补气扶正之品，以减轻久用攻伐药物而耗伤气血的作用。许润三认为气愈虚则血愈滞，一味攻伐反而欲速不达。临床他常选用生黄芪加入上方中以补气行滞，并能提高患者自身抗病能力。对于月经提前、量多，形体消瘦有癥瘕的年轻患者，许润三一般以消瘰丸加味，认为此方清热止血、软坚散

结，可抑制子宫内膜生长，调整月经，减少出血，并软化结节；若癥瘕患者体胖，属虚寒体质，许润三则选用桂枝茯苓丸温通化瘀，再在方中加三棱、莪术增强活血化瘀作用。对于因慢性盆腔疼痛、不孕前来求诊的患者，许润三常选用四逆散加活血化瘀药物治疗。若患者接近绝经年龄，许润三则以知柏地黄丸与以上几方合用，认为知柏地黄丸能抑制卵巢功能，促进早日绝经。特别值得一提的是虫类药物的选用，因为子宫内膜异位症和子宫腺肌病属于顽固瘀血为患，化瘀选用张仲景抵当汤、下瘀血汤中的水蛭、土鳖虫、虻虫等消散顽固瘀血亦是方证对应的一个重要方面。（王清 . 许润三“病证结合，方证相应”治疗子宫内膜异位症 [J]. 中医杂志，2007，48（5）：475-476.）

主题 142　子宫内膜异位症应制订个体化治疗方案

解析　柴嵩岩提出，中医药治疗本病之优势在于可以同时兼顾诸症，并根据主诉主症之异随症调整方药之侧重。临证需根据患者年龄阶段的差异如青春期、生育期、围绝经期，患者月经周期的不同阶段，以及患者病情差异如久病、术后、西医药物治疗后、复发或合并其他疾病，而制订个体化治疗方案。① 低龄未婚患者：宜尽量采用药物保守治疗，避免手术方法，以维护患者盆腹腔的生理结构，低龄未婚发病是中医药治疗子宫内膜异位症的最佳时机，可以较好控制病情及病势发展，减轻症状，维持生理状态。② 生育期患者：对有生育要求的患者，在消癥、调经、止痛同时，可择机积极助孕；对无生育要求者，在消癥、调经、止痛同时，尽量维护其冲任血海之稳定。③ 围绝经期患者：无需维持其生殖生理，消癥、止痛、调经，顺势而为，用药注意顾护正气，提高生活质量，以期顺利渡过围绝经期。④ 西药治疗及复发患者：对于经过手术及西药治疗的患者，或经过手术及西药治疗后再次复发者，亦可再度选择中医中药的治疗，并动态观察。（濮凌云，柴嵩岩 . 柴嵩岩治疗子宫内膜异位症病机理论及遣方用药 [J]. 北京中医药，2018，37（4）：300-301.）

主题 143　辨周期与辨证结合治疗乳腺增生

解析　林毅指出在辨周期、分期论治的同时，应重视辨证论治，根据不同证型表现，辨证为本，分证治之，以达“病证结合、标本兼治”之目的。结合多年临床经验，林毅总结出乳腺增生临床证型主要有以下5种。① 肝郁：情志不畅，肝失疏泄，致气机郁滞，蕴结于乳房胃络，经脉阻塞不通，不通则痛，故乳房胀痛，结块随喜怒消长；常伴胸闷不舒、精神抑郁或心烦易怒，舌红，苔白，脉弦。② 痰凝：乳房属脾胃，脾伤则纳谷不馨，生化乏源，津失输布，痰浊内生，经络阻塞，结滞乳中而成乳癖。临床表现为乳房隐痛，食欲不振，胃脘胀满，舌淡红，苔白腻，脉滑。③ 血瘀：女子以肝为先天，肝郁则气血周流失度，气滞痰凝血瘀结聚成块，故见乳房结块，刺痛为主，可伴痛经，月经血块多，舌暗，苔薄白，舌下脉络青紫甚至迂曲，脉弦细或涩。④ 阴虚内热：肝为刚脏，体阴而用阳。乳癖日久，气机郁滞，必致体内阴阳失衡，因实致虚，而见阴虚内热之症。临床表现为颧红烦热，口燥咽干，乳痛隐隐，可伴乳头溢液或溢血，舌红苔少，脉细数。⑤ 湿热蕴结：岭南闷热潮湿，湿邪入袭或脾胃受阻，水湿不运，气机不利，与热相搏，阻于中焦。临床表现为胃纳不香，口干口苦，胸脘痞闷，肢体重坠，大便黏腻，带下稠浊，舌红，苔黄腻，脉滑。（司徒红林，井含光，文灼彬，等．林毅辨周期与辨证结合治疗乳腺增生病经验[J]. 中华中医药杂志，2021，36（2）：837-839.）

主题144　乳腺增生需要以法定方

解析　林毅根据辨周期与辨证相结合的思路，研制消癖1～6号系列方（广东省中医院院内制剂，每次1～2支，每日3次，口服）。其中以1～2号方为辨周期基础方，3～6号方为辨证配方。黄体期、月经先期服用1号方以治标；卵泡期、排卵期服用2号方以治本，经期停服。并依据痰凝、血瘀、阴虚、湿浊等不同辨证，加用消癖3～6号方。消癖1号方疏肝活血，消滞散结。该方由柴胡、郁金、青皮、夏枯草、莪术、延胡索等组成，同时重用麦芽、山楂等消滞回乳，“消”实治标，重在“消”滞。消癖2号方功效温肾助阳、调摄冲任。方中选用仙茅、淫羊藿、肉苁蓉等，诸药合用，“补”虚治本，重在“补”虚。消癖3号方针对痰凝证设立，具有化痰软坚、消癖散结之功效。本方重用昆布、海藻等化痰散结，法半夏、茯苓等运脾化湿消痰，对肿块有较强的消散作用。消癖4号方针对血瘀证设立。该方重用丹参、赤芍、桃仁等活血，配以莪术、三棱止痛，益母草祛瘀调经，王不留行活血通经、下乳消痈。诸药合用，共奏活血化瘀、通络止痛之功。消癖5号方针对阴虚内热证设立，有养阴清热、软坚散结之功。方中全蝎、僵蚕、牡蛎、山慈菇软坚散结；鳖甲、天花粉、墨旱莲、虎杖、白花蛇舌草养阴清热。本方运用养阴清热法增加体内阴津，使阴阳平衡，脏腑功能恢复。消癖6号方针对湿热内蕴证设立，选用龙胆、夏枯草等清肝经热毒；栀子、泽泻利水渗湿，泄热消肿；柴胡、枳实等破气消积，化痰散痞。诸药合用，有泄热利湿、通腑解毒、通络止痛之效。该系列方体现了辨证与辨周期相结合，讲究用药时机，顺冲任应充盈时益之，沿月经应疏泄时导之，此乃顺其自然之治，符合经脉血海有满有泄的规律，故能调整脏腑功能，使气血调和，癖消痛除。（司徒红林，井含光，文灼彬，等．林毅辨周期与辨证结合治疗乳腺增生病经验 [J]. 中华中医药杂志，2021，36（2）：837-839.）

主题 145　乳痈的治疗宜注重调畅气机

解析　乳痈是乳房红肿疼痛、乳汁排出不畅，以致结脓成痈的急性化脓性病证。乳痈多发于哺乳期的产妇，尤其是初产妇更为多见。班秀文认为乳与足厥阴肝经、足阳明胃经有联属的密切关系，肝藏血而主一身之气机的疏泄，胃为五脏六腑之海，五脏六腑皆禀气于胃，因此，新产之妇，过食辛辣肥甘厚味，以致郁滞化热，灼伤乳络，故乳房红肿痒痛，而且有发热恶寒等全身症状，治之不离乎清热解毒、活血化瘀之法。选用千金苇茎汤加当归尾、赤芍、蒲公英、紫花地丁、金银花、连翘治之。班秀文认为过食辛辣肥甘厚味是其重要致病因素，常嘱患者忌食过多辛辣肥甘厚味之品。同时乳与足厥阴肝经密切相关，肝藏血，主一身气机的疏泄，在乳痈的治疗上班秀文强调注重调畅气机。如患者乳房红肿疼痛、热灼难堪、发热恶寒的时候，及时取适量鲜芭蕉根捣烂加温外敷患处，约一时许，乳房疼痛即消失，继在背部心俞穴、肝俞穴针挑出血，第2天换用鲜马鞭草捣烂加温外敷患处，一般治疗2～4天则疼肿完全消失。（裴以禄，王志威，戴铭，等．国医大师班秀文论治妇科杂病经验 [J]. 中华中医药杂志，2020，35（2）：696-699.）

主题 146　理气化痰、活血祛瘀贯穿乳腺癌治疗

解析　乳腺癌在治疗原则上，无论早中晚期都以理气化痰、活血祛瘀贯穿治疗过程。基本方为：柴胡、枳壳、青皮、赤芍、山慈菇、浙贝母、郁金、瓜蒌、丹参、桃仁、田七、甘草。随症加减：肝气郁久化热口干口苦、烦躁易怒加夏枯草、山栀子；胁痛加香附、延胡索、川楝子；咳嗽痰多加百部、紫菀、苦杏仁、橘络；脾虚纳呆乏力加太子参、白术、云苓；腰膝酸软，头晕目眩，肝肾阴伤加墨旱莲、女贞子、山茱萸；血瘀偏重加川芎、生地黄、当归、土鳖虫等；疼痛剧甚加蒲黄、五灵脂、乳香、没药等祛瘀止痛。总之，在早期，病情较轻，以疏肝理气、健脾化痰、软坚散结为主，少佐活血化瘀；中期则除痰化瘀并重；晚期一般正气亏虚，肝肾阴伤，痰瘀互结甚重，证候虚实夹杂，治疗应扶正祛邪，标本兼顾，既祛痰化瘀，又不忘扶助正气、滋养肝肾、扶正抗癌。乳腺癌强调以手术为主的综合治疗，关键在于早期发现，早期诊断，早期治疗。中医辨证论治可贯穿于治疗始终，除痰祛瘀则是重要的治疗原则。（吴玉生，杨海燕 . 邓铁涛教授“痰瘀相关理论”在肿瘤疾病的临床应用 [J]. 现代医院，2005，37（6）：39-40.）

主题 147　从痰瘀论治乳腺癌

解析　乳腺癌的形成，主要是由于正气不足，七情内伤，或因外邪客之所致。乳头属足厥阴肝经，肝脉布络胸胁，若郁怒伤肝，肝失疏泄，则胸胁脉络气机不利。乳房属胃，脾胃互为表里，脾胃运化失常，则痰浊内生，以致无形之气郁与有形之痰浊相互交凝，经络痞涩，气滞血瘀，阻于乳中而成本病。朱丹溪《格致余论・乳硬论》说：“若夫不得于夫，不得于姑舅，忧怒郁闷，昕夕积聚，脾气消阻，肝气横逆，遂成隐核，如大棋子，不痛不痒，数十年后方为疮陷，名曰奶岩。”可见，气血痰瘀也是乳腺癌形成的重要因素。（吴玉生，杨海燕 . 邓铁涛教授“痰瘀相关理论”在肿瘤疾病的临床应用 [J]. 现代医院，2005，37（6）：39-40.）

主题148　从肝论治乳腺癌

解析　① 肝郁脾虚型：病证初期因肝脾不调，升降失和，气机不利，不能运化水湿，湿聚成痰，痰湿聚于局部从而发病。症见乳房结块，皮色如常，质地坚硬，精神抑郁，胸闷不适，舌苔薄白，脉弦缓或弦滑。对本证周仲瑛治拟疏肝健脾，化痰散结，消癌攻积。方选逍遥散加减，药用柴胡、炒枳壳、白芍、制香附、青皮、陈皮、枸杞子等；脾虚重者可加砂仁、炒谷芽、炒麦芽鸡内金。② 痰瘀互结型：症见乳房结块，皮色青紫，形体多肥，面色晦暗，舌质紫暗或淡暗，有瘀斑，苔厚而白，脉弦而滑。对本证周仲瑛治拟化痰散瘀，消肿散结。常用泽泻、清半夏、海藻、薏苡仁、猫爪草、山慈菇、大贝母等化痰祛浊。夹热者可用鱼腥草、仙鹤草、金银花、野菊花。③ 热毒瘀结型：癌毒痰瘀胶结，郁而发热，症见岩肿溃烂，血水淋漓，臭秽不堪，色紫剧痛，舌质红，苔黄，脉弦数。治拟清热解毒，化瘀消肿。软坚散结用制胆南星、山慈菇、大贝母、白附子、法半夏、海藻、牡蛎等；热毒内盛常用药物有龙胆、漏芦、白花蛇舌草、夏枯草、猫爪草等以清热解毒。④ 肝肾阴虚型：癌毒盘踞，不断掠夺人体气血津液以自养导致五脏六腑失却气血津液濡润，机能低下或失调；或中晚期肿瘤患者行放、化疗治疗后导致肝肾阴虚，水不涵木，肝木旺盛，症见晚期乳岩破溃外翻如菜花，不断渗流血水，疼痛难忍，舌偏红，舌苔剥少津，脉弦细。对本证治以滋养肝肾、扶正抗癌，方用六味地黄汤加减，肝阳偏盛者可加天麻、钩藤、生龙骨、生牡蛎；阴虚明显者可加熟地黄、墨旱莲、女贞子、知母、黄柏。在此基础上，周仲瑛常针对一些具体突出的临床表现进行加减化裁。若肿块坚硬者加猫爪草、夏枯草、海藻等；肿块疼痛较重者，加用制胆南星、乳香、没药；若四肢肿胀加用路路通、威灵仙等；周身疼痛剧烈，可加虫类搜剔之品，如全蝎、僵蚕、地龙、蜈蚣等以通络定痛；肢体麻木，功能障碍者多加鸡血藤、姜黄、怀牛膝等化瘀通络，行气活血；呕吐甚者配用黄连、吴茱萸、橘皮、竹茹、姜半夏等。（陈鹰娜．周仲瑛从肝论治乳腺癌经验 [J]. 中国中医药现代远程教育，2011，9（20）：7-8.）

主题149　治疗乳腺癌，患者要“忌口”

解析　刘尚义在治疗乳腺癌时，特别告诫患者要“忌口”。他认为乳腺癌的发生和饮食关系密切，术后、放化疗后的患者，一定要忌口，诸如鸽子、鹌鹑、牛肉、羊肉、狗肉、公鸡、海鲜等，有动风化火、助湿生痰、诱发或加重疾病之虞。正如刘尚义总结的“胃喜为补，适口者珍，天产为阳，助湿生痰，水产为阴，滋阴潜阳”，诚为见道之言，乃指导乳腺癌患者食疗之金针。（孙波．刘尚义教授辨治乳腺癌经验[J]. 河南中医，2007（7）：13.）

主题150　宫颈癌需清利下焦湿热

解析　宫颈癌成因，多由痰、湿、瘀等有形之邪壅塞胞宫，蕴结成块，影响下焦水液代谢。若经过手术治疗，术后包块虽除，但体质犹在，加上放疗的局部照射，炎灼炙热，湿热集结于下焦，连及带脉，客于胞宫，临床易见带下量多，色黄，味腥臭，或伴口干口苦，舌质暗红，苔黄腻，脉弦滑等，均为下焦湿热实邪之象。若侵及大肠，灼伤血络，则易出现腹痛、腹泻、排出黏液或血样便，伴有里急后重、肛门坠胀等症状；若湿热侵及膀胱，下焦气机不畅，或湿热蕴结导致气血不通，水液代谢失司，则易尿急、尿频、尿痛，严重者出现尿血。王晞星认为加味四妙散，清热利湿，达“疏通”下焦之意，为治疗宫颈癌放疗后下焦湿热证型的良方。方中黄柏、苍术两味合用，清热燥湿之力较强，黄柏主治下焦湿热，在肾和膀胱，而苍术主要入脾、胃经，燥脾胃之内湿，而绝生湿之源，又可外散湿邪。合薏苡仁加强燥湿健脾之功，牛膝引药下行，使药效专注于下焦，配合其“如渎”的生理功能，给邪以出路。四妙散的现代药理研究显示，其有抑制病原微生物生长，增强机体免疫力，促进炎症因子的吸收与消除，改善临床症状之效。若湿热热象明显者，王晞星常以土茯苓、马齿苋、苦参等加减，以增强其清热燥湿解毒之功；若湿邪显著或兼见下肢水肿者，百合、龙葵为常用对药，其利水之力强，给湿邪以出路。如有肝郁气滞、肝胃不和兼见少阳等证，多与四逆散相配伍。（史雪敬．王晞星教授从“下焦如渎”论治宫颈癌放疗后不良反应经验[J]. 时珍国医国药，2020，31（3）：730-732.）

主题151　宫颈癌放疗后不良反应宜“疏”“塞”兼顾，补泻兼施

解析　放疗日久，灼伤阴液，先前湿热之证，湿象减轻，热象明显，阴

液亏损，渐见阴虚之象，或虚火内扰，证型逐渐向下焦之肝肾阴虚转变，临床多见腰骶酸痛，口干，手足心热，夜寐不安，易怒形瘦，便干尿黄，舌质红，苔少，脉弦细或细数等症。王晞星认为，此时病位在下焦，肝肾阴虚，但热象犹存，虚实夹杂，此时应“疏”“塞”兼顾，补泻兼施，运用知柏地黄汤加味。知柏地黄汤是在六味地黄丸的基础上加知母、黄柏，因二药善清下焦虚热，主要针对肾阴亏损兼有虚火内扰之证，且据临床经验所示，黄柏在治疗宫颈炎、宫颈糜烂等方面，都有很好的疗效。根据不同情况，王晞星会酌情加减当归、白芍、木瓜，酸甘化阴，以滋阴液；若口干少气明显，可加太子参、麦冬、制五味子；若有骨痛、发热，产生骨髓细胞损伤，白细胞减少，中医认为，肾主骨，骨髓功能下降，与肝肾密切相关，补骨脂可以改善因骨髓抑制产生的白细胞减少的病证，提高免疫力。（史雪敬．王晞星教授从“下焦如渎”论治宫颈癌放疗后不良反应经验 [J]. 时珍国医国药，2020，31（3）：730-732.）

主题 152　卵巢癌需调和肝、脾、肾三脏的气血阴阳及功能

解析　王晞星治疗卵巢癌以“和法”为指导，主张调和肝、脾、肾三脏的气血阴阳及功能，使机体脏腑相和、阴阳互济，恢复“阴平阳秘”的状态，达到长期带瘤生存的目的，而非一味滥用攻伐、祛邪攻毒。治法贵乎于活，选方用药需要根据患者各自特点来辨证论治。痰湿瘀毒是该病重要的致病因素，临床上可在基础方上加化痰、解毒祛湿之品。加减用药：若患者腹水明显，用百合、龙葵清热解毒、利水消肿而不伤正，或加大腹皮、车前子、牵牛子等利水消肿；若患者体质较弱，疲乏明显，则可以补中益气汤为基础加味以健脾扶正，使抗邪有力；若患者便溏、带下量多、黄臭，可用土茯苓、生薏苡仁清利湿热；腹痛较甚者，加延胡索、五灵脂、乌药等活血行气止痛；各种证型均可根据具体临床特点酌情加解毒散结、抗癌之品，如山慈菇、浙贝母、菝葜、白花蛇舌草、三叶青等；若出现肝转移，则加入石见穿、蜈蚣等入肝经散结；若肿瘤处于急进期，则用大剂量蛇六谷以解毒散结。（宁博彪．王晞星治疗卵巢癌临证经验举隅 [J]. 山西中医，2019，35（7）：4-6.）

主题 153　卵巢瘤的主要治法为活血养阴化痰

解析　刘尚义极其推崇张仲景的治法与观点，认为肿瘤主要是因为人体正气虚弱造成的，因虚致瘤（癌）；主要病机为虚生痰、瘀、毒。卵巢瘤病虽在下，但根据同气相求理论，痰与湿下受，故可用化痰除湿之法。因虚致病，病之日久亦可致虚，两者互为因果，在治疗的过程中常常注重于补虚。卵巢瘤的主要治法为活血养阴化痰。

刘尚义在经方的基础上开创其自拟基础方甲术三草汤（鳖甲、莪术、冬凌草、猫爪草、葎草）。这是在其 60 多年的临床经验中总结出来的经验基础方，针对不同肿瘤其三草可以变换，如卵巢瘤其葎草可换成益母草，在临床上疗效突出。刘尚义在治疗卵巢瘤的过程中基本每一剂的主药都是莪术、鳖甲、冬凌草。莪术行气破血，消积止痛，现代研究发现其具有抗肿瘤、抗血小板聚集、抗菌、抗病毒、抗白血病等作用，其提取物莪术醇具有很好的抗瘤效果。鳖甲滋阴潜阳，软坚散结，退热除蒸，现代研究发现其具有改善免疫功能的作用。冬凌草清热解毒，活血止痛，现代研究发现其具有抗癌、降血脂、降血压等作用。

刘尚义针对不同证型的卵巢瘤，主要以养阴活血为主，方中含有大量的养阴药物如玉竹、石斛、黄精、桑椹，兼顾其痰湿重，加化痰除湿之药如苍术、厚朴、胆南星。（琚皇进，杨柱，唐东昕，等 . 刘尚义治疗卵巢瘤用药特点分析 [J]. 中医学报，2019，34（6）：1197.）

主题 154　不孕症的治疗当分辨其虚实的轻重

解析　不孕症是一种由多种病因导致的生育障碍状态，是生育期夫妇的生殖健康不良事件。女性有正常性生活并未采取避孕措施至少 12 个月后未孕称为不孕症。除了先天的生理缺陷和配偶因素外，班秀文认为不孕症与妇女本身的病理变化有关，主要分为肾阳虚弱、肝肾两虚、虚实夹杂、气血两虚、痰湿黏腻、肝郁气滞、湿热下注、阴虚阳亢等证型，但临床以虚实夹杂证型为多见。班秀文认为不孕症的治疗当分辨其虚实的轻重，虚者宜温补肝肾，调养冲任以培其根基，适当加入温化通行之品，盖气血以通行为贵故也，则疗效尤佳。实者宜健脾祛湿，或疏肝理气，或活血化瘀。湿瘀之患，胞脉不通，虽然祛湿化瘀之品必用，然病的关键在于冲任和胞宫，因而在祛湿通络之后，仍然离不了温养以善后。如在调补肝肾之时，班秀文强调以平补阴阳为原则，反对药性燥烈，常用五子衍宗丸、归芍地黄汤调补肝肾。由于不孕症患者常伴有肝郁不舒、气滞郁结的症状，因此配以白芍、香附、砂仁、小茴香等，温调肝气，肝畅则诸郁皆除，肝木荣和，受孕可期。临证时班秀文还叮嘱患者用枸杞子、鹿角胶、当归身等中药与羊肉一同煲汤，以进行滋补调理，血肉有情之羊肉，既可温养又能补血以培其本。（裴以禄，王志威，戴铭，等．国医大师班秀文论治妇科杂病经验 [J]. 中华中医药杂志，2020，35（2）：696-699.）

主题 155　治疗不孕症强调“求子之道，调经为先”

解析　夏桂成根据自身多年临证经验创立“心（脑）- 肾 - 子宫轴”学说及补肾调整月经周期节律法。夏桂成临床治疗不孕症强调“求子之道，调经为先”，调经重在顺应女性月经周期各阶段气血阴阳消长的变化规律，倡导以“补肾”为主，分行经期、经后期、经间期、经前期四期论治，此即“补肾调周”之治也。夏桂成以“补肾调周”为大法，联合祛瘀通络法治疗输卵管性不孕。祛瘀通络治其标，补肾助孕顾其本，夏桂成认为祛瘀通络法为治疗各种原因引起输卵管结构功能改变的重要大法，输卵管的生理活动与女性生殖节律及阴阳转化规律相顺应，在月经周期的各个阶段呈现周期性的变化。行经期行气活血，祛瘀通络为策；经后期滋阴填精，补虚奠基为本；经间期补肾活血，调畅气血为先；经前期补肾助阳，疏肝助孕为要，使发生障碍的输卵管恢复生理功能，两精相搏，从而珠胎得育。（钱海晴，赵可宁，王利红，等．国医大师夏桂成治疗输卵管性不孕临床经验 [J]. 中华中医药杂志，2021，36（5）：2719-2722.）

主题 156　黄体功能不全不孕症治疗当“调周”“调轴”与“调神”相统一

解析　① 补肾调周，贯穿始终：夏桂成认为，调经亦是治标之法，唯有调周才是真正意义上的治本。因而，他主张将“补肾调周法”贯穿于黄体功能不足（LPD）不孕症的治疗始末，旨在调整心（脑）-肾-子宫轴，促进卵泡发育，改善黄体功能，从而有利于调经助孕种子。具体方法为将女性月经周期分期：经后期（初期、中期、末期）、经间排卵期、经前期（前半期、后半期）、行经期，并根据各期阴阳消长转化的特点施以不同的治法。② 补肾助孕，专方专用：夏桂成认为补肾助阳，佐以疏肝是 LPD 不孕症经前期（黄体期）的治疗大法，通过对《景岳全书》中毓麟珠及《女科》中六大助阳方药的筛选，创制了专方——补肾助孕方。③ 心肾同调，关键所在：夏桂成侧重于在中医女性生殖节律理论中强调“心（脑）-肾-子宫轴”的理论体系，着重强调心（脑）对于月经节律乃至整个女性生殖内分泌系统的重要作用。④ 内外合治，因时制宜：夏桂成治疗 LPD 不孕症时，亦提倡因时内外合治，每于秋冬季节，常加用一些外治方药，如加味艾附暖宫汤。⑤ 调畅情志，改善生活：在“调周”的同时注重“调神”，充分发挥患者的主观能动性，不仅能有效缓解其负面情绪，还能一定程度上改善其生理功能。（徐丹，周惠芳，洪艳丽，等. 国医大师夏桂成诊治黄体功能不全性不孕症经验 [J]. 中华中医药杂志，2021，36（2）：813-817.）

主题 157　对于排卵障碍性不孕症应该重视经后期的治疗

解析　经后期是指行经期结束到排卵期开始之前的一段时期，以阴消阳长为主要的运动形式。夏桂成根据阴长水平变化，将较长的经后期分为：经后初期、经后中期、经后末期 3 期。经后初期紧接行经期，一般指月经干净后的 3～5 天，甚者可达 7 天或是更长。经后初期以“虚”为特点，治疗上应注重以“养”为主，治以滋阴养血、以阴扶阴，基础方为归芍地黄汤加减。经后中期介于经后初期和经后末期之间，较经后初期稍短，经后末期稍长，指经后初期后 3～5 天，甚者可达 7 天。为了复阴和促阴长，缩短阴阳之间的差距，滋阴的同时需要重视助阳。治以滋阴养血，佐以助阳，基础方为滋肾生肝饮加减。经后末期是排卵的前期，与经后中期相连，一般较短，指经后中期后 2～3 天，或有延长至 4 天。高水平的阴长，需要消耗大量的阳，治宜滋阴养血、阴阳并调，基础方为补天五子种玉丹加减。（李博涵，殷燕云，陈小娟，等. 夏桂成对排卵障碍性不孕症经后期的论治 [J]. 福建中医药，2019，50（1）：57-58.）

主题 158　卵巢功能障碍性不孕症分虚实论治

解析　在卵巢功能障碍性不孕症的治疗上，朱南孙又分虚实论治，对实证先予祛邪，待邪去正复经调再调补助孕；对虚证注重调补脾胃气血，调补肝肾，气血充盛，冲任通达，胎孕乃成。虚证患者调补多以温润填精、甘咸柔养为主，常在补益药中加入少许养血活血之品，以动制静，动静相宜。实证多久病缠绵，耗伤正气，而且攻邪之品多耗伤正气，在经后期血海空虚，亦当加以调补，使正气强盛易于祛邪外出。此外，调经助孕是朱南孙治疗卵巢功能障碍性不孕症的一个重要环节。《万氏女科》谓：“女人无子，多因经候不调。”陈修园在《女科要旨》中也指出：“妇人无子，皆由经水不周。”古代医家在治疗本病时也都遵循着“求子之道，必先调经”的法则。卵巢功能障碍常首先引起月经失调、闭经、异常子宫出血等月经病，因此在治疗上首先应调理月经，朱南孙常在辨证论治的同时结合月经周期进行调理。调经之法当分经前、经间、经后，经前期治宜活血调经，佐以疏肝理气，以顺应经血下降之势清除胞宫瘀血及病邪，经水调达后方可使用温养冲任之品协助排卵，于月中促孕，以期获效。（张静，郭慧宁，张蔚苓，等. 朱南孙促卵助孕汤治疗卵巢功能障碍性不孕症经验 [J]. 辽宁中医杂志，2014，41（4）：639-641.）

主题 159　欲求嗣，必先调经；调经者，重在调周；调周者，必兼养卵促卵

解析　朱南孙强调不孕症患者治病为先，病除经调，待气血、精血充沛，以候真机，氤氲之行，胎孕乃成。朱南孙提出欲求嗣，必先调经；调经者，重在调周；调周者，必兼养卵促卵。朱南孙以月经周期阴阳气血的变化为基础，分期辨治。行经期，以通为主，此时胞宫“泻而不藏”，以活血调经之品促进经血通畅，慎用寒凉药以防滞其经水。经后期，经水已泻，胞宫阴血亏虚逐渐至盛，以辨证论治为根本，兼以滋阴养血、补益冲任。以四物汤、二至

丸作为基础方，佐以黄精、何首乌等补肾养肝填精之品。经前期，阳升至重阳，治拟温补肾阳，重在促进黄体发育，以利于受精卵的着床与生长。常用生地黄、熟地黄滋养肾精，淫羊藿、川续断、盐杜仲、菟丝子、枸杞子等温补肾阳。“女子以肝为先天”“滋肾必疏肝”，故朱南孙在经前期，常佐以疏肝理气之品，常配伍制香附、川楝子、柴胡、广郁金、娑罗子以疏利冲任。经候如期，则胎孕有望。朱南孙强调求子之道，重在调神，形神兼治。七情所伤女子，脏腑功能衰退，气血欠盛，阴阳失和，交合孕育无望。朱南孙认为，女子属阴，阴血易亏，阳常有余，肝失涵养，加之不孕症患者性善忧思急躁，心神失养，阴虚阳亢，无以营养冲任胞宫，不能成孕。故而疏肝解郁、宁神定志亦为调经助孕之要领。朱南孙喜用广郁金、合欢皮药对，广郁金疏肝解郁，合欢皮解郁宁心，两者合用愉悦心志，是治疗情志不畅、烦闷不舒之佳品；对于心肾不交者，常选用远志，合以首乌藤以共奏宁心安神之效。且朱南孙喜用石菖蒲、石楠叶之品，不仅能促进卵泡发育，也能够增加兴奋性以愉悦情志。（蔡颖超，谷灿灿，何珏，等 . 朱南孙调经助孕经验 [J]. 河南中医，2017，37（8）：1353-1355.）

主题 160　补泻兼施、以气为先，以治疗输卵管阻塞性不孕症

解析　朱南孙临证并不囿于输卵管阻塞这一局部检查诊断，而是考虑整个病机和患者的体质状况进行辨证论治。首先，补气不忘理气。针对无明显盆腔炎发作病史，但输卵管造影示通而欠畅者，予党参、黄芪、柴胡、制香附、川楝子等补气加理气药组合，使胞经胞脉有形成规律蠕动之力，辅以理气药推动，加强疏通之力。朱师将之喻为“一鼓作气”。其次，补气理气分时治宜。针对有明显盆腔炎症状者，常因邪侵冲任，气机不利，不通则痛，导致下腹部疼痛、输卵管阻塞，精卵不能适时相合，故经后以蒲公英、大血藤、紫花地丁、败酱草、刘寄奴等清热疏化，王不留行、路路通、丝瓜络理气通络，辅以川楝子、制香附理气通滞、通利冲任。经期则在党参、黄芪、当归、丹参、川芎补气养血活血基础上，加入少量理气药，如柴胡、延胡索、制香附、川楝子疏理冲任，使经行适量通畅。再次，通络不忘补气。朱师常以丹参、赤芍、蒲公英、大血藤、紫花地丁、败酱草、刘寄奴等清热解毒、活血化瘀药物通利冲任，并在此基础上，加入大量补益气血的药物，如党参、黄芪、当归，用量

一般达20～30g，以加强通络之力。此外，补泻兼施、分时治宜还体现在朱师在经前期以疏肝养血、通利冲任之法使经来顺畅；经期采用活血理气通经之法；经净后至月中采用活血化瘀、理气通滞之法；月中补肾疏冲促孕。如此形成治疗输卵管阻塞性不孕症的周期式治疗方法。（许江虹，孟炜．补泻兼施 以气为先——朱南孙治疗输卵管阻塞性不孕症经验[J]. 上海中医药杂志，2007，41（11）：1-2.）

主题161 不孕症治肝必及肾，益肾须疏肝

解析 肝肾对女子的生理病理有重要的作用，前人提出“肝肾乃冲任之本”。同样，肝肾同治亦是朱南孙妇科病诊疗中重要的治疗理念，朱小南先生有“肝气不舒则百病丛生，尤以妇女为甚”的见解，朱南孙在其先父的观点上提出了“肝肾为纲”“肝肾同治”的妇科疾病临床治疗观点，认为妇女的疾病虽然与五脏六腑皆有关系，但与肝肾最为密切。肾为先天之本、元气之根，藏生殖之精，是人体生长、发育和生殖的根本。肾司二阴，胞脉系于肾，冲任二脉，导源于肾。先天肾气不足，或房事不节、久病大病、反复流产等都可“穷必及肾”，损伤肾气，肾气不足，天癸不能按期而至，冲任不盛，胞脉不荣，则月经失调，不能摄精成孕。肝藏血，主疏泄，司血海，女子一生，经、孕、产、乳，数脱于血，而胞宫的行经及胎孕等生理功能恰是以血为用的。女子以肝为先天，以血为本，而易怫郁，每致肝气不舒，气机不畅，冲任不能相资，则诸症迭出致胎孕难成。肾为肝之母，两者同居下焦，乙癸同源，精血互生，肾水滋养肝木以柔养其刚悍之性，而肝郁常又子病及母。故朱南孙提出了“治肝必及肾，益肾须疏肝”的治疗理念。在用药时常常在柴胡、郁金、夏枯草等疏肝清肝方中加入女贞子、枸杞子、桑椹、续断、桑寄生等补肾药，而在补肾方中又多添加疏肝理气之青皮、川楝子、路路通、郁金等。（赵莉，赵莉，张飞宇，等．朱南孙治疗不孕症经验介绍[J]. 新中医，2009，41（6）：5-6.）

主题162 养膜护膜，载物而孕

解析 男精女血（卵）和合而为孕卵，植入胞宫得精血滋养方能生长。

傅青主指出“寒冰之地，不生草木；重阴之渊，不长鱼龙”，表明孕卵的植入与胞宫内环境与胞膜的容受性联系密切。容受性是指子宫内膜对胚胎的接受能力，允许囊胚黏附、穿透及其植入，进而使胚胎可着床生长。任何引起子宫内膜发育异常的因素均可降低其容受性，导致胚胎植入和内膜的发育失去同步化，使子宫内膜对胚胎不能识别和融合，影响胚胎在子宫中的存活和成功植入，进而导致不孕和复发性流产。孕卵如种子，而胞膜如同土壤，土壤肥沃加之阳光雨露种子才得以生长；而胞膜厚薄及温润适宜，方能育卵受胎。

女性阴道、子宫及附件内膜，由外至内被覆于外阴、阴道、宫颈、子宫、输卵管、卵巢各处，形成窍道，与外界、腹腔相通。“在内之膜如在外之肤”，即内膜红肿、溃烂、增生、粘连，或萎缩，或衍生息肉、结节、囊肿、癌瘤等病变，如同人体肌肤的疹、痈、疖、赘生物等皮肤病。刘尚义将“膜病理论”引入不孕症的辨治中，重视妇科疾病局部微观辨治，重视胞膜调护，改善胞宫内环境与胞膜容受性。“肤膜同治”，一是祛胞膜之邪实，如风、寒、热、燥、湿、浊、痰、瘀、虫等，以风药治膜病，荆芥、防风、升麻、柴胡、羌活等祛风除湿，升阳散火，行气开郁，引邪外出，透邪利膜；虫药多具灵动、潜伏之性，土鳖虫、水蛭等搜剔膜络中“伏邪”；莪术、川芎、刘寄奴逐在膜之瘀；胆南星、浙贝母、白芥子祛在膜之痰。二是扶胞膜之正虚，胞宫之膜赖女子阴血滋润濡养、阳气温煦赞育，常用龟甲、熟地黄、玉竹、石斛、天冬、麦冬等滋阴养血，滋养胞膜；淫羊藿、菟丝子、肉苁蓉、巴戟天等调补下元，以补阳药助胞宫生长之机；紫石英、艾叶为暖胞宫胞膜之要药，气暖而补，有资化育之妙，如温室育种，改善胞膜容受性，促进胚胎在子宫中存活和成功植入。在补血活血、滋养肝肾的基础上常辅以理气、祛湿、化痰等法，旨在养膜、洁膜、利膜、护膜，改善胞宫内环境利于孕卵生长。（李鑫，游志根，李黎，等．国医大师刘尚义不孕症诊治经验 [J]. 中华中医药杂志，2021，36（6）：3329.）

主题 163　调控“天癸 - 冲任 - 胞宫 - 肝肾脾胃”生殖轴治疗不孕症

解析　刘尚义重视肝肾脾胃在“天癸 - 冲任 - 胞宫”生殖轴中的主导作用。一是天癸之至竭关乎肝肾脾胃，天癸至而能泻，方有孕育之源。女血（卵）之有无关键在肾——生殖之精；女血（卵）之藏泻关键在肝——排卵与否；女血（卵）之成熟与否关键在脾胃——后天滋培。二是冲脉之盛衰关乎脾胃，冲脉盛溢，月事以时下，方有孕育之机。冲脉隶属阳明，故谷气盛，血海满，气通血活，守位禀命不逆乱妄行而为妊养之源；冲脉之盛衰亦赖于厥阴肝血、少阴肾精之充养；冲脉之顺逆由乎肝气柔顺条达、胃气通降冲和。三是任脉之通虚关乎肝肾：肝藏血，肾藏精，以滋任脉；肝主疏泄，以通任脉；肾主封藏，以固任脉。任脉主一身之阴液，任脉阴液温润冲和，为肝肾精血所化，以滋养阴道、宫颈、子宫、输卵管、卵巢；女子属阴如水，水利万物，静顺柔和，滋养载妊之基，具坤土之德，为生养之本源。不孕之症，关乎八脉，冲任为先，共同对生殖过程起着重要作用。此外，生殖之轴亦上系心（脑）、肺；心主神主血，为十二官之主，生殖轴的运转关乎心脑；肺主气，朝百脉，肺肾相关，金水相生，生殖之精的充养也赖于肺气如雾露滋润。自然孕育、精卵和合关乎胞络之柔顺条达，即阴道、宫颈、子宫、输卵管、卵巢等生养之道路通畅，精卵顺利游走出入，谐和相济而孕。（李鑫，游志根，李黎，等. 国医大师刘尚义不孕症诊治经验 [J]. 中华中医药杂志，2021，36（6）：3329.）

主题 164 调补脾肾、填补精血是治疗肾虚不孕大法

解析 周信有认为虚证多为功能性疾病，中医辨证为肾虚不孕，如继发性卵巢功能失调所致不孕属此型，包括排卵功能障碍、黄体功能不全、继发性闭经、异常子宫出血、子宫发育不良、多囊卵巢综合征等。因此在治疗上，调补脾肾、填补精血是其治疗大法。结合现代医学性腺轴中卵胞发育的不同阶段，给予周期性用药，可归纳为补肾 - 活血 - 补肾，这种模式能较成功地治疗卵巢功能障碍所致的月经病。对于卵巢排卵功能失调，在排卵前应用补肾药，可促进卵泡发育，但不能激发卵泡破裂。因此在妇女月经中期卵泡发育成熟的排卵之日，如该排卵而未排，必有留瘀为患，当以祛瘀为先。周信有一般是在补肾药中加入祛瘀之品，以促进增大的成熟卵发生破裂而排出。（宋华平. 周信有教授治疗不孕症经验浅析 [J]. 甘肃科技纵横，2007，36（1）：204.）

主题 165 不孕治疗以活血化瘀、理气通滞、清热利湿为大法

解析 周信有认为实证不孕系由湿热内蕴、胞脉阻塞所致，此型属现代

医学慢性盆腔炎。治疗以活血化瘀，理气通滞，清热利湿为大法。根据病情，湿热留恋，尚有炎症的用“清通法”；病情久，炎症已除，胞络不通的用“温通法”。血瘀气滞明显者，三棱、莪术等破血祛瘀之品均可加用。（宋华平 . 周信有教授治疗不孕症经验浅析 [J]. 甘肃科技纵横，2007，36（1）：204.）

主题 166　许润三自拟“调冲方”调经促孕

解析　许润三认为排卵障碍是以“肾虚”为本，又与肝、脾密切相关，若情志不舒，肝失疏泄，气机郁结，既可上扰髓海，又可下阻冲任气血。再结合此证患者大多具有心情抑郁、月经失调、胸胁胀满、善叹息等肝气郁结之表现，故以定经汤为主方，自拟“调冲方”调经促孕。定经汤原方组成为：菟丝子 30g，白芍 30g，当归 30g，熟地黄 15g，山药 15g，白茯苓 9g，荆芥穗 6g，柴胡 15g。傅山自评：“此方舒肝肾之气，非通经之药也；补肝肾之精，非利水之品也。肝肾之气舒而精通，肝肾之精旺而水利。不治之治，正妙于治也。”“调冲方”全方组成为：柴胡 10g，当归 10g，白芍 10g，熟地黄 10g，菟丝子 10g，续断 15g，鸡血藤 20g，仙茅 6g，淫羊藿 10g，醋香附 10g，益母草 20g。许教授以菟丝子、续断、淫羊藿、仙茅等补益肝肾之药为主，以当归、熟地黄、鸡血藤、益母草养血活血，以柴胡、醋香附疏肝理气，白芍养血柔肝。许润三在治疗排卵障碍性不孕症时往往重视调补肾精，重用温药，如续断、菟丝子等调补肝肾之品，肾阳足、冲任通、胞宫暖，则易孕矣。（刘小玉，王清，郑志博，等 . 国医大师许润三调经促孕方药特色浅析 [J]. 中日友好医院学报，2021，35（3）：183，185.）

主题 167　卵巢型子宫内膜异位症不孕治疗应内外同治，攻补兼施

解析　何成瑶根据子宫内膜异位症（简称内异症）易致郁、热、瘀的特点，治疗上内治法选用自拟妇科消炎 1 号方，方中大血藤、败酱草清热凉血、化瘀止痛，为君药；牡丹皮、赤芍助大血藤、败酱草清热凉血、化瘀止痛之功，为臣药；三棱、莪术破血行气、消积止痛，配川芎、延胡索增强活血行气

止痛之功，共为臣药；栀子清热凉血、解毒利湿亦为臣药；当归、白芍补血活血、调经止痛，茯苓健脾利湿，共为佐药；甘草清热解毒，调和诸药为使药。全方共奏补虚清热、活血祛瘀之功，标本兼治，以求以通治其标，补虚治其本。因直肠毗邻子宫，故外治法用自拟通阻方进行保留灌肠。研究表明，中药灌肠时，药物通过黏膜进行吸收，药力直达病所，能够提高药物的生物利用度，以及减轻药物对胃肠道的刺激。且该法经济简便，易于操作，患者乐于接受。方中蒲公英、苦参、紫花地丁、牡丹皮、赤芍清热燥湿、凉血散结为君药；土茯苓、苍术、白芷健脾燥湿、消肿排脓为臣药；三棱、莪术破血行气、消积止痛亦为臣药；佐以延胡索、川楝子疏肝行气，活血止痛；蛇床子、艾叶温肾壮阳、燥湿止痛，以防寒凉太过。因内异症治疗周期较长，且该清热祛瘀法中多用攻伐之药，故可适当加入固护正气之品以防攻伐太过而伤正。（余俊洁，曹俊岩，林巧梅，等．何成瑶教授采用清热祛瘀法治疗卵巢型内异症不孕经验 [J]. 实用妇科内分泌电子杂志，2019，6（18）：17-18.）

主题 168　治疗多囊卵巢综合征导致的不孕应注重情志疏导

解析　何成瑶认为婚久不孕的患者，无论在家庭、社会及个人等方面都承受了巨大的心理压力。在这种情况下，不孕症女性出现不同程度的焦虑、抑郁等负性心理的风险较高，且易受其持续性的影响，又会给患者本身带来各种问题。何成瑶在与患者交流过程中，极度注重对患者的关怀、同情，与患者深入沟通，了解每位患者的心理活动，最大程度地给患者普及不孕症的相关知识，让患者心理焦虑得到缓解，同时亲自指导患者受孕方法。在方药上酌情添加疏肝养肝药物，可有效地提高患者临床妊娠率。（邹燕，程力，罗朱卫．何成瑶教授中西医结合治疗肾虚痰瘀型多囊卵巢综合征经验 [J]. 中西医结合研究，2022，14（1）：67-69.）

主题 169　输卵管堵塞导致的不孕可以内服外灌，散瘀除湿，通卵管

解析　因输卵管阻塞而致不孕，何成瑶认为，阻塞乃现象，多为有形之

物壅塞脉道，胞脉气机阻滞不通，精卵相遇受阻而不孕。壅塞之有形之物主要为瘀血和湿邪。瘀血的形成，主要有两个方面：因气虚、气滞、血寒、血热等原因，使血行不畅而凝滞；由于内外伤、气虚失摄或血热妄行等原因造成血离经脉，积存于体内而形成瘀血。湿属阴邪，有内外之分，性重浊、黏滞、趋下，使病程缠绵难愈。何成瑶以散瘀除湿为治疗大法，自拟妇科灌肠方外治以通卵管，嘱患者坚持服药，定有嗣育之效。（程力，张帆，曾莉，等．何成瑶老中医治疗不孕症经验附验案一则 [J]. 内蒙古中医药，2015，2（17）：48-49.）

主题 170　不孕症水道阳虚证治宜温通水道、滋补阳气

解析　水道阳虚证即水道病、阳虚证。主要表现为精神萎靡、体倦乏力、畏寒肢冷、小便清长、大便溏烂、排卵期体温偏低等。治宜温通水道、滋补阳气，以壮医针灸为主，配合药物内服。针灸取穴：脐内环穴（肝、肾、脾胃、心）、内关、太冲、关元、膻中、中脘、足三里、三阴交、百会。关元用艾条温灸，每次 30min，每天 1 次。内服黄氏温水补阳汤：紫河车 10g，淫羊藿、补骨脂、鹿角胶、巴戟天、菟丝子、枸杞子、当归、熟地黄各 15g。阳虚甚加花椒、艾叶各 5g，水煎服，每日 1 剂，连服 7 剂为 1 个疗程。（宋宁，李浪辉，秦祖杰，等．黄瑾明诊治不孕症思路探析 [J]. 中国中医基础医学杂志，2015，21（8）：1029-1030.）

主题 171　不孕症三气不畅证治宜调气解毒散结

解析　三气不畅证即天、地、人三部之气均不通畅，易导致气血失衡，主要表现为心情抑郁、胸胁乳房胀痛、脘腹痞闷、情绪易激动、脉弦甚或有乳腺增生等。治宜调气解毒散结，以壮医针灸为主，配合药物内服。针灸取穴：脐内环穴（心、肝胆、肾、肺、大小肠、脾胃）、太冲、血海、复溜、三阴交、内关、膻中。关元用艾条温灸每次 30min，每天 1 次。内服黄氏调气解毒散结汤：细辛、柴胡各 5g，甘草 6g，白芷、金银花、牛尾草、青皮、赤芍、桔梗、浙贝母、苦杏仁各 10g，麦冬、天花粉、玄参各 15g，水煎服，每日 1 剂，连服 7 剂为 1 个疗程。（宋宁，李浪辉，秦祖杰，等．黄瑾明诊治不孕症思路探

析 [J]. 中国中医基础医学杂志，2015，21（8）：1029-1030.）

主题 172　不孕症谷道虚证治宜补谷健胃、水道谷道同调

解析　谷道虚证即辨病为水道病，辨证为谷道虚证，气血偏衰多见水道、谷道同病。壮医认为谷道为气血生化之源，故对于不孕症之谷道虚证，黄瑾明从谷道入手，水道谷道同调，每获良效。其主要表现为脘腹胀满、食欲不振、大便溏薄、肢体倦怠、少气懒言、面色萎黄或白、舌淡苔白、脉缓软无力等。治宜补谷健胃、水道谷道同调，以壮医针灸为主，配合药物内服。针灸取穴：脐内环穴（脾胃、肝胆、肾）、中脘、关元、复溜、足三里、三阴交、膻中。关元用艾条温灸，每次 30min，每天 1 次。内服黄氏补谷健胃汤：陈皮 6g，山药、广西蜜枣各 10g，党参 15g，茯苓 20g，猪排骨 500g。用法：上药和猪排骨同煮，武火煮沸，文火炖约 3h，拨去浮油，入盐少许调味，饮汤。每 3 天 1 剂，连服 1 个月为 1 个疗程。（宋宁，李浪辉，秦祖杰，等 . 黄瑾明诊治不孕症思路探析 [J]. 中国中医基础医学杂志，2015，21（8）：1029-1030.）

第二篇

常见病临床验案

3 月经先期

验案 患者，女，38岁。2013年5月8日就诊。月经提前，色黑，质稀，量少，寐差，咽干，纳差，饱胀，呃逆，面色晦暗，目色灰蒙。对花粉过敏，有2次流产史，舌淡暗、苔薄白，脉弦细稍数。

诊断 西医诊断：月经失调。中医诊断：月经先期，证属心脾两虚。

治法 调补气血，健脾养心。

方药 西洋参10g，生北黄芪10g，紫丹参10g，益母草10g，川郁金10g，制香附10g，乌贼骨10g，西砂仁4g，大红枣10g，云茯神12g，炒酸枣仁12g，龙眼肉10g，阿胶珠10g，全当归10g，生甘草5g。28剂。

医案分析 孙光荣认为，观其双目暗淡，无光泽，属焦虑眼神，推其病为因思虑而得，所愿不遂，损伤脾胃，病位在中焦。月经失调在前，纳差、腹胀、寐差、呃逆在后，故不能单纯调经，治以调气补血、健脾养心为主，兼以调经。方中以西洋参、生北黄芪、紫丹参益气活血，益母草、川郁金、制香附活血疏肝解郁。月经以通为顺，用益母草活血调经，以达通因通用之效。乌贼骨、西砂仁、大红枣以调理中焦，提振中气；云茯神、炒酸枣仁、龙眼肉养心血，安心神。阿胶珠、全当归滋阴补血活血，甘草调和诸药为使。如此经血畅，肝气舒，脾胃健，心神宁，则气畅血旺神安。

来源 王兴.国医大师孙光荣教授治疗妇科病的临床经验[J].中国中医药现代远程教育，2014，12（19）：19.

验案 患者，女，30岁。1996年11月18日初诊，近1年来月经先期

7天至10天（末次月经11月16日来潮），量少，色淡，腰酸，精神疲乏，颧部淡红，舌微红苔少，脉略细数。

诊断 西医诊断：月经失调。中医诊断：月经先期，证属阴虚血少。

治法 益阴养血。

方药 两地汤加减。熟地黄20g，生地黄20g，枸杞子15g，白芍15g，女贞子15g，地骨皮10g，当归15g，杜仲10g，阿胶10g，丹参10g。7剂。

复诊情况 11月25日二诊：药后经止，苔已少许，舌不红，上方去地骨皮，加黄芪25g、焦白术10g。14剂。

12月18日三诊：月经12月14日来潮，经期已基本正常，症状也显著好转。

医案分析 本例通过四诊辨证为阴虚血少之月经先期。《医宗金鉴·调经门》云："若下血少，色浅淡而清，则为不足之热也。"辨经水前期，古人多归之于热，热能动血而催经水早期。此为阴虚生热，且素营血不足。治宜益阴养血之法，方用两地汤加减。二地为君，熟地黄滋阴养血，生地黄滋阴凉血；臣为当归、白芍，与熟地黄相伍，乃四物汤之意，重在补血；枸杞子、女贞子旨在养阴；佐以养血止血之阿胶，养血活血、调经之丹参，滋补肝肾之杜仲，合而成方。二诊时舌上已有少苔，故原方去地骨皮。患者病程1年左右，久病气血两虚，气不能摄血，经量不多而颜色不红，所以方中酌加补气以生血之黄芪、焦白术，使气旺则血生，阴平则阳秘，血无热扰，则经行自可日趋正常。

来源 胡晓阳，李冀，王荣. 段富津教授治疗月经病验案举隅[J]. 中医药信息，2008，25（3）：25.

验案 患者，女，32岁。2009年11月27日就诊。每次月经先期7天余，伴头昏、疲乏欲寐、背冷肢寒，舌淡苔薄白，脉沉。

诊断 西医诊断：月经失调。中医诊断：月经先期，证属脾虚不摄。

治法 健脾益气摄血。

方药 归脾汤合二至丸加减。药物组成：黄芪30g，党参30g，白术15g，茯苓10g，当归30g，酸枣仁30g，远志10g，生地黄15g，女贞子30g，墨旱莲30g，仙鹤草30g。水煎服，每天1剂。

复诊情况 二诊：2009年12月25来诊。经治月经按期而行，余症较前减轻，前方去生地黄，加桂枝 15g，黑附片 10g，甘草 10g，继服以温肾阳。

三诊：2010 年 1 月 5 日来诊。上症减轻，唯小腹隐痛，前方加川芎 15g、小茴香 15g，以暖下行气。

四诊：2010 年 1 月 12 日来诊。头昏沉、心下痞、畏寒，于上方去酸枣仁、远志，加黑附片至 20g，桂枝至 20g，小茴香至 20g，继服。

五诊：2010 年 1 月 19 日来诊。头昏沉、心下痞、畏寒减轻，加枳壳 15g，干姜 5g，白术加至 30g，黑附片加至 30g，继服 5 剂而愈。

医案分析 该病案首诊时为肝脾双虚，脾虚化生阴血不足，肝无血藏，经脉虚而寒邪居，诸症蜂起。因血虚兼阳虚而摄血无力，而月经先期，即以归脾汤加减健脾养血，二至丸滋水涵木，使阴血足，肝得养，脾健运。二诊去生地黄以免滞胃腻脾，加桂枝、黑附片、甘草辛温之品温通经络，运行气血，其次补火暖土，使土旺血生，寒邪祛除。三诊佐入调肝之品，勿使脾虽病而肝郁，失其升发之性。后二诊渐增温阳祛寒之品用量，重视温补脾肾，使先后天之本得助，气足血旺而上下内外通达。综观该病诊治过程，一因肝脾血虚而治以调养肝脾，使阴生阳长，二因气虚阳弱而治以温补脾肾，使阳生阴长。并随兼症加减治疗，终使阴阳平衡而诸症渐去。

来源　张竹君，王煜．王自立主任医师“滋养肝肾调和气血”思想在治疗月经病中的应用 [J]. 西部中医药，2011，24（8）：30-32.

4 月经后期

验案 患者，女，23岁，学生。2009年8月19日初诊。月经推迟2～3个月一行，已5～6年，量少，经行腰腹痛，经前乳胀，面部痤疮密集，额部明显，不痛不痒，末次月经（LMP）8月初，三天净。食纳可，二便调，舌质淡，苔薄白，脉缓。

诊断 西医诊断：月经失调。中医诊断：月经后期，证属枢机不利、胆火内郁。

治法 清降胆火，化痰祛瘀。

方药 柴胡四物汤加味：柴胡10g，黄芩10g，法半夏10g，生地黄10g，当归10g，川芎10g，白芍10g，延胡索10g，郁金10g，炒川楝子10g，姜黄10g，绿萼梅10g，月季花10g，玫瑰花10g，冬瓜子30g。

复诊情况 经净后继以上方调理月余，月经正常。

医案分析 梅教授认为小柴胡汤是少阳病主方，手足少阳分属三焦与胆，脏腑俱在三焦纲络之内，故与脏腑关系十分密切。四物汤为理血之要方，而心主血脉，肺朝百脉，肝主藏血，冲脉为血海，任脉主胞胎等，无不与血有关，故柴胡四物汤可治月经后期、闭经、痤疮、黄褐斑、乳腺病等，见舌质红或边尖红，苔薄白。

来源 徐竹梅．梅国强拓展仲景方治疗妇科病经验[J]. 湖北中医杂志，2010，32（17）：24-25.

验案 患者，女，28岁。2010年1月15日首诊。月经愆期2周，色深有块，多思，神难守一，尤厌冷食。舌淡红，苔少，脉细稍数。

诊断 西医诊断：月经失调。中医诊断：月经愆期，证属心脾两虚、痰瘀内阻。

治法 益气健脾，养血安神，佐以活血通经。

方药 生晒参12g，生北黄芪12g，紫丹参10g，益母草10g，法半夏7g，广陈皮7g，西砂仁5g，荜澄茄4g，佩兰叶6g，川杜仲12g，炙远志6g，石菖蒲6g，云茯神15g，炒酸枣仁15g，灵磁石10g，生甘草5g。7剂，每日1剂，水煎内服，每日2次。

复诊情况 2010年3月19日二诊：服上方后已见效，月经正常，但春节后症状反复，现不寐，胃不舒，经期提前，舌淡苔少，脉细稍数。上方去荜澄茄、佩兰叶、川杜仲，加乌贼骨10g、鸡内金6g、首乌藤10g。服法同前。

2010年4月2日三诊：服前方病情稳定，现多梦，夜咳，舌淡紫，苔薄白，脉弦细。前方去益母草、乌贼骨、西砂仁、鸡内金、灵磁石，加桑白皮10g、麦冬12g、宣百合10g、炙百部10g、白蔻仁6g。服法同上。

医案分析 对于本病，朱丹溪提出“过期而来，乃是血虚，宜补血，用四物加黄芪、陈皮、升麻”，此乃常理。孙光荣则根据患者多思厌食与眠艰多梦互见的特点，认为导致月经愆期的根本是忧思伤脾，心神失养，虽“病在下”，但宜“取之上”，治疗重在健脾和胃以增纳化，养心安神以通经脉。正所谓不治而治，使脏腑功能正常，冲任气血调和，血海蓄溢有常，胞宫藏泻有时，月经行止有期。

来源 翁俊雄，杨建宇，李彦知，等．孙光荣教授运用中和理论诊疗妇科病学术经验点滴[J]. 中国中医药现代远程教育，2011，9（21）：8.

验案 患者，22岁，学生。2001年7月10日初诊。月经周期延后5个月。患者既往月经规律。末次月经同年1月20日。2月时患者因家人病故，情绪抑郁，劳累过度致月经不至。曾于4月时服行气活血、养阴清热中药未效。5月初又服安宫黄体酮，5月20日月经来潮。后继续服滋补肾阴、养血活血中药，效果欠佳。现月经近2个月未至，精神抑郁，颜面痤疮，纳呆，寐差，二便尚调，舌尖红，苔白厚微黄，脉缓尺弱。

诊断 西医诊断：月经失调。中医诊断：月经后期，证属肝郁脾虚，阴血不足。

治法 清胆和胃，理气化痰；再予疏肝健脾，养血调经。

方药 温胆汤合逍遥散加减。①方：竹茹、胆南星、蚕沙各 10g，枳壳、橘红、法半夏、甘草各 6g，墨旱莲 15g，五爪龙 30g，茯苓 12g。每天 1 剂，水煎服。②方：当归、柴胡、素馨花、地骨皮各 10g，白芍 15g，白术、蚕沙各 12g，薄荷 5g，甘草 6g。先服①方 3 剂。再服②方 2 剂。

复诊情况 7 月 15 日二诊：月经未至，精神有所好转，舌淡、苔白滑，脉滑、尺偏弱。拟益气健脾和胃法，以补中益气汤合四乌贼骨一藘茹丸加味。处方：黄芪、党参各 30g，茯苓、白术、乌贼骨各 15g，柴胡、升麻、当归头、茜草根各 10g，蚕沙 12g，陈皮、甘草各 5g。7 剂。

7 月 22 日三诊：月经来潮第 3 天，量少、色鲜红，腰酸痛，面部痤疮减少，脉微涩、尺脉弱。继续予益气健脾和胃之法，守 15 日方去茯苓、升麻、茜草根、蚕沙、乌贼骨，加玄参、白芍各 15g，桑寄生 30g。7 剂。

7 月 28 日四诊：月经来潮 4 天，现已干净，无不适。舌嫩、苔白略厚，脉滑、尺脉稍弱。经期后治宜健脾补肾、益气养血，方选四君子汤合逍遥散加减。处方：黄芪、麦芽、桑寄生各 30g，山药 20g，茯苓、白术、白芍、楮实子、菟丝子各 15g，当归头 10g，大枣 4，甘草 5g。7 剂。

五诊、六诊均予四诊方，共服 12 剂。

9 月 22 日七诊：9 月 7～14 日月经来潮，量多、色鲜红，舌嫩红，根部浊黄，脉虚、左脉弦右关涩。患者至此月经已通，气血初顺。治宜补肾行气，养血调经巩固。① 方：黄芪 20g，山药 24g，茯苓、牡丹皮、泽泻各 10g，山茱萸、生地黄、熟地黄、桑椹、菟丝子各 12g，甘草 5g。月经后服 10 剂。② 方：桑寄生、续断、黄芩、泽兰、益母草、白芍、菟丝子各 15g，莲须、当归、柴胡各 10g，生地黄 20g，甘草 5g（此方为妇科专家欧阳惠卿所拟）。月经前服 10 剂，共服 2 月，后随访 1 年，月经每月按时而至。

医案分析 邓铁涛认为，本例患者月事不以时下，乃因亲人病故而抑郁，情志不遂，忧思惊恐过度而诱发忧思伤脾，恐则伤肾，肝气郁结，气不宣达，横逆脾土，故脾更虚，脾虚则生化乏源，气虚血少，冲任不足，血海不能按时满溢，遂致经行错后。四诊合参，证属肝郁脾虚、阴血不足，病位在肝、脾、肾，病性本虚标实。患者虽脾肾虚，但独补肾养血而忽略诱发疾病的根本原因，乃治标不治本，所以早期治疗只重通经而难获良效。邓铁涛针对患者精神因素这一诱因用药，选温胆汤合逍遥散加减，以温胆汤理气化滞、清胆和胃，切中其胆怯易惊、虚烦失眠之证。逍遥散乃养血调经之方，方中柴胡疏肝解郁，当归、白芍养血柔肝，白术、茯苓健脾生血，薄荷助柴胡疏肝解郁，甘草缓急且调和诸药。患者颜面痤疮、舌尖红乃阴虚火旺之象，故加墨旱莲、地骨皮滋阴清热，加五爪龙行气活血，诸药相合，使郁得解，肝得舒，血得养，恢复木疏土、血养肝的正常功能。复诊以补中益气汤加味健脾养胃，合茜草根、乌贼骨、蚕沙通经，后天之源得以充实则气血自生，月经乃至。七诊以六味地黄丸滋肾养血，先天与后天相辅相成，益气养血。本例治疗过程为疏肝——健脾——补肾，符合肝郁——脾虚——血虚的病机，治法则顺应病机，切合病情，因而获效。

来源　刘琨．邓铁涛教授辨治月经失调验案1则[J]．新中医，2003，35（12）：19.

验案　患者，女，21岁。1999年4月15日初诊。身体素来虚弱，月经45天一行，头眩神疲，腰膝酸软，便秘，舌淡苔薄白，脉沉细。

诊断　西医诊断：月经失调。中医诊断：月经后期，证属肾气不足。

治法　益肾填精补髓。

方药　杜仲20g，肉苁蓉20g，巴戟天15g，当归15g，熟地黄15g，白芍15g，白术15g，陈皮10g。7剂。

复诊情况　4月22日二诊：精力稍充，腰酸亦好转，大便正常，纳谷不香，舌淡苔薄白，脉细。处方：党参15g，山药20g，焦白术15g，陈皮15g，茯苓10g，当归15g，巴戟天10g，肉苁蓉15g，枳壳10g，甘草10g。7剂。

4月29日三诊：食欲明显好转，体力有增。继服上方2周，月经盈月而行。

医案分析　少女时期着重在肾，肾气的盛衰，是人体生长发育的根本。因女子在青春前期及青春期，肾气初盛，机体发育还没有完全成熟，病邪致病，容易伤及肾气，影响冲、任两脉的通盛，引起月经疾患。本例证属肾气不足之月经后期。《素问·上古天真论》曰："女子二七而天癸至，任脉通，太冲脉盛，月事以时下。"说明月经本于肾，肾气盛，冲任通，月经方能按时而至。肾气虚弱，冲任失养，癸水不足，便月经后期。一诊方中熟地黄、肉苁蓉、巴戟天益肾填精补髓；杜仲补肝肾，强腰膝；又入当归、白芍养血调经；白术、陈皮健脾和胃，以善其后。二诊症状已好转，但纳谷不香。脾胃为后天之本，气血生化之源，纳谷不香，当以健脾为先。党参、山药、焦白术补脾益气；茯苓健脾利湿；甘草益气和中，调和诸药。患者经过调治，月经已应月而至。

来源　胡晓阳，李冀，王荣．段富津教授治疗月经病验案举隅 [J]. 中医药信息，2008，25（3）：25.

验案　患者，女，19 岁，学生。停经 50 余天，于 2019 年 7 月 22 日就诊。患者既往月经规律，周期 30 天，经期 5 天，量中，色暗红，夹大量血块，经行腹痛，不影响正常生活及工作，无经行乳房胀痛。白带量、色、质无异常。末次月经为 2019 年 5 月 18 日，否认性生活史。体形偏瘦，手足心凉，眠差，入睡困难，食可，二便调。舌淡紫，苔白，脉弦涩。B 超检查示：子宫双附件未见异常，子宫内膜厚 0.7cm。睾酮（T）：2.2nmol/L。

诊断　西医诊断：月经失调。中医诊断：月经后期，证属心肾亏虚、瘀阻胞宫。

治法　补益心肾，活血化瘀。

方药　妇科调经 4 号方：仙茅 10g，淫羊藿 15g，当归 10g，川芎 10g，巴戟天 12g，鹿角霜 12g，山茱萸 12g，生地黄、熟地黄各 10g，山药 12g，茯苓 10g，泽泻 12g，牛膝 12g，丹参 15g，桃仁 10g，金樱子 15g，麦冬 12g，五味子 10g，远志 10g，知母 10g，黄柏 10g，枳壳 10g，甘草 6g，酸枣仁 15g，牡丹皮 12g，赤芍 12g，首乌藤 10g。每两日煎服 1 剂，100mL/ 次，每日 3 次，饭后温服，连服 7 剂。炔雌醇环丙孕酮片，1 盒，月经第 5 天开始服药，每天 1 次，每次 1 片，连服 3 周。

复诊情况　2019 年 8 月 6 日复诊：服药 7 剂后，经潮第 3 天，量少，色鲜红，夹少量血块，经行仍感腹痛。余诸症均较前减轻。前方去首乌藤加小茴、白芷各 10g，继服 7 剂，继服达英 -35，服法同前。

2019 年 9 月 2 日三诊：患者诉月经周期正常，余无不适。复查性激素示：T 为 1.53nmol/L。患者现雄激素已降至正常，停服炔雌醇环丙孕酮片，继以中医调周治疗，妇科调经 4 号方加减治疗三个月经周期，患者月经规律。

医案分析　此案患者 19 岁，青春期少女，青春期肾气尚未完全充盛，天癸延长不至，故月经至期不行；心肾阳虚，心肾不交，则见手足心凉，眠差，入睡困难；心阳亏虚，推动血液运行无力，瘀血阻滞冲任胞宫，故经行腹痛。舌淡紫，苔白，脉弦涩均属心肾亏虚、瘀阻胞宫之证。结合患者舌脉症，中医辨病、辨证：月经后期—心肾亏虚，瘀阻胞宫证。心肾亏虚为本，瘀血内阻为标，心肾亏虚乃致病之源，治病应求于本，着重于调补心肾以治本，兼以活血化瘀以治标。方宗妇科调经4号方加减，方中仙茅、淫羊藿、巴戟天、鹿角霜等温补肾阳，麦冬、五味子、山茱萸、山药等滋补肾阴，金樱子、远志养心安神，川芎、当归、牛膝、丹参活血化瘀，茯苓、泽泻利湿泄浊使补而不腻，枳壳行气使补而不滞，甘草调和诸药。全方位对月经进行调理，以恢复正常月经，对月经恢复正常后还需固本善后，继续治疗三个月经周期，方取得较好疗效。

来源　潘璠等．何成瑶教授辨治青春期多囊卵巢综合征经验撷华[J]．中国民族民间医药，2021，30（3）：77-78.

验案　郭某，女，42岁。月经延期半年余。2019年9月27日初诊。患者自诉半年前适逢经期冒雨涉水，致月经推后，初推后8～9日，后延至50日左右一至，月经量少色暗，伴畏寒肢冷，少腹冷痛，颜面下肢浮肿，神疲肢倦，纳食可，二便调，舌淡暗，苔薄白，脉沉细无力。

诊断　西医诊断：月经失调。中医诊断：月经后期，证属寒凝血瘀。

治法　温经散寒，益气化瘀。

方药　黄芪桂枝五物汤加减。药物组成：生黄芪30g，桂枝15g，白芍10g，毛细辛10g，鸡血藤30g，川牛膝30g，全当归30g，炙甘草10g，生姜3片。7剂。水煎分服，每日1剂。

复诊情况　2019年10月25日二诊。患者自诉服药7剂，于10月23日行经，适逢行经，量少色暗，无血块，舌脉同前。效不更方，守方化裁。药物组成：生黄芪30g，桂枝10g，白芍15g，毛细辛10g，鸡血藤30g，川牛膝30g，全当归30g，炙甘草10g，生姜3片，川芎10g。7剂。水煎分服，每日1剂。

2019年11月1日三诊。患者自诉服药后月经量增多，经行四天，右侧膝关节及拇指关节疼痛，舌淡胖，苔薄白，脉沉细。效不更方，守方加减化裁。药物组成：生黄芪30g，桂枝10g，白芍15g，毛细辛10g，鸡血藤30g，川牛膝30g，全当归20g，炙甘草10g，生姜3片，川芎15g。7剂。水煎分服，每日1剂。

2019年11月8日四诊。患者自诉药后精神渐佳，下肢浮肿渐消，畏寒肢冷、少腹冷痛除，舌淡红，苔薄白，脉沉细。效不更方，守方加减化裁。药物组成：生黄芪30g，桂枝10g，白术30g，白芍15g，毛细辛5g，鸡血藤30g，川牛膝30g，全当归20g，炙甘草10g，生姜3片，薏苡仁30g，川芎15g。7剂。水煎分服，每日1剂。

2019年11月15日五诊。患者自诉药后诸症皆除，现为经前1周。效不更方，守方加减化裁。药物组成：生黄芪30g，桂枝10g，白术30g，白芍20g，毛细辛5g，鸡血藤30g，川牛膝30g，全当归20g，炙甘草10g，生姜3片，川芎10g。7剂。水煎分服，每日1剂。

医案分析 王自立认为月经后期的主要发病机理是精血不足或邪气阻滞，血海不能按时满溢，遂致月经后期。《景岳全书·妇人规》云："凡血寒者，经必后期而至。然血何以寒？亦惟阳气不足，寒从中生而生化无期，是即所谓寒也。"《妇科玉尺》则云："饮食减少，斯有血枯、血闭及血少色淡，过期或数月一行。"本案患者，适逢经期冒雨涉水，致使寒凝血脉，血脉瘀阻，血行不畅，冲任不能按时通盛，血海满溢延迟所致。方中黄芪桂枝五物汤益气养血，温经暖宫；加毛细辛以温经止痛；加川芎以活血行气止痛；加鸡血藤、全当归以补血、活血、通络；川牛膝引血下行，使血海按时满溢而经候如期。诸药合用可达温经散寒、益气化瘀之效。黄芪桂枝五物汤，即桂枝汤去甘草，倍生姜，加黄芪而成。方中黄芪甘温益气，倍生姜助桂枝以通阳行痹，芍药和营理血，生姜、大枣调和营卫。五药相合，温、补、通、调并用，共奏益气通阳、温通血脉、和营行痹。如舌质紫暗、脉沉细涩者，可加当归、红花、川芎、鸡血藤；产后身痛可重用黄芪、桂枝；下肢痛加杜仲、牛膝、木瓜；上肢痛加防风、秦艽、羌活；腰痛重加补骨脂、川续断、狗脊、肉桂等。

来源 康开彪.王自立教授运用黄芪桂枝五物汤治验举隅[J].西部中医药，2020，33（12）：37-39.

验案 范某，女，42岁。2009年1月12日就诊。月经量少，行经延迟，平素少腹不适伴带下如水，舌淡胖苔薄白，脉沉。

诊断 西医诊断：月经失调。中医诊断：月经后期，证属精血不足、脾弱肝郁、湿浊下注。

治法 健脾疏肝，兼利湿邪。

方药 完带汤加减：党参15g，白术15g，山药60g，生地黄15g，白芍15g，薄荷10g，柴胡15g，车前子15g，荆芥穗15g，芡实60g，败酱草15g，马齿苋15g。水煎服，每天1剂。

复诊情况 服药7剂后带下症大减，少腹不适除。继调治后，月经按期而至，经水量增。

医案分析 患者为成年女性，40岁后阴气自半，故在党参、白术、山药补益脾气的基础上加生地黄、白芍养血；芡实、山药益肾固带；荆芥穗、车前子、败酱草、马齿苋利湿止带，且重视用柴胡、白芍、薄荷疏肝，使气血通畅。

来源 张竹君．王自立主任医师“滋养肝肾调和气血”思想在治疗月经病中的应用[J]. 西部中医药，2011，24（8）：30-32.

验案 患者，女，36岁。2018年6月12日初诊。主诉：月经后期2年，潮热3个月。初潮13岁，（6～7）/（28～30）天，量中色红，无血块。2016年起出现月经后期，2～3个月一行，间断服用激素药物治疗。近3个月出现潮热汗出，紧张及情绪激动时明显。末次月经2018年4月24日，4天净，量少，色暗，无血块。婚育史：1-0-1-1。刻下：时感潮热汗出，心烦易怒，腰膝酸软，带下量少，纳尚可，夜寐欠安，入睡困难，大便燥结，舌质红，苔薄少，脉细弦。2018年4月26日性激素检查示：卵泡刺激素18.04IU/L，黄体生成素4.4IU/L，雌二醇30ng/L，抗米勒管激素0.86ng/mL。

诊断 西医诊断：卵巢储备功能减退（DOR）。中医诊断：月经后期，证属心肾不交。

治法 清心安神，滋肾养阴。重用清心火、安心神之品，同时滋补心肾之阴以治本。

方药 清心滋肾汤加减：莲子心5g，黄连3g，钩藤（后下）15g，青龙齿（先煎）10g，山茱萸10g，菟丝子10g，川续断10g，牛膝10g，广郁金10g，茯苓10g，茯神10g，太子参15g，珍珠粉（另服）0.5g。28剂，每日1剂，水煎服。

复诊情况 2018年7月25日二诊：时感心烦，偶有潮热汗出。入睡困难及大便干结较前明显改善。末次月经2018年7月18日，5天净，量少色红。

舌红苔薄，脉细弦。按调周法，属经后期，治以滋阴养血，佐以宁心安神。方选归芍地黄汤加减：炒当归10g，赤芍、白芍各10g，山药10g，山茱萸9g，菟丝子10g，钩藤（后下）10g，合欢皮10g，茯苓10g，茯神10g，牛膝10g，太子参15g。7剂，每日1剂，水煎服。

2018年8月5日三诊：上述症状明显改善，腰酸时作。舌质偏红，苔薄白，脉细弦。按经前期论治，治疗上补肾助阳、扶助阳长。方用毓麟珠合钩藤汤加减：丹参10g，赤芍、白芍各10g，山药10g，牡丹皮10g，山茱萸10g，川续断10g，菟丝子10g，紫石英10g，钩藤（后下）10g，莲子心3g，合欢皮10g，茯苓10g，广木香9g。7剂，每日1剂，水煎服。经期以五味调经散加减：丹参10g，赤芍10g，五灵脂（包煎）10g，益母草15g，艾叶10g，制香附10g，泽兰叶10g，牛膝10g，茯苓10g，合欢皮10g，苍术10g。5剂，经期每日1剂，水煎服。

2018年9月2日四诊：末次月经为2018年8月25日，5天净，量较前稍增，色红，见少量血块。此后继予清心滋肾调周法治疗，调治3个月后患者月经周期渐趋正常，缩短为30～35天。2018年12月30日性激素检查示：FSH 10.57IU/L，LH 3.26IU/L，E2 69ng/L。

医案分析 患者月经稀发，并伴有潮热汗出等围绝经期症状，激素检查提示卵巢功能下降。初诊时以潮热汗出、心烦易怒、夜寐欠安等心火亢盛的表现为主，本为肾中阴阳失调，而心肾失济是其发病关键。夏桂成认为心不宁则肾不实，治疗上清心安神以助肾阴癸水滋长，心肾同治，宁心补肾并用。一方面，清心安神使心火下降；另一方面，滋肾养阴使肾水上承，心肾相交。案中时时顾护心之调治，以钩藤、莲子心、黄连清心，青龙齿镇心，广郁金舒心，珍珠粉养心，茯神宁心等，共奏心宁之态，以达肾实之功。

来源　尚玉洁，周惠芳．国医大师夏桂成从心论治卵巢储备功能减退思想探赜[J]. 中华中医药杂志，2021，36（3）：1426-1429.

5　月经减少

验案　患者，女，28岁。2002年9月9日初诊。主要症状：形体消瘦，月经失调已有1年余，经期错后，色淡量少，有紫色小块，每次行经仅有2天。经前乳房作胀，腰膝酸软，头晕，心悸少寐，舌淡苔薄黄，脉沉细。现正届经期。

诊断　西医诊断：月经减少。中医诊断：月经减少；证属肝肾亏虚，冲任血少，兼气滞血瘀。

治法　补肝益肾，调理冲任，理气活血。

方药　当归15g，川续断15g，丹参15g，桑寄生10g，柴胡10g，白芍15g，茜草10g，炒酸枣仁15g，首乌藤20g，香附15g，川芎10g。7剂。

复诊情况　9月16日二诊：服药后经量略多，乳胀；腹痛均减，脘痞不舒，纳少寐差，舌苔薄腻，脉沉细。上方去茜草、香附、川芎，加厚朴10g；陈皮10g。7剂。

10月14日三诊：月经至，色量均可，行经5天。尚觉腰酸，上方加枸杞子20g，香附15g。7剂。此后月经基本正常，余症均不显著。

医案分析　《叶氏女科证治》云："形瘦经少，此气血弱也。"本例形体消瘦，腰膝酸软，头晕，心悸少寐，经少色淡，脉沉细，乃因肝肾亏虚、冲任血少，兼有气滞血瘀之证。方中当归、白芍养肝血；川续断、桑寄生补肝肾，肝肾得补，冲任通盛，则血海自充；再以柴胡、香附、川芎、丹参、茜草等理气活血；酸枣仁、首乌藤等养心安神。二诊脘痞纳少，乃气滞未除，故加厚朴、陈皮行气消胀除满。继而加枸杞子、香附补益肝肾，养血疏肝，而月经复常。

来源　胡晓阳，李冀，王荣．段富津教授治疗月经病验案举隅 [J]. 中医药信息，2008，25（3）：25.

验案　何某，女，30 岁。2009 年 11 月 3 日就诊。平素月经稀少，行经 2 天，伴脱发，舌淡胖边有齿痕，脉沉细。

诊断　西医诊断：席汉综合征。中医诊断：月经减少，证属肾虚水亏、气血两虚。

治法　补益气血，益阴育阳。

方药　六味地黄汤合五子衍宗丸、二仙汤、四物汤加减：当归 30g，赤芍 20g，山药 15g，熟地黄 30g，山茱萸 30g，牡丹皮 10g，茯苓 10g，泽泻 10g，菟丝子 30g，淫羊藿 30g，枸杞子 30g，五味子 15g，女贞子 10g，墨旱莲 15g，苦参 10g，仙鹤草 30g，马齿苋 15g。水煎服，每天 1 剂。

复诊情况　2009 年 11 月 10 日二诊，就诊时行经第 1 天，色黑，余症同前。调方如下：黄芪 30g，当归 15g，熟地黄 15g，山茱萸 30g，枸杞子 30g，五味子 15g，仙茅 15g，牡丹皮 10g，菟丝子 30g，淫羊藿 30g，仙鹤草 30g。水煎服，每天 1 剂。

以上 2 方随兼症加减治疗 3 月余，脱发止，经水月行，量增，色转红。

医案分析　本案据脉、证、因而治，辨证为肾虚水亏，兼气血两虚，以六味地黄汤合五子衍宗丸、二仙汤、四物汤加减治疗。六味地黄汤合五子衍宗丸以补肾阴；二仙汤以阳中求阴，使阳生阴长；四物汤以补血生血，使血旺精足而注冲任及胞宫以行经血。二诊因适逢经期，以益肾精为主。针对该类疾病，治疗从补肾入手，补肾阴但防滞，补肾阳当防燥，以阴中求阳；兼补益气血使阳生阴长。据经期前后而补益重点有所侧重，坚持调补，病情可得改善。

来源　张竹君．王自立主任医师“滋养肝肾调和气血”思想在治疗月经病中的应用 [J]. 西部中医药，2011，24（8）：30-32.

6 经期延长

验案 患者，女，36岁，已婚。初诊日期：1995年4月3日。主诉：戴节育环后经期延长2年余。患者以往月经规律，自1992年带环后，经量明显增多，经期延长至10～14天方净。服用氟芬那酸后，经量减少，但经期仍过长。曾多次检查节育环的位置均属正常，其间服用过消炎、止血药，效果不显。末次月经3月20日，至今淋漓未净，量不多，色淡红，小腹下坠，头晕乏力，大便偏稀，每日1次。舌质正常，脉细无力。初次月经14岁，（4～6）/30天，量偏多，色正，痛经（–）。孕2产1人工流产1次。

诊断 西医诊断：月经失调。中医诊断：经期延长，证属气虚失摄。

治法 益气止血。

方药 生黄芪50g，三七粉（分冲）6g，仙鹤草50g，功劳叶25g。5剂。

复诊情况 1995年4月7日二诊：3剂药后，阴道出血即止，诸症消失。嘱患者每于经行第4天继服上方5剂，连用3个月。后随诊，经期已恢复正常。

医案分析 因戴节育环后引起月经失调，经检查未发现节育环的位置异常的病例，临床并非少见。许润三认为该病是由于环置宫内，易损伤冲任二脉。冲任虚损，经血难固，故经量多，经期长。该病以虚证居多，但久漏多伴瘀，故治疗应以补气升阳摄血为主，兼以化瘀止血。药用生黄芪补中气，升清阳，气足则血有所统。且生黄芪补益之中又有通利之性，使补而不滞。许润三认为三七粉用3g其主要功能为化瘀止痛，而用至6g，则重在化瘀止血；仙鹤草、功劳叶相配，补气之中兼止血之功，止血之中又兼化瘀之性，集补气、止血、化瘀三种功效于一身，是许润三治疗戴环后出血、人工流产术后出血等宫腔操作术后阴道出血不净最常用的药物。药味虽少，但配伍严谨，一药多功，故见效迅速。

来源　赵红，王清．许润三教授妇科验案4则[J]. 中国医药学报，1997（5）：39-41.

验案　患者，女，38岁。2012年10月24日初诊。患者月经量多2年。生育史：1-0-1-1（2004年药流，2010年剖宫产）。自剖宫产后自觉月经量偏多，偶有月经提前。月经周期（MC）：5/（23～28）天，末次月经10月4日，淋漓十余天，量偏多色暗，有血块，异味重。2012年10月13日查B超：子宫50mm×41mm×55mm，右侧壁肌层低回声33mm×31mm×33mm。平素神疲乏力，腰脊酸楚，两侧少腹隐痛，尿频，余溺不尽，大便不成形，入睡困难，多梦易醒，纳可。脉弦浮带数、尺弱，舌暗舌体胖、有齿印、苔薄腻少津。

诊断　西医诊断：子宫肌瘤。中医诊断：月经量多伴经期延长，证属肝火偏旺、肾气不足。

治法　平肝益肾，通利冲任。

方药　生地黄15g，白芍12g，淡黄芩6g，女贞子12g，桑椹12g，墨旱莲10g，夏枯草15g，苎麻根15g，菝葜20g，半枝莲20g，桑寄生12g，菟丝子12g。12剂。常法煎服。

复诊情况　2012年11月3日二诊：末次月经10月31日，时值经期，经量较前稍减，大便稀薄，余症同前，舌质红暗、苔薄黄腻，脉弦细数、尺弱。仍属肝火旺盛，肾气不足。治拟平肝益肾，通利冲任。处方：川黄连3g，淡黄芩6g，炒白术、炒白芍各9g，夏枯草15g，墨旱莲12g，女贞子12g，菝葜15g，半枝莲15g，桑寄生12g，菟丝子12g，桑螵蛸、海螵蛸各12g。12剂。

2012年12月4日三诊：末次月经11月28日，服药后经量较前明显减少，仍感腰酸，神疲乏力，至今未净，脉弦细数、尺弱，舌暗红胖有齿印、苔薄黄腻少津。仍属肝旺肾虚，气不摄血。治拟补肾益气，固摄冲任。处方：党参20g，焦白术9g，淮山药12g，黄芪20g，菟丝子12g，金樱子12g，桑寄生12g，桑螵蛸、海螵蛸各12g，地榆12g，侧柏叶12g，椿皮12g。12剂。

2012年12月22日四诊：末次月经11月28日，周期将近，夜寐不安，心烦好怒，日见神疲乏力，脉细弦迟，舌暗红，舌体胖，边有齿印。仍属肝旺肾虚，冲任失调。治拟平肝益肾，软坚散结。处方：地榆 12g，侧柏叶 12g，椿皮 12g，夏枯草 12g，墨旱莲 12g，茜草 15g，海螵蛸 15g，菝葜 20g，半枝莲 20g，大蓟、小蓟各 12g，桑寄生 12g。12 剂。

2013 年 1 月 5 日五诊：末次月经 12 月 26 日，经期 6 天，量中色暗，有血块，经前乳房胀痛，心烦易怒，经后头晕神疲，脉弦细，舌暗胖有齿印、苔薄腻少津。仍属肝旺肾虚，阴血不足。治拟平肝益肾，调理冲任。处方：生地黄 9g，淡黄芩 6g，白术、白芍各 9g，墨旱莲 12g，女贞子 12g，夏枯草 15g，半枝莲 15g，桑螵蛸、海螵蛸各 15g，桑寄生 12g，菟丝子 12g，菝葜 20g。继服 12 剂以巩固。

医案分析 患者经期延长，经量偏多，淋漓半月方净，乃胞宫癥瘕结聚，瘀血阻滞，冲任络道受阻，血不归经，新血不生；患者心烦易怒，经前乳房胀痛，乃心肝火旺，精血不足，阴虚内热，热扰冲任，血海不宁，经血不能循其常度。故辨证属瘀血阻滞，肝肾不足，气虚血热，冲任不固，治以软坚散结、平肝益肾、调理冲任。常用生地黄、川黄连、黄芩、女贞子、墨旱莲、夏枯草清热养阴；生黄芪、党参、白术健脾和胃；桑寄生、菟丝子滋补肝肾；炒地榆、茜草、仙鹤草、桑螵蛸、海螵蛸、侧柏叶凉血止血；半枝莲、菝葜软坚散结。诸药合用肝肾同调，气血兼顾，清涩并举，故收效尚可。

来源 谷灿灿，张亚楠，蔡颖超，等．朱南孙治疗妇科血证经验浅析 [J]. 江苏中医药，2016，48（1）：17-19.

7 崩漏

验案 患者，38 岁。初诊：2012 年 10 月 24 日。月经量多 2 年。月经周期为 5/(23～28）天，量偏多，色暗，有血块。末次月经 10 月 4 日，经期 5 日。生育史：1-0-1-1（2010 年剖宫产，2004 年药物流产 1 次）。产后自觉月经量多，偶有经期提前。2009 年体检发现子宫肌瘤。经期偶延长，淋漓十余日方净。刻诊：渴喜冷饮，心烦易怒，带下色偏黄，量中，有异味。平素乏力，尿频，尿不尽，腰酸，小腹坠胀，纳佳，便不成形，入睡困难，多梦易醒。脉弦略数、尺弱，舌暗，舌体胖，边有齿印，苔薄腻少津。2012 年 10 月 13 日 B 超：子宫大小 50mm×41mm×55mm，右侧壁肌层低回声 33mm×31mm×33mm，右侧卵巢 14mm×9mm。

诊断 西医诊断：异常子宫出血。中医诊断：崩漏，证属肝火偏旺、肾气不足。

治法 平肝益肾，调理冲任。

方药 生地黄 15g，白芍 12g，黄芩 6g，女贞子 12g，墨旱莲 12g，桑椹 12g，夏枯草 15g，苎麻根 15g，菝葜 20g，半枝莲 20g，桑寄生 12g，菟丝子 12g。12 剂。

复诊情况 2012 年 11 月 3 日二诊：末次月经 10 月 31 日，量较前减少，服药后大便稀薄，舌质暗偏红，苔薄黄腻，脉弦细数、尺弱。仍属阴虚火旺，肾气不足，无力摄血，上盛下虚之证。治拟平肝益肾，调理冲任。方药：黄连 3g，黄芩 6g，炒白术 9g，炒白芍 9g，夏枯草 15g，墨旱莲 12g，女贞子 12g，菝葜 15g，半枝莲 15g，桑螵蛸 12g，海螵蛸 12g。12 剂。

2012 年 12 月 22 日三诊：末次月经 11 月 28 日，量较前减少，仍感腰酸神疲，5 日净。经期第三日测性激素示：卵泡刺激素（FSH）11.94IU/L。夜寐安，大便稀薄已好，脉弦细略数、尺弱，舌淡、边尖红、有齿印，苔薄腻。证属肝旺肾虚，气不摄血。治拟补肾益气，固摄冲任。方用：党参 20g，焦白术 9g，淮山药 12g，黄芪 20g，菟丝子 12g，金樱子 12g，桑寄生 12g，桑螵蛸 12g，海螵蛸 12g，地榆 12g，侧柏叶 12g，椿皮 12g。

医案分析 “阴虚阳搏谓之崩。”朱南孙认为崩漏之证，可分虚实二端。本例月经量多，伴渴喜冷饮，心烦易怒，证属肝火旺盛、热扰冲任。冲任失调则月经失调，带下异常；热扰心神则多梦易醒；肝气郁结，气滞血瘀则生癥瘕。但同时有全身乏力、尿频、腰酸、小腹坠胀、便不成形等肾气亏损症状，皆因久病失血致气随血脱，肾气不固，不能制约膀胱，不能温养腰腹而成。对于此类上盛下虚之证，朱南孙提出虚实兼顾，以平肝益肾、调理冲任为治则，以夏枯草、苎麻根平肝清热、凉血止血，桑寄生、菟丝子、女贞子平补肝肾。三诊后经量减少，再拟益气补肾固冲而告愈。

来源　张亚楠，胡国华，王隆卉，等. 海派朱氏妇科调经经验浅析 [J]. 中医文献杂志，2018，36（6）：56-59.

验案 患者，女，31 岁，已婚。2015 年 5 月 30 日初诊。患者反复阴道不规则出血十余年，加重 2 个月。生育史：0-0-0-0。月经：（7～10）天 /（21～30）天，末次月经 4 月 30 日，量中色红，血块紫暗，经行腹痛尚可忍受，反复月水淋漓，至下月经转。多次中西医治疗无明显效果。B 超：子宫内膜（EN）厚 13mm。刻下：经血淋漓 15 日未止，点滴而下，色鲜红，自觉无不适。纳可，寐安，大便黏滞不畅。

诊断 西医诊断：月经失调。中医诊断：崩漏（合并不孕），证属脾肾气虚、阴血不足、心肝火旺、胞脉瘀滞。

治法 先活血化瘀、凉血止血，再拟健脾益肾、养肝清心、调理冲任。

方药 当归 15g，赤芍 15g，生地黄、熟地黄各 9g，川芎 6g，蒲黄炭（包煎）15g，五灵脂（包煎）15g，茜草 15g，大蓟、小蓟各 15g，墨旱莲 15g，仙鹤草 30g，益母草 20g，焦山楂 12g。共 7 剂。

复诊情况 2015 年 6 月 6 日二诊：服上药后血止 2 天，后阴道再次出血，外院 B 超：EN 厚 17mm。BBT 上升 11 天，略有小腹坠胀，脉弦细，舌质淡、边有齿印、边尖红、苔薄腻少津。乃肾气不足，瘀阻气滞，冲任失调。治拟养血活血，调理冲任。处方：全当归 20g，赤芍、白芍各 9g，抚川芎 6g，熟地黄 12g，柴胡、延胡索各 6g，制香附 12g，川楝子 12g，王不留行 15g，三棱、莪术各 15g，川牛膝 10g，泽兰 10g，益母草 20g。7 剂。

2015 年 6 月 13 日三诊：前药服后，经来残留 7 天，腹部无不适，夜寐不安，大便欠实，神疲乏力。脉细弦迟，尺弱。仍属肾气不足，冲任固摄乏力。治拟补肾益气，调理冲任。处方：炒党参 15g，生黄芪 15g，炒淮山药 12g，女贞子 12g，菟丝子 12g，覆盆子 12g，炒川续断 12g，桑寄生 12g，桑螵蛸、海螵蛸各 15g，威灵仙 12g，淫羊藿 12g。12 剂。

2015 年 6 月 27 日四诊：本月 22 日又有少量瘀血，略有腰酸，BBT 单相，大便不实，夜寐欠安，右脉细，左寸关细弦浮，舌质暗舌体胖、有齿印、边尖红、苔薄腻少津。辨证属脾肾气虚，阴血不足，心肝火旺。治拟健脾益肾，养肝清心，调理冲任。上方减威灵仙、淫羊藿、覆盆子、川续断、桑螵蛸，加山茱萸 12g、制何首乌 15g、首乌藤 20g、茜草 15g、墨旱莲 15g。

2015 年 7 月 25 日五诊：末次月经 7 月 8 日，经期 6 天，值经后第 18 天，至今尚无阴道出血，无不适，脉弦细数。舌质淡红、有齿印、边尖红、苔薄腻。乃肝火偏旺，脾肾气虚，冲任固摄乏力。治拟平肝清热，健脾益肾，固摄冲任。处方：党参 15g，黄芪 15g，淮山药 12g，白头翁 12g，女贞子 12g，墨旱莲 15g，地榆 12g，椿皮 12g，茜草 15g，海螵蛸 15g，菟丝子 12g，桑寄生 12g。服用 12 剂以巩固。

医案分析 患者工作繁忙，熬夜欠息，经血淋漓不止，婚后数年未孕，大便黏滞欠实，右脉细，左寸关细弦浮。张景岳《类经·脉色类》谓："阴虚者，沉取不足，阳搏者，浮取有余。阳实阴虚，为内崩失血之证。"故而考虑本案证属脾肾气虚，阴血不足，心肝火旺，胞脉瘀滞。治疗当先活血化瘀、凉血止血，再拟健脾益肾、养肝清心、调理冲任。以四物汤加减养血活血，蒲黄、五灵脂等化瘀止痛，茜草、大蓟、小蓟、墨旱莲、地榆等凉血止血，海螵蛸、仙鹤草等补虚固涩，淮山药、白头翁等健脾止泻，川楝子、香附疏肝解郁。药证合拍，故收效满意。

来源　谷灿灿，张亚楠，蔡颖超，等．朱南孙治疗妇科血证经验浅析 [J]. 江苏中医药，2016，48（1）：17-19.

验案 患者，女，44岁。2018年5月31日初诊，因月经淋漓不净2个月就诊。现病史：患者末次月经2018年4月3日，持续至今未净，量时多时少，色深红，无痛经，量多时有大血块。13岁初潮，7/26天，量中，色暗红，无痛经。生育史：1-0-1-1。既往史：2017年1月因"经行未净"行诊刮术，病理示增生期子宫内膜，诊刮后阴道流血持续未净，口服3个周期避孕药方调治。刻下：月经已淋漓2个月，量不多，色深红，无血块，无腰酸及腹痛，大便易稀溏，夜寐欠佳，易醒，醒后难入眠，焦虑，易烦躁。舌淡红，苔薄白，脉细弦。5月30日妇科B超：子宫内膜厚1.4cm，子宫附件未见明显异常。

诊断 西医诊断：异常子宫出血。中医诊断：崩漏，证属脾肾两虚、心肾不交、瘀血内阻。

治法 清心健脾，化瘀固冲。

方药 清心健脾汤合加味失笑散加减：钩藤（后下）10g，莲子心3g，炒白术15g，潞党参10g，广木香6g，砂仁（后下）3g，青龙齿（先煎）10g，莲子肉10g，炒蒲黄（包煎）10g，黑当归10g，炒五灵脂（包煎）10g，血余炭10g，大蓟、小蓟各10g，制苍术10g，地榆炭10g，马齿苋15g。12剂，每日1剂，水煎，早晚分服。嘱夜寐不宜迟，注意心情调摄。

复诊情况 2018年6月11日二诊：药后2天（6月3日）出血止，6月9日又现少许深褐色分泌物，现转少许粉红色，自觉疲劳感。按经后期论治，予清心健脾汤加减：钩藤（后下）10g，莲子心3g，黄连3g，青龙齿（先煎）10g，党参15g，炒白术10g，广陈皮6g，广木香6g，菟丝子10g，砂仁（后下）3g，白芍10g，山茱萸9g，川续断10g，炒酸枣仁20g，生地黄榆10g，生黄芪10g。7剂，每日1剂，水煎，早晚分服。继予经前期论治，补天种玉丹合钩藤汤加减：丹参10g，赤芍、白芍各10g，淮山药10g，山茱萸9g，川续断10g，茯苓、茯神各10g，杜仲10g，巴戟天9g，鹿茸片（另煎）6g，广木香6g，炒白术10g，生黄芪10g，钩藤（后下）10g，莲子心3g，合欢皮10g，炒酸枣仁20g，太子参15g。12剂，日1剂，水煎，早晚分服。

2018年6月28日三诊：阴道无流血，已净2周，基础体温单相，似有体温上升，见少许拉丝状带下，小腹冷感，尿频，寐易醒，大便正常。舌淡红苔薄白，脉细弦。继续经前期论治，补天种玉丹合加味失笑散加减，佐以少许清心之品：黑当归10g，赤芍、白芍各10g，茯苓、茯神各10g，炒川续断10g，菟丝子 10g，杜仲 15g，鹿茸片（另煎）6g，鹿血晶（另服）1g，山茱萸 9g，紫石英（先煎）10g，太子参 15g，炒五灵脂（包煎）10g，钩藤（后下）10g，莲子心 3g，炒酸枣仁 10g，合欢皮 10g。12 剂，每日 1 剂，水煎，早晚分服。继予经期方：制苍术 10g，制香附 10g，生山楂 10g，丹参 10g，赤芍 10g，川牛膝 10g，泽兰叶 10g，益母草 15g，肉桂（后下）6g，红花 6g，广木香 6g，茯苓 10g。7 剂，每日 1 剂，水煎，早晚分服。

如此调治数月，重在清心健脾，兼化瘀止血，周期渐恢复正常，BBT 恢复双相。

2019 年 1 月 31 日复诊：月经周期第 19 天，无阴道出血，妇科 B 超提示子宫内膜厚 0.7cm。本例患者月经淋漓不尽，带下偏少，伴有寐差，焦虑，心（脑）的问题较为关键。目前仍在中药调治巩固中。

医案分析 本案患者年逾四十，卵巢功能退化，因月经淋漓不净 2 月余就诊，属围绝经期崩漏。围绝经期心理容易波动，体质下降，结合患者症状、体征及舌苔、脉象，认为其属脾肾两虚、心肾不交、瘀血内阻。既往曾行诊刮，已排除子宫内膜恶性病变。来诊时正值漏下不止，病程日久，病机分析为水不涵木，肝郁化火，迫血妄行。治疗上主要在于清心安神、健运脾胃、化瘀固冲，选方清心健脾汤合加味失笑散加减。待血止后，重在调周治疗，平衡阴阳，以期恢复正常月经周期。如此调治，患者渐愈。

来源 罗倩倩，夏桂成，谈勇，等. 国医大师夏桂成治疗崩漏经验 [J]. 中华中医药杂志，2020，35（8）：3915-3918.

验案 患者，女，49 岁。2011 年 9 月 18 日初诊。近 1 年来患者月经紊乱，常 15～20 天一潮，半月方净，量时多时少。末次月经 2011 年 08 月 12 日，量多如冲 3 天，血块多，后淋漓半月方净。9 月 5 日又出现阴道流血，量不多，淋漓十余天。近 2 天阴道流血量稍增多，色淡红，时有小血块，遂来就诊。面色萎黄，神疲乏力，短气懒言，腰酸，纳谷欠佳，大便稀溏不成形，舌淡紫，苔薄白，脉细涩。患者 7 月中旬因月经淋漓不净于外院行“诊断性刮宫”，术后病理提示子宫内膜分泌期改变。本次查盆腔 B 超提示子宫、附件未见明显异常，盆腔少量积液，子宫内膜厚 7mm。血常规：血红蛋白 87g/L。

诊断 西医诊断：异常子宫出血、中度贫血。中医诊断：崩漏，证属脾气亏虚兼血瘀。

治法 补气健脾摄血，化瘀止血固经。

方药 补气固经汤加减：党参 15g，黄芪 15g，炒白术 10g，茯苓 10g，川续断 10g，盐杜仲 10g，五灵脂 9g，炒蒲黄 9g，血余炭 10g，炒谷芽 15g，煨木香 6g。水煎服，每天 1 剂，早晚分服。

复诊情况 服药 3 剂后阴道流血减少明显，6 剂后阴道出血止，纳食转佳，腰酸乏力减轻。后以健脾益气养血为主又治疗半月，患者崩漏未再复发。

医案分析 患者年届七七，天癸将竭，阴阳偏衰，脾肾亏虚，阴道出血日久耗气伤阴，冲任虚损，气虚无力摄血，崩漏经久不愈。本方在四君子汤基础上发展而来，着重中焦脾胃。脾统血，脾气虚则无力摄血循其常道运行，脾为后天之本，脾气虚则气血生化乏源，加重气血亏虚。本方用党参、黄芪、炒白术、茯苓健脾益气，“有形之血不能速生，生于无形之气”，气旺既可摄血，又可生血。煨木香、炒谷芽开胃助运。而脾作为气血生化之源，其生化运动又有赖于肾中阳气之推动，故加用盐杜仲、川续断补肾助阳，增强脾土之用。因兼有血瘀，故予五灵脂、炒蒲黄、血余炭化瘀止血。全方共奏益气健脾、化瘀止血之功，临床上还可用于其他气血不足所致病证，效果较好。

来源　鲍粉红，孙园园．夏桂成治疗崩漏经验浅析 [J]. 临床合理用药杂志，2017，10（4）：123-124.

验案 患者，女，34 岁，已婚。2016 年 9 月 3 日初诊。患者 15 岁初潮，量中，7/23 天，无痛经。2014 年 6 月生化妊娠后月经愆期，7/（40～50）天。2015 年 10 月因阴道不规则出血于当地医院诊刮，病理示内膜单纯性增生，伴局灶复杂性增生趋势，2016 年 1 月病理会诊为子宫内膜单纯性增生，以氯米芬促排 3 个周期，未见排卵。月经 2016 年 4 月 19 日至 26 日。2016 年 6 月 15 日出现不规则少量出血。2016 年 7 月 2 日血量多，似月经量。2016 年 7 月 11 日服炔雌醇环丙孕酮片，2016 年 7 月 13 日血止。2016 年 7 月 31 日停炔雌醇环丙孕酮片。2016 年 8 月 5 日撤退性出血。2016 年 8 月 15 日血止。刻下：双下肢浮肿，纳可，眠差梦多，大便干、每日 1 次，舌淡暗，舌体胖、边有齿痕，脉细滑。既往史：结婚十年，2006 年 8 月剖宫产一活婴、体健。2010 年 9 月人工流产 1 次，2014 年 6 月生化妊娠 1 次。未避孕未孕 2 年。否认过敏史。2016 年 7 月 11 日查激素：黄体生成素 13.06IU/L，卵泡刺激素 33.65IU/L，雌二醇（E2）20.28pg/mL，睾酮 0.17ng/mL，催乳素（PRL）161.9mIU/mL，抗米勒管激素（AMH）0.01ng/mL。2016 年 8 月 24 日子宫 B 超示：6.3cm×6.7cm×5.3cm，内膜厚 0.7cm，回声欠均；肌层回声不均；左卵巢未显示明显异常，右卵巢大小 2.7cm×1.6cm。子宫腺肌病不排除。

诊断 西医诊断：异常子宫出血，卵巢储备功能下降，不孕。中医诊断：崩漏，不孕；证属脾肾两虚，兼有瘀血。

治法 补肾健脾，固冲止血。

方药 菟丝子 15g，覆盆子 10g，白术 10g，太子参 12g，益母草 10g，阿胶珠 12g，白芍 10g，椿皮 5g，莲须 5g，牡蛎（先煎）20g，茜草炭 10g，大蓟、小蓟各 15g，侧柏叶炭 12g，三七粉（冲）3g。20 剂，每日 1 剂，水煎服。

复诊情况 2016 年 10 月 22 日二诊：末次月经 2016 年 9 月 11 日，行经 7 天，量、色、质均可，基础体温上升 25 天。舌淡，脉弦滑。2016 年 10 月 10 日，查血清人绒毛膜促性腺激素（β-HCG）1180nmol/L。2016 年 10 月 13 日血清人绒毛膜促性腺激素 4639nmol/L，孕酮 25.35ng/mL。处方：覆盆子 15g，白术 20g，菟丝子 15g，侧柏叶炭 15g，茯苓 10g，荷叶 10g，芦根 12g，苎麻根 10g，陈皮 5g，青蒿 6g，莲须 6g。继服 14 剂。

2016 年 10 月 27 日三诊：B 超示胎囊 3.7cm×3.5cm×1.4cm，胎芽 0.9cm，可见胎心。

2016 年 11 月 2 日复查血清人绒毛膜促性腺激素 167721nmol/L，孕酮 40.55ng/mL。

2016 年 11 月 19 日，停经 70 天，血清人绒毛膜促性腺激素 273000nmol/L，孕酮 51.79ng/mL。基础体温稳定。

医案分析 本案患者初诊时已不出血，平缓可治本，故以调经为主，补肾健脾。柴嵩岩认为，肾为冲任之本，肾气足则冲任充盈，月事可下。健脾宜补而不腻，在补血方中佐以健脾，脾主运化，既能治本，又利药物吸收，还能防止补药滋腻太过。固冲止血是防止再次出血。方中以菟丝子、覆盆子为君药，补肾养阴。菟丝子偏温补；覆盆子偏补阴，因其味酸，有固肾作用，两药同用可补肾阴肾阳，且覆盆子可固肾护冲，温而不燥。白术、太子参、阿胶珠为臣，健脾益气养血。柴嵩岩认为，肺朝百脉，主一身之气，气血运行都有赖于肺之调理，调经时佐以补肺之太子参，可通过肺宣发肃降而调节五脏六腑之气血以补养冲任血海胞宫。阿胶珠通过炒制而降低阿胶滋腻之性，且不影响其补血养阴效用，以达补而不腻之功。佐药为牡蛎、侧柏叶炭、大蓟、小蓟、椿皮、茜草炭、莲须、白芍，固冲止血、清热柔肝。三七粉、益母草为反佐药，活血祛瘀，以防止血药太过收敛，止血而不涩血。《本草汇言》谓益母草“行血养血，行血而不伤新血，养血而不滞瘀血，诚为血家之圣药也”，可见益母草为调月经之要药、血家圣药，可行血养血活血。本案用益母草活血止血，利水消肿。

来源　黄念，佟庆，王阳，等.柴嵩岩治疗崩漏致不孕验案[J].中国中医药信息杂志，2020，27（4）：104-107.

验案　患者，女，39岁，干部。2004年6月30日初诊。患者自述平素脾胃虚弱，1个月前因有应酬，过食生冷油腻之品，加之饮啤酒过量，致胃脘疼痛，大便溏泄。经对症治疗，胃病虽有缓解，但继之出现未在行经期间阴道持续淋漓不断出血，20天来经口服及注射止血类药物治疗，效果不佳而前来就诊。现症见：淋漓漏下出血，血色淡红、质稀，小腹坠痛，食少便溏，气短乏力，舌质淡，舌体胖大，苔薄白，脉沉细无力。

诊断　西医诊断：月经失调。中医诊断：崩漏，证属脾胃虚弱、气虚下陷。

治法　健脾益气，举陷止血。

方药　健脾止血汤加减：黄芪30g，党参15g，白术10g，茯苓15g，薏苡仁30g，当归10g，醋白芍12g，醋香附10g，醋柴胡6g，升麻6g，黑地榆12g，阿胶10g，砂仁8g，炙甘草6g，米醋120mL（晚煎）。水煎服，每日1剂。

复诊情况　二诊：上方服5剂，漏下出血止，纳食有所增加，大便溏薄，日行一次，仍感小腹疼痛，舌质淡，舌体胖大，苔薄白，脉沉细。方中去米醋、阿胶，加醋延胡索10g、生姜3片。

三诊：上方又服6剂，气短乏力大减，纳食好转，大便成形，小腹疼痛消失，舌质淡，苔薄白，脉沉细。方中去黑地榆，加陈皮10g、厚朴10g。

四诊：上方又进10剂，诸症消失，精神、饮食好，无明显不适症状，舌淡红，苔薄白，脉沉细。改用香砂六君子汤加减以健脾益气：党参10g，白术10g，茯苓15g，陈皮10g，半夏10g，香附10g，砂仁6g，厚朴10g，郁金

10g，枳壳 10g，黄芪 20g，当归 10g，白芍 12g，甘草 3g。嘱其继服 15 剂以巩固疗效。

医案分析 妇女的生理特点概之为经、带、胎、产四者，均与脾胃密切相关，盖女子以血为本，而脾胃为气血生化之源、后天之本。脾又为统血之脏，其气主升，统摄血行，脾气旺则血能循常道而周流全身。若脾胃虚弱，化源匮乏，气陷于下，冲任必因之损而不固，即发为崩漏。李振华创制健脾止血汤，旨在健脾益气、举陷止血。据长期临床观察，服用该方剂治疗脾虚崩漏，一般 6 剂左右即可达到止血目的，但要巩固疗效，促使脾气恢复，则需在此方基础上随证加减，服用 20～30 剂。本方剂之所以能取得止血的效果，与李振华在处方中使用了较大量的米醋有关，米醋一则可直折横逆之肝气，使肝不犯脾，以利脾气的恢复；二则健脾调中；三则收敛固涩，直损出血之势。与健脾益气诸药配伍，米醋标本兼顾，实为治疗出血的良药，这是李振华独到的用药经验。

来源 李郑生 . 李振华教授治疗崩漏经验 [J]. 河南中医，2006（7）：25-26.

验案 患者，女，50 岁。1996 年 10 月 26 日初诊。经潮量多，下肢瘀斑十余年。自月经初潮起，一直量多如崩，甚则口鼻俱出。1985 年查血小板减少，下肢瘀斑，一直服用强的松。现经潮量多，周期尚准，经期 5～6 天，口、鼻、目睛俱有出血，量少，口干口臭，身半以上发热，腿足发冷，面色萎黄不华，舌苔薄腻、质淡偏暗，脉细弱。

诊断 西医诊断：月经失调。中医诊断：崩漏，证属气阴两虚、阴阳俱损、冲任不固。

治法 补益气阴，固摄冲任。

方药 党参 15g，枸杞子 12g，鹿角霜 10g，赤芍 10g，牡丹皮 10g，生地黄 12g，炙龟甲（先煎）10g，阿胶（烊化）10g，水牛角（先煎）12g，墨旱莲 15g，血余炭 10g，煅人中白 6g。

复诊情况 1996 年 11 月 16 日二诊：月经来潮，血量较多，心悸、恶心、头昏晕，口干，舌苔黄薄腻、质暗，脉细数。查血红蛋白 70g/L，血小板 6×10^9/L。转从瘀热动血，冲脉失约，血虚阴伤治疗。药用：水牛角（先煎）12g，生地黄 15g，赤芍 10g，牡丹皮 10g，焦栀子 10g，墨旱莲 15g，血余炭 15，紫珠 15g，大黄炭 4g，仙鹤草 15g，茜草炭 10g，龟甲（先煎）15g，阿胶

（烊化）10g。

1996年11月23日三诊：服上药1周后，鼻衄一次，血量不多，头昏胀，手足冰冷，食纳尚可，二便尚调，舌苔黄薄腻，脉细。崩漏久病，气血损伤，阴阳并损，治宜阴阳并调，佐以凉血化瘀。药用：党参15g，水牛角（先煎）12g，炙龟甲（先煎）15g，鹿角霜10g，枸杞子12g，生地黄15g，赤芍12g，牡丹皮10g，茜草炭10g，大黄炭4g，墨旱莲15g，炙乌贼骨15g，阿胶（烊化）10g。

1997年3月10日四诊：连续服用中药3个月余，月经基本如期来潮，血量中等，精神转佳，面色红润，食纳正常，偶见肢麻，舌苔薄黄、质暗红，脉细。查血常规：红细胞（RBC）2×10^{12}/L，血小板（PLT）171×10^{9}/L，白细胞（WBC）8×10^{9}/L。强的松已由每日60mg减至2.5mg。病情逐步好转，仍应补益肝肾、凉血化瘀以求巩固疗效。药用：水牛角（先煎）15g，生地黄15g，赤芍12g，牡丹皮10g，茜草炭10g，大黄炭4g，墨旱莲15g，女贞子10g，山茱萸10g，山药12g，阿胶（烊化）10g，龟甲（先煎）15g。

患者坚持服用上方3个月，病情未见反复，多年顽疾告愈。

医案分析 患者久治不愈，失血既久，气虚阴伤，但其病机关键在于“瘀热阻络”。由于络中瘀热阻滞，血液无法循于常道，溢于脉外，出于九窍，溢于皮下肌肤，伤及脏腑，故治以凉血化瘀为基本大法，同时兼顾本虚及其他兼夹症。凉血化瘀以澄其源，补肝肾、益阴血以复其本，固冲任、摄阴血以塞其流。药用水牛角、生地黄、赤芍、牡丹皮、紫珠凉血清热化瘀；茜草炭、大黄炭、仙鹤草等清热凉血，收敛固摄；炙龟甲、墨旱莲、女贞子、山茱萸、山药、阿胶等补肝肾、固冲任，全方标本兼顾，虚实同治，疗效确切。

来源　叶放，徐吉敏，周学平，等.周仲瑛从瘀热辨治妇科杂症经验[J].中医杂志，2012，53（12）：999-1001.

验案 患者老年女性，其近1年多月经来潮半月余而淋漓不止，质稠，色深红。患者身形消瘦，有严重贫血，常觉口干、心烦、手足心灼热。舌红少苔，脉数。

诊断 西医诊断：月经失调。中医诊断：崩漏，证属阴虚火旺。

治法 滋阴降火。

方药 黄连阿胶汤：黄连 15g，白芍 20g，阿胶（烊化）30g，黄芩 15g，鸡子黄（冲）1 枚。每日 1 剂，水煎分 2 次服，共计 7 剂。

复诊情况 二诊：患者流血明显减少，舌红，脉数。遂又嘱咐其按原方继续巩固服用 7 剂。

三诊：患者告知已痊愈，之后随访亦未再复发。

医案分析 《沈氏女科辑要笺正》云："阴气既虚，则无自主之权，而孤阳乘之，搏击肆扰，所以失其常轨，而暴崩直注。"其指出了阴虚阳乘乃暴崩之因，这与《黄帝内经》"阴虚，阳搏谓之崩"理论相一致。张志远根据患者口干、心烦、手足心灼热、脉数等症状，诊断其为阴虚火旺、火犯冲脉、血热妄行而导致的崩漏，故投以黄连阿胶汤滋阴泻火以清虚热。方中黄连、黄芩泻心火，白芍、阿胶、鸡子黄滋肾阴，诸药配伍，可使心火得泻，肾水得济，水升火降，心肾相交，共奏滋阴泻火、交通心肾之功。

来源 潘琳琳，王淞，孙海洋，等. 国医大师张志远治疗崩漏的临证经验[J]. 中华中医药杂志，2020，35（6）：2889-2892.

验案 患者少年女性，月经数月一至，来时如崩，有血块，持续 10 天以上，已发生 3 次。舌苔薄白，脉涩。患者有明显贫血，西医院诊断为神经内分泌异常，异常子宫出血，建议其转中医调理。

诊断 西医诊断：异常子宫出血。中医诊断：崩漏，证属气血亏虚。

治法 补益气血。

方药 归脾汤和温经汤组方化裁：人参 6g，黄芪 10g，酸枣仁 10g，当归 10g，龙眼肉 10g，川芎 6g，白芍 10g，麦冬 6g，阿胶（烊化）10g，牡丹皮 6g，生地黄 15g，生姜 6 片，大枣（擘开）10 枚。水煎，分 3 次服，日饮 1 剂，共计 28 剂。

复诊情况 二诊：患者月经周期和经量转为正常，其他不适皆已消失，几个月后随访得知崩漏未再复发。

医案分析 患者贫血，月经数月不至，来时如崩，多日不止，故存在气血亏虚之状。张老认为月经病与妇女的气血功能状态有密切联系，气虚则无力摄血，血虚则气无所依，若冲任两脉气血亏虚则会使血海不固而引发崩漏。故针对此患者气血亏虚的情况，张老选用归脾汤健脾养心、益气补血；同时，患者虚中有瘀，经中夹有血块，故又合温经汤温经通脉、养血祛瘀，从而使宫寒散、瘀血行、冲任固、下血止。方中诸药合用具有温经、活血、解瘀、散寒、滋阴、养血、益气、生津之效，从而可调和阴阳，疏理中焦气机，养正祛邪。两方合用时张老一般去茯神、半夏、吴茱萸、桂枝，加生地黄保阴凉血、充实冲脉，收效甚佳。

来源　李崧，刘桂荣．国医大师张志远辨治月经病经验举隅[J]. 辽宁中医杂志，2018，45（4）：691-693.

验案　患者，女，40岁，湖南常德人。此案系熊继柏20世纪60年代在农村行医时诊治的患者。当时农村地区还未开展计划生育，患者已生育3个子女，怀第4胎时自行采用农村土办法（中草药）堕胎，胎下后大出血。接诊时患者已大出血1天，其床上床下都是血。患者处于昏睡状态，四肢厥冷，大汗淋漓，少气乏力，声低气短，舌淡，苔白，脉细，已经是休克状态了。当时山区离医院很远，无法送医，而且乡医院也还未开展清宫术。病情危重紧急。

诊断　西医诊断：失血性休克。中医诊断：血崩危症，证属气随血脱。

治法　固本止崩。

方药　固本止崩汤：高丽参15g，黄芪30g，炒白术15g，当归10g，熟地黄15g，干姜炭10g。嘱每日2剂，频频饮服。

复诊情况　很快患者血止，后经调理逐渐康复，起死回生。

医案分析　治崩要谨守塞流、澄源、固本三法则，即治崩的3个步骤。塞流是第1步，就是要迅速止血，这是崩证治疗的当务之急；第2步是澄源，就是要找出病因，针对病因进行治疗；第3步是固本，血止之后要进一步扶正。

来源　刘朝圣．熊继柏教授辨治崩漏经验[J]. 中华中医药杂志，2015，30（6）：2014-2016.

验案　患者，女，26岁。2012年6月10日初诊。主诉：月经周期紊乱2年余。患者月经周期紊乱，有时一月两潮，此次月经来潮十余日不止，伴见头晕眼花，倦怠嗜卧，睑结膜苍白，怕冷，食欲差，偶大便溏泄，舌质淡、苔薄白，脉沉细。

诊断　西医诊断：月经失调。中医诊断：崩漏，证属脾肾阳虚、冲任虚寒。

治法 温补脾肾。

方药 生地黄 20g，白术 10g，黄芩 15g，炮附片 10g，阿胶（烊化）20g，伏龙肝 150g，甘草 6g。7 剂，每日 1 剂，水煎，分早晚两次口服。

复诊情况 2012 年 6 月 18 日二诊：患者诉服药后经血即止，将初诊处方改为隔日 1 剂，续服 20 剂，水煎，分早晚两次口服。

2012 年 8 月 12 日三诊：患者诉 7 月份月经正常来潮，量可，经期正常。乏力、倦怠、怕冷等症状均明显好转，精力较前充沛，续服 15 剂以巩固疗效，仍隔日 1 剂水煎，分早晚两次口服。药后患者崩漏未复发。嘱其平时勿服生冷，注意保暖，勿过度劳累。先后共服用 40 余剂，月经周期恢复正常。

医案分析 根据症状表现，本例患者为脾肾阳虚，冲任虚寒，不能摄血，是以下血不止，故立温补脾肾以固摄止血，兼以补养气血之法。以黄土汤为主方治疗，诸药合用，温阳而不伤阴，滋阴而不碍脾，崩漏自止。二诊时效不更方，出血虽止然病已久，需继续调理，故将药量减半，改隔日 1 剂，守方 20 剂。三诊时月经已基本正常，脾肾阳虚症状明显改善，隔日续服 15 剂以巩固疗效。

来源 王淞，王秀，鞠翡翡，等. 张志远治疗崩漏经验 [J]. 中医杂志，2020，61（9）：766-768.

验案 患者，女，30 岁，已婚。2005 年 12 月 12 日初诊。月经淋漓不断 3 月余，腰痛、腿酸 2 个月。2005 年 3 月患者剖宫产大出血。3 个月前出现月经淋漓不断，色褐，月经错前或后期，经前小腹胀，腰痛，经期加重，小便夜频，大便干、日行 1 次，纳眠可，口干，鼻塞咽干，舌质红、苔薄黄，脉细。既往有“妊娠高血压”。现血压 128/82mmHg。

诊断 西医诊断：月经失调。中医诊断：崩漏，证属肾阴不足、冲任失固。

治法 补肾固冲。

方药 熟地黄炭 30g，制何首乌 15g，荆芥炭 10g，茜草炭 10g，煅乌贼骨 30g，川续断 10g，女贞子 15g，墨旱莲 30g，麦冬 10g，山茱萸 10g。20 剂。水煎服，每日 1 剂。

复诊情况 2006 年 5 月 17 日复诊：诉月经淋漓止，月经已正常。

医案分析 治病必求于本。对于“本”，张磊认为，要区分病因之本、病机之本、病性之本、病位之本和病体之本。本案病因之本系剖宫产出血过多，病机之本为肾阴不足、虚火妄动、冲任失固、精血失守，故月经淋漓不断；病性之本以虚为主；病位之本在肾及冲任二脉。急则治标，当“塞流”，用熟地黄炭、荆芥炭、茜草炭、煅乌贼骨、墨旱莲止血之品，同时不忘“澄源”，用川续断、女贞子、山茱萸、熟地黄炭、麦冬补肾养阴，药证相符，收效较速。终以补肾之剂，固其根本。本方要点主要有二，即“固”与“养”，所谓固是固肾、固冲任，所谓养是养其迭伤之血气。煅乌贼骨与茜草炭同用善止崩漏，女贞子与墨旱莲同用是药简效专的二至丸，以之补肾养血。本案治疗病体之本始终注意一个“伤”字。

来源　张荣欣，姜枫. 张磊经方治疗崩漏经验 [J]. 江西中医药，2017，48（3）：20-22.

验案　患者，女，23 岁，未婚。1977 年 4 月 11 日初诊。1972 年月经初潮 3 次后，隔 8 个月方来。1973 年 12 月一次月经量多，服中药好转，不久又复如前。当地县医院怀疑是宫颈癌，建议手术，患者不同意。后到某专科医院诊断为异常子宫出血，曾用已烯雌酚、黄体酮等药，连续使用可以保持月经正常，停药即发，量仍多。按此法间断使用 2 年，其间只有半年月经正常，而后无效。1975 年该医院又诊断其为子宫黏膜肌瘤，并为其做了手术，术后 40 天月经未来，而后仍然如前。又用已烯雌酚、黄体酮，月经正常 3 个月后又开始出血淋漓不断。1977 年 2 月来郑州就医，在某中心医院做切片检查，诊断为分泌期部分子宫内膜蜕膜变，用了 3 支丙酸睾丸酮和四环素，20 天后又复如前。曾先后 4 次刮宫，只暂有效。刻诊：面色㿠白，常感气闷不舒，鼻息不利，胃纳好，二便正常，舌质光嫩，脉象虚弱。

诊断　西医诊断：月经失调。中医诊断：崩漏，证属气血亏虚、冲任不固。

治法　补肾固冲。

方药　制何首乌 30g，熟地黄 30g，黄芪 30g，党参 30g，煅乌贼骨 30g，茜草炭 12g，荆芥炭 9g，炙甘草 9g。12 剂。水煎服，每日 1 剂。

复诊情况　次年 10 月得知患者月经正常，已参加工作 6 个月。

医案分析　张磊临证用方灵活，尤其善用经方。此方可谓补气养血之峻剂，病久正虚较甚，非峻补不能收大效。方中煅乌贼骨、茜草炭，即《黄帝内经》四乌贼骨一藘茹丸，为《黄帝内经》十三方之一。《素问•腹中论》："帝曰：有病胸胁支满者，妨于食，病至则先闻腥臊臭，出清液，先唾血，四肢清，目眩，时时前后血，病名为何？何以得之？岐伯曰：病名血枯，此得之年少时，有所大脱血，若醉入房中，气竭肝伤，故月事衰少不来也。帝曰：治之奈何？复以何术？岐伯曰：以四乌鲗骨一藘茹二物并合之，丸以雀卵，大如小豆，以五丸为后饭，饮以鲍鱼汁，利肠中及伤肝也。"乌鲗骨即乌贼骨，又名海螵蛸，咸温下行，主女子赤白漏下及血枯经闭。藘茹即茜草，甘寒，能止血治崩，又能和血通经。麻雀卵，甘温，能补益精血，主男子阳痿不举、女子带下、便溺不利。鲍鱼，辛温，能通血脉、益阴气，煮汁服之能协同诸药通女子血闭。故本方具有补养精、气、血，强壮肺、肝、肾，活血通经的作用，所以能治血枯精亏诸证。本案为崩漏相兼之病，病程绵长而致气血亏损，冲任不固，血愈下而气愈虚，气愈虚而血愈失其统。好在患者年轻，胃气尚好，故收效较速。

来源　张荣欣，姜枫．张磊经方治疗崩漏经验 [J]. 江西中医药，2017，48（3）：20-22.

验案　赵某，女，18 岁。2005 年 8 月 15 日初诊。主诉：月经淋漓不断 5 年。患者 12 岁月经初潮，13 岁到现在月经淋漓不断（每天都有），量时多时少，经色暗，膝关节以下凉，手心热，纳差，入睡困难、易醒、多梦寐，大便带血，小便正常。冬季怕冷，手足冷，病情加重。舌红有瘀斑、苔薄白，脉芤。过敏体质，特别对油漆易过敏。理化检查：血三碘甲腺原氨酸（T_3）2.98nmol/L，血甲状腺素（T_4）180nmol/L，血促甲状腺激素（TSH）1.3mIU/L。超声提示：双侧卵巢增大，多囊性回声改变，胰腺轻度增大。

诊断　西医诊断：月经失调。中医诊断：崩漏，证属脾肾亏虚、冲任失固。

治法　补益肝肾。

方药　川续断炭 10g，山茱萸 15g，茜草炭 10g，煅乌贼骨 30g，阿胶（烊化）10g，干姜炭 10g，党参 15g。7 剂。水煎服，日 1 剂。

复诊情况　2005 年月 8 月 24 日二诊：月经已干净 5 天。自觉每天总有欲大便感，大便不成形，日行 2 次，腰酸，觉腰两侧胁下有气上下窜，矢气多。现感冒已3天，纳差，小便可，白带稍多、色稍黄，舌暗红有瘀斑、苔白腻，脉沉弱。守初诊处方加炒山药30g，盐杜仲10g，炒麦芽20g，麦冬15g，10剂。另处治感冒方：金银花10g，连翘10g，竹叶10g，荆芥10g，牵牛子10g，薄荷（后下）10g，桔梗10g，芦根30g，前胡10g，羌活10g，生甘草6g，黄芩10g。2剂。水煎服，每日1剂。

2005年9月5日三诊：服上药8剂后月经又至，色鲜红，量多，行经时两胁下有空虚感和胀感，大便不成形，小便可，舌暗红有瘀斑、苔薄，脉沉弱。处方：熟地黄炭30g，荆芥炭10g，制何首乌30g，茜草炭10g，煅乌贼骨30g，阿胶（烊化）10g，干姜炭10g，山茱萸10g，党参10g，小麦30g，地榆炭30g，乌梅炭10g。6剂。

2005年9月12日四诊：月经已有明显周期，但周期仍较短，色黑。双膝关节以下发凉，手心热，咽喉疼痛，头面部有多个疖子，下午腹部胀气明显，舌暗、边有瘀斑，苔黄，脉细。处方：炒白术10g，生黄芪15g，茯神10g，党参10g，远志10g，炒酸枣仁20g，龙眼肉（另煎）10g，制何首乌10g，木香6g，栀子10g，黄芩10g，生地黄20g，茜草炭10g，煅乌贼骨30g，炙甘草6g。6剂。后随访病愈。

医案分析 患者素体肾气不足，封藏不固，冲任失摄，以致自月经初潮以来淋漓不断达5年之久，痛苦异常。观前医用药，清热凉血者有之，补肾固冲者有之，健脾补肾者有之，均未见效。细审经量时多时少，色暗，双下肢发凉，冬季怕冷、病情加重，乃为脾肾阳虚、冲任失固，且有血虚血瘀之候。以川续断炭、山茱萸补肝肾，党参、干姜炭温阳健脾，茜草炭、煅乌贼骨收敛止血，阿胶补血止血，且多炭用，取其一药双效。方中药少，效专力宏，单刀直入，迅见效果。之后以补肝肾继续治疗。辨证之中注意“手心热、入睡困难、易醒”是由肾虚失固、月经淋漓伤血所致，不可视为阴虚内热，即张磊临证强调的“辨证外之证，注意其杂”。

来源　张荣欣，姜枫．张磊经方治疗崩漏经验[J]．江西中医药，2017，48（3）：20-22.

验案　患者，女，36岁。2009年4月10日初诊：经期紊乱，经血色黑有块，淋漓不断，白带量多。患者10年前人工流产后至今未孕。3月4日经来后至今未净，白带增多。经期紊乱，经血色黑有块，淋漓不断。舌淡红，苔少，脉弦数。专科检查：前位子宫，宫体大小为6.2cm×5.3cm×5.4cm，形态稍饱满，肌层回声稍欠均匀，后壁探及一不均质回声区，范围3.2cm×2.5cm，边界欠清晰，内膜线略向前偏移，厚0.9cm。

诊断 西医诊断：子宫腺肌病。中医诊断：崩漏，证属肝肾阴虚、热扰冲任。

治法 滋肾敛肝，益气止血。

方药 白晒参片15g，生北黄芪15g，紫丹参15g，云茯神15g，炒白术10g，当归12g，炙远志10g，炒酸枣仁15g，龙眼肉10g，蒲黄炭15g，地榆炭15g，阿胶珠15g，山慈菇10g，蒲公英15g，生甘草5g，大枣5枚，生姜3片。7剂，每日1剂，分2次服。

复诊情况 二诊：血压高（舒张压高），头胀，晨起脐周疼痛，腰酸，舌红、苔少，脉稍数。处方：石决明20g，川牛膝15g，法半夏10g，广陈皮10g，生北黄芪10g，益母草10g，当归10g，炒白术10g，云茯神15g，炙远志6g，炒酸枣仁12g，龙眼肉10g，地榆炭15g，茜草炭15g，延胡索10g，田三七6g，生甘草5g。7剂，每日1剂，分2次服。紫河车粉99g，每次3g，每日2次，冲服。

三诊：服上方后漏止已5天，晨起头胀，脐周不适，血压偶有升高。舌红、苔少，脉稍数。处方：石决明20g，川牛膝15g，川杜仲15g，西藁本10g，正川芎6g，益母草10g，当归10g，炒白术10g，云茯神15g，炙远志6g，炒酸枣仁12g，地榆炭15g，茜草炭15g，田三七6g，龙眼肉10g，广木香（后下）6g，大枣7枚，生鲜姜3片，生甘草5g。7剂，每日1剂，分2次服。

医案分析 经云："阴虚阳搏谓之崩。"是言崩漏病机，责之于阴虚。本例崩漏患者的病机根本是肝肾阴虚，阴不敛阳，导致肝阳妄动，虚火干扰冲任二脉，使冲任失其开阖之常，致经血非时而下。肝肾不足则腰酸；阴不敛阳，肝阳妄动则头胀。另外，本例患者还有瘀瘀之象，如白带多、经血色黑有块。因此，在滋肾敛肝、益气止血的基础上外加活血祛瘀之品而收效。

来源 翁俊雄，杨建宇，李彦知，等．孙光荣教授运用中和理论诊疗妇科病学术经验点滴[J]. 中国中医药现代远程教育，2011，9（21）：8.

验案 患者，女，24岁。2011年5月13日初诊：漏证。自今年二月以来，月经淋漓不断，色红有块，少腹坠胀，经补气、止血治疗，疗效不显。舌淡、苔少，脉弦且涩。

诊断 西医诊断：月经失调。中医诊断：崩漏，证属气滞血瘀、热扰冲任。

治法 理气活血，凉血止血。

方药 西洋参12g，生北黄芪15g，紫丹参7g，益母草10g，制香附10g，吴茱萸10g，茜草炭10g，蒲黄炭12g，生地黄炭12g，阿胶珠12g，蒲公英12g，延胡索10g，黄芩炭10g，川郁金10g，生甘草5g。7剂，每日1剂，水煎内服，每日2次。

复诊情况 2011年5月20日二诊：服前方后，月经淋漓不断明显好转，现仍有少量咖啡色分泌物，少腹已不胀。舌红，苔少，脉细濡。上方去生地黄炭、延胡索、川郁金，加川萆薢12g、薏苡仁12g、玉米须6g、杭白芍15g、制川厚朴5g。服法同前。（三诊缺失）

2011年7月1日四诊：前方加减服用一月余，月经淋漓已止，现感心悸，腹胀。舌红、苔少，脉弦小。处方：生晒参12g，生北黄芪10g，紫丹参7g，益母草10g，阿胶珠10g，蒲公英15g，蒲黄炭15g，生地黄炭12g，地榆炭12g，杭白芍12g，云茯神15g，炒酸枣仁15g，龙眼肉10g，炙远志6g，大红枣10g，灵磁石10g，大腹皮10g，生甘草5g。7剂，每日1剂，水煎内服，每日2次。

2011年7月22日五诊：服前方后，症状缓解，腹胀不显，月经至，五日，色、质正常。舌红、苔少，脉细缓。上方去杭白芍、大腹皮，加金银花15g，服法同前。

2011年7月29日六诊：服前方后，月经淋漓反复，减少但未尽。舌红、苔少，脉细。处方：生晒参10g，生北黄芪10g，紫丹参5g，当归身10g，云茯神15g，炒酸枣仁15g，炙远志6g，龙眼肉10g，大红枣10g，牡丹皮10g，川郁金10g，生地黄炭10g，地榆炭10g，蒲黄炭15g，生甘草5g，生鲜姜3片。7剂，每日1剂，水煎内服，每日2次。

服上方后月经淋漓已止，病情稳定。

医案分析 本例患者经血非时而下，量少势缓，当属祖国医学“崩漏”之“漏证”。其经血淋漓不断，色红有块，少腹坠胀，脉弦且涩，乃因瘀滞冲任、血不循经、运行不畅，治宜活血祛瘀、固冲止血，此为“通因通用”“反治”之法。《丹溪心法》指出：“夫妇人崩中者，由脏腑损伤冲任二脉，血气俱虚故也。”故孙光荣方以参、芪、丹参为君，益气理血、提气摄血，其中丹参一味抵四物，乃活补同用之妙品；再选用阿胶珠补血止血，益母草活血调经，炭类药凉血止血；配合制香附、川郁金、延胡索等理气解郁，调经止痛；蒲公英、金银花、牡丹皮等清热凉血；并根据脾虚湿停而白带量多之标证，加用川萆薢、薏苡仁、玉米须等分清泌浊，效著。后患者月经淋漓反复，时感心悸，腹胀，舌淡，苔少，心脾两虚证候明显。又据《丹溪心法》：“治宜当大补气血之药，举养脾胃，微加镇坠心火之药，治其心，补阴泻阳，经自止矣。”于是孙光荣把握病证关键，改用归脾汤加减，调理月余，终使经漏顽疾得以平复。

来源　翁俊雄，杨建宇，李彦知，等. 孙光荣教授运用中和理论诊疗妇科病学术经验点滴 [J]. 中国中医药现代远程教育，2011，9（21）：8.

验案　患者，女，22 岁，未婚，在校学生。2009 年 11 月 10 日就诊于北京中医药大学国医堂。异常子宫出血，有子宫腺肌病病史，B 超检查：子宫内膜增厚。患者 13 岁月经初潮，平时周期准，痛经轻微。刻诊：月经不止迄今月余，时多时少，淋漓不净，伴有黑色血块。曾服三七粉，初有效，后无效，面色无华，头晕乏力，面眶暗黑，腰膝酸软，无贫血。舌淡红苔薄，脉沉无力。

诊断　西医诊断：子宫内膜增厚。中医诊断：崩漏，证属肝冲任受损、气血大亏兼有瘀血内阻。

治法　滋养肝肾阴液。

方药　加味当归补血汤加减：生黄芪 50g，当归 15g，干桑叶 20g，三七粉 6g，阿胶珠 6g，炒杜仲 10g。7 剂。

复诊情况　2009 年 11 月 17 日复诊：患者诉出血基本止住，诸症悉减，方证相投，仍从前法续进 7 剂。

2009 年 12 月 1 日三诊：症状日见好转，最近半个月一直未出血，改补肾培元，以求巩固，处方：制香附 6g，棕榈炭 10g，艾叶 10g，干姜 10g，阿胶珠 12g，淫羊藿 10g，荆芥炭 6g，生黄芪 50g，当归 15g，白芍 10g，炒杜仲 10g，菟丝子 10g，干桑叶 10g。14 剂，病告痊愈，未复发。

医案分析　本案患者崩漏下血缠绵难愈，淋漓不止，证属冲任气血大亏，肾元不固，瘀血内阻，此非大剂益气活血、补肾培元不能获效。故王庆国治以加味当归补血汤，重用生黄芪补气健脾摄血，炒杜仲补肾治本，当归、阿胶珠养血补血。盖崩漏日久，冲任空虚，纯用草木之品效力缓慢，故而加入血肉有情、味厚质重之阿胶珠，以增强滋阴养血之效，妙在干桑叶一味，“滋肾之阴，又有收敛之妙耳”。又用三七粉以化瘀止血，而成治疗崩漏下血之高效专方，故7剂后出血基本止住，终以补肾澄源之法而病愈。

来源　闫军堂，刘敏，刘晓倩，等．王庆国教授治疗妇科崩漏经验[J]. 中华中医药杂志，2011，26（10）：2297-2299.

验案　患者，女，45岁，已婚。2011年8月5日初诊。患者自2010年4月开始出现月经量多，持续时间20天左右，在医院做诊刮，病理回报：子宫内膜增殖期。妇科彩超排除妊娠、肿瘤等，确诊为异常子宫出血，反复就诊于多家医院，予以去氧孕烯炔雌醇、宫血停颗粒及中草药等治疗，患者仍经期紊乱，出血时断时续。此次就诊，末次月经7月15日，持续至今，月经淋漓不净，时而增多，血色鲜红，质稠，少许血块，心烦失眠，烦躁口渴，小腹隐痛，面色萎黄，大便稍干，小便黄，舌质红、苔黄，脉细数，血常规提示血红蛋白96g/L。

诊断　西医诊断：异常子宫出血。中医诊断：崩漏，证属虚热证。

治法　养阴清热，止血调经。

方药　温清饮加减。处方：当归15g，黄芩15g，栀子15g，川芎10g，黄柏10g，黄连10g，茜草10g，熟地黄10g，仙鹤草10g，地榆10g，海螵蛸10g，藕节10g，白芍10g，甘草3g。常法煎服。

复诊情况　服用7剂后，患者出血较前减少，烦热、口渴较前缓解。继服7剂，患者出血止，但乏力、潮热明显，舌红，脉细数。原方去黄芩、栀子、黄连、黄柏，加用阿胶15g、生地黄10g、麦冬10g、五味子8g、黄芪8g。服方7剂后，患者乏力症状改善，未有出血，继续予归脾汤、十全大补汤等方剂加减调理。随访半年，月经来潮及经量均正常，无反复。

医案分析　崩漏因血热、肾虚、脾虚、血瘀等导致冲任损伤，不能约制经血，非时而下，量多而注者为崩，量少淋漓不尽者为漏，两者常交替出现，临床多见于异常子宫出血。患者阴虚失守，冲任不固，故经血非时而下；阴虚生热，虚热扰血，热迫血行，阴虚血少，则量少淋漓，质黏稠；失血则阴愈亏，冲任更伤，以致崩漏反复难愈。心烦潮热，尿黄便秘，舌红苔黄，脉细数，为阴虚之象。治宜养阴清热，止血调经。《万病回春·血崩》中记载温清饮一方，书中记载："治妇人经水不注，或如豆汁，五色相杂，面色萎黄，脐腹刺痛，寒热往来，崩漏不止。"崩漏者，有新久虚实之分，初起属湿热者，宜解毒也，稍久属虚热者，宜养血而清火。温清饮由四物汤合黄连解毒汤组成，四物汤调血养血以补冲任，黄连解毒汤清热凉血以治崩漏，加用茜草化瘀止血，仙鹤草、海螵蛸涩血止血，藕节、地榆清热凉血，加强止崩漏之功效。

来源　纪娟，张念志．韩明向应用温清饮验案举隅 [J]. 江苏中医药，2015，47（12）：55-56.

验案　患者，女，30岁。2012年8月3日首诊。患者月经淋漓不尽50余天，色黑红，夹有血块，面色萎黄，神疲乏力。近半年来月经延期，2个月一行，行经小腹隐痛，腹胀。结婚四年，未生育。此次正值月经第3天，血块多，平时白带多，色白，量多。查体：左手凉，右手温，面色晦暗，唇稍青。B超示：子宫内膜薄，子宫轻度后位，输卵管粘连。纳可，寐安，二便调。舌淡胖、略暗，苔少，脉沉迟。

诊断　西医诊断：异常子宫出血。中医诊断：崩漏，证属瘀阻胞宫。

治法　活血化瘀，通络止血。

方药　桃红四物汤加减：黄芪30g，当归15g，川芎15g，赤芍10g，桃仁10g，红花10g，桂枝15g，川牛膝30g，柴胡15g，细辛10g，小茴香15g，巴戟天15g，菟丝子30g。水煎分服，每日1剂。

复诊情况　8月10日复诊，自诉服第4剂时血量突然增多，有血块，色黑，小腹痛，以后淋漓不尽至8月8日血止。王自立在上方基础上减川牛膝、川芎、细辛，加墨旱莲30g。14剂，调护善后。

医案分析　本例崩漏，临床表现以通下为主，实质为瘀血阻滞胞宫，影响气血的运行，血不循常道，溢出脉外，瘀积气滞，不通则痛，故见行经腹痛、腹胀。失血日久，血虚不能载气，气血不能外达于表，难以濡润肌肤，则面色萎黄，神疲乏力。舌淡暗、脉沉迟为瘀血内阻之象，苔少为失血阴津不足之象。王自立遵循"缓则治其本"的原则，治以活血化瘀通络，使瘀散脉络自通，新血自生，循经归顺，不再溢出脉外。药以桃仁、红花、川芎活血化瘀；黄芪、当归补气生血，促使新血生成；桂枝、小茴香温通经脉；巴戟天、菟丝子止血且滋阴益气，以防气随血脱。复诊时患者血已止，故王自立去川牛膝、川芎、细辛，加墨旱莲30g，减轻活血化瘀、温通经脉之力，加强滋阴益气之功。

来源　李初谊，王煜，王自立．王自立主任医师通因通用法治疗崩漏经验[J]. 光明中医，2013，28（9）：1792-1794.

验案　患者，女，20岁，学生。2012年7月15日首诊。患者自诉6月4日饮酒后月经量突然增多，色黑。从6月4日至今，月经一直淋漓不断，色黑，有血块，下腹坠痛，疲乏气短，面色晦暗。患者平素月经规律，大便干，3日一行，纳可，寐安，舌淡暗，苔薄白，脉沉细。王自立四诊合参将本病辨为崩漏。

诊断　西医诊断：异常子宫出血。中医诊断：崩漏，证属瘀血阻络。

治法　活血化瘀为主，兼以益气行血。

方药　血府逐瘀汤加减：当归15g，川芎10g，赤芍10g，桃仁10g，红花10g，川牛膝10g，墨旱莲30g，柴胡15g，香附10g，益母草30g，生姜5片。7剂，水煎服，每日1剂。嘱患者勿食寒凉及辛辣刺激之品，注意保暖。

复诊情况　服7剂后7月22日复诊，自诉服第3剂时月经量突然增多，色黑，血块多，之后颜色慢慢变淡，量减少，但患者疲乏气短，动则汗出，大便仍干，舌淡胖、边有齿痕，脉沉细，余正常。王自立减川芎、桃仁、红花、赤芍，加黄芪40g、白术20g、肉苁蓉15g、党参15g。继服7剂，7月29日复诊，患者自诉出血已停止，疲乏减轻，大便1日一行，王自立给予四君子汤调护，14剂后诸症皆愈。

医案分析　王自立认为，虽然导致崩漏的病因很多，但最终均可发展为血瘀。正如《血证论》所言："女子胞中之血，每月一换，除旧生新，旧血即是瘀血，此血不去，便阻化机……血初离经，清血也，鲜血也，然既是离经之血，虽清血、鲜血，亦是瘀血。"崩漏正为离经之血，因此，王自立在治疗崩漏时主要以活血化瘀、调理冲任为主，选用血府逐瘀汤加减。桃仁、红花活血化瘀；川芎、赤芍活血理气；柴胡、香附理气行滞，使气行则血行；益母草配合川芎、赤芍、当归加强活血通经的作用；川牛膝活血通经，引血下行；因患者复诊时出血已明显减少，仍觉神疲气短，汗出，故去活血化瘀之品，加黄芪补气生血，白术、党参健脾益气，以加强脾的统血功能；因患者大便干，王自立加肉苁蓉，配合当归润肠通便。值得一提的是王自立在后期通常予四君子汤补气健脾以调理善后。全方共 11 味药，君臣佐使，各司其职，意在使其瘀去宫宁，血自归经，共奏活血化瘀、益气止血之效。

来源　李初谊，王煜，王自立．王自立主任医师通因通用法治疗崩漏经验[J]. 光明中医，2013，28（9）：1792-1794.

验案　患者，38 岁。2012 年 11 月 09 日，因阴道淋漓出血不断 5 月余就诊。平素月经（5～7）/（21～28）天，轻度痛经。末次月经 2012 年 6 月 30 日，量时少时多，色鲜红，量多时伴有血块。近一周量稍多，伴少许血块，色鲜红。两次怀孕史、一次生产史。2011 年 9 月 1 日行诊刮术，病理为子宫内膜单纯性增生。今日妇科超声显示：子宫内膜中等不均，厚 0.7cm。血常规：RBC 3.18×10^{12}，血红蛋白（HGB）95g/L。现患者贫血貌，自诉头晕、乏力、纳差、腰酸，二便调，夜寐安。舌淡暗、舌尖稍红，苔薄白，脉沉滑略数。

诊断　西医诊断：异常子宫出血。中医诊断：崩漏，证属气阴两伤。

治法　益气健脾，养阴止血。

方药　生脉散合四草龙牡一苋汤（肖氏自拟方）加减。处方：党参 20g，太子参 20g，南沙参、北沙参各 15g，生黄芪 15g，麦冬 15g，五味子 10g，煅龙骨、煅牡蛎各 30g，生地黄、熟地黄各 15g，制何首乌 15g，白芍 15g，仙鹤草 15g，益母草 15g，鹿衔草 15g，马齿苋 15g，贯众炭 15g，女贞子 15g，墨旱莲 15g，阿胶珠 15g，三七粉（分冲）3g。

复诊情况　2012 年 11 月 23 日二诊：服药 9 天后血止，乏力有所改善，近一周偶有小腹坠痛及腰酸，双侧乳房胀痛，纳差、眠可。舌淡，舌尖稍红，苔薄白，脉细弱。处方：党参 15g，生黄芪 15g，南沙参 15g，山茱萸 15g，枸杞子 15g，女贞子 15g，墨旱莲 15g，巴戟天 15g，白芍 15g，香附 15g，山药 15g，炒白术 15g，大血藤 15g，马齿苋 5g。

2012 年 12 月 21 日三诊：诉 2012 年 12 月 17 日月经按期来潮，量较前有所减少，无血块。今日为经期第五天，量已极少。服药后小腹坠痛及腰酸症状明显改善，双侧乳房胀痛减轻，乏力改善，仍感纳差，12 月 19 日血常规：RBC 4.21×10^{12}，HGB 109g/L。舌淡略胖，苔薄白，脉沉细滑。故继服前方。

医案分析 此患者出血量多且出血时间长，阴血丢失重、气随血脱，故患者表现为气阴两伤。治疗时应先抓紧时间塞流——止血，止血时也应做到塞流与澄源相结合。故以益气健脾养阴止血为治则，予生脉散合四草龙牡一苋汤加减。因其偏于血热加贯众炭以凉血止血；患者已经贫血，予阿胶珠以加强补血之力，三七化瘀止血，以防留瘀。二诊血止以后要采用固本治疗，体现复旧与澄源相结合，重点是调节月经周期。自拟调周系列方，采用补肾、调肝、健脾的方法，调理冲任的功能，使月经恢复正常。方中山茱萸、枸杞子、女贞子滋补肾阴，仅一味巴戟天补肾阳、益精，但其性微温而柔润，补而不腻，温而不燥；白芍、香附养血调肝，促使肝之疏泄有度；山药、炒白术健脾益气，补后天之本，以后天养先天；大血藤苦而不燥、温而不烈、行血散瘀、调经止痛，同时又兼补血作用；马齿苋清热解毒防治盆腔感染。全方补而不腻、温而不燥，直接或间接地达到调理冲任的功效，使血海安宁，力图经期按期而潮。三诊患者出血日久，精血损伤，肝肾必亏，肾气亏虚，不能温煦脾阳，肝血不足，不能疏土，脾之运化将受影响。调理脾胃之法，使脾气健旺，化生精微，以充精血，先天肾气才能得养，以后天养先天。患者出血日久，肾为先天之本，肝为女子先天，因此要补养肝肾，先天本固，才能助后天脾胃，即补养肝肾，补先天之本，以先天助后天。如此治疗，本固血充，冲任相益，月经自调，故守前方。

来源　晏军，汤玲，史梅莹，等．肖承悰教授治疗崩漏的经验浅析 [J]. 环球中医药，2015，8（10）：1210-1212.

验案 患者，女，37岁。2001年11月16日初诊。发现子宫肌瘤2年，月经量多1年余。经期7～8天，量多，色紫暗，有大血块；月经周期尚规律，25～28日一行。平素带下量偏多，色白，质略稠，无异味。自觉小腹下坠。舌质暗淡，舌体略胖，边有齿痕，脉沉细。B超检查提示：子宫肌瘤（子宫前壁见3.5cm×2.8cm低回声区）。

诊断 西医诊断：子宫肌瘤。中医诊断：崩漏，证属痰瘀互结。

治法 活血化瘀、消癥，兼以益气。

方药 鬼箭羽15g，急性子12g，夏枯草15g，射干12g，生何首乌12g，生牡蛎（先煎）30g，制鳖甲15g，荔枝核15g，海藻30g，大贝母15g，党参

15g，黄芪 15g，丹参 15g，茯苓 15g。经期则以益气缩宫、祛瘀止血为主：黄芪 15g，党参 15g，南沙参 15g，白术 15g，枳壳 15g，益母草 15g，煅龙骨、煅牡蛎各 30g，花蕊石 15g，贯众 15g。若经量仍不减，加三七粉（冲服）2g。

复诊情况 如此服用 3 个月经周期后，经量适中，血块减少，自觉不适症状消失。B 超检查提示：子宫肌瘤缩小（前壁见 2.6cm×1.5cm 低回声区）。

医案分析 子宫肌瘤患者多伴有月经量多或经血淋漓不断，故经期治疗以益气缩宫、祛瘀止血为主，兼以软坚消癥，以补为主，补于消之上，消寓补之中。肖承悰创制了相应的方药缩宫宁制剂，应用于临床，取得了满意疗效。该方以黄芪、党参、南沙参等药补气摄血，且补而不燥；白术补中益气、健脾和胃，枳壳破气消积、化痰消痞，二药相配，取束胎丸固冲任之意，可益气缩宫止血；配以花蕊石等化瘀而止血。

来源　晏军，汤玲，史梅莹，等．肖承悰教授治疗崩漏的经验浅析 [J]. 环球中医药，2015，8（10）：1210-1212.

8 闭经

验案 患者，女，28岁。初诊日期：2010年8月11日。主诉：引产后闭经2.5年。患者2008年2月21日孕6个月因“胎膜早破”在西医院行引产术。术后阴道流血一月余不净，行清宫手术，此后月经未潮。2010年3月29日行宫腔镜探查示：宫腔倒三角形态消失，双侧输卵管开口未见，宫颈充血明显，宫腔粘连。行宫腔镜下宫腔粘连分离术，并上1枚O型环，用戊酸雌二醇和地屈孕酮周疗3个月，月经仍未潮。8月4日行取环术，自述环已嵌顿。月经史：初潮13岁，5/30天，量一般，色红，有血块，无痛经。生育史：0-1-0-0。性激素5项示：FSH 5.69IU/L，LH 5.08IU/L，PRL 4.54ng/L，E2 113.00ng/L，T 1.21nmol/L。刻下：闭经2年余，白带量少，腹不痛，腰略酸，神疲乏力，夜寐欠安，纳谷一般，二便自调，舌质淡红，苔薄腻，脉细弦。

诊断 西医诊断：继发性闭经。中医诊断：闭经；证属肾虚偏阴，阳亦不足，心肝气郁，夹有湿热血瘀，以致胞宫受损。

治法 从经后初期治疗，滋阴养血，疏肝解郁。

方药 归芍地黄汤合越鞠二陈汤加减：炒当归10g，赤芍10g，白芍10g，山药10g，熟地黄10g，茯苓10g，川续断10g，杜仲10g，郁金10g，陈皮6g，木香9g，合欢皮15g，砂仁（后下）5g。

复诊情况 服药半个月后白带量略多，有少量拉丝带，BBT低相，纳可，便调，舌质淡红，苔薄腻，脉细弦。转从经后中期治疗，加重滋阴助阳、宁心安神，方以滋肾生肝饮加减，药用丹参10g，赤芍10g，白芍10g，山药10g，山茱萸9g，牡丹皮10g，茯苓10g，川续断10g，菟丝子10g，杜仲10g，五灵脂10g，炙鳖甲9g，合欢皮15g，生山楂10g，莲子心3g。服药半月余，患者BBT有波动，但月经未潮，偶尔小腹作痛，腰酸，白带中夹血，片刻即净，BBT低相，舌红，苔腻，脉细弦。

从经后末期论治，加重助阳，方以补天种玉丹加减，药用丹参10g，赤芍10g，白芍10g，山药10g，山茱萸9g，牡丹皮10g，茯苓10g，续断10g，菟丝子10g，鹿角霜10g，杜仲10g，炒五灵脂10g，木香9g，炒荆芥9g，红花6g。服药7剂患者诉有拉丝样白带，右少腹隐痛，双乳作胀，纳谷尚可，夜寐多梦，口干欲饮，二便尚调，脉细弦，舌红苔腻。

从经间期治疗，方以补肾促排卵汤加减，药用丹参10g，赤芍10g，白芍10g，淮山药10g，山茱萸9g，莲子心5g，茯苓10g，川续断10g，菟丝子10g，杜仲10g，五灵脂10g，鹿角片10g，制苍术10g，制香附10g，炙鳖甲（先煎）9g，合欢皮15g。BBT上升，14天后月经来潮，量一般，色红，质黏；伴小腹隐痛、腰酸。此后按调周法治疗3个月，患者月经恢复正常，且BBT双相。

医案分析 本病属于祖国医学闭经之范畴。患者引产后行清宫术，术后月经停闭；宫腔镜检查提示宫腔粘连，行宫腔粘连松解术，并用西药激素治疗，但月经仍未潮。患者肾虚偏阴，阴血不足，冲任胞宫受损较甚，故月经停闭，闭经日久，阴虚愈甚，阴虚及阳，阳亦不足；加之患者无子女，生活中压力较大，有心烦、失眠等心肝郁火症状，心肝气郁，气滞生瘀，胞宫更加受损。夏桂成治疗本病从补肾调周着手，先从经后初期治疗，滋阴养血、疏肝解郁，方选归芍地黄汤合越鞠二陈汤加减，药后白带量略多，有少量拉丝带后转从经后中期论治，患者癸水日渐增多后，再滋肾助阳、调气和血，以促排卵，患者月经自然来潮。夏桂成认为经后期是肾阴天癸滋长时期，治疗以滋阴养血，佐以助阳为主；同时肾之阴阳处在一种运动状态中，与心火有着特别重要的关系，所谓心肾相交、水火既济。故欲补肾者，先宁心，心神安定，则肾阴充足，正如前人所提出的“静能生水”，所以夏桂成在调周方中加入莲子心、合欢皮等宁心安神之品，使其安定心神，保证在静的前提下较好地恢复肾阴，促进其功能恢复。

来源　钱菁，卢苏 . 国医大师夏桂成调周法经后期证治探析 [J]. 南京中医药大学学报，2016，32（3）：204-206.

验案 患者，35岁，未婚。2005年3月19日初诊。患者17岁月经初潮，即闭经2年，自转，量少，2天净。此后经闭不转，服黄体酮即经来量多。外院B超确诊多囊卵巢综合征，其他检查正常。末次月经2004年12月底，据述BBT不典型双相。刻下：形体略胖，畏寒肢冷，余无不适。舌淡红、苔黄腻，脉细。

诊断 西医诊断：月经失调。中医诊断：闭经，证属肾气不足、冲任气滞。

治法 补肾益气，疏理冲任。

方药 党参15g，黄芪15g，当归20g，熟地黄15g，川芎6g，赤芍15g，巴戟天15g，淫羊藿15g，石楠叶9g，石菖蒲9g，莪术、白术各9g，三棱12g。7剂。水煎分服。

复诊情况 3月26日二诊：服用上药后，经水未转，畏寒较瘥。舌淡暗、苔薄腻，脉细。治宗原法。处方：党参20g，黄芪20g，全当归30g，赤芍15g，川芎6g，巴戟天15g，淫羊藿15g，皂角刺12g，川楝子12g，三棱、莪术各15g，小茴香6g，红花12g，益母草20g。12剂。水煎分服。

4月9日三诊：服用上药后，白带略多，精力略充，经水仍未转。舌淡暗、苔薄黄腻，脉细缓。仍属肝肾不足，冲任失调。治拟养肝益肾，调理冲任。处方：党参、丹参各20g，黄芪20g，全当归30g，川芎6g，生地黄、熟地黄各12g，赤芍15g，巴戟天15g，淫羊藿15g，川楝子12g，制香附12g，三棱、莪术各15g，生蒲黄（包煎）15g。12剂。水煎分服。

4月22日四诊：服药后，乳胀、腹胀，略有瘀下，有行经预感。舌淡暗、苔薄腻少津，脉细弦。仍属肾虚气滞，冲任失调。治拟益肾通利冲任。处方：党参、丹参各20g，全当归30g，赤芍15g，川芎6g，川楝子12g，制香附12g，皂角刺12g，三棱、莪术各15g，桃仁、红花各12g，益母草20g，马鞭草15g，生蒲黄（包）15g。7剂。水煎分服。

4月30日五诊：家属代诊。转述：乳房作胀，有行经预感。舌脉不详，治宗原法。守3月26日方。处方：党参20g，黄芪20g，全当归30g，赤芍15g，川芎6g，巴戟天15g，淫羊藿15g，皂角刺12g，川楝子12g，三棱、莪术各15g，小茴香6g，红花12g，益母草20g。7剂。水煎分服。

5月7日六诊：本月3日经转，量中，小腹胀痛，神疲嗜睡。舌偏红、苔根黄腻，少津，脉沉细。仍属肝肾阴虚，冲任气滞。治拟养肝益肾，疏利冲任。处方：党参、丹参各20g，全当归30g，生地黄、熟地黄各12g，赤芍、白芍各9g，莪术、白术各9g，三棱12g，巴戟天12g，淫羊藿12g，石楠叶9g，石菖蒲9g，青皮、陈皮各4.5g，皂角刺12g。12剂。水煎分服。

医案分析 患者月经初潮迟，行而又闭，多因先天不足，而致肝肾亏虚。肾阴亏损，则精亏血少，冲任血虚，血海不按时满溢，可致闭经。肾阳虚衰，阳气不布，故形寒肢冷。阳虚痰湿内停盛，故体形略胖。多囊卵巢综合征临床亦归属痰湿阻滞型闭经。肝肾不足，经血亏乏，经源枯竭，以致经脉闭止。投以参芪四物汤益气养血，治本求源，巴戟天、淫羊藿温肾助阳、补肾填精，经源充则经自通。石楠叶、石菖蒲怡情提神、化痰开窍，配川芎用于多囊卵巢综合征。莪术、白术既理气又补气，行气导痰化湿。朱常将川楝子、香附与补养药同用调气行滞。待患者精力略充，有行经预感，予红花、益母草活血调经。四诊患者略有瘀下，予益母草、马鞭草、生蒲黄清热化瘀通经。

朱南孙在继承前辈学术经验基础上，发展形成了“从、合、守、变”中医妇科临证四法。“守”者，意即辨证既确，用药须坚定果断，就病程较长、病情复杂之慢性病而论。本例肝肾不足型闭经患者，宜以静治静、滋补肝肾、养血调经，证不变，守法守方，渐从冲任通盛之性而蓄旺，则源流自成，潮汐有序。

来源 谭蕾，张婷婷，王采文，等．朱南孙妇科临证验案2则[J]. 江苏中医药，2015，47（1）：46-48.

验案 患者，40岁。2012年7月5日初诊。闭经半年余，气短、叹息，急躁易怒，潮热盗汗，腰酸健忘，夜尿多，纳眠可，大便调，舌暗红，苔薄白，脉沉细，妇科激素检查示雌二醇减低。

诊断 西医诊断：闭经。中医诊断：闭经，证属气血阴阳不足、血脉瘀滞。

治法 调补肝肾，益气养血，疏肝活血。

方药 四逆散、二仙汤、四物汤加味：枳壳10g，银柴胡10g，生甘草10g，赤芍30g，鹿角霜15g，川牛膝30g，淫羊藿30g，巴戟天10g，熟地黄10g，当归10g，丹参30g，生黄芪30g，川芎15g，桃仁10g，红花10g，刺猬皮10g。

复诊情况 2012年8月24日复诊：服用上方42剂，于2012年8月8日月经已至，经期5天，量、色、质均正常，仍有气短、叹息，急躁，时有潮热盗汗，夜尿多，健忘，舌暗红，苔薄白，脉沉细。上方加减治疗，月经正常，半年后复查妇科激素雌二醇已经升至正常范围。

医案分析 吕仁和临床治疗妇科疾病常用加减法如下。雌激素减少、伴有月经稀少或闭止、潮热汗出等肾精不足、任督亏虚者，常用二仙汤加减；排卵障碍性不孕症在经间期用四逆散加适量活血化瘀之品治疗；痛经用金铃四逆散加减；黄褐斑使用四逆散合失笑散加味治疗。

来源　张海啸，李靖，周国民，等. 吕仁和教授运用四逆散治疗内科杂病经验[J]. 世界中医药，2014，9（12）：1630-1632.

验案 患者，女，35岁。2005年4月6日初诊，月事不潮4个月，分泌清稀液体，不稀不稠，无白带，曾用黄体酮后仅排黑色血水，B超提示：子宫肌瘤2cm×2.1cm，左侧附件小囊肿。检查：孕酮2.13ng/mL。目前症见乳胀，胸闷，腰酸，小腹胀，大便二三日一行、质偏干，颜面黄褐斑明显，舌苔黄、质红稍暗，脉细弦。

诊断 西医诊断：月经失调。中医诊断：月经失调，证属肾虚肝郁、瘀阻胞宫。

治法 温肾疏肝，养血化瘀。

方药 醋柴胡6g，赤芍10g，当归10g，熟地黄10g，桃仁10g，红花6g，肉桂3g，川芎10g，熟大黄5g，炙水蛭3g，土鳖虫5g，淫羊藿10g。

复诊情况 2005年4月13日二诊：药后乳房胀痛缓解，月经未潮，口干，纳差，舌苔黄、质暗紫，脉细滑。前方改炙水蛭5g，加莪术10g，三棱10g，鬼箭羽20g，制香附10g。

2005年5月20日三诊：月经4月28日来潮，经期6天，自觉阴道口有痛感，微痒，腰酸，头晕，带下多。舌苔黄、质暗红，脉细弦。治宜养血疏肝。药用：醋柴胡5g，赤芍10g，制香附10g，当归10g，川芎10g，红花10g，桃仁10g，熟地黄10g，失笑散（包煎）10g，炙女贞子10g，墨旱莲10g，肉桂（后下）3g，淫羊藿10g，黄柏6g。

2005年9月2日四诊：上药连服42剂，月经仍需服药方能来潮，否则乳房胀痛，面部褐斑随之加重，腹有冷感，舌苔黄、质红，脉细弦滑。B超提示：子宫肌瘤 1.8cm×1.8cm，未见附件囊肿。辨证：肝失疏泄，气滞血瘀。药用：醋柴胡 5g，赤芍 10g，当归 10g，川芎 10g，熟地黄 10g，桃仁 10g，红花 6g，鬼箭羽 15g，肉桂（后下）3g，淫羊藿 10g，乌药 10g，刘寄奴 15g，莪术 10g，茺蔚子（包煎）10g。

2005 年 10 月 28 日五诊：上药服 4 天后月经来潮，量多有血块，现延期 2 天未潮，腰酸，小腹痛，两乳胀痛，手足冷，舌苔黄、质暗红，脉小弦。原方去淫羊藿加炙水蛭 3g，制香附 10g，川牛膝 10g。

以后按此思路继续治疗，随访至 2006 年 9 月 29 日，月经周期基本恢复正常。

医案分析 患者闭经 4 个月余，B 超提示子宫肌瘤和附件囊肿。症见乳胀、腹胀或痛、大便偏干、黄褐斑、舌苔黄、舌质红稍暗、脉细弦，为肾虚肝郁、瘀阻胞宫，治以温肾疏肝、养血化瘀。方用桃红四物汤合抵当丸加减。其中，桃仁、红花、赤芍、川芎、肉桂、熟大黄、炙水蛭、土鳖虫等凉血活血散结；醋柴胡、当归、熟地黄、淫羊藿等疏肝补肾，养血和血；后又酌加莪术、三棱、鬼箭羽、失笑散、刘寄奴等破血化瘀；制香附疏肝理气；炙女贞子、墨旱莲滋补肝肾；黄柏清利下焦湿热；牛膝凉血活血，引血下行。其中，鬼箭羽味苦、辛，性寒，其苦辛行散入血，破瘀散结以通经，辛寒又善凉血活血、消肿止痛，凡遇闭经、癥瘕、痛经、产后瘀阻腹痛等瘀热阻滞之证，皆可随方加用。本案闭经与子宫肌瘤有关，故在整个治疗过程中，重视凉血祛瘀法为取效的关键之一。

来源 叶放，徐吉敏，周学平，等. 周仲瑛从瘀热辨治妇科杂症经验 [J]. 中医杂志，2012，53（12）：999-1001.

验案 患者，女，16 岁，学生。2007 年 7 月 13 日初诊。现闭经 8 月余，既往月经尚规律，2006 年因减肥致胃糜烂，经江西省铁路医院治疗后胃好转，后逐渐出现月经量少，色淡质稀。2006 年 11 月份月经未至。后经江西省一附院用激素治疗，月经来潮 2 次后又复闭。省妇幼保健院检查示子宫体积缩小，并推测其以后可能无法生育。且患者高考落榜，正处复读中，情绪低弱，终日以泪洗面，后经人介绍来伍炳彩门诊求医。现面色萎黄，伴脱发，睡眠差，脾气急躁，纳差，口不苦、不黏，咽不痛，咽时有发干，腰不酸，头不晕，大小便平，其余症平。身体消瘦，身高1.64米，体重仅80斤。舌质偏红、苔薄黄，脉右部弦细、左部微弱。

诊断 西医诊断：减肥后闭经。中医诊断：闭经，证属脾虚肝郁、内有郁热。

治法 祛风散寒。

方药 银翘马勃散合酸枣仁汤加减：金银花10g，连翘10g，马勃8g，射干10g，牛蒡子6g，酸枣仁12g，知母8g，川芎8g，茯苓10g，甘草5g。

复诊情况 7月20日二诊：服上方7剂后，睡眠好转，其余平，仍烦躁易怒，舌红苔薄黄，脉弦虚数。证属肝郁血虚，内有郁热。治以疏肝清热，养血健脾。处方：丹栀逍遥散加合欢皮、首乌藤：牡丹皮10g，栀子6g，当归10g，白芍10g，柴胡10g，茯苓10g，白术10g，生甘草5g，合欢皮15g，首乌藤15g。

7月27日三诊：服上方7剂后，睡眠好转，掉发减少，且头发稍有光泽，上方加益母草10g，泽兰10g，紫河车6g。继续服7剂。

8月3日四诊：经服上方7剂后，睡眠好转，头发转黑，但饮食纳差，偶有呕哕不适，平素易上火，前有胃糜烂病史。辨证为胃热阴虚。治以降逆止呕，和胃清热。处方：济生橘皮竹茹汤加益母草、泽兰、紫河车，合成药八珍益母丸：橘皮12g，茯苓12g，枇杷叶12g，麦门冬12g，竹茹12g，法半夏12g，生晒参10g，生甘草5g，益母草10g，泽兰10g，紫河车6g，生姜3片。

8月10日五诊：服上方7剂后，睡眠正常，无胃不适，头发有光泽，少有脱发，其症平，舌稍红、苔薄，脉细数。辨为脾胃虚弱，气血乏源。治以健脾和胃，以养气血。处方：资生汤加益母草、泽兰、紫河车，合成药八珍益母丸：生山药15g，玄参10g，白术10，生鸡内金10g，牛蒡子6g，益母草10g，泽兰10g，紫河车6g。因下星期考试，带药14剂。

8月24日六诊：经服上方14剂后，睡眠好，面色转红润，守方7剂。

8月31日七诊：经服上方7剂后，睡眠好，头发有光泽，面色红润，其母叙述开始有分泌物。守方7剂。

9月7日八诊：经服上方7剂后，睡眠好，面色红润，体重增加。继续守方14剂。

9月21日九诊：经服上方14剂后，述小腹有坠胀感，脉稍滑。因国庆节放假，继续守方14剂（嘱如来潮，那几天停汤剂，成药继服）。

10月8日十诊：自述药后来潮，且正处经期，量可，稍红，其母面露喜色。继续守方去益母草、泽兰，7剂。

10月15日十一诊：药后病愈，其母述其不愿再服药，伍炳彩嘱其继续，直至第2次来潮。守方：资生汤加益母草10g、泽兰10g、紫河车6g。7剂，磨成粉，每日2次，早晚服且继续服成药八珍益母丸。

11月2日十二诊：前几日第2次月经如期而至，量可，色鲜红，经行4天，无其他不适，特来感谢。嘱其继服15剂，以资巩固。2个月后随诊，电话中得知未再闭经。

医案分析 一诊伍炳彩依据《灵枢·忧恚无言篇》云："咽喉者，水谷之道也；喉咙者，气之所以上下者也。"凡咽喉不适者，伍炳彩喜用银翘马勃散。该患者有咽喉不适，故用之，为后期治疗做铺垫。同时从心肝入手，肝主魂，属木，用酸枣仁汤清热除烦、养血安神。二、三诊用丹栀逍遥散调畅其郁，因女子以肝为先天，肝病则血病，故解除肝郁之精神因素，服药才能奏效。酌加血肉有情之品紫河车补益精血，益母草、泽兰活血催经。《本草汇言》曰："益母草，行血养血，行血而不伤新血，养血而不滞瘀血，诚为血家之圣药也。然性善行走，能行血通经，消瘀逐滞甚捷。"近代文献报道：在辨证基础上加用活血药确有促进卵泡发育及促进优势卵泡排出的作用。故伍炳彩在治疗妇人月经病时喜加益母草和泽兰。四诊因该患者减肥导致胃糜烂，经治疗虽好转，但未痊愈，且胃为水谷之海、气血生化之源，因此伍炳彩用济生橘皮竹茹汤清胃热、养胃阴。同时用成药八珍益母丸辅助治疗，取其补益气血作用。五至十二诊伍炳彩依据减肥不当，脾胃受伤，气血化生乏源，冲任气血不充，血海不能满溢，遂致经闭的主要病机，从脾胃入手，拟用张锡纯的资生汤，治疗女子血枯不月。《周易》有言"至哉坤元，万物资生"，言土能生万物。脾胃属土，即一身之坤，故能资生一身，而资生汤为固脾胃的良方，故伍炳彩用之，使气血生化有源。

来源 郑绍琴，刘梅花．伍炳彩治疗减肥后闭经经验[J]. 江西中医药，2011，42（7）：19-21.

验案 患者，女，37岁，长沙市人。2007年3月16日初诊。诉去年5月行人工流产术后，曾行经3次。今年1月22日曾用黄体酮后行经1次，至今未行经。B超示：子宫内膜变薄。刻诊：闭经近2个月，疲乏，腰痛，便秘，舌苔薄白，脉细。

诊断 西医诊断：闭经。中医诊断：闭经，证属肾气不足。

治法 补肾通经。

方药 四斤丸加味：熟地黄20g，肉苁蓉20g，菟丝子15g，杜仲15g，川牛膝15g，木瓜15g，炒鹿筋10g，当归10g，桃仁10g，红花4g，火麻仁20g。10剂，水煎服。

复诊情况 2007年3月28日二诊：月经未行，精神明显疲乏，腰痛显减，便秘稍缓，舌苔薄白，脉细。改傅青主之益经汤治疗。处方：西洋参片10g，炒白术20g，白芍10g，淮山药15g，柴胡10g，熟地黄30g，当归10g，杜仲15g，生酸枣仁15g，沙参10g，牡丹皮10g，肉苁蓉30g，火麻仁20g。10剂，水煎服。

2007年4月6日三诊：诉仍未行经，伴小腹胀，但B超示子宫内膜已增厚2mm，舌苔薄白，脉细。拟上方加味。处方：西洋参片10g，炒白术20g，白芍10g，淮山药15g，柴胡10g，熟地黄30g，当归10g，杜仲15g，生酸枣仁15g，沙参10g，牡丹皮10g，肉苁蓉30g，火麻仁20g，女贞子15g，淫羊藿15g，广木香6g。10剂，水煎服。

2007年4月25日四诊：诉月经已行，量、色均正常，B超示子宫内膜已正常，舌苔薄白，脉细。原方再进15剂而愈。

医案分析 人工流产术后闭经，近年来临床十分多见，病机为人工流产术后致冲、任二脉虚损，肾虚肝郁，经水不行。熊继柏常用傅氏益经汤主治。熊继柏常谓本方补通并用，心肝脾肾四经同治，可作为继发性闭经虚实两证之基本方。本案始以为属肾虚所致，用四斤丸治之，效不显，二诊改用益经汤加味，效用灵验。

来源 刘朝圣．熊继柏教授辨治继发性闭经验案举隅[J]. 湖南中医杂志，2010，26（4）：83.

验案 患者，女，30岁，长沙市某机关公务员。于2004年10月26日初诊。自述月经初潮15岁，经行按期而至。两年前无明显诱因而月经周期渐紊乱，常2～4个月经水不来。现月经已5个月不行，带下增多，色白质黏，腰痛，腹胀，畏寒肢冷，舌苔薄白，脉细。B超示：卵巢子宫内膜异位症。

诊断 西医诊断：卵巢子宫内膜异位症。中医诊断：闭经，证属寒湿凝滞。

治法 温经散寒，化瘀消癥。

方药 方用桂枝茯苓丸加味：党参 15g，丹参 30g，桂枝 10g，茯苓 10g，桃仁 10g，赤芍 10g，牡丹皮 10g，炒鳖甲 30g，生牡蛎 30g。10 剂，水煎服。

复诊情况 于 2004 年 11 月 26 日再诊，诉月经已行，腰痛、腹胀显减，仍有下肢畏冷，舌苔薄白，脉细。药已见效，守方再服 10 剂，经行正常。

医案分析 桂枝茯苓丸出自《金匮要略·妇人妊娠病脉证并治》，是仲景治癥第一方。此案系寒湿凝滞而致闭经，因其脉细而加党参、丹参；因其癥积而加炒鳖甲、生牡蛎，化瘀消癥之功显增，故获显效。

来源 刘朝圣．熊继柏教授辨治继发性闭经验案举隅 [J]. 湖南中医杂志，2010，26（4）：83.

验案 患者，女，39 岁，某银行职工。2007 年 1 月 26 日初诊。人工流产 8 次后月经逐渐停闭，至今达 6 个月之久。服用西药黄体酮无效。现症见月经停闭，精神明显疲乏，四肢手足厥冷，面色淡白少华，伴便秘，舌淡红，苔薄白，脉细。

诊断 西医诊断：闭经。中医诊断：闭经，证属血虚寒凝。

治法 温经散寒，养血通经。

方药 当归四逆汤加味：当归 20g，桂枝 6g，甘草 6g，木通 5g，肉苁蓉 30g，白芍 10g，细辛 3g，桃仁 10g，西洋参 10g。10 剂，水煎服。

复诊情况 于 2007 年 3 月 16 日复诊，服上方 7 剂后月经来潮，月经量尚可。大便较通畅，四肢厥冷明显减轻，但仍精神疲乏，舌淡红，苔薄白，脉细。再拟当归四逆汤加味。处方：当归 15g，桂枝 6g，木通 5g，白芍 10g，细辛 3g，西洋参 10g，丹参 20g，大枣 6g，火麻仁 20g，炙甘草 10g。10 剂，水煎服。药后月经正常。

医案分析 闭经有虚实之别，患者人工流产数次，冲任受损，肝血已亏，细察患者，还有寒凝之证，四肢厥冷、大便秘结，即是明证。故取当归四逆汤温经散寒，养血通经；加肉苁蓉、桃仁，一则温肾润肠以通便，二则益肾填精以生血，三则活血祛瘀以通经；加西洋参还暗含桂枝新加汤之意，寥寥数味，颇中病机，故获良效。

来源　刘朝圣．熊继柏教授辨治继发性闭经验案举隅[J]. 湖南中医杂志，2010，26（4）：83.

验案　患者，女，35岁。2011年6月10日初诊：继发性闭经。自2010年春季以来，月经自行停止。现面色晦暗，消瘦，尿黄，寐差，口干，舌淡紫、苔黄，脉细涩。

诊断　西医诊断：继发性闭经。中医诊断：闭经，证属阴虚血瘀、冲任失调。

治法　滋阴养血，通经活血。

方药　西洋参12g，生北黄芪15g，紫丹参10g，大熟地黄12g，阿胶珠10g，益母草15g，川郁金10g，制香附10g，大生地黄10g，赤芍12g，金银花12g，制何首乌15g，云茯神15g，炒酸枣仁15g，灵芝3g，川红花10g，生甘草5g。7剂，每日1剂，水煎内服，每日2次。

复诊情况　2011年6月24日二诊：服前方后，诸症好转，月经未至。舌淡红，苔白，脉沉细。上方去金银花，加北枸杞子15g，服法同前。

2011年7月15日三诊：服前方后精神转佳，少腹疼，下肢疼，月经未至。舌淡、苔白，脉细。处方：生晒参15g，生北黄芪12g，紫丹参10g，益母草15g，炙香附10g，川郁金10g，阿胶珠10g，延胡索10g，川牛膝10g，川红花10g，吴茱萸10g，生甘草5g。14剂，每日一剂，水煎内服，每日2次。

服上方后月经至，继续调理两个周期，月经正常。

医案分析　《景岳全书•妇人规》曰："凡妇女病损，至旬月半载之后，则未有不闭经者。正因阴竭，所以血枯，枯之为义，无血而然。"闭经的病因主要有饮食不当、情志失调、寒湿内侵、劳伤产后等。而本案患者并无明显的上述发病因素，根据其病史、症状，结合舌、脉，当属久病脾虚，气血生化乏源，肾阴不得滋养，冲任无血可下，表现为经闭、消瘦、舌淡、脉细。而正气虚极，必血流艰涩，甚至枯涸，而生瘀证，表现为面色晦暗、舌紫、脉涩。阴虚内热，心肾不交，则表现为口干、尿黄、寐差、舌苔黄。因此，本案闭经缘于阴血不足，血海无血，有如水库无水，若直接开闸并无经水满溢外泄。故治疗上，孙光荣用熟地黄、生地黄、阿胶珠生血补血，制何首乌、灵芝、北枸杞子滋肾养阴以储水，并用益母草、川红花、赤芍等活血通经以开闸，随症加减用药。诚如《景岳全书•妇人规》所言："欲其不枯，无如养营；欲以通之，无如充之。但使雪消则春水自来，血盈则经脉自至，源泉混混，又孰有能阻之者？"足以预见本病远期疗效。

来源　翁俊雄，杨建宇，李彦知，等. 孙光荣教授运用中和理论诊疗妇科病学术经验点滴 [J]. 中国中医药现代远程教育，2011，9（21）：8.

验案　患者，女，25 岁。2009 年 7 月 9 日初诊：产后停经 2 年，不寐、纳呆 1 年。刻下症见：寐差，纳不香，恶油，脱发，消瘦，心烦，下肢无力，口干不引饮。舌淡、苔黄腻，脉细涩且沉。

诊断　西医诊断：月经失调。中医诊断：闭经，证属肝郁脾虚、心肾不交。

治法　疏肝健脾，交通心肾，养血活血通经。

方药　生晒参 10g，生北黄芪 12g，紫丹参 10g，川郁金 10g，云茯神 15g，炒酸枣仁 15g，制何首乌 15g，明天麻 10g，益母草 10g，法半夏 7g，广陈皮 7g，佩兰叶 6g，阿胶珠 12g，北枸杞子 15g，生龙齿（先煎）15g，乌贼骨 10g，怀山药 12g，生甘草 5g。7 剂，每日 1 剂，分 2 次服。

复诊情况　二诊：服上方后，自感稍好转，但月经仍未至，怕冷，消瘦，无力，仍寐差，纳差。舌淡、苔黄润，脉细涩。上方改生晒参为西洋参；去法半夏、广陈皮、佩兰叶、北枸杞子、怀山药、生甘草，加谷芽、麦芽各 15g，西砂仁 4g，薏苡仁 20g，芡实 20g。因患者此时脾失健运之证明显，故加上此五药以助健脾之功，益后天之本。

三诊：月经未至，仍难寐，多梦，纳差，多汗，消瘦，腹胀，脚肿。舌绛，苔少，脉细涩。因患者脉有涩象，并出现水肿之象，随证调方，治以理气利水、活血调经。处方：生晒参 15g，生北黄芪 15g，紫丹参 10g，益母草 15g，浮小麦 15g，当归片 10g，阿胶珠 10g，川红花 10g，乌贼骨 10g，生龙齿（先煎）15g，大腹皮 12g，炒枳壳 6g，制川厚朴 12g，云苓皮 12g，合欢皮 10g，川杜仲 12g，冬瓜皮 10g，车前子（包煎）10g，谷芽、麦芽各 15g，鸡内金 6g，生甘草 5g。7 剂，每日 1 剂，分 2 次服。

四诊：服上方后纳眠可，脚稍肿，腹仍胀，月经未至。舌绛、苔少，脉细涩。因纳眠已可，仅有肿胀，更方如下：生晒参 15g，生北黄芪 12g，紫丹参

10g，益母草15g，鸡骨草12g，地耳草15g，薏苡仁15g，川红花6g，茯苓皮10g，赤小豆10g，车前子（包煎）10g，麻黄根10g，制何首乌15g，阿胶珠10g，浮小麦15g，当归片15g，金樱子10g。7剂，每日1剂，分2次服。服上方后，月经至，腹胀、脚肿消失，病情平稳。

医案分析 不寐之因颇多，但缘于阳不入阴、心肾不交而致不寐者较为常见。产后耗血伤阴，阴虚内热，以致产后经闭；肝肾阴亏，心肾不交，血虚受风而脱发；肝郁脾虚，则纳差、恶油、消瘦、下肢无力。孙光荣采用水火两济、疏肝健脾法治疗此证，颇多效验。心火下交于肾水，肾水上济于心火，心肾阴阳交通，水火既济，则昼兴夜寐。《傅青主女科》云："肾气本虚，又何能盈满而化经水外泄耶。"此方心、肝、脾、肾四经同治也，妙在"补以通之，散以开之"而经水自调，正乃不治之治意也。

来源 翁俊雄，杨建宇，李彦知，等．孙光荣教授运用中和理论诊疗妇科病学术经验点滴[J]. 中国中医药现代远程教育，2011，9（21）：8.

验案 患者，女，20岁，未婚，否认性生活史，身高163cm，体重45kg，体重指数（BMI）：16.9kg/m^2。初诊时间：2016年8月8日。主诉：节食减肥后月经未行一年余，患者13岁初潮，既往月经规律，6/30天，量中。2015年5月，节食减肥1个月，减体重10kg，而后月经停闭，现无明显带下，纳差，眠可，二便调。2015年12月1日，性激素6项：卵泡刺激素4.96IU/L，促黄体生成素0.86IU/L，雌二醇40.45pg/mL，催乳素5.59ng/mL，睾酮0.19ng/mL，孕酮（P）＜0.5ng/mL。2016年8月3日，B超示：子宫4.3cm×4.2cm×2.6cm，内膜厚0.4cm，双附件未见明显异常；BBT单相稳定。舌暗，苔薄黄，脉沉细。

诊断 西医诊断：功能性下丘脑性闭经。中医诊断：闭经，证属肾阴亏虚、气血不足。

方药 北沙参15g，当归10g，百合10g，黄精10g，远志5g，生甘草5g，菊花10g，桔梗10g，益智仁6g，鸡内金6g，川芎5g，菟丝子15g。20剂，水煎两次服。

复诊情况 2016年9月15日二诊：月经未潮，BBT单相，舌暗红，脉沉细滑。处方：阿胶珠12g，桔梗10g，浙贝母10g，川续断15g，益智仁10g，玉竹10g，夏枯草10g，砂仁3g，女贞子15g，补骨脂10g，当归10g，川芎 5g，茯苓 10g。20 剂，水煎两次服。

三诊至五诊以上述补肾滋阴养血方加减，五诊时自诉有少量带下，BBT 有双相趋势，嘱继续监测 BBT，复查激素及 B 超。

2017 年 4 月 10 日六诊：自诉 4 月 2 日起有少量阴道出血，持续 4 天，量中，色红。BBT 不典型双相。2017 年 4 月 5 日，女性性激素 6 项：FSH 6.45IU/L，LH 5.36IU/L，E2 34.43pg/mL，PRL 7.45ng/mL，T 46.79ng/dL，P＜0.5ng/mL。2017 年 4 月 9 日 B 超示：子宫 4.3cm×4.2cm×2.6cm，子宫内膜厚 0.7cm，双附件未见明显异常。现体重 48kg，舌暗苔黄，脉细滑。处方：生牡蛎 10g，地骨皮 10g，炒白芍 10g，茵陈 10g，白扁豆 10g，荷叶 10g，枸杞子 15g，川续断 15g，阿胶珠 10g，桔梗 10g，浙贝母 10g，菊花 10g。20 剂，水煎两次服。

至 2017 年 12 月随访，患者诉已停药 3 个月，月经周期规律，似节食减肥前。

医案分析 该患者因减肥导致月经未行，形体偏瘦，食欲不振。患者初诊性激素 6 项结果提示 LH 低，而 PRL 正常。B 超结果提示患者子宫大小正常，内膜偏薄。平素基本无带下，加之内膜薄，这均提示患者目前无规律排卵。这些均符合因减肥所致闭经的症状及体征，排除其他因素，考虑因减肥引起的功能性下丘脑性闭经。初诊患者舌暗，苔薄黄，脉沉细，结合症状，辨证为肾阴亏虚、气血不足证，首诊方以北沙参、百合补肺气启肾气，黄精、菟丝子、当归、益智仁、远志补气养血滋肾，桔梗、川芎引药通达上下，菊花清热疏肝，鸡内金健胃增进食欲，生甘草调和诸药。三诊患者舌暗红，脉沉细，已具有滑象，证明血海正在充盈，已不似初诊无血可动，处方思路正确，继续以补肾滋阴养血方药加减。至五诊时自诉已有少量带下，虽 BBT 有双相趋势，但不明显，柴嵩岩判断患者可能已有排卵趋势，嘱其下次复诊前复查激素及 B 超。六诊月经来潮，性激素 6 项提示患者激素水平已恢复正常，BBT 呈不典型双相提示患者已有排卵。因患者已有排卵，以生牡蛎、浙贝母滋阴，枸杞子、川续断、阿胶珠益肾填精，炒白芍、白扁豆健脾益气，茵陈、荷叶、菊花清热化浊，解舌苔之热象。

来源　王阳，黄念，佟庆．柴嵩岩教授治疗因减肥所致闭经经验 [J]. 天津中医药，2019，36（11）：1052-1054.

验案 患者，女，32 岁，未婚。2007 年 3 月 6 日初诊。主诉：停经7个月。患者16岁月经初潮，自初潮后月经时有后错，周期在30～90天，量偏少，色暗红，无明显痛经。近一年工作紧张，心情郁闷，出现月经稀发，4～6个月一行。末次月经2006年8月，量少。现已停经近7个月。曾服中药治疗2个月，仍未行经。现感精神不振，腰酸乏力，手足冰凉，白带很少，大便偏干，2日1次。舌暗红，苔薄白，脉细。盆腔B超示：子宫偏小，子宫内膜厚5mm，双附件正常。查血雌二醇偏低，催乳素升高，睾酮、卵泡刺激素、黄体生成素均在正常范围。垂体MRI未见明显异常。

诊断 西医诊断：继发性闭经；高催乳素血症。中医诊断：闭经，证属肾虚精亏、肝气郁结。

治法 温肾填精，养血疏肝。

方药 仙茅10g，淫羊藿10g，巴戟肉10g，鹿角胶（烊化）10g，紫河车20g，菟丝子30g，枸杞子20g，沙苑子20g，山茱萸10g，当归30g，白芍15g，香附10g，益母草25g，炒麦芽30g，柴胡10g，鸡血藤25g。14剂，水煎服。

复诊情况 服药后精神状态明显好转，大便正常。继续服上方14剂。服药后小腹胀，白带增多，手足温，舌质正常，脉细略滑。此为药物奏效，月经将至之征兆，当因势利导，增强活血通经之力。处方：桂枝10g，桃仁10g，土鳖虫10g，赤芍、白芍各10g，天花粉10g，牛膝10g，丹参30g，红花10g，香附10g，益母草25g，川续断30g，当归10g。患者服上方7剂后，月经来潮，量偏少，色暗红，小腹坠痛，行经4天净。舌质正常，脉沉细。月经第3天复查E2仍偏低，PRL、T、FSH、LH均在正常范围。继续用初诊方化裁调理。用药2个月后，月经来潮。其间自测BBT有双相改变。此后守原方案治疗3个月，月经正常来潮。患者于2008年初结婚，2009年3月顺产一男婴。

医案分析 患者先天禀赋不足，肾气虚弱，天癸晚至，故初潮晚；再加之工作压力过大，情志不遂，肝失条达，肝郁血虚，则可加重肾精亏虚、冲任不足，使血海不能按时满盈，故周期延后，经量少，渐致闭经；肾虚鼓动无力，故精神疲惫、腰酸乏力；肾阳不足，失于温煦，则手足冰冷；肾精不足，故白带很少，大便偏干。

来源 辛茜庭，经燕．许润三治疗闭经的经验[J]. 北京中医药，2010，29

（2）：94-96.

验案 患者，女，26岁。2009年4月7日初诊。月经半年未行，伴额、颌、右脸颊痤疮，1年前服当归丸后经行，本月注射黄体酮5天，仍未行经，舌红苔薄，脉沉。

诊断 西医诊断：闭经。中医诊断：闭经，证属脾弱肝虚、冲任不充。

治法 健脾生血，调补冲任。

方药 当归补血汤合五子衍宗丸加减：黄芪30g，当归15g，女贞子15g，枸杞子15g，菟丝子30g，川芎15g，枇杷叶15g，紫菀15g，川牛膝30g。水煎服，每天1剂。

复诊情况 二诊：2009年4月14日服药7剂后月经未行，除面部痤疮减少，舌脉同前。于前方加淫羊藿30g、熟地黄15g、鸡血藤30g继服。

三诊：2009年4月21日，二诊后服药2天即行经，量、色正常，无行经腹痛，颜面痤疮较前减少。处方：桑白皮15g，紫菀15g，枇杷叶15g，苦杏仁10g，白芥子10g，川芎15g，鸡血藤15g，浙贝母15g，白芷10g，连翘10g。

四诊：2009年4月28日，痤疮所剩无几，但便干，余无异常。于三诊处方下调整药物剂量：浙贝母30g，桑白皮30g，连翘30g，加入生石膏30g，以祛余邪。

医案分析 月经未行为先天肾之水火不足矣，肾阴化经血不足，肾阳不能助其化经水，兼之脾弱肝虚，使冲任不充，胞宫未能得注而停经。方中女贞子、枸杞子、菟丝子平补肝肾之阴；黄芪、当归补气血，使气足血旺；当归、川芎养血行血；川牛膝补肝肾且引血下行，共使脾、肝、肾之精血注胞宫而经水行；枇杷叶、紫菀清降肺气，使肺宣热清而祛痤疮。《素问·生气通天论篇》曰："汗出见湿，乃生痤疿……劳汗当风，寒薄为皶，郁乃痤……营气不从，逆于肉理，乃生痈肿。"表明病因兼有感受湿、风及兼郁，且营血受阻。用枇杷叶、紫菀治之获效，伍入熟地黄、鸡血藤以填精行血而调经，淫羊藿于阳中求阴，阴得阳助而化成经水。前二诊调补肾中水火及补气养血后经水至，故三诊以鸡血藤、川芎补血行血、通络祛风，余药宣降肺气以祛在皮毛之风与湿，加入白芥子、浙贝母透散郁结之邪，白芷升阳明经气而和颜面。三诊时治疗用药体现出补气养血、宣降肺气，兼祛病因风、湿、郁。四诊时祛余邪，据皮疹分布，加强归经用药。加入石膏清解阳明胃经湿火之毒，并加强清解肺胃热毒；浙贝母入肺经气分，软坚散结，辛散肺郁，苦泻心火；桑白皮祛肺经水气而泻火郁；枇杷叶清肺和胃而降气，气下火降而痰消；紫菀苦温下气，善下达，使气化而寒热结气达于州都，从小便而去。连续调治而病愈。

来源　张竹君，王煜．王自立主任医师“滋养肝肾调和气血”思想在治疗月经病中的应用 [J]. 西部中医药，2011，24（8）：30-32.

9 痛经

验案 患者，女，23岁，未婚。2016年10月20日初诊。主诉：痛经8～9年，近1年来加剧，甚则昏厥。月经周期尚正常，近1年来错后，行经量有所减少，经色转黑，有较大血块，排经不畅。经行第1天，疼痛剧烈，小腹有冷感，腰酸头昏，大便亦欠畅。经前胸闷烦躁，乳房作胀，夜寐较差，寐则梦多。平时带下或多，色白带黄。经行第3天，疼痛始能缓解，由于疼痛剧烈，影响学习和生活，经针灸、药物治疗，有所缓解，并自服生姜红糖汤，而后又有发作，疼痛更剧。

诊断 西医诊断：原发性痛经。中医诊断：痛经，证属血瘀。

治法 活血化瘀，通络止痛。

方药 琥珀散加味：琥珀粉（分2次另吞）6g，炒当归10g，赤芍10g，肉桂9g，木香9g，延胡索12g，五灵脂10g，莪术10g，青皮6g，红花10g，川牛膝10g，益母草15g。5剂。

复诊情况 2016年10月25日二诊：服药后，经行疼痛稍缓，但不能令人满意。经行5天，头昏腰酸，夜寐较差，治疗当从经后期予以大补肝肾、宁心安神，方取杞菊地黄汤加减。处方：枸杞子10g，钩藤（后下）12g，淮山药10g，山茱萸10g，熟地黄10g，炒牡丹皮10g，茯苓10g，茯神10g，淮山药10g，白芍10g，合欢皮10g，太子参15g，川续断10g，菟丝子10g。10剂。

2016年11月4日三诊：上方服药后，已出现锦丝状带下，量偏少，但有腰酸，夜寐较差，或有头昏，纳食一般，大小便基本正常。形体畏寒，腰臀部及小腹部有冷感，脉象细弦，舌质淡红，苔白腻。既然已进入经间排卵期，从补肾调气血入手，予以补天种玉丹加减。处方：丹参 10g，赤芍 10g，白芍 10g，山药 10g，山茱萸 10g，熟地黄 10g，莲子心 5g，合欢皮 10g，川续断 10g，杜仲 10g，鹿角霜 10g，五灵脂 10g，杜仲 10g。12 剂。

2016 年 11 月 21 日四诊：上方连服 12 天，已进入行经期。月经来潮，此次因行经前感受风寒，又值毕业考试，故经行不畅，小腹疼痛剧烈，有昏厥之象，肢冷形寒，头昏烦躁，恶心呕吐，腹痛时欲便，解不畅，行经量少色黑，或排出较大血块。疼痛呈阵发性，血块下后，疼痛有所减轻，但又常发作，治当温经化瘀、止痉止痛，予以温阳止痛汤加减治之。处方：桂枝 10g，肉桂（后下）5g，当归 10g，赤芍 10g，青风藤 12g，葛根 9g，木香 9g，延胡索 12g，川牛膝 10g，徐长卿 10g，全蝎 6g，红花 9g，琥珀粉（分 2 次吞服）5g，益母草 15g。5 剂。

2016 年 11 月 28 日五诊：服药后，经血畅行，血块减少，疼痛减轻。经行 5 日即净，净后稍有头晕腰酸，夜寐仍差，偶有心慌，从经后期论治，予以滋阴养血、宁心安神，以取静能生水之意，方取杞菊地黄汤合钩藤汤加减治之。处方：枸杞子 10g，钩藤（后下）10g，山药 10g，山茱萸 10g，熟地黄 10g，莲子心 5g，茯苓 10g，茯神 10g，太子参 15g，合欢皮 10g，白芍 10g，首乌藤 15g，炒酸枣仁 10g，菟丝子 10g。12 剂。

上方服药后出现锦丝状带下，即服三诊之方，加重助阳之品，即在补天种玉汤方基础上，加入紫石英、杜仲等。服 12 剂后，腰酸冷、小腹部不温等症状均有改善，经前乳房胀痛有减，烦躁失眠好转，遂月经来潮。此次经行腹痛发作不明显，但仍有行经不畅之状，仍服一诊时的琥珀散加减方，如是调治半年，痛经基本痊愈。

医案分析 此例是原发性痛经中疼痛较为剧烈的案例，其每至行经期间，大多因疼痛而致昏厥，每当发作时常被抬至我院门诊，先嘱针灸止痛，再予辨证论治。始则用琥珀散，琥珀散不仅可治痛经，而且可治癥瘕。但用后仍不满意，控制疼痛也不够理想，后来在一次感冒中发现患者寒凉之体比较明显，故从温经祛寒、解痉止痛角度治之，用温阳止痛汤，疼痛得到控制。但控制疼痛乃是治标之法，夏桂成认为，必须治本，才是解决此病的关键，故在经间期、经前期重阴转阳时，扶助阳气，用补肾促排卵汤、补天种玉丹、补肾助孕汤等，维持基础体温高温相，故能获得佳效。其痛经中间之所以发作剧烈者，原因是经前期适值大考，学习紧张，睡眠过晚，又过食寒凉食物，所以必须温阳化瘀、止痉止痛。用温阳止痛汤加减治之，方中温阳者，桂枝加肉桂；止痉者，全蝎、青风藤、葛根之属。温阳止痛汤、加味琥珀散均是夏桂成临床上治疗痛经的验方，一者重在温经止痉，二者重在化瘀通络。

来源　胡荣魁，谈勇，殷燕云，等．国医大师夏桂成论治痛经六法 [J]. 南京中医药大学学报，2017，33（6）：547-550.

验案　患者，女，35 岁，已婚。2017 年 3 月 10 日初诊。主诉：痛经隐隐坠痛不已 3 年。疼痛发作于经将净时，小腹坠痛明显，伴有小腹寒冷，大便偏稀，行经量偏少，偶尔增多，色淡红有紫黑血块，7 天净，一般在行经第 5～6 天时小腹坠痛明显。B 超与妇科检查发现在骶骨韧带处有痛性结节。脉象细弦，舌质淡红，苔白腻，边有紫瘀点。

诊断　西医诊断：原发性痛经。中医诊断：痛经，证属气虚夹瘀。

治法　益气升阳，温中化瘀。

方药　补中益气汤合桂枝茯苓丸加减：党参 15g，黄芪 15g，白术 12g，茯苓 10g，茯神 10g，炙升麻 5g，炒柴胡 5g，陈皮 10g，桂枝 6g，赤芍 10g，桃仁 10g，牡丹皮 10g，益母草 15g，木香 9g，延胡索 12g。7 剂。

复诊情况　2017 年 3 月 20 日二诊：服药后，经行将净时，小腹坠痛、大便溏泄均有所好转，神疲乏力亦有所减轻。经净后 7 天，有少量锦丝状带下，或伴肛门、少腹处坠痛，腰骶酸甚，脉象细弦，舌边有紫瘀点。当从经间排卵期论治，予以补肾促排卵汤加减治之。处方：丹参 10g，赤芍 10g，白芍 10g，山药 10g，山茱萸 10g，炒牡丹皮 10g，茯苓 10g，茯神 10g，川续断 10g，鹿角片（先煎）10g，五灵脂 10g，天山雪莲 6g，荆芥 6g，制狗脊 10g，生山楂 10g。12 剂。

2017 年 4 月 7 日三诊：服药后，锦丝状带下有所增加，BBT 上升较快，仍有轻度的胸闷烦躁，乳房胀痛，神疲乏力。脉仍细弦，舌边有紫瘀点。治疗仍当从经期论治，当用补中益气汤合桂枝茯苓丸加减。处方：炙黄芪 25g，党参 20g，炒白术 12g，茯苓 12g，炙升麻 5g，荆芥 6g，青皮 6g，陈皮 6g，炙桂枝 10g，赤芍 10g，桃仁 10g，木香 9g，延胡索 12g，炒牡丹皮 10g。10 剂。

2017 年 4 月 17 日四诊：上药连服 7 剂，经将净时小腹及肛门坠痛基本控制。经后带下偏少，仍有神疲乏力、纳欠腹胀等。脉象细弦，舌边仍有紫瘀点。当从经后期论治，滋阴养血、益气健脾，方取归芍地黄汤合香砂六君汤加减。处方：丹参10g，赤芍10g，白芍10g，山药10g，山茱萸10g，茯苓10g，茯神10g，川续断10g，菟丝子10g，党参15g，炒白术12g，木香9g，砂仁（后下）5g，陈皮6g，合欢皮10g，生黄芪15g。10剂。

2017年4月28日五诊：服药后带下有所增加，出现明显之锦丝状带下，但为时较短，仅2～3天。经间排卵期少腹还有些隐痛，并伴现胸闷烦躁，稍有乳胀，脉细弦，舌边有紫瘀点。从经前期论治，助阳益气、化瘀调血，仍以补肾促排卵汤加减治之。处方：丹参10g，赤芍10g，白芍10g，山药10g，山茱萸10g，炒牡丹皮10g，茯苓10g，川续断10g，鹿角片（先煎）10g，五灵脂10g，天山雪莲6g，荆芥6g，党参25g，生黄芪15g，肉桂（后下）5g。12剂。

上药连服后，BBT高温相较为稳定，稍有轻度的胸闷烦躁，乳房胀痛，特别是行经期小腹、肛门坠痛基本得到控制。后因工作劳累，经行时小腹坠痛又发，服用上述方药即得控制，继续治疗半年而愈。

医案分析 本例患者气虚夹瘀，且瘀结成癥，从表面上看气虚与瘀癥无关，但深入研究二者有着一定的内在关联。一般在阳气不足的情况，血瘀才会结成癥积，癥积形成后，又反过来损害阳气，“邪之所凑，其气必虚”所以最虚之处，便是容邪之所。下元最虚，瘀浊内阻，结于下焦，随着月经周期的阴阳消长而变化。扶助正气，增强抗力，癥瘕自然就会消除。

来源　胡荣魁，谈勇，殷燕云，等．国医大师夏桂成论治痛经六法[J]．南京中医药大学学报，2017，33（6）：547-550.

验案 患者，女，23岁。2007年7月20日初诊。主诉：痛经9年。患者自初潮后即有痛经，来潮时需服止痛药，现服药亦不能明显缓解。初潮14岁，周期5/30天，量中，有时有小血块，痛经（+），行经第二天痛甚。末次月经6月27日～6月30日，量中，色红，血块少许，痛经（+）。现月经周期第24天，稍乳胀，无腰酸，大便正常，舌淡红，苔黄腻，脉细弦。

诊断 西医诊断：原发性痛经。中医诊断：痛经，证属肾虚偏阳、阴亦不足、心肝气郁、夹有血瘀。

治法 经前期，予以补肾助阳，少佐疏肝理气

方药 毓麟珠加越鞠丸加减：丹参 10g，赤芍、白芍各 10g，淮山药 10g，牡丹皮 10g，茯苓 10g，川续断 10g，菟丝子 10g，杜仲 10g，五灵脂 10g，紫石英（先煎）10g，紫河车 10g，制香附 10g。7 剂。

复诊情况 二诊：月经周期第 1 天，量中，色红，血块少许，腹痛，舌质红，苔腻，脉细弦。经期予以疏肝调经，方选越鞠丸加痛经汤加减。方药：制苍术 10g，制香附 10g，丹参 10g，赤芍 10g，川续断 10g，川牛膝 10g，益母草 15g，延胡索 10g，泽兰 10g，茯苓 10g，钩藤 12g，肉桂 3g，木香 9g。7 剂。

三诊：月经周期第 8 天，经净后 1 天，腰酸痛，劳累后更甚，舌质红，苔腻，脉细。予以滋阴养血、疏肝理气，方选归芍地黄汤加越鞠丸加减。方药：丹参 10g，赤芍、白芍各 10g，淮山药 10g，山茱萸 9g，牡丹皮 10g，茯苓 10g，川续断 10g，菟丝子 10g，桑寄生 10g，制苍术 10g，广郁金 10g，合欢皮 10g。7 剂。

四诊：月经周期第 15 天，可见拉丝样白带，BBT 未升。舌质红，苔腻，脉细弦。属经间排卵期，方选补肾促排卵方加减。方药：丹参 10g，赤芍、白芍各 10g，淮山药 10g，山茱萸 9g，牡丹皮 10g，茯苓 10g，川续断 10g，菟丝子 10g，杜仲 10g，五灵脂 10g，紫石英（先煎）10g，广木香 9g。

五诊：月经周期第 22 天，稍乳胀，无腰酸，纳可，眠安，二便调。再予补肾助阳，少佐疏肝理气之品，以毓麟珠加越鞠丸加减。

此后宗上方随症化裁调治 3 个月，痛经明显缓解，经行可正常工作、学习。再宗上法巩固 2 个月，无痛经。

来源 张元 . 夏桂成教授调周法治疗原发性痛经的经验 [J]. 陕西中医学院学报，2009，32（6）：17-18.

验案 患者，女，25 岁，未婚，否认性生活史。2011 年 11 月 18 日初诊。主诉：经行腹痛十余年。现病史：初潮 12 岁，周期尚准，35～37 天一行，色暗红，量偏多，夹血块及膜块，初潮起即痛经剧烈，待膜块排出后痛减，7 天净。平时嗜饮冷，经前乳房胀痛，经后腰酸、畏寒、乏力。LMP 11 月 11 日，7 天净，量多，色暗红，夹血块及膜块，腹痛剧烈。刻下：月经方净，腰酸，神疲乏力，纳可，寐宁，二便调，脉细弦迟，舌暗，苔薄黄腻少津。

诊断 西医诊断：原发性痛经。中医诊断：痛经，证属肾气不足、瘀阻气滞。

治法 补肾化瘀，调理冲任。

方药 焦潞党参 12g，莪术、白术各 9g，生蒲黄（包煎）15g，五灵脂（包煎）15g，三棱 12g，生山楂 12g，青皮 6g，刘寄奴 15g，乌药 9g，川续断 12g，杜仲 12g，金狗脊 12g。10 剂。

复诊情况 2011 年 11 月 29 日二诊：LMP 11 月 11 日，腹痛剧烈，量多伴膜块，经后感腰酸、神疲乏力，时值月中，无不适，脉弦迟，舌淡暗，苔薄黄腻。证属瘀阻冲任、气滞，治拟活血化瘀、疏利冲任。药用：血竭粉（冲服）9g，生蒲黄（包煎）15g，三棱、莪术各 15g，炙乳香、炙没药各 3g，生山楂 12g，青皮 6g，赤芍 15g，柴胡、延胡索各 6g，刘寄奴 15g。14 剂。

2011 年 12 月 13 日三诊：LMP 11 月 11 日，月经逾期未转，轻微乳胀，小腹坠胀，有行经预感，脉弦迟，舌暗，边有齿印，苔薄腻。治宗原法，防瘀阻、活血化瘀、散膜止痛。药用：血竭粉（冲服）9g，生蒲黄（包煎）15g，五灵脂（包煎）15g，三棱、莪术各 15g，炙乳香、炙没药各 3g，生山楂 12g，青皮 6g，赤芍 15g，延胡索 6g，刘寄奴 15g，乌药 9g。14 剂。

2011 年 12 月日 27 日四诊：LMP 12 月 17 日，腹痛减轻，有呕吐（第一天），有内膜排出，呈碎块（拇指大），6 天净。经后无不适，脉弦细，舌淡暗，苔薄黄腻。治宗原法，活血化瘀。药用：① 月中服：11 月 29 日方，12 剂；② 经前服：12 月 13 日方，10 剂；③ 经期服：生蒲黄（包煎）15g，五灵脂（包煎）15g，炙乳香、炙没药各 3g，生山楂 12g，青皮 6g，延胡索 6g，刘寄奴 15g，乌药 9g，淡吴茱萸 3g，大血藤 12g。3 剂。

2012 年 2 月 7 日五诊：LMP 1 月 30 日，落后 13 天，量偏多，腹痛明显减轻，伴细小碎块状膜块排出，经后畏寒肢冷，脉舌详前。治守前法，化瘀破膜。药用：生蒲黄（包煎）15g，五灵脂（包煎）15g，三棱、莪术各 15g，炙乳香、炙没药各 3g，生山楂 12g，青皮、陈皮各 6g，延胡索 6g，赤芍 15g，乌药 9g。14 剂。

2012 年 6 月 12 日六诊：LMP 6 月 8 日，量偏多，轻微小腹胀痛，无明显膜块排出，按上法周期调治 3 个月，膜样痛经治愈，其后随访半年痛经未见复发。

医案分析 本案为加味没竭汤治疗膜样痛经的典型病例，患者行经腹痛剧烈，伴瘀块及膜块，块下则痛减。初诊恰逢经后，冲任气血俱虚，应乘其时以助之，遂用焦潞党参、白术、川续断、杜仲、狗脊、乌药等温肾益气，但仍不忘佐以三棱、莪术、失笑散、山楂、青皮等理气化瘀除其宿滞。二诊时值期中，冲任气血渐盛，究其病机为瘀阻冲任气滞，今欲去其疾，必活血化瘀、疏利冲任以畅气血，故去补益之品，予加味没竭汤略为加减以消瘀滞，方中加用赤芍凉血通脉消瘀，柴胡、延胡索皆入肝经，疏肝理气止痛。三诊月经逾期将行，冲任二脉盛实，应采用活血化瘀、散膜止痛法，乘其势以导之，故以加味没竭汤为主方治疗。四诊又值经后，经治成效初显，腹痛缓解，膜块缩小，故治疗宗其原法，仍分期论治，考虑经行腹痛伴有恶心呕吐、畏寒，故经期用药佐以淡吴茱萸疏肝暖脾止吐，且吴茱萸善解厥阴之滞、消阴寒之气，配合大血藤清热解毒、通络散结，一热一寒，相反相成。五诊药后痛经已去大半，故仍以原法调治，如此乘势治疗3个月，瘀去痛减，冲任得舒，膜块得消，遂告痊愈。

来源 张蔚苓，胡国华．朱南孙用加味没竭汤治疗膜样痛经经验[J]. 辽宁中医杂志，2014，41（6）：1107-1108.

验案 患者，女，43岁。1992年8月31日初诊。主诉：13年前，因胎儿过大，分娩不顺而体力消耗太多，其后即感乏力，气短，间有肢挛项强，甚至吞咽不利。查各项指标均正常，但经行不畅，腹痛难忍，月经量少、色不正，且多血块。今诊脉细而濡弦，舌胖嫩有齿痕，色淡，苔薄。

诊断 西医诊断：月经失调。中医诊断：痛经，证属气血久亏、血虚血滞。

治法 健脾益气，补血活血，调经止痛。

方药 生黄芪20g，党参18g，当归18g，炒白芍18g，鸡血藤12g，炒白术12g，茯苓12g，陈皮10g，广木香2g，炙远志6g，炒酸枣仁12g，炒杜仲12g，牡丹皮6g。用法：7剂，每日1剂，水煎服，忌食生冷、辛辣刺激。

复诊情况 患者服药6剂，月经来潮，经行通畅，未见腹痛，原方再进5剂，嘱患者继续服用至经期结束。患者自此以后，痛经消失，随访未复发。

医案分析 本例系气血久亏、血虚血滞型痛经之典型病案。方中选用生黄芪、党参、炒白术、茯苓益气健脾，炒酸枣仁、炙远志养血安神，使后天得养，气血得充。本案的画龙点睛之笔在于经期使用活血化瘀药。王老认为，经期辨证确有瘀血征象，可酌情配伍活血化瘀药，不但经量不增多，反而即起沉疴。活血化瘀药物的配伍使用，应综合考虑病程长短和病情轻重。此案患者之痛经由血虚血滞而致，故配属养血活血之品的当归、白芍、鸡血藤、牡丹皮，从而达到瘀血去、新血生的目的。王老在健脾活血的同时，不忘补肾，因精血同源，故在方中配伍了炒杜仲补肝肾、强筋骨。方中还选用了陈皮、广木香来疏通气机，使全方补而不滞，带有通补的特点。诸药相合，共奏益气健脾、补血活血、调经止痛之功效，则月经调畅，痛自愈。

来源　丁斗，董小君，秦钟．基于当归探讨王绵之治疗痛经的组方特点[J]. 云南中医中药杂志，2019，40（11）：10-12.

验案　患者，女，30岁。素有痛经史，结婚三年不孕，且痛经加剧，经来量少不畅，色紫夹块，伴有乳房胀痛，恶心呕吐，痛甚则汗出肢冷，服止痛药无效。曾做诊刮显示子宫内膜正常，其夫精液检查亦属正常。查患者面色暗黑，眼圈色暗，脉沉迟，舌质紫，苔薄腻。

诊断　西医诊断：月经失调。中医诊断：痛经，证属寒入胞宫、气血不畅、冲任失调。

治法　温阳活血。

方药　化瘀赞育汤加减：小茴香3g，干姜24g，肉桂5g，川芎5g，没药5g，生蒲黄12g，五灵脂12g，延胡索9g，赤芍9g，紫石英30g。

复诊情况　每月于经前连服7剂，每日1剂，水煎服。药后痛经及乳房胀痛均见减轻，4个月后随即怀孕，生育一子。

医案分析　综观颜老此验案，脉证合参，其病当属厥阴无疑。因厥阴肝经之脉起于足大趾，上行络阴器，过少腹，分布于胁肋，挟胃，属肝，上交于巅顶。故凡临证见阴部、少腹、两胁、头部等的病证皆可考虑以肝经论治。今寒邪客于胞宫，经血凝滞，气血不畅，筋脉失养，故见经来少腹疼痛、量少不畅、色紫夹块等症；寒邪客于下焦，厥阴之浊气循经上逆，犯于胃，则见恶心呕吐；肝气郁结，气机阻滞，经络不畅，则见乳房胀痛；其面色暗黑、眼圈色暗、舌质紫均为瘀血内阻之象。由此可见，本验案证属寒入胞宫、气血不畅、冲任失调。治以温阳散寒，活血祛瘀，养血通脉，滋补冲任。因此颜老在方中用肉桂、川芎、赤芍温经散寒，养血通脉；干姜、小茴香暖肝散寒，和中降逆；失笑散（生蒲黄、五灵脂）甘温行血，化瘀通经止痛；没药、延胡索疏肝理气、行气止痛，使气行则血行；紫石英温补冲脉，祛寒暖宫。诸药合用，使寒邪去而阳气生，瘀血去而血脉通，共奏温经散寒、活血止痛、暖宫祛瘀之功。通过以上分析，可以看出，颜老治本病在组方上有以下三大特点。①活而不峻。寒凝血瘀，经脉不通，不通则痛，故治宜活血祛瘀。但颜老在用活血药时，并没有选用桃仁、红花、水蛭、地龙等活血通络、力猛破血之品。而是选用了作用缓和，活而不峻，治疗诸瘀积滞疼痛效果很好的失笑散，辅以活中兼养的川芎、赤芍，使本方活而不峻，活中有养，祛瘀而不伤正。②温而不燥。寒凝胞宫，治当温阳散寒。但颜老并未一味用附子、细辛等大辛大热之品，因此类药物虽能温阳散寒，但却有耗伤阴津之弊。因此颜老在方中选用小茴香、干姜、肉桂以温经散寒，且重用干姜，意在温化寒凝，温中有养，使本方温阳而不伤阴。③药量精妙。俗话说："中医不传之秘在量上。"颜老此方妙就妙在药量上。全方颜老用药有三个侧重：一重用干姜 24g，取其温经散寒，非重不举；二重用紫石英 30g，取其温补冲任，非重无功；三重用失笑散，取其祛瘀止痛，非重瘀血不去，新血不生。余药皆用量轻微，以取其顺肝体助肝用。颜老用药之妙，足资借鉴。

来源　高尚社．国医大师颜德馨教授辨治痛经验案赏析 [J]. 中国中医药现代远程教育，2011，9（4）：8-9.

验案　患者，女，39 岁。2001 年 6 月来诊。自述平时腰腹隐隐作痛，月经前及行经时腹痛加剧，经量多，色紫暗，脉弦，舌红夹青，苔薄白。

诊断　西医诊断：慢性盆腔炎。中医诊断：痛经，证属心肾阴虚。

治法　气滞血瘀。

方药　七二要方加减：当归 10g，川芎 10g，香附 10g，延胡索 10g，丹参 10g，制乳香 10g，炒没药 10g，大黄 2g。1 剂 / 日，水煎分 3 次服，月经前 5～8 天开始服用，月经来潮时停药。

复诊情况　患者用药 4 个月后，疼痛症状基本消失，月经情况恢复正常。

医案分析　本例中患者冲任瘀阻，气血运行不畅，经行之际，胞脉气血壅滞，"不通则痛"，故痛经发作；瘀阻不通日久，郁而化热，热伤冲任，迫血妄行，故经量多。张志远将治疗重点放在活血化瘀、行气散结上。方中当归为血中气药，既能温养，又可和血行气，且有调经作用，补不恋邪，通而无伤。川芎辛温，行气止痛，补血而兼活血，同当归配合，调理冲、任二脉，养血温里、行气活血。香附有疏肝解郁、调气散结之功，以辛散苦降发挥“通”而止痛，对情志抑郁“不得隐曲”之症，效果甚好，被誉为“气中之帅”。丹参虽以参名，但既不滋阴亦不养阳，乃典型活血药，专以散瘀见长。延胡索辛散温通，为活血行气止痛之良药。炙乳香、炒没药为树脂凝固物，醋炙后使药中有效成分易于煎出，并减轻泛恶、干哕之弊，乳香理气散结居优，没药活血化瘀属其专长，二者合用，有行气活血、消肿止痛、化腐生肌的作用。大黄苦寒，有破积、通利之效，如《本草崇原》曰:“大黄……其性走而不守，主下瘀血血闭。气血不和，则为寒为热，瘀血行而寒热亦除矣。”因此大黄通利冲任二脉，在妇科临床常用来活血通经，但用量宜小，不宜奉之为君。全方以活、散、通结合，共奏活血化瘀、理气止痛、行气散结之功。药证相合，疗效显著。

来源　李崧，刘桂荣. 国医大师张志远辨治月经病经验举隅 [J]. 辽宁中医杂志，2018，45（4）：691-693.

验案　患者，女，23 岁，学生。2009 年 8 月 5 日初诊。痛经 5 年，痛甚则恶心呕吐乏力，需卧床 2 日，伴腰酸、经前乳胀，月经量多，月经周期正常。末次月经 2009 年 7 月 24 日。现月经已净，感乏力，精神差，舌质淡，苔薄白，脉缓。

诊断　西医诊断：痛经。中医诊断：痛经，证属胞宫虚寒。

治法　温胞散寒。

方药　温经汤加味：桂枝 10g，吴茱萸 10g，当归 10g，白芍 15g，川芎 10g，干姜 10g，法半夏 10g，牡丹皮 10g，太子参 10g，阿胶 10g，延胡索 15g，炒川楝子 10g，郁金 10g，姜黄 10g。14 剂。

复诊情况　2009 年 8 月 28 日二诊：月经 8 月 21 日来潮，腹痛明显减轻，唯腰部困倦，乳房不胀，经行 7 日净。便溏，眠差，纳可，舌质淡，苔薄白，脉缓。守上方加酸枣仁 30g、茯苓 15g、白豆蔻 10g，7 剂。后连续 3 个月痛经未发。

医案分析 本例患者痛经数年，痛甚时需卧床休息，影响学习及日常生活。该患者就诊时正值夏日，梅国强辨其属胞宫虚寒，若无真知，则难以定论。盖以夏日虽暑气当令，然则贪凉饮冷，热而汗出，急入空调房间，以及游泳等，并不罕见，故夏日而有寒证，不难理解。再结合患者舌淡、苔白薄、脉缓，则虚寒明矣。若舌红、苔黄、脉数，又当别论。

来源 徐竹梅. 梅国强拓展仲景方治疗妇科病经验 [J]. 湖北中医杂志，2010，32（17）：24-25.

验案 患者，女，40 岁。2004 年 8 月 4 日就诊。诉每值经期开始，少腹剧痛，月经后期，量少色暗。病已十余年。就诊时症见：行经第二天，少腹冷痛，头晕，腰膝酸软，舌暗紫，苔薄白，脉弦细。

诊断 西医诊断：原发性痛经。中医诊断：痛经，证属冲任虚寒、瘀血内留。

治法 温经散寒，养血祛瘀。

方药 党参 10g，吴茱萸 3g，川芎 10g，当归 10g，酒白芍 10g，牡丹皮 10g，肉桂 5g，法半夏 10g，麦冬 10g，香附 10g，甘草 6g。15 剂，水煎服。

复诊情况 药后少腹冷痛显减，精神转佳。原方续服 15 剂，至下次月经，未发少腹疼痛。

医案分析 《医宗金鉴·妇科心法要诀》云："腹痛经后气血弱，痛在经前气血凝。"本案行经之后，冲任空虚，寒邪乘势而入，凝滞气血，胞络不通，而致少腹疼痛。冲任虚寒，又有瘀血内留，故月经后期，量少色暗，舌紫暗。

来源 邹晓玲，李点，刘朝圣，等. 熊继柏教授辨治妇科痛经经验 [J]. 中华中医药杂志，2015，30（8）：2835-2837.

验案 患者，女，41 岁。2012 年 11 月 8 日就诊。诉 15 岁初潮，每逢经期，少腹疼痛。就诊时症见：少腹疼痛，痛引腰骶，得热则舒，经量极少，经色暗黑，四肢不温，舌边有瘀斑，苔薄白，脉弦细。

诊断 西医诊断：原发性痛经。中医诊断：痛经，证属寒凝血瘀。

治法 活血化瘀，温经止痛。

方药 少腹逐瘀汤加减：小茴香10g，炮姜6g，生蒲黄6g，五灵脂10g，煅没药10g，当归10g，川芎10g，延胡索10g，肉桂3g，赤芍15g，桃仁10g，广木香6g，乌药15g。20剂，水煎服。

复诊情况 药后少腹痛显减，四肢转温，原方再进20剂，病获痊愈。

医案分析 本例患者素体阳虚，寒邪客于冲任，与经血相搏，血为寒凝，气血运行不畅，不通则痛，痛经乃作。治以活血祛瘀，温经止痛。选用少腹逐瘀汤加减。药后少腹痛显减，四肢转温。

来源　邹晓玲，李点，刘朝圣，等.熊继柏教授辨治妇科痛经经验[J].中华中医药杂志，2015，30（8）：2835-2837.

验案 李某，女，45岁。2005年7月初诊。经行小腹痛而胀甚，行经量少，血色紫暗有血块，伴胸胁、乳房作胀，舌紫暗，苔薄白，脉弦。

诊断 西医诊断：痛经。中医诊断：痛经，证属气滞血瘀。

治法 理气活血，祛瘀止痛。

方药 琥珀散加减：琥珀8g，莪术8g，三棱8g，牡丹皮10g，肉桂3g，延胡索20g，乌药10g，大血藤30g，田七粉30g，香附10g，广木香6g，砂仁（后下）10g，槟榔10g，枳实10g，甘草6g。水煎服，每日1剂。

复诊情况 连服3个月，痛经未发。

医案分析 痛经有寒、热、虚、实之分。一般以经前疼痛者属实，痛胀且有血块者为气滞血瘀。根据“通则不痛”的原理，以通调气血为主。琥珀散出自《医宗金鉴》，原方有琥珀、当归、熟地黄、赤芍、牡丹皮、莪术、刘寄奴、肉桂、延胡索、乌药、三棱，功乃消癥散结、活血祛瘀。熊继柏用之治疗气滞血瘀之痛经甚者，疗效甚佳。偏气滞者加乌药、广木香、香附以行气为主；偏血瘀者加五灵脂、桃仁、红花以活血化瘀为主；滞而兼热者加生地黄、当归、白芍。

来源　姚欣艳.熊继柏教授治疗妇科疾病点滴经验[J].中医药导报，2008，14（11）：23-24.

验案 患者，女，30岁，农民，已婚。2008年3月10日初诊。患者14岁月经来潮，经期一般延后20天左右，量少，色暗红，行经前两天少腹疼痛，腰部坠痛。平素白带异常，量时多时少，色白质稀，纳可，眠安，二便调。结婚两年一直未孕，做各项妇科检查，指标均正常。脉沉细，苔薄白，舌淡。

诊断 西医诊断：痛经。中医诊断：痛经，证属阳虚宫寒、血行不畅。

治法 温肾暖宫，调养冲任。

方药 杜仲15g，菟丝子9g，当归12g，白芍6g，熟地黄15g，肉桂9g，干姜6g，小茴香6g，蒲黄（包煎）6g，五灵脂6g，川芎6g，没药6g，吴茱萸3g，炙甘草6g。每日水煎服1剂，连服两周。并嘱咐其忌食寒凉、辛辣之物，注意保暖。

复诊情况 2008年6月14日二诊：服上方后，行经周期正常，腹痛和腰痛明显减轻，白带正常。舌淡，苔薄白，脉弦。调方处方：杜仲12g，菟丝子6g，当归12g，白芍6g，熟地黄9g，肉桂9g，干姜6g，小茴香6g，川芎6g，没药6g，吴茱萸3g，炙甘草6g。每日水煎服1剂，连服两周。

2009年8月3日三诊：患者告知已怀孕近9个月，常感肢体无力，脉滑，苔薄白，舌淡红。由于患者已经临产，故张志远开补血养气之药，以助其顺利产子。处方：黄芪20g，党参20g，当归15g，川芎12g，大枣15g。每日1剂水煎服，连服3剂。

医案分析 患者经行量少，经色暗红，且伴有小腹痛、腰痛，这是肾阳虚、寒凝血瘀之象。肾阳虚，则胞宫寒，导致冲任失养，血海空虚，故经期后延；凝则胞脉不利，不通而痛。故张志远在治疗时，辨证施治，综合调理，温肾阳、疏肝气、活血化瘀。在初诊时，张志远用杜仲、菟丝子温肾散寒，滋补肾阳；吴茱萸、桂枝温经散寒，通血脉；肉桂、小茴香、干姜有散寒通阳、温暖冲任之效；当归、熟地黄、白芍滋阴养血；蒲黄、五灵脂、川芎、没药可理气活血，调经止痛；最后加炙甘草调和诸药，既可温补肾阳、疏肝行气，也能活血化瘀、调通经脉。二诊和三诊时，张志远又根据患者的具体病证，予以调方，并助患者顺利产子。

来源 潘琳琳，李振华，周婧，等.张志远治疗原发性痛经临床经验[J].山东中医药大学学报，2017，41（2）：147-149.

验案 患者，31岁，工人，已婚。1996年10月2日一诊。患者16岁月经来潮，痛经数年，经期心烦易怒，行经不畅，小腹疼痛难忍，经血量少，有紫块，常伴有胸胁胀满、乳房胀痛、呕吐。舌紫暗，脉弦。

诊断 西医诊断：痛经。中医诊断：痛经，证属肝郁血虚。

治法 疏肝养血，调经止痛。

方药 柴胡9g，当归12g，白芍9g，薄荷9g，川楝子9g，香附12g，延胡索9g，怀牛膝9g，吴茱萸6g，生姜5片，炙甘草6g。嘱其于经前一周左右开始服药，并忌食生冷、辛辣之物，水煎服，每日1剂。

复诊情况 1996年12月15日二诊：患者自述服药数剂后，经期腹痛感明显减轻，行经通畅，胸胁胀满和乳房胀痛感消失，亦未见呕吐。舌暗，脉弦。张志远嘱咐患者再按上方服药5剂巩固。

1997年2月6日三诊：患者喜来告之痛经已经痊愈。

医案分析 张志远认为肝藏血，主疏泄。肝气疏泄有权，则血行通畅，经行顺畅，若肝气不疏，则血行不畅，不通则痛。患者经期心烦易怒，行经不畅，小腹疼痛难忍，经血量少，有紫块，常伴有胸胁胀满、乳房胀痛，是明显的肝气郁结之证。因此在治疗时，主张疏肝解郁、调经止痛。逍遥散自古以来就被广泛应用于疏肝解郁，张志远在此基础上，对逍遥散进行化裁，物尽其用，柴胡可疏肝解郁、条达肝气；当归甘辛苦温，可养血和血；白芍酸苦微寒，可敛血养阴、柔肝缓急；薄荷可疏散郁遏之气，透达肝经郁热；再投之川楝子和香附，此二味药归肝经，具有疏肝行气、调经止痛的功效；延胡索与怀牛膝可活血化瘀、行气止痛；最后加炙甘草以调和诸药、益气补中；患者肝气犯胃，出现呕吐时，加入吴茱萸、生姜以和胃降逆。

来源 潘琳琳，李振华，周婧，等．张志远治疗原发性痛经临床经验[J]．山东中医药大学学报，2017，41（2）：147-149.

验案 患者，20岁，学生。2011年6月6日初诊。患者15岁月经来潮，平素喜食冷饮，近两年来开始出现痛经，经前一天和经期会出现小腹冷痛，得热则痛减，经期不规律，经血量少，经色暗，夹有血块，面色苍白、肢冷畏寒，舌紫，苔白，脉沉。

诊断 西医诊断：痛经。中医诊断：痛经，证属寒凝血瘀。

治法 祛寒化瘀。

方药 赤芍9g，川芎6g，吴茱萸9g，当归12g，白芍9g，桂枝6g，小茴香3g，干姜6g，延胡索9g，五灵脂6g，桃仁9g，红花9g。嘱咐其忌食生冷、辛辣之物，水煎服，每日1剂，连服7剂。

复诊情况 2011年7月15日二诊：患者自述此次月经如期而至，经期腹痛感已不明显，经量和经色也趋于正常，但仍有肢冷畏寒感，舌紫，苔白，脉沉。处方：赤芍 9g，川芎 6g，吴茱萸 9g，当归 12g，白芍 9g，桂枝 9g，小茴香 6g，干姜 6g，延胡索 9g，桃仁 6g，红花 6g。嘱咐其忌食生冷、辛辣之物，水煎服，每日 1 剂，连服 7 剂。两个月后患者告知痛经已好转。

医案分析 张志远认为素体阳气虚弱或进食寒凉生冷之物，易使寒邪侵入体内，寒凝血瘀，进而引起痛经。患者喜食冷饮，且小腹冷痛，得热则减，再根据经色、面色、舌色、脉象等，可判断出其为典型的寒凝血瘀型痛经。温经汤恰有祛寒化瘀、活血通经之效，方中吴茱萸、桂枝可温经散寒、通利血脉；当归甘辛苦温，可养血和血；川芎、延胡索可活血、行气、止痛；五灵脂、红花、桃仁可活血通经、祛瘀止痛；当归补血调经、活血止痛；白芍养血敛阴、止痛；干姜、小茴香可以温中散寒止痛。诸药调和，温经散寒，补血活血，调经止痛。

来源 潘琳琳，李振华，周婧，等. 张志远治疗原发性痛经临床经验 [J]. 山东中医药大学学报，2017，41（2）：147-149.

验案 杨某，女，25 岁。2014 年 2 月 8 日初诊。行经时小腹疼痛 3 年余，严重时绞痛，经量偏少，夹有少量血块，素日易反酸、恶心，偶有胃痛、胃胀，易感冒，脉弦细紧无力，尺弦弱，舌红，苔黄白偏腻。

诊断 西医诊断：痛经。中医诊断：痛经，证属精血亏虚、阳虚有寒。

治法 温经散寒，养血活血。

方药 当归四逆汤加吴茱萸生姜汤加味：当归 15g，白芍 10g，桂枝 10g，细辛 7g，甘草 6g，吴茱萸 6g，仙茅 12g，淫羊藿 12g，茯苓 15g，白术 10g。7 剂，每日 1 剂，水煎取汁 300mL，分 2 次温服。另：鹿茸 30g，紫河车 30g，人参 30g，共碾细粉，分 4～5 次服，每次 2g，日服 2 次。

复诊情况 2014 年 4 月 19 日复诊，诉药后于 2014 年 3 月 2 日行经，腹痛明显减轻，经量较前增多如正常量，未出现反酸、恶心，偶有胃胀，纳呆，手足凉、畏寒症减，脉弦细减稍数，舌暗红。证属肝郁脾虚，血少。方以逍遥散加减。药物组成：柴胡 8g，当归 15g，白芍 12g，茯苓 15g，白术 10g，炙甘草 6g，肉苁蓉 12g，巴戟天 12g。14 剂。另：粉药继服。患者 5 月份诉药后又连续行经 2 次，无明显不适感。

来源 赵彦. 李士懋教授运用经方治疗妇科病经验 [J]. 河北中医，2016，

38（4）：485.

验案 段某，女，33岁。于2011年1月25日初诊。患者经来小腹胀痛20年，月经周期25天，经期7天，量多，色可，伴有血块。患者平素急躁易怒，多梦。现舌淡，苔白，脉弦。

诊断 西医诊断：痛经。中医诊断：痛经，证属肝气郁结、疏泄不利、气血运行不畅。

治法 行气活血止痛。

方药 加味乌药汤：香附20g，乌药15g，延胡索15g，砂仁（后下）15g，川芎15g，木香10g，炙甘草15g，当归15g。7剂，水煎服，每日1剂，早晚分服。

复诊情况 2月1日二诊：服上方7剂后，诸症大减，再投7剂，嘱患者下次月经前1周服用，后随诊，患者痊愈。

医案分析 肝者，将军之官，喜条达而恶抑郁。患者平素急躁易怒，肝之疏泄失常，气机郁滞，故经来腹痛以胀痛为主；肝主疏泄，调畅气机，气行则血行，气滞则血停，气机郁结，则血行不利，以致瘀血，故月经伴有血块；情志郁结化火，胆腑不清，胆气不宁，扰及心神，心神不安则多梦；脉弦为肝郁气滞之象。病乃肝气郁结，疏泄不利，气血运行不畅。治宜行气活血止痛。方选加味乌药汤。方中香附味辛，性微温，疏肝行气、调经止痛；乌药善于行气止痛，且能疏肝解郁；延胡索为活血行气止痛之良药，《本草纲目》载“盖延胡索活血化气，第一品也”，川芎为妇科要药，能行气活血、调经，二药合用增强行气活血调经之功；砂仁、木香行气止痛；炙甘草缓急止痛，调和药性；当归补血活血，调经止痛。全方共奏行气活血止痛之功。

来源 梁慧，许志辉，王庆双，等.段富津教授治疗痛经验案举隅[J].中医药信息，2013，30（2）：33.

验案 隋某，女，33岁。于2010年5月11日初诊。患者自述痛经十余年，近2年月经量少，3日即止。平素眠差、多梦，晨起头晕，手足不温，时手麻，腰痛，二便可。现值经期第二天，舌淡，有齿痕，脉弦细。

诊断 西医诊断：痛经。中医诊断：痛经，证属血虚兼气滞血瘀。

治法 补血活血，行气止痛。

方药 熟地黄 20g，当归 15g，酒白芍 15g，川芎 10g，桃仁 10g，红花 10g，乌药 15g，酸枣仁 20g，柏子仁 20g，炙甘草 15g。7 剂，水煎服，每日 1 剂，早晚分服。

复诊情况 5 月 18 日二诊：头晕、手麻略好转，睡眠好转，但仍时有多梦。上方加香附 20g 以疏肝理气、调经止痛；加蜜远志 10g 以安神。14 剂，水煎服，每日 1 剂早晚分服。

6 月 29 日三诊：月经将至，经来腹痛，睡眠好转，仍属气滞血瘀。原方加香附 20g 以疏肝理气、调经止痛；延胡索 15g 以活血行气止痛；川牛膝 15g 以补肝肾、引血下行；威灵仙 15g 通经络而止痛；桃仁改用 15g 以增强活血祛瘀之力；睡眠好转，故去酸枣仁、柏子仁。14 剂，水煎服，每日 1 剂，早晚分服。

7 月 13 日四诊：经行 2 天，量少，腹未痛，眠可。原方加香附 20g 以疏肝理气、调经止痛；柴胡 15g 以条达肝气、疏肝解郁；茯苓 20g 益心脾而宁心安神。14 剂，水煎服，每日 1 剂，早晚分服。

7 月 27 日五诊：无明显不适症状，遂停药。

医案分析 女子以气血为化生月经之本，气血充盛，则血海按时满溢，月经方能按时来潮。血虚则胞宫失于濡养，血虚载气之力不足则气滞，故小腹疼痛；血虚致冲任不足，血海满溢不足，故月经量少，三日即止；血虚不能养心神，心神不安则眠差、多梦；血虚不能上荣头面，故头晕，晨起明显；血虚不足以濡养四末，故手足不温，时手麻；腰为肾之外府，精血不足，外府失于濡养则腰痛。舌淡、脉细均为血虚之象，脉弦为气滞之象。病乃血虚兼有气滞血瘀，治以补血活血、行气止痛。方用桃红四物汤加味。方中熟地黄滋阴补血，治疗血虚诸证；当归甘温质润，补血和血，为补血之圣药；酒白芍收敛肝阴以养血，使补而不失；川芎活血化瘀、行气止痛，为“血中之气药”，使补而不滞；桃仁活血祛瘀，红花活血通经，祛瘀止痛，两者相须为用；乌药行气散寒止痛；酸枣仁、柏子仁滋心阴，养肝血而安神；炙甘草调和药性。全方共奏补血活血、行气止痛之功。

来源 梁慧，许志辉，王庆双，等. 段富津教授治疗痛经验案举隅 [J]. 中医药信息，2013，30（2）：33.

验案 李某，女，16 岁。于 2010 年 3 月 27 日初诊。患者经行腹痛 2

年，伴经前乳胀。时有颈前肿，多发于嗔怒后。现目痛，眠可，食差，大便干。时值经期第 4 天，腹不痛，脉弦。西医检查甲状腺功能：游离三碘甲腺原氨酸（FT_3）3.97pmol/L，游离甲状腺素（FT_4）12.09pmol/L，促甲状腺素（TSH）0.1169mIU/L，甲状腺球蛋白抗体（Anti-tg）281.36mIU/L。

诊断 西医诊断：痛经。中医诊断：痛经，证属肝郁气滞、脾虚血虚。

治法 疏肝行气，健脾养血。

方药 逍遥散加减：柴胡 15g，酒白芍 15g，当归 15g，焦白术 15g，云苓 20g，香附 20g，砂仁（后下）15g，郁金 15g，姜黄 15g，炙甘草 15g，牡丹皮 15g，川芎 15g。14 剂，水煎服，每日 1 剂，早晚分服。

复诊情况 4 月 10 日二诊：症不著。上方去焦白术，加半夏 15g 以燥湿化痰。7 剂，水煎服，每日 1 剂，早晚分服。

4 月 17 日三诊：时有嗜睡，属痰湿上蒙清窍，上方加石菖蒲 15g 以开窍醒神。7 剂，水煎服，每日 1 剂，早晚分服。

4 月 24 日四诊：仍痛经，余症不著。上方加乌药 15g 以行气散寒止痛。7 剂，水煎服，每日 1 剂，早晚分服。

5 月 15 日五诊：5 月 3 日月经来潮，腹痛大减，胃脘不适，FT_3 3.68pmol/L，FT_4 11.87pmol/L，TSH 2.9mIU/L（已正常）。处以原方加乌药 15g 以行气散寒止痛；因牡丹皮性寒，故去之；且痛经大减，故原方去姜黄。7 剂，水煎服，每日 1 剂，早晚分服。

医案分析 肝者，喜条达而恶抑郁，嗔怒之后，肝气郁滞，气血运行不畅，冲任壅滞，故经行腹痛，经前乳胀，颈前肿；肝郁木旺克脾土以致脾虚，故食差；目为肝之外窍，肝藏血，肝血不足，不足以濡养于目，肝气郁滞，肝经经脉不畅，故目痛；大肠气机阻滞，传导失畅，故大便干；脉弦为气机郁滞之象。病乃肝郁气滞、脾虚血虚，治宜疏肝行气、健脾养血。方选逍遥散加减。方中柴胡疏肝解郁，酒白芍养血柔肝，肝体阴而用阳，两药合用，既疏肝又柔肝治肝郁；当归甘温质润，既补血和血，又能润肠通便，与酒白芍合用共同补血以治血虚；焦白术健脾燥湿，云苓健脾利湿，二者健脾治脾虚；香附疏肝解郁，散肝气之郁结，调经止痛；砂仁气味芬芳，化湿醒脾，且能行气；郁金既能活血，又能行气，可止气血瘀滞之痛；姜黄既入血分又入气分，川芎行气活血，二药合用活血行气止腹痛；牡丹皮辛行苦泄，活血祛瘀；炙甘草调和药性，益气和中。全方共奏疏肝解郁、健脾养血之功。

来源　梁慧，许志辉，王庆双，等．段富津教授治疗痛经验案举隅[J]．中医药信息，2013，30（2）：33.

验案　患者，女，23岁，未婚，否认性生活。2013年3月26日初诊。主诉：经行腹痛3年余，进行性加重6个月。患者3年前无明显诱因出现月经来潮前3天腹部冷痛，遇寒加重，得热痛减，伴手脚冰冷，疼痛较重时需服用止痛药。既往有双侧卵巢巧克力囊肿病史，并于1年前行腹腔镜双侧卵巢巧克力囊肿剥除术，术后仍有痛经。近半年痛经进行性加重。平素经期4～5天，月经周期30天左右，量少，色暗，有血块。末次月经2013年2月28日。刻诊：月经将潮，双乳稍胀，白带量偏多、色白、质稀、无异味，舌暗红、苔白，脉弦涩。妇科B超提示：双侧卵巢囊肿（考虑双侧卵巢巧克力囊肿可能）。

诊断　西医诊断：双侧卵巢巧克力囊肿。中医诊断：痛经，证属寒凝血瘀。

治法　温经散寒，化瘀止痛。

方药　以调经2号方加减：覆盆子12g，车前子12g，枸杞子10g，五味子10g，菟丝子15g，当归10g，川芎10g，牡丹皮12g，赤芍12g，牛膝10g，桃仁10g，香附10g，桂枝10g，小茴香10g，川楝子10g，生蒲黄10g，五灵脂10g，益母草15g，鸡血藤15g，大血藤15g，败酱草15g。3剂，每日1剂，水煎服。

复诊情况　2013年4月2日二诊：服药3剂后月经来潮，痛经较前有所减轻，手足温，纳眠可，二便调。舌暗红，苔白腻，脉弦。处方：覆盆子12g，车前子12g，枸杞子10g，五味子10g，菟丝子15g，当归10g，川芎10g，牡丹皮12g，赤芍12g，牛膝10g，桃仁10g，香附10g，桂枝6g，小茴香15g，生蒲黄12g，五灵脂15g。3剂，每日1剂，水煎服。

2013年4月6日三诊：月经4月5日干净，经量中等，痛经较前有所减轻，纳眠可，二便调。舌暗红，苔白，脉细弦。处方：覆盆子12g，车前子12g，枸杞子10g，五味子10g，菟丝子15g，当归10g，川芎10g，牡丹皮12g，赤芍12g，牛膝10g，桃仁10g，香附10g，黄芪20g，桂枝6g，鹿角霜15g，小茴香15g，鸡血藤15g。7剂，每日1剂，水煎服。并配合中药灌肠及口服桂枝茯苓胶囊。如此调理3个月，痛经症状明显减轻，复查妇科彩超提示双侧囊肿明显减小。

医案分析 此患者为卵巢囊肿，主要病机是瘀血阻滞。寒客冲任，血为寒凝，瘀滞冲任，气血运行不畅，经行之际，气血下注冲任，胞脉气血壅滞，不通则痛，故经行腹痛，经血量少，色暗有块；得热则寒凝暂通，故腹痛减轻；寒伤阳气，阳气不能敷布，故手脚冰冷。舌暗红，苔白，脉弦涩，为寒凝血瘀之象。该患者初诊时正值经前，治疗应补益气血、活血止痛，标本兼治，给予调经2号方温经散寒，化瘀止痛；二诊时为月经期，急则治标，兼顾治本，以止痛为主；三诊为经后期，标本同治。经前配合中药灌肠治疗，活血化瘀、散结消癥，使药物直达病所，取得较好临床疗效。

来源 曹俊岩，曾莉，范宏元，等.何成瑶治疗妇科痛症经验[J].中医杂志，2016，57（16）：1363-1370.

验案 汪某，女，15岁。初诊：2013年4月5日。痛经2年余。月经13岁初潮，每次月经来潮前3～4天均出现下腹痛，引及两大腿，几经求治未见缓解，并逐年加重。疼痛持续至行经结束方止，伴腰酸，畏寒，怕冷，恶心，呕吐清水痰涎，时大汗出，经色深红，经量少，偶夹有血块，自初潮以来每次行经2天，白带量可，末次月经为2013年3月20日。内科、妇科检查未发现器质性病变。平素易感冒，反复不愈；纳可，二便正常。舌淡红、苔薄白，脉沉细。

诊断 西医诊断：原发性痛经。中医诊断：痛经，证属营卫不和。

治法 调和营卫，温经止痛。

方药 黄芪桂枝五物汤加减治疗。处方：黄芪、益母草各15g，桂枝、白芍、炙甘草各10g，制附片5g，生姜6片，大枣5个。每天1剂，水煎分2次服，共7剂。嘱患者在下次行经前一周开始服药，经期忌生冷、辛辣肥甘厚味，注意保暖。

复诊情况 2013年4月26日二诊：月经4月18日来潮，本次行经时间明显延长至4天，经色鲜红，偶有小血块，下腹疼痛时间缩短为10小时；恶心呕吐消失、畏寒明显缓解，舌、脉象如上。守上方，黄芪加量至30g，桂枝加至15g，加细辛5g，加强益气温经之力。每天1剂，水煎分2次服，共7剂。医嘱如上。

2013年5月22日三诊：月经5月16日来潮，本次行经4天，无痛经，舌、脉象如上。王主任诊后强调，效不更方，嘱患者于2013年6月9日开始，继服前方7剂，以巩固疗效，医嘱如上。

医案分析 黄芪桂枝五物汤，出自张仲景《金匮要略·血痹虚劳病脉证并治》，由黄芪、桂枝、芍药、炙甘草、生姜、大枣组成，该方药少功专，主要用于调和营卫。方中桂枝与甘草相配辛甘化阳，芍药与甘草同用酸甘化阴；桂枝配芍药温通经脉以止痛；生姜大枣相配补益脾胃、调和营卫气血。全方共奏调和气血阴阳、调经止痛之功，即“阴平阳秘，精神乃治”。行经时，气血虚弱，营卫不和，腠理卫外不固，用之温经通脉、调和营卫，使其“荣则不痛”。王主任临床用本方加减治疗虚寒型（营卫不和证）痛经常获良效。根据兼症不同进行加减：经期气虚疲乏明显者，加黄芪以大补元气；经期四肢冰凉、怕冷明显者，加制附片、细辛以补火助阳，逐寒祛湿。

来源 赵统秀，王立昱，王自立．王自立名老中医治疗原发性痛经经验拾零[J]. 新中医，2014，46（5）：25-26.

验案 任某，女，18岁。初诊：2013年8月1日。痛经5年余。患者5年前外出游玩时正值经期，曾下水游泳，当时无明显不适，回家后从第2月开始每次行经时都会出现小腹疼痛，5年来每逢经期第1天则腹痛难忍，面色苍白，疲乏无力，经色黑，量少夹血块；伴恶心、呕吐，甚则手足厥逆，遇热缓解；每次发作必须服用止痛药来缓解疼痛。月经13岁初潮，周期（5～6）/（28～30）天，末次月经2013年7月16日。妇科检查未见明显异常。几经求治都未见好转，此次慕名而来。平素形寒怕冷，四肢末端冰凉，口渴不欲饮，舌淡红、苔水滑，脉沉细。

诊断 西医诊断：原发性痛经。中医诊断：痛经，证属寒凝湿阻。

治法 散寒除湿，理气止痛。

方药 温脐化湿汤加减治疗。处方：白术、茯苓、炒白扁豆、白果、薏苡仁、桂枝、益母草各10g，炒山药、巴戟天各15g。每天1剂，水煎分2次服，共7剂。嘱患者在8月6日服药，经期忌生冷辛辣、肥甘厚味，注意保暖。

复诊情况 2013年8月22日二诊：末次月经2013年8月14日，行经5天，量适中，经色由黑转暗红，血块明显减少。诉此次行经病情好转，稍觉疲乏，四肢末端冰凉。舌淡红、苔水滑润，脉沉无力。效不更法，嘱患者于2013年9月3日开始，继服前方7剂。

2013年9月24日三诊：末次月经2013年9月12日，行经5天，量少，患者诉经期腹痛、恶心、呕吐等诸症消失，现觉疲乏无力，腰酸困。舌淡红、苔薄白，脉沉。调方如下：黄芪30g，益母草、茯苓、炒山药、巴戟天、桂枝、山茱萸各15g，白术、炒白扁豆、白果、薏苡仁各10g。每天1剂，水煎分2次服，共7剂。嘱患者在10月1日服药，经期忌生冷辛辣、肥甘厚味，注意保暖。继续同前一周期治疗，收获全效而愈，随诊未复发。

医案分析 “温脐化湿汤”系傅青主所创，由白术、茯苓、炒山药、巴戟天、炒白扁豆、白果、建莲子组成，主治“经水将来脐下作疼”或“寒热交作，所下如黑豆汁”者，诸药合用，寒祛湿除，使其“通则不痛”。王主任强调在灵活运用辨证施治的基础上，还应该根据患者的生理、病理特点及所处的地理因素，认真观察患者体质之强弱、病邪之盛衰，根据兼症不同加减：经期气虚疲乏明显者，加黄芪、党参，大补元气；经期四肢冰凉、怕冷明显者，加制附片以补火助阳、逐风寒湿邪；有行经泄泻者，加大茯苓、薏苡仁的量，以健脾渗湿止泻；平时阳虚便秘者，加肉苁蓉以补肾阳、益精血、润肠通便；经期乳房胀痛者，加香附、郁金、白芍以疏肝止痛。

来源　赵统秀，王立昱，王自立．王自立名老中医治疗原发性痛经经验拾零[J].新中医，2014，46（5）：25-26.

验案 患者，女，42岁。因经行腹痛1年余于2013年5月16日初诊。患者月经13岁初潮，5/30天，量中，色红，无血块，无腹痛。孕1产0，2002年孕3个月自然流产而行清宫术。2006年行开腹子宫肌瘤剔除术及巧克力囊肿剥除术，术后3年未避孕未孕。2009、2010、2012年分别行体外受精-胚胎移植3次均失败。近一年余出现经行腹痛，渐进性加剧，放射至大腿及臀部，严重时伴恶心，月经有血块，肛门坠胀，腰酸。2012年5月17日外院查血癌抗原125（CA125）189.80U/L，8～11月注射醋酸戈舍瑞林，痛经未缓解。2012年11月13日复查血CA125 200.70U/L，查盆腔彩超：子宫7.3cm×8.0cm×8.2cm，后壁增厚，前后壁之比为1.6∶5.3，肌壁可见多个低回声结节及团块，较大者位于后壁，大小5.3cm×3.9cm×5.4cm，边界欠清，内回声不均；右侧壁可见一低回声结节，大小3.7cm×3.3cm×3.4cm，边界清楚，内回声不均；子宫内膜厚约0.8cm，宫腔线显示不清。提示：子宫腺肌病合并腺肌瘤可能；符合多发子宫肌瘤声像图表现。LMP2013年5月15日，量中，色暗红，血块（+），痛经（++），肛门坠胀，腰酸，手足及小腹怕凉，纳、寐可，大便1～2次/日，不成形。舌淡暗，苔薄白，脉沉细滑。

诊断 西医诊断：子宫腺肌病合并腺肌瘤。中医诊断：痛经，证属肾阳不足、寒凝血瘀。

治法 温经活血，行气止痛，兼温肾助阳。

方药 桂枝10g，细辛3g，生蒲黄（包煎）12g，五灵脂12g，小茴香6g，吴茱萸6g，延胡索15g，炙没药10g，莪术15g，王不留行15g，刘寄奴15g，川牛膝15g，葫芦巴15g，巴戟天15g，乌药15g，甘草6g。7剂，水煎服，每日1剂。

复诊情况 2013年5月23日二诊：月经干净3天，双膝以下怕风，肛门坠胀，纳、寐可，大便1～2次/日，有时不成形。舌淡暗，苔薄白，脉沉细。治以温肾助阳，化瘀消癥。方药组成：胡芦巴15g，巴戟天15g，桑寄生15g，川续断15g，川牛膝15g，丹参15g，牡丹皮15g，赤芍12g，桂枝10g，茯苓15g，党参15g，黄芪15g，乌药15g，橘核12g。14剂，水煎服，每日1剂，之后抄方1周。

2013年6月13日三诊：5月30日复查盆腔彩超：子宫7.4cm×8.2cm×7.8cm，后壁增厚，前后壁之比为1.5∶5.1，后壁较大低回声团块，大小5.4cm×4.0cm×5.3cm。腰酸，肛门坠胀，小腹怕凉较前缓解，舌淡暗，苔薄白，脉沉细，临近经期。一诊方去小茴香、吴茱萸，加桑寄生15g、川续断15g，7剂，水煎服，每日1剂。2013年6月17日患者月经来潮，痛经及肛门坠胀较前缓解，轻微腰酸，上方服用3个月经周期后，月经血块减少，痛经、肛门坠胀及腰酸明显缓解，6个周期后上述诸症消失。因患者计划妊娠，一直坚持服药，偶有间断。2015年4月2日复查盆腔彩超：子宫6.9cm×7.8cm×7.6cm，后壁较大低回声团块，大小3.9cm×3.7cm×4.3cm。

医案分析 肖承悰根据多年的临床经验，认为以痛经为主诉的子宫腺肌病患者，以肾阳不足为本，寒凝血瘀为标。主要因经行、术后及产后摄生不慎；或房事不节，损伤肾之阳气，肾阳亏虚，阳虚生寒；或冒雨涉水、感寒饮冷，寒邪乘虚入里，外寒引动内寒，血为寒凝，经脉气血凝滞，久致成瘀，气血运行不畅，瘀血停滞冲任、胞宫，日久则逐渐形成癥瘕，而致不通则痛，导致痛经的发生。本病往往病程较长，病久及肾，肾虚又为其病变结果，从而形成肾阳虚导致寒凝血瘀，寒凝血瘀加重肾阳虚的恶性循环，使病情愈衍愈重。

来源 马丽爽，朱亚春，王东红，等.肖承悰运用对药治疗子宫腺肌病痛经经验[J].北京中医药，2016，35（10）：954-957.

10　经行头痛

验案　患者，女，35岁。2017年2月11日初诊。偏头痛十余年，每次月经前加重，遇空气稀薄时也加重，拔罐略微缓解。刻下：面色苍白，手脚冰凉，舌质淡，苔白，舌下瘀，脉弦细。

诊断　西医诊断：月经性偏头痛。中医诊断：偏头痛，证属肝肾亏虚、气虚血瘀。

治法　补益肝肾，益气活血。

方药　制何首乌10g，白蒺藜15g，炒荆芥、防风各10g，桂枝、黄芪各15g，鸡血藤30g，生地黄、熟地黄各10g，砂仁（后下）10g，丹参、葛根各15g，广木香10g，当归10g，益母草25g，赤芍、白芍、川芎各10g，甘草6g。15剂。

复诊情况　2017年3月1日二诊：患者手脚冰凉好转，仍诉经前太阳穴抽掣头痛，左右晃头会加重，伴恶心呕吐，余同前。处方：原方加旋覆花、赭石各10g，白僵蚕10g，炙附片6g，炮姜10g，大枣5枚。15剂。

2017年3月22日三诊：服药后头痛时间由原来持续2天减为下午半天，感眼眶疼痛，眼睛肿胀，原方加蜈蚣2条、全蝎4g。继服15剂。

2017年4月19日四诊：诉恶心症状消失，头痛时间发作短，仍受风易患病，睡眠质量差，易醒，手脚感到凉。脉沉细。处方：三诊方基础上去旋覆花、赭石，炮姜易干姜10g，加白芷10g、仙鹤草30g、仙茅15g。15剂。

2017年5月24日五诊：患者头痛发作时间和程度均减轻，未再呕吐，一个月内轻微发作两次，手脚凉好转。经净3天，月经期间觉少腹凉，有血块。

处方：上方加橘核、荔枝核各 30g，附片、干姜减为 6g，15 剂。

2017 年 8 月 5 日六诊：患者两个月感觉良好，上次月经前轻微发作一次，右侧轻微憋痛，轻微恶心，改生白芍 30g、甘草 10g，巩固疗效。

患者十余年顽固偏头痛，6 次就诊，服药 75 剂，共用对药十余对，历时仅半年，疗效卓著。随访至今，未再复发。

医案分析 月经性头痛发生在月经来潮之日的前 2 天至后 2 天，在连续的 3 个月经周期中至少有 2 次发作，在月经周期的其他时间有或无偏头痛发作。厥阴肝经主要生理病理特征即阴尽阳生、寒温相兼、虚实夹杂。吕景山分析本例患者，脉弦细，每次月经前加重，有肝气亏虚、肝阴不足；面色苍白，手脚冰凉，有肾阳不足、寒从内生。脑为髓之海，有赖于肝肾精血、脾胃化生之水谷精微滋养，内伤头痛与肝、脾、肾关系密切。患者偏头痛病程十余年，时间久，偏头痛反复发作，舌下瘀，有瘀血，久病入络。本病肝肾亏虚、气虚血瘀，本虚标实夹杂，相兼为治。运用补益肝肾、调理气血、疏通经络的治疗原则，药以制何首乌和白蒺藜、生地黄、熟地黄补益肝肾精血，同时选用川芎、白芍、桂枝通阳以治阴霾，鸡血藤活血养血通络，伍以黄芪、丹参、葛根、广木香、当归、赤芍，配益母草补益气血、活血祛瘀，炒荆芥、防风以祛风。二、三诊旋覆花、赭石一宣一降，镇逆止痛，治疗头痛恶心呕吐，炙附片、炮姜继续温阳，白僵蚕、蜈蚣、全蝎搜风通络治疗眼眶疼痛。四诊炮姜易干姜加强温阳，白芷通阳止头痛；睡眠质量差，易醒，手脚感到凉、脉沉细，加仙鹤草、仙茅，温肾阳、强心，改善症状。五诊患者诉有血块，加入肝经之橘核、荔枝核，行气散结、祛寒止痛。六诊生白芍、甘草缓急止痛、敛阴养血。

来源　李彩萍，吕景山．国医大师吕景山治疗月经性偏头痛临证经验 [J]. 中西医结合心脑血管病杂志，2019，17（19）：3069.

验案 刘某，女，46 岁，职员。2009 年 10 月 30 日初诊。反复发作经前头痛 2 年，现值经前期，已头痛 2 天，右侧为甚，无恶寒发热、恶心呕吐，伴失眠多梦、纳差。经期正常，经量减少，经色暗红，经行腰腹胀痛，经前乳胀，经后缓解。舌质淡红、舌苔薄白，脉弦。

诊断 西医诊断：经前头痛。中医诊断：经前头痛，证属经脉瘀阻。

治法 调和营卫。

方药 柴胡桂枝汤加减：柴胡10g，黄芩10g，法半夏10g，桂枝10g，白芍10g，干姜6g，煅牡蛎15g，泽泻10g，延胡索10g，郁金10g，蔓荆子10g，全蝎10g，蜈蚣2条。7剂。头痛遂未再发。

复诊情况 2010年1月8日二诊：食纳可，二便调，舌质红，舌苔白略厚，脉弦缓。仍拟前方加丹参30g。14剂。

2010年1月22日三诊：胸闷干咳，肢软乏力，食纳差，舌质略红，舌苔白略厚，脉缓。守1月8日方加浙贝母10g、桔梗10g，化痰止咳。14剂。

医案分析 本例既无太阳证之发热，微恶寒，肢节烦疼，又无少阳之往来寒热、微呕，何以使用柴胡桂枝汤？答曰：经前右侧头痛较剧，经期腰腹部胀痛、乳胀等，俱与少阳经气不利有关。腰痛部位属足太阳经。又冲、任、督三脉均起于胞宫，“冲为血海”“冲为十二经之海”能调节十二经的气血；“任主胞胎”为阴脉之海；督脉为阳脉之海，与足太阳经相通，统领一身阳气而主胞宫。头为诸阳之会，五脏六腑之气皆上注于头，经行时阴血下注胞宫，经脉失养或经脉瘀阻则头痛；胞宫受寒，筋脉挛急，或兼瘀血者，则为经期腰腹痛等；可以调和营卫，以畅达血脉，此即是使用柴胡桂枝汤之来由。方中有干姜、煅牡蛎、泽泻，是于调和中兼温法。

来源 徐竹梅．梅国强拓展仲景方治疗妇科病经验[J]．湖北中医杂志，2010，32（17）：24-25.

验案 黄某，女，38岁。诉经期头昏、头痛、头项强痛十年余，经期恶寒，月经周期正常，5～6天干净，其舌苔薄白，脉缓。

诊断 西医诊断：经期头痛。中医诊断：经期诸证，证属阳虚寒凝。

治法 和解少阳，温阳化饮。

方药 柴胡桂枝干姜汤加减：柴胡10g，黄芩10g，法半夏10g，桂枝10g，干姜10g，泽泻10g，煅牡蛎15g，延胡索15g，吴茱萸6g，郁金10g，蔓荆子10g，姜黄10g，当归10g，川芎10g，全蝎10g，蜈蚣2条。

复诊情况 治疗一月余，诸症消失。

医案分析 梅国强认为，该患者素体阳虚，月经期间血室正开，阳气更虚，寒饮更盛，侵犯少阳，而致经期头昏、头痛、恶寒诸症，故应和解少阳、温阳化饮，当归配川芎、全蝎配蜈蚣都是梅国强常用的行气活血、通络止痛药对。

来源　高黎，梅国强．梅国强教授治疗月经病经验述要 [J]. 光明中医，2012，27（1）：31-32.

验案　王某，女，32 岁。以经前期头痛 3 年，近半年加重为主诉于 2016 年 11 月初诊。近 3 年来经前 2 天至经期出现头痛、乏力症状，且近半年头痛明显加重，特别是前额及头顶疼痛发作不能忍耐，无法正常工作。患者自诉月经前 2 天情绪异常焦虑急躁，常常抱头哭泣。询问月经期、量、色、质均无异常，经前无腰酸，乳房微胀痛，经期无腹痛。之前该患者曾口服西药止痛片治疗，症状略有减轻，停药后症状反复。近半年来，口服止痛片已无效。睡眠差，脱发明显，大便不爽，排泄无力。舌淡有齿痕，脉弦细。

诊断　西医诊断：月经性偏头痛。中医诊断：偏头痛，证属虚肝郁兼脾虚。

治法　养血调肝健脾。

方药　四物汤、逍遥散和甘麦大枣汤加减。药物：当归 20g，白芍 20g，熟地黄 30g，川芎 20g，柴胡 10g，茯苓 20g，炒白术 20g，钩藤 10g，白芷 10g，菊花 15g，珍珠母 20g，炙甘草 30g，大枣 20g，浮小麦 30g，炒栀子 10g，川牛膝 10g，麦冬 20g，制何首乌 10g。10 剂，水煎服，每日 1 剂分早晚温服。

复诊情况　二诊时，患者月经已来，自诉经前期头痛症状明显减轻，持续时间缩短，已能够正常上班，且伴随的躁烦焦虑感减轻。此诊王庆国嘱以上方药物加丹参 30g，下次月经来临前 7 天开始服用，水煎剂，每日 1 剂，分早晚 2 次温服，并嘱咐至少服用 3 个月经周期才可获得最佳疗效。至 2017 年 5 月回访，此患者经前期头痛基本消失，月经周期正常无碍。

医案分析　此例病案患者经前期头痛症状剧烈，肝血不足，不能柔润以养肝体，则肝阳上亢，肝气上逆；肝失柔养，失于条达，疏泄失职，则肝气郁滞，肝木乘脾，又致脾虚生血无源。考虑到患者焦虑躁烦的症状明显，王庆国用四物汤、逍遥散和甘麦大枣汤加减治之。在养血疏肝调脾基础上，加入炒栀子泻三焦之火导热下行，珍珠母安神平肝潜阳。而甘麦大枣汤出自《金匮要略》，补养心脾、宁心安神，方中以浮小麦养心安神，以甘草、大枣润燥缓急。王庆国强调，方中浮小麦、炙甘草必须重用至 30g 以上，方能起效，这实属王庆国深悟经典、临证实战的宝贵经验所得。对于头痛病位用药，王庆国选用川芎、钩藤、白芷、菊花，具有祛风通络、清利头目止痛之效；川牛膝、何首乌补肾滋肝、以水涵木；麦冬滋阴生津。此方共奏养血调肝健脾之法，收效甚是显著。

来源　刘松楠，王雪茜，程发峰，等.名中医王庆国教授治疗经前期头痛经验举隅[J].光明中医，2018，33（21）：3139-3150.

11 经前乳胀

验案 张某，45岁。初诊：1991年4月22日。近一年经间乳胀，经前尤甚，不敢触衣，经行自缓，经期延长，经量偏多，烦热口燥，神疲膝软。末次月经4月2日，9天方净，时值经间，诸症蜂起，触之乳房胀硬。舌暗红，苔薄腻，少津，脉细滑略数。

诊断 西医诊断：月经失调。中医诊断：经前乳胀，证属肾虚肝旺、冲任气滞、乳络失和。

治法 滋肾平肝，疏冲和络。

方药 女贞子12克，墨旱莲12克，桑椹12克，生地黄15克，玄参12克，青蒿9克，夏枯草15克，紫草15克，生牡蛎15克，白花蛇舌草15克，川楝子12克。14剂。

复诊情况 5月19日经迅延期而至，乳胀大减，烦热悉消，经量适中，6天净。再继滋肾平肝调治2个月，经前乳胀未发。

医案分析 经前乳胀，非独肝郁所致。女子以血为用，经、孕、乳、产，数耗阴血。肾水者藏精之根本也，肾之经脉起于涌泉。肾水匮乏，水不涵木，肝木失荣则成郁，发为经前乳胀。治疗应滋肾以平肝，而不能一味地疏肝。疏肝可致阴血更虚，乳胀更甚。方中女贞子、墨旱莲、桑椹、生地黄、玄参滋肾养阴，青蒿、夏枯草、紫草清热平肝，生牡蛎、白花蛇舌草软坚，川楝子理气疏络，药后乳胀之症大减。

来源　张亚楠，胡国华，王隆卉，等．海派朱氏妇科调经经验浅析[J]．中医文献杂志，2018，36（6）：56-59.

12 经前腹痛

验案 姜某，女，23 岁。2014 年 8 月 28 日初诊。自述痛经 3 年余，经前腹痛。末次月经 7 月 29 日，经前胀痛严重，经来之时量少、色略暗，经期 3 日。2014 年 4～7 月月经未至，其间白带色微红，小腹疼痛。平素小腹凉，烦躁易怒，夜尿频。现月经将至，小腹疼痛明显，舌淡红，苔薄白，脉弦。

诊断 西医诊断：痛经。中医诊断：经前腹痛，证属肝胆疏泄不利、气郁。

治法 行气活血散寒。

方药 香附 20g，木香 10g，砂仁（后下）15g，乌药 15g，延胡索 15g，炙甘草 15g，当归 15g，陈皮 15g，枳壳 15g。7 剂，水煎服，每日 1 剂早晚分服。

复诊情况 2014 年 9 月 23 日二诊：自述经前腹痛有所减轻，夜尿频较明显。上方加小茴香 10g、益智仁 10g。7 剂，水煎服，每日 1 剂早晚分服。

2014 年 9 月 30 日三诊：月经已至，自述经前腹痛明显减轻，小腹凉感及夜尿频减轻。继服上方 14 剂。

2014 年 10 月 30 日四诊：本月 28 日经至，经前腹痛消失，停药。

医案分析 该患者痛经以经前胀痛为主，乃气滞较重之痛经。肝主疏泄，喜条达，恶抑郁，以血为体，以气为用，体阴而用阳。肝与胆相表里，胆属少阳，喜柔和，恶壅郁。本例经前腹痛为肝胆疏泄不利、气郁较甚所致，症见经前胀痛明显，故用加味乌药汤加减治之。

加味乌药汤出自《医宗金鉴·妇科心法要决》，是治疗经前腹痛以胀痛为主症的方剂。方中香附用量最大，其能疏肝理气、调经止痛，《本草纲目》云其“乃足厥阴肝、手少阳三焦气分主药”，且为“气病之总司，女科之主帅”。方用木香行气止痛，且《本草纲目》云“香附……得木香则疏滞和中”。患者平素小腹冷凉，故加入乌药行气止痛、温肾散寒。配以砂仁行气温中，且能“温暖脾胃”。再加以陈皮、枳壳以加强行气之功。延胡索、当归行气止痛，活血调经。炙甘草调和诸药。本方一派行气药物，兼以活血散寒。二诊时，夜尿频较明显，故加入小茴香温肾散寒；加入益智仁，配合乌药，取缩泉丸之意，以温肾祛寒、缩尿止遗。三诊时诸症皆轻，故用原方继续口服。四诊腹痛消失，中病即止，故停药。

来源　韩其茂，陈璐，朴勇洙，等. 国医大师段富津教授治疗经前腹痛验案举隅 [J]. 中医药学报，2017，45（1）：106.

验案　张某，女，20 岁。2013 年 9 月 29 日初诊。自述经前腹痛七年余，经来尤甚，色暗有血块，经来腰痛，手足不温，便秘，大便 7 日一行，质干，需服泻药方能排便，现月经将至。小腹疼痛，腰痛。舌略淡，苔白，脉弦略缓。

诊断　西医诊断：痛经。中医诊断：经前腹痛，证属肝失疏泄、气滞血瘀。

治法　活血补血，行气疏肝，温经散寒。

方药　当归 25g，川芎 15g，砂仁（后下）15g，延胡索 15g，木香 10g，香附 20g，枳壳 15g，桃仁 15g，炙甘草 15g，苦杏仁 15g，肉苁蓉 25g。7 剂，水煎服，每日 1 剂早晚分服。

复诊情况　2013 年 10 月 13 日二诊：10 月 1 日经行，腹痛、手足不温等症减轻，大便 3 至 4 日一行，已不需口服泻药。上方加莱菔子 15g。14 剂，水煎服，每日 1 剂早晚分服。

2013 年 11 月 3 日三诊：10 月 30 日经行，自述经前腹痛极轻，现正值经期，无腹痛，故方中去木香、香附。7 剂，水煎服，每日 1 剂早晚分服。后随访半年，未见经前腹痛。

医案分析　该患者经来色暗有血块，腹痛尤甚，为血瘀较重之痛经。女子以血为主，肝藏血，司血室，所以有“肝为女子先天”之谓。若肝失疏泄，血海气滞血凝，则经来腹痛尤甚。故当治以活血补血，行气疏肝，温肾散寒。方中当归甘、辛、温，活血养血、调经止痛，其气轻而辛，故又能行血，补中有动，行中有补，诚血中之气药，亦血中之圣药。川芎辛温，行气活血，以加强当归活血止痛之效。川芎配当归，即佛手散，具有养血活血、祛瘀生新之功。《中国医学大辞典》称佛手散“治室女心腹满痛，经脉不调，妇人胎前产后诸疾……如佛手之神妙也”。本例瘀血较甚，故加入桃仁、延胡索以活血化瘀，《本草经疏》称“桃仁，性善破血……散而不收，泻而无补”，《本草纲目》中则称延胡索“能行血中气滞，气中血滞”。方中加入木香、香附、枳壳以加强行气之力，使气行则血行。该患者平素体质较弱，手足不温、经来腰痛且大便秘结，病机虽以血瘀为主，但阳虚之候略显，故方中加入砂仁行气温中。腰为肾之府，加入肉苁蓉温肾散寒以止腰痛，且可润肠通便。肺与大肠相表里，故方中加入苦杏仁宣利肺气、润肠通便，《本草便读》称其“功专降气，气降则痰消嗽止。能润大肠，故大肠气闭者可用之”。炙甘草调和诸药。方中当归配以川芎、延胡索、桃仁以活血化瘀；配以川芎、砂仁、延胡索、木香、香附和枳壳以行气止痛；配以桃仁、苦杏仁、肉苁蓉以润肠通便。可见当归一味用药之精当，故重用以为君药。二诊之时，腹痛已轻，手足不温好转，便秘亦稍有减轻。方中加入莱菔子降气通便。三诊之时，腹痛极轻，可见气滞血瘀之候已减其大半，故去木香、香附，以衰其行气之力。继服上方 7 剂，瘀血去，气滞行，则腹痛自愈。

来源　韩其茂，陈璐，朴勇洙，等. 国医大师段富津教授治疗经前腹痛验案举隅 [J]. 中医药学报，2017，45（1）：106.

13 经期腰痛

验案 患者，女，25岁。18岁月经初潮，月经推迟1个月至1年方至，经期腰痛，乳胀，量少，5～6天干净，面部及背部痤疮，舌苔薄白，脉缓。

诊断 西医诊断：月经失调。中医诊断：经期腰痛，证属肾气不足。

治法 补肾益精。

方药 肾气丸合五子衍宗丸加减：生地黄10g，山药10g，山茱萸10g，枸杞子10g，菟丝子10g，覆盆子10g，五味子10g，车前子10g，黄芪30g，当归10g，淫羊藿30g，仙茅15g，蛇床子20g，鸡冠花10g，绿萼梅10g，月季花10g，益母草10g。

复诊情况 患者服用本方半年余，月经推迟时间缩短，痤疮基本消失。

医案分析 梅国强认为，该患者先天之肾精、肾气不足，故18岁月经方初潮，月经后期，量少，此人体内有热而致痤疮，故需以补肾益精为主，兼以清热，用肾气丸合五子衍宗丸加减。此人以虚为本，用缓补之药，未用峻补之品，谨防温补太过反生变证。梅国强常常用能够美容养颜的“四花”，即玫瑰花、鸡冠花、绿萼梅、月季花治疗痤疮、黄褐斑，疗效理想。

来源 高黎，梅国强．梅国强教授治疗月经病经验述要[J]. 光明中医，2012，27（1）：31-32.

14 经间期出血

验案 朱某，女，26岁。诉月经提前，经间期出血，经期腰腹疼痛，头晕，其舌苔白略厚，脉缓。

诊断 西医诊断：经间期出血。中医诊断：月经先后不定期，证属少阳不利。

治法 和解少阳，调理冲任。

方药 柴胡四物汤为主方加减：柴胡10g，黄芩10g，法半夏10g，生地黄10g，当归10g，川芎10g，白芍10g，艾叶炭10g，阿胶（烊化）10g，墨旱莲30g，贯众炭10g，血余炭10g，山楂炭10g，杜仲5g，续断10g，石菖蒲10g，金刚藤30g。

复诊情况 3周之后，月经来潮，无经间期出血，腰腹痛、头痛均消失。

医案分析 梅国强认为，冲任不固致月经提前，经间期出血；少阳经脉不利致经期腰腹疼痛，头晕，故治以和解少阳、调理冲任。梅国强常用艾叶炭、贯众炭、血余炭、山楂炭等药以止血，治疗出血证效果显著。

来源 高黎，梅国强．梅国强教授治疗月经病经验述要[J]. 光明中医，2012，27（1）：31-32.

15 绝经前后诸证

验案 患者，女，50岁。1992年6月12日初诊。主诉：停经3月余。近两年来月经紊乱，周期15～90天先后不定，量多少不一，伴潮热，寒热往来，目眩耳鸣，视物模糊，心烦失眠，心悸易惊，腰痛膝软，悲伤哭泣，情绪易于激动，不能控制，甚至有轻生念头。1992年3月绝经，绝经后症状加重，手足心热，舌淡红、中裂，苔薄白，脉细弦。

诊断 西医诊断：围绝经期综合征。中医诊断：绝经前后诸证，证属心肾阴虚。

治法 滋肾养心，安神解郁。

方药 百合15g，浮小麦20g，炒酸枣仁10g，远志5g，柏子仁10g，制何首乌15g，大枣10g，合欢花6g，炙甘草6g。4剂，每日1剂，水煎分早晚两次口服。

复诊情况 1992年6月16日二诊：药已，悲伤感减轻，潮热、心悸缓解，仍难以入寐，情绪易于波动，食少，闻肉欲呕，舌尖红、苔薄白，脉细弦。仍从上法，加重清热之力。处方：浮小麦20g，合欢皮10g，石斛10g，芦根30g，白芍15g，五味子6g，甘草6g。3剂，每日1剂，水煎分早晚两次口服。

1992年6月19日三诊：药后诸症减轻，停药后症状又作，近3天来嗜睡，心烦，舌淡红、苔薄白，脉弦细。治以滋补肝肾，养心解郁。处方：百合20g，熟地黄15g，淮山药10g，山茱萸6g，牡丹皮6g，茯苓10g，泽泻10g，鳖甲 20g，龟甲 20g，浮小麦 20g，首乌藤 20g，五味子 6g，合欢花 10g，大枣 10g，甘草 6g。4 剂，每日 1 剂，水煎分早晚两次口服。

1992 年 6 月 23 日四诊：药后潮热、心悸消失，眠可无嗜睡，心情愉快，舌淡红、苔薄白，脉细。续服三诊方 6 剂以巩固疗效。

医案分析 肾阴为全身阴液的根本，五脏之阴液非此不能滋。患者七七之年，肾气渐衰，肾阴不足，冲任二脉虚衰，天癸渐竭，故月经先后不定，量多少不一，终至绝经。肾阴虚导致内脏阴液不足，心阴虚则心烦失眠、心悸易惊、悲伤哭泣；肝阴虚则情绪易于激动；阴虚不能上荣于头目，则目眩耳鸣、视物模糊；虚热上越则潮热；肾阴虚则腰痛膝软。治以滋肾养心，安神解郁。第一步养心安神以治标。初诊以甘麦大枣汤加味，浮小麦养心液、安心神；炙甘草、大枣甘润补中缓急；百合润肺清心、益气安神；制何首乌补肝肾、益精血；炒酸枣仁、远志、柏子仁养心安神，并增强滋阴降火功效。二诊将炙甘草改为生甘草，在补益心气、和中缓急中增强清热之力；将合欢花改为合欢皮，在理气解郁中增强滋阴之功效。方中去百合、制何首乌、炒酸枣仁、远志、柏子仁、大枣等滋腻之品，增加石斛滋肾阴、清虚热，白芍养血敛阴柔肝，芦根清热除烦，五味子养五脏、除虚热。第二步滋补肝肾以治本。三诊、四诊用六味地黄汤和甘麦大枣汤加鳖甲、龟甲滋阴潜阳，五味子除虚热，首乌藤、合欢花养心安神、理气解郁，使肾阴充盛，心阴充足，肝阴得养，诸症无由生。

来源 张璐砾，戴铭，杨亚龙，等．班秀文治疗围绝经期综合征经验 [J]. 中医杂志，2019，60（24）：2083-2085.

验案 患者，女，50 岁。2017 年 9 月 11 日初诊。主诉：全子宫切除术后半年，潮热汗出 2 月余。患者 2 个月来自觉潮热汗出，夜间盗汗，心胸烦闷，焦虑，夜间难以入寐，或多梦易醒，头晕昏沉，腰酸，乏力，纳差，小便频，大便偏干，舌质红、苔腻，脉弦。

诊断 西医诊断：围绝经期综合征。中医诊断：绝经期后诸证，证属心肾阴虚、心肾不交。

治法 清心滋肾，上下两济。

方药 钩藤（后下）10g，莲子心 5g，熟地黄 8g，山茱萸 6g，黄连 5g，青龙齿（先煎）15g，太子参 15g，浮小麦 15g，合欢皮 10g，郁金 10g，茯神 10g，酸枣仁 10g，炙远志 10g。7 剂，每日 1 剂，水煎分早晚两次口服。

复诊情况 2017 年 9 月 18 日二诊：诉药后睡眠好转，潮热汗出亦有减轻，自觉头部有气上冲，头、眼眶发热，舌质红、苔腻，脉弦。初诊方加白蒺藜 10g。继进 7 剂，每日 1 剂，水煎分早晚两次口服。

2017 年 9 月 30 日三诊：诉不寐等症状较前好转，仍有乏力，初诊方太子参加量至 30g。继服 7 剂，每日 1 剂，水煎分早晚两次口服。患者诉药后诸症明显减轻，故予前方出入继进半年余，失眠、腰酸、乏力诸症皆消，潮热汗出等症较前明显缓解。

医案分析 该患者全子宫切除术后，损伤胞脉胞络。又时值七七之年，肾中阴气自半，天癸渐竭，肾中阴阳平衡失调。夏桂成认为，肾阴虚癸水过少和心 - 肾 - 子宫轴的失调是绝经前后诸证的两大重要因素。一方面，肾阴虚癸水衰少，腰府失荣故腰酸，清窍失养则头晕昏沉、乏力；汗为心之液，阴虚心肝之火偏旺，心火炽热逼汗外出则潮热汗出、盗汗；阴虚阳气偏盛，阳不入阴，神不守舍，则夜不能寐。另一方面，肾阴亏虚于下不能涵养心阴，则心火偏旺于上，心肾失济，心 - 肾 - 子宫轴功能失调发为本病。故治当清心安神、滋养肾水，使得心肾相交、水火相济。以清心滋肾汤加减调治。方中黄连、莲子心、钩藤清心火，浮小麦养心安神又兼有止汗之用，青龙齿镇心安神，熟地黄、山茱萸滋养肾阴。诸药合用，心肾合治，清滋同用，水火既济，阴阳平衡，心 - 肾 - 子宫轴功能协调，故能取得较好的临床疗效。此外，夏桂成认为卵巢储备功能降低、卵巢早衰患者亦多偏肾阴虚、癸水衰少，阴虚则火旺，导致心肾不交，故以益肾宁心法为治疗大法，滋肾为主、兼顾其心，与本病有异病同治之妙。

来源 郭倩，谈勇 . 夏桂成心肾观在妇科临床的应用 [J]. 中医杂志，2019，60（17）：1456-1458.

验案 患者，女，54 岁。1999 年 10 月 27 日初诊。患者已绝经 3 年余，有子宫肌瘤史，近来逾感潮热汗出，口苦心烦，胸闷气短，夜寐不安，腰酸乏力，纳呆神疲。舌暗红、边有瘀点，脉细弦。

诊断 西医诊断：更年期综合征。中医诊断：绝经前后诸证，证属肾虚肝旺、脾虚瘀阻。

治法 清肝益肾，运脾祛瘀。

方药 怡情更年汤化裁：女贞子、墨旱莲、巴戟天、淫羊藿各 12g，紫草30g，玄参12g，首乌藤15g，合欢皮12g，淮小麦30g，夏枯草、莪术各15g，炙甘草6g。14剂。

复诊情况 1999年11月10日二诊：患者潮热汗出每日出现次数明显减少，口苦心烦、胸闷气短、夜眠也有所改善，仍有腰酸、乏力、纳呆，舌暗少苔，脉弦。予以原方去紫草加山茱萸9g，鸡内金12g，炒谷芽、炒麦芽各9g。14剂。

1999年12月01日三诊：患者诸症缓解，遂予原方迭进14剂以固之。

医案分析 患者时值更年，肾气渐衰，肝阴不足，肝火偏旺，脾阳不足，脾失健运，阴阳失和，从而导致潮热汗出，口苦心烦，胸闷气短，夜寐不安，腰酸乏力。给予女贞子、墨旱莲、巴戟天、淫羊藿滋养肝肾，夏枯草、紫草清肝泻火，莪术、合欢皮、淮小麦健脾祛瘀、养心安神。故诸症减。

来源 朱晓宏，胡国华，王采文．朱南孙“怡情更年汤”治疗更年期综合征[J]. 实用中医内科杂志，2013，27（13）：4-5.

验案 某女，49岁。2000年2月23日初诊。近一年来月事先后无定期，量少色暗。刻下：经水3个月未转，近期因家庭原因及工作压力精神备受打击，自觉潮热阵阵，汗下如雨，心烦易怒，腰酸乏力，夜不能寐，辗转不安，动则心悸气短。每日勉强睡2～3小时，醒后感头晕乏力，观舌红少苔，脉弦细数。

诊断 西医诊断：更年期综合征。中医诊断：绝经前后诸证，证属阴虚火旺、心肾不交。

治法 滋阴降火，疏肝清心助眠。

方药 怡情更年汤化裁：女贞子、墨旱莲各12g，广郁金6g，生牡蛎30g，嫩钩藤（后下）15g，川黄连3g，莲子心6g，桑椹、巴戟天各12g，煅龙骨30g，首乌藤15g，合欢皮12g，淮小麦30g，炙甘草6g。14剂。

复诊情况 2000年3月15日二诊：当下患者潮热汗出、心烦不寐明显改善，然感少腹隐坠、乳胀，原方去嫩钩藤、墨旱莲、川黄连，加桂枝3g、鸡血藤15g、小青皮6g。14剂。

2000年3月29日三诊：患者诉经水于16日转，量略多，色红，有小瘀块，5天经净。刻下：潮热汗出、心烦易怒已几乎消失，唯感腰酸乏力、神疲气短、夜眠欠安。证属心脾两虚，治以健脾益气、宁心安神。方药：党参、黄芪各 9g，茯苓 12g，白芍、白术、炙甘草各 6g，怀山药 15g，玉竹 9g，炒酸枣仁 12g，合欢皮 15g。进 7 剂以调理之，并再予心理疏导，以观后效。

医案分析 本例患者已至七七，肾精渐亏，加之情志抑郁，肝气不舒，郁而化火，故而予补肾滋阴、舒肝清心安神。二诊时考虑患者虽至七七，然经水欲断未断，冲任失调，故予补益肝肾、调理冲任。三诊经后冲任虚弱，气血亏虚，故予健脾养血、调理冲任，气阴充足，冲任充盈，则诸症缓解，神清气爽。

来源 朱晓宏，胡国华，王采文．朱南孙“怡情更年汤”治疗更年期综合征 [J]. 实用中医内科杂志，2013，27（13）：4-5.

验案 陈某，女，51 岁。2005 年 12 月 8 日初诊。患者月经量少 3 年，色黑，行经 1 天。伴腰腹疼痛。近 2 个月来因与同事不和出现胸闷胁胀，心悸气短，头晕乏力，潮热口干，眠差多梦易醒，不愿与人交流，做任何事情都没兴趣。舌暗红、苔薄白，脉弦细。腹部 B 超示：胆囊炎，胆囊息肉。胃镜示：慢性浅表性胃炎。

诊断 西医诊断：更年期综合征。中医诊断：绝经前后诸证，证属肝郁阴虚。

治法 疏肝解郁，滋阴除烦。

方药 和肝汤加减：炒酸枣仁 10g，川芎 6g，远志 6g，陈皮 10g，熟地黄 12g，百合 12g，焦神曲 6g，莲子心 3g。10 剂。

复诊情况 以此方加减调整 1 个月，患者躯体不适症状得以缓解，能主动做些家务，睡眠亦比较安稳。

医案分析 该患者月经量少色黑已 3 年，说明天癸已竭，肾水亏虚。肾水不能涵养肝木，肝肾之阴皆虚，肝失濡润滋养，致肝气郁结不畅，情志不舒；心肾水火失济，则心火偏亢，热扰心神，必将出现心主神明的功能异常。对于本例肝郁阴虚患者，方老在和肝汤合酸枣仁汤的基础上，又加入百合地黄汤滋阴清热，莲子心清心除烦，远志养心定志，陈皮、焦神曲调理脾胃。

来源 高剑虹．方和谦治疗早期更年期抑郁症经验 [J]. 中医杂志，2012，53（15）：1277-1278.

验案 李某，47 岁。2001 年 5 月 16 日初诊。月经先期、量多 1 年，伴肢冷，时而潮热汗出，面目、肢体浮肿半年。诊见：形寒肢冷，时而潮热汗出，晨起面目、肢体浮肿，神倦乏力，纳少，便溏，食后腹胀，痰多胸闷，夜尿增多，舌淡、苔白腻，脉濡滑。外院予西药替勃龙治疗半年，潮热汗出症状基本消失，但其余症状未见明显好转。

诊断 西医诊断：更年期综合征。中医诊断：绝经前后诸证，证属脾肾不足、阳虚湿阻。

治法 补益脾肾，温阳化湿。

方药 炒白术、党参、茯苓各15g，熟附子、泽泻12g，干姜、陈皮各9g，薏苡仁30g。水煎服，每天1剂，7剂。

复诊情况 药后精神好转，形寒肢冷、面目浮肿、痰多胸闷等症减轻，但仍有腰酸，夜尿多，纳少便溏，食后腹胀未减，察其舌淡、苔薄白，脉沉细，上方去泽泻、薏苡仁，加金樱子、杜仲各15g。连服18剂，诸症消失，月经来潮，月经量、色、质均正常。

医案分析 补益脾肾、温阳化湿的治法主要针对更年期妇女素体脾肾阳虚，复受湿邪，或脾湿日久，伤及肾阳，或湿热中阻，过用苦寒，损伤脾肾，湿从寒化而成者。肾阳虚寒，脾阳不振，水湿不化，临床可见肢体沉重，周身倦怠，颜面及下肢浮肿，脘满纳呆，心烦恶心，四肢不温，舌淡、苔白厚，脉沉滑细。治宜补益脾肾，温阳化湿。常用药有熟附子、干姜、肉桂、白术、黄芪、薏苡仁、白扁豆、茯苓、木香、陈皮等。

来源 王小云，路志正．路志正教授从湿论治更年期综合征经验介绍[J]. 新中医，2003（7）：12-13.

验案 钱某，45岁。2001年6月27日初诊。近半年来经期延长8～10天方净，近2个月月经淋漓不止，量时多时少，伴头晕目眩，神疲乏力，腹胀纳差，情志抑郁，多思多疑，白带量多质稀，大便稀薄黏腻，舌淡红、苔白厚腻，脉弦细滑。

诊断 西医诊断：更年期综合征。中医诊断：绝经前后诸证，证属肝郁脾虚湿阻。

治法 疏肝理气，燥湿运脾。

方药 香附、白术、佩兰、法半夏各12g，素馨花、陈皮各6g，白芍、干姜各9g，茯苓15g。7剂，水煎服，每天1剂。

复诊情况 7月3日二诊：神疲乏力消除，食欲增加，胸闷腹胀症减，舌淡红、苔薄白，脉弦细。湿邪已除，治宜疏肝健脾止血，上方去佩兰、法半夏、茯苓，加阿胶15g、益母草20g、紫珠草30g。续服10剂后，月经干净，继续调理半个月，诸症消失。3个月后随访未复发。

医案分析 更年期妇女由于劳累操心，情志不畅，可致肝木疏泄太过，横逆犯脾，致肝脾不和或脾胃虚弱。肝木乘之，肝郁脾弱，脾阳不运，导致水液泛溢，痰湿内生，而出现胸闷呕恶，情志抑郁，多思多疑，腹胀纳差，白带量多质稀，大便稀薄黏腻，纳差神疲，舌苔厚腻，脉弦细滑。治宜疏肝理气，燥湿运脾。常用药有柴胡、青皮、素馨花、香附、郁金、白芍、山药、白术、佛手、砂仁、茯苓、甘草等。

来源 王小云，路志正．路志正教授从湿论治更年期综合征经验介绍[J].新中医，2003（7）：12-13.

验案 归某，女，48岁。2004年10月20日初诊。近两个月来乳房胀痛，心悸目眩，恶心欲吐，矢气多，腹胀，腰酸，略有潮热，汗出口时干，大便每二三日一行，寐差，舌苔黄、质暗，脉细滑。

诊断 西医诊断：更年期综合征。中医诊断：绝经前后诸证，证属水亏木旺、肝郁化火、瘀热阻滞。

治法 清热凉血，散瘀通络。

方药 醋柴胡5g，赤芍10g，制香附10g，夏枯草10g，牡丹皮10g，丹参10g，焦栀子10g，石斛10g，炒枳实12g，瓜蒌15g，桃仁10g，熟大黄5g，玄参10g，生地黄12g，桑寄生15g，炒酸枣仁20g，知母10g，苦丁茶10g，蒺藜10g，枸杞子10g，菊花10g。

复诊情况 2004年12月1日二诊：潮热、汗出仍难缓解，大便已畅，睡眠改善。周身酸楚不舒，月经已2个月未潮，右下腹隐痛，苔黄、舌淡红，脉细弦。药用原方加功劳叶10g、红花6g、川芎10g。

2004年12月29日三诊：近来右下腹时痛，或胀，连及右腰肾区，排尿正常，潮热、汗出好转，夜晚口干，腹胀发作已少，苔薄黄、舌暗红，脉细弦。药用原方加片姜黄10g、续断15g、土鳖虫5g、冬瓜子10g。

2005年8月4日四诊：潮热、汗出明显减少，手心热轻，大便能畅，视物已清，口不干，寐可，舌苔黄腻、舌暗，脉细弦。药用：醋柴胡5g，炙甘草3g，制香附10g，夏枯草10g，炒枳实10g，炒白芍10g，功劳叶10g，地骨皮 10g，百合 12g，玄参 10g，牡丹皮 10g，焦栀子 10g，墨旱莲 10g，女贞子 10g，知母 10g，石斛 6g，桑寄生 15g。

如此治疗，随访至 2005 年 9 月 28 日，患者诉潮热、汗出、心慌、目花、腰酸等症状均平稳未发。

医案分析 患者便秘，略有潮热、汗多、失眠、腰酸等，皆属水亏木旺、肝郁化火，方选桃核承气汤加减。药用桃仁、熟大黄、赤芍、牡丹皮、丹参、生地黄、焦栀子、玄参等清热凉血、散瘀通络，炒枳实、瓜蒌助其通腑气，醋柴胡、制香附、夏枯草、苦丁茶、菊花等疏肝郁、清肝火，石斛、桑寄生、蒺藜、枸杞子、炒酸枣仁、知母等以滋阴清热安神。药后即见症状缓解，又根据情况先后酌加功劳叶、墨旱莲滋阴清热，红花、川芎、姜黄、土鳖虫等活血通经止痛，续断补肾壮腰。如此经治年余，更年期诸证得以治愈。

来源 叶放，徐吉敏，周学平，等. 周仲瑛从瘀热辨治妇科杂症经验 [J]. 中医杂志，2012，53（12）：999-1001.

验案 患者，女，45 岁。2012 年 5 月 10 日初诊。主诉：潮热汗出阵作 3 个月。近 3 个月来，患者无明显诱因出现潮热汗出阵作，月经量少，经色暗，伴头痛腰酸，足冷，面红，舌淡红、苔薄白，脉短滑。既往有高血压病史 10 年余，现服降压药，血压控制良好。

诊断 西医诊断：围绝经期综合征。中医诊断：绝经前后诸证，证属肾精不足、虚阳浮越。

治法 益肾潜阳。

方药 菟丝子 30g，覆盆子 15g，枸杞子 15g，仙茅 7g，黄柏 7g，生地黄 15g，山药 15g，丹参 15g，续断 15g，龙骨 15g，牡蛎 30g，黄连 4g，肉桂 3g。7 剂，每日 1 剂，水煎，早晚分服。

复诊情况 二诊：潮热汗出缓解，足冷减轻；舌淡红、苔薄，脉细。上方去黄连、肉桂，加巴戟天 12g。14 剂。患者守方调治一月余，诸症愈，月经量基本复常。

医案分析 本案患者之证候以潮热汗出、面红足冷为特征。肾为先天之本，中藏真水真火，而真火宜藏不宜露，藏则内寓生机，露则为病。真火不藏，多因元阳虚于下，阴寒盛于内，则虚阳上越，故见潮热、面红之热证，又有足冷、腰酸等虚象，为真寒假热之证。治当温阳益精，如《景岳全书》所云："善补阳者，必于阴中求阳，以阳得阴助，则生化无穷。"方用自拟温肾复癸方加减。方中菟丝子、覆盆子、枸杞子为君药，以温肾益精；生地黄、山药、续断、丹参益肾养阴，俾阴生则阳长；佐以仙茅、黄柏寒热并济；龙骨、牡蛎相须为用，潜摄浮阳，更配交泰丸以引火归原。全方寒热并用，但以温为主，壮阳伏火，配阴敛阳，则诸症自愈。

来源　刘芳，罗星，尹天雷，等.刘祖贻运用温肾益精法治疗围绝经期综合征经验[J].中医杂志，2014，55（19）：1635.

验案　患者，女，46岁。2008年7月3日初诊。主诉：月经未潮3个月。患者近1年来，月经量减少，近3个月经闭未行，并伴潮热汗出、烦躁不安、腰部酸楚。察虽潮热，但汗后怕冷；舌淡红、苔薄白，脉细弱。

诊断　西医诊断：围绝经期综合征。中医诊断：绝经期前后诸证，证属肾阳不足，冲任虚衰。

治法　益肾以调冲任。

方药　菟丝子15g，覆盆子10g，枸杞子10g，熟地黄10g，山药15g，丹参15g，续断10g，仙茅7g，黄柏7g，当归10g，川芎10g，山楂10g。7剂，每日1剂，水煎，早晚分服。

复诊情况　二诊：月经已潮，潮热汗出亦止。续进7剂。此后患者月事如常，两年后又经停，复见潮热汗出，自服上方，月经仍复如常。

医案分析　本案患者年龄几近"七七"，肾气不足，冲任亏虚，经闭未行已数月。其肾精虚，阳气浮越，则潮热汗出；精亏则腰府失养，故腰部酸楚；虽潮热，但汗后怕冷，舌淡红、苔薄白，脉细弱，均为肾阳虚之象。故以温肾复癸方为主方，选用熟地黄配山药以益肾补精、益阴配阳；佐丹参以活血调经，续断补益肝肾，用于治疗此期患者腰背不适及身痛诸症；佐以当归、川芎养血调经，山楂活血散瘀，兼以助化。本案抓住肾阳不足、冲任虚衰之病本，同时细察汗后怕冷及结合舌脉，判定肾虚偏于阳虚的基本病机，并随症加减药物，故疗效显著。

来源　刘芳，罗星，尹天雷，等.刘祖贻运用温肾益精法治疗围绝经期综合征经验[J].中医杂志，2014，55（19）：1635.

验案　患者，女，54岁。1993年9月17日初诊。寒热往来5年余，昼则如冰水浸，自心中冷，寒栗不能禁；夜则周身如焚，虽隆冬亦必裸卧，盗汗如洗。情志稍有不遂，则心下起包块如球，痞塞不通，胸中憋闷，头痛，左胁下及背痛。能食，便可。年初经绝。脉沉弦、寸滑。曾住院 11 次，或诊断为绝经期综合征，或诊断为内分泌失调，或诊断为自主神经功能紊乱、神经症等。曾服中药数百剂，罔效。

诊断 西医诊断：围绝经期综合征。中医诊断：绝经前后诸证，证属寒热错杂、厥气上冲。

治法 寒热并调。

方药 乌梅丸主之：乌梅 6g，细辛 4g，干姜 5g，川花椒 5g，桂枝 10g，黄连 10g，黄柏 6g，党参 12g，当归 12g，炮附子（先煎）15g。

复诊情况 2 剂寒热除，汗顿止，心下痞结大减，4 剂而愈。5 年后得知生活正常，未再发作。

医案分析 厥阴证，是由于肝虚而形成的寒热错杂证，以厥热胜负判断阴阳进退、寒热之多寡。此案昼夜寒热往复，同于厥阴病之手足寒热胜负。心下痞结者，乃厥气上逆；汗泄者，阳弱不能顾护其外，致津泄为汗。脉弦者，以弦则为减，乃阳弱不能温煦，经脉失柔而脉弦。寸滑者，伏阳化热上逆，致上热下寒，寒热错杂。张锡纯曾论肝虚证见寒热往来。乌梅丸用桂枝、细辛、炮附子、川花椒、干姜温煦肝阳；当归补肝体；人参益肝气；黄连、黄柏折其伏热；乌梅敛肺益肝，敛肝虚耗散之真气。方与病机相合，疗效显著。

来源　康素刚，马凯，师旭亮，等. 国医大师李士懋用乌梅丸治围绝经期综合征经验 [J]. 中华中医药杂志，2021，36（6）：3333.

验案 王某，女，49 岁。2010 年 8 月 24 日初诊。因潮热汗出 1 个月来诊。患者平素性情温和，近 1 年月经稀发，心烦易怒，心悸，多梦，口干，手足心热，舌红少津，脉略细数。查心电无明显异常。盆腔彩超：子宫附件无明显异常，子宫内膜薄。

诊断 西医诊断：更年期综合征。中医诊断：经断前后汗证，证属阴血不足。

治法 益气生津敛汗，补心养血安神。

方药 天王补心丹与生脉散加减：生地黄 30g，五味子 15g，丹参 20g，炒酸枣仁 20g，柏子仁 20g，黄芪 30g，白参 15g，麦门冬 20g。14 剂。

复诊情况 二诊：患者自觉症状明显减轻，阵发性汗出仍较突出。原方加煅牡蛎 25g。继服 7 剂。

三诊：汗出较前缓解，情志得舒，要求将中药制成丸剂，长期服用。随访半年，无明显不适。

医案分析 汗为心之液，肾气亏虚则心阴失济、心火炽盛，水火不济而阴津外泄为汗。《寿世保元》中提出了汗证辨证施治的总则："自汗宜补阳调卫，盗汗宜补阴降火。心虚而冷汗自出者，理宜补肝，益火之源，以消阴翳也。阴虚火炎者，法当补肾，壮水之主，以制阳光。"《医宗必读》论述了心肾虚所致的汗证的诊治，指出"心阳虚不能卫外而为固，则外伤而自汗。肾阴衰不能内营而退藏，则内伤而盗汗……心虚者，益其血脉，当归六黄汤"。本案两方加减共奏益气生津敛汗、补心养血安神之效。方中重用生地黄上清心火，下滋肾水，补肾养心，清热安神；麦门冬助生地黄滋阴清热；丹参补血养心；酸枣仁、柏子仁、五味子酸敛心气，宁心安神；黄芪益气补血兼助止汗；白参大补元气，益气生津；后随症加入煅牡蛎 25g，以益阴潜阳、除烦止汗。

来源　王金凤，孙丽英，段富津．段富津教授治疗经断前后诸证验案 [J]. 中医药学报，2012，40（6）：57.

验案 何某，女，53 岁。2010 年 11 月 10 日就诊。患失眠已 2 年，曾服多种镇静药物，收效不显。自诉绝经近 2 年，入夜则心神烦躁，辗转反侧，不能成寐。潮热汗出，口干，头昏耳鸣，腰酸疲惫，舌红少苔，脉弦细而数。自带外院头部 CT、心电图及盆腔彩超，无明显异常。

诊断 西医诊断：更年期综合征。中医诊断：经断前后不寐，证属水亏火旺、心肾不交。

治法 理气活血，宁心安神，滋阴补肾，填精补髓。

方药 酸枣仁汤与黄连阿胶汤加减：酸枣仁 25g，知母 20g，川芎 10g，茯苓 25g，酒白芍 15g，当归 15g，熟地黄 20g，柏子仁 20g，郁金 15g，首乌藤 25g，合欢花 20g，黄连 15g，黄芩 15g，牡丹皮 15g，阿胶（烊化）15g，鸡子黄 2 枚，炙甘草 15g。

复诊情况 7 剂后患者寐而能安，虽仍易醒，但情绪佳，汗出减轻。上剂更服之，7 剂后夜已成寐。无明显潮热汗出，再服 7 剂以求完效。未复诊。

医案分析 肾气亏虚则心阴失济、心火炽盛，水火不济而阴津外泄为汗。本案辨证为水亏火旺，心肾不交。用酸枣仁汤与黄连阿胶汤加减，酸枣仁汤首载于《金匮要略》，主治虚劳虚烦不得眠，即肝血不足、阴虚内热之证。重用酸枣仁，入心、肝经，养血补肝、宁心安神；知母滋阴清热除烦，以助酸枣仁安神除烦；茯苓宁心安神健脾；川芎活血行气、调畅气机、舒达肝气，与酸枣仁相配，酸收辛散并用，补而不滞；甘草甘缓；郁金、首乌藤、合欢花与疏肝解郁安神诸药相伍，一则养心肝之血以宁心神，一则清内热以除虚烦；黄连清心泻火，《本草纲目》言其“泻心脏火”，阿胶甘平，补血滋阴，《本草从新》谓之“平补而润……滋肾补阴”，二药合用交融水火，除烦安神；《本草从新》言黄芩“苦入心，寒胜热，泻中焦实火”，白芍“补血敛阴”，芩、芍并用，助君药滋阴降火、除烦安神；鸡子黄甘平，入心肾，《本草纲目》载其“补阴血，解热毒”，既泻心火之有余，又补肾水之不足，与阿胶、酒白芍相合，滋补阴血，以复耗灼之阴津，且防连、芩苦寒伤津之弊。因该患有头晕、耳鸣、腰酸等肾水不足之证，恐其泻火有余，补肾水之力不足，故加入熟地黄，滋阴补肾、填精益髓。牡丹皮清泻相火；茯苓、首乌藤、合欢花均为甘平之药，具有养心安神之效。本方苦寒与咸寒并用，滋阴与泻火兼施，泻火而不伤阴，滋阴而不碍邪，以达到直折少阴之心火，壮足少阴之肾水之效。

来源 王金凤，孙丽英，段富津．段富津教授治疗经断前后诸证验案 [J]．中医药学报，2012，40（6）：57.

验案 黄某，女，56岁。初诊时间：2014年8月13日。患者30年前因妇科疾患行子宫全切术，术后一般情况尚可，唯近年出现心悸失眠，经调治转好。但刻下主以五心烦热，面部乍红，而又现形寒，口干苦，血压稳定，饮食尚可，大便干燥，舌红，脉细弦。

诊断 西医诊断：更年期综合征。中医诊断：绝经前后诸证，证属下元不足、阴阳失衡、阳浮于上。

治法 滋养下元，平衡阴阳。

方药 北沙参20g，淮小麦50g，熟女贞子15g，墨旱莲15g，炙龟甲15g，杭白芍30g，酸枣仁30g，煅龙骨、煅牡蛎各20g，石斛20g，桂枝5g，甘草5g。

复诊情况 连续服用前方，诸症渐平，五心烦热现象已无，唯睡眠时有不佳，拟守原方，药略更删，以善其后：淮小麦50g，北沙参20g，石斛15g，熟女贞子15g，杭白芍30g，合欢皮30g，酸枣仁30g，煅龙骨、煅牡蛎各

25g，远志10g，炒川黄连3g，桂枝5g，琥珀10g。15剂，水煎服，每日1剂。

医案分析 本案患者年近六旬，于30年前因妇科疾患行子宫切除，可谓下元久亏，察其诸症，皆与阴虚阳浮、阴不敛阳相关，其治亦应以此为主。首诊方中处北沙参、石斛、熟女贞子、墨旱莲、炙龟甲等以滋养肝肾之阴，以固下元；以煅龙骨、煅牡蛎潜其虚阳，以杭白芍、桂枝调其营卫；以淮小麦、酸枣仁、甘草解郁以安眠。应效之后，再诊用药则随症加减，遂渐缓收功。

来源 郑小妙，郑勇飞，叶智．国医大师徐经世从心肾不交论治更年期综合征[J]. 内蒙古中医药，2015，34（9）：22.

验案 谢某，女，50岁，就诊时停经3个月。症见：燥热汗出，心烦易怒，时悲伤欲哭，不能控制，失眠多梦，胸闷心悸，不思饮食，二便正常，舌红，苔薄白，脉弦细。查体无明显异常。生化全套、甲状腺功能测定、心电图、腹部及妇科B超均正常。

诊断 西医诊断：更年期综合征。中医诊断：绝经前后诸证，证属阴阳失调、血虚脏躁。

治法 调和阴阳，养血调肝，补益心脾，宁心安神。

方药 桂枝15g，白芍15g，大枣30g，生姜15g，甘草15g，浮小麦30g。每日1剂，分3次温服。

复诊情况 服药7剂后，燥热、汗出减轻，情绪稳定，睡眠好转，上述症状明显减轻。上药继服7剂，诸症消失。

医案分析 更年期综合征归属中医“绝经前后诸证”“脏躁”等范畴，临床多用滋补肝肾、活血化瘀、疏肝理气、补益气血等法。陈绍宏认为妇女七七肾气渐衰，天癸渐竭，致肾之阴阳平衡失调。阴阳失调，脏腑气血逆乱，是以变证丛生，故肾虚而致阴阳失调是本病之病机。治当协调阴阳，疏理冲任。本病多以燥热汗出为其临床主症，此“汗”非热逼津液外泄，而是卫气不共荣气谐和，因阴阳失调、腠理不固而致。伤寒论53条“病常自汗出者，此为荣气和，荣气和者，外不谐，以卫气不共荣气谐和故尔。以荣行脉中，卫行脉外。复发其汗，营卫和则愈，宜桂枝汤”。桂枝汤散中有补，滋阴和阳，调和营卫，燥热自汗之症自消。桂枝汤独加浮小麦，实含甘麦大枣汤，共奏养血调肝、补益心脾、宁心安神之功，养脏阴而躁必止也。故临床上“法随证立”，不拘泥于一方一法，异病同治必见其效。

来源　王筠，陈绍．陈绍宏教授异病同治临证经验举隅[J]. 四川中医，2010，18（10）：8-10.

验案　蔡某，女，49岁，2010年12月14日初诊。月经失调，经期延长，经量时多时少，潮热，盗汗，烦躁，视物模糊，皮肤瘙痒，夜间寐少，纳差，舌红，少苔，脉细数。

诊断　西医诊断：围绝经期综合征。中医诊断：绝经前后诸证，证属肝肾阴虚。

治法　滋补肝肾，凉血祛风。

方药　一贯煎合逍遥散加减：生地黄20g，麦冬10g，当归10g，枸杞子10g，北沙参15g，菟丝子10g，淫羊藿6g，牡丹皮10g，赤芍10g，丹参15g，炒黄芩10g，柴胡10g，白鲜皮10g，地骨皮10g，荆芥10g，蝉蜕10g，白芷10g，刺蒺藜10g，蛇床子10g。20剂，每天1剂，水煎服，早晚分服。

复诊情况　2011年1月12日二诊：服上药后，潮热症状著减，一过性消退，每周仅发1～2次，皮肤瘙痒基本消失。但近2周于进食后出现心悸、胸闷，持续约15min，余症均有好转。现舌红，苔薄，脉细。原方去牡丹皮、炒黄芩清热凉血药；去荆芥、白鲜皮、蝉蜕、白芷、刺蒺藜、蛇床子祛风止痒药；并加红花10g、川芎12g、炒枳壳12g、三七4g，活血化瘀、理气通脉；灵芝12g、珍珠母20g，益气养心、安神定悸。28剂。药后诸症皆愈。

医案分析　患者正处于围绝经期，天癸渐竭，必至紊乱，故见月经失调，经期延长，经量时多时少；肝肾阴虚而燥热，故见潮热、盗汗、寐少；阴虚血少，肝血不足，目失所养，故见视物模糊；肝肾阴虚内热，血燥生风，肌肤失养，故见皮肤瘙痒。方中重用生地黄滋阴养血、补益肝肾；北沙参、麦冬、当归、枸杞子益阴养血柔肝，配合生地黄以补肝体，育阴而涵阳；并伍以少量菟丝子、淫羊藿补阳益气之品，寓“益火之源，以消阴翳”之意，亦如《景岳全书·新方八略》曰：“善补阳者，必于阴中求阳，则阳得阴助而化生无穷；善补阴者，必于阳中求阴，阴得阳升而泉源不竭。”牡丹皮、赤芍、丹参、炒黄芩、地骨皮清热凉血；柴胡条达肝气，疏肝解郁；白鲜皮、荆芥、蝉蜕、白芷、刺蒺藜、蛇床子祛风止痒。诸药合用，共奏滋补肝肾、凉血祛风、疏肝理气之功。二诊时，患者潮热著减，皮肤瘙痒基本消失，可见其阴虚内热症状明显改善；然其进食后出现心悸、胸闷，虑其为阴虚血少、气滞血瘀，引起心血不足、心脉失养之证。故原方去牡丹皮、炒黄芩清热凉血药；去荆芥、白鲜皮、蝉蜕、白芷、刺蒺藜、蛇床子祛风止痒药；并加红花、川芎、炒枳壳、三七活血化瘀、理气通脉；灵芝、珍珠母安神定悸。

来源　鲍蔓蔓，吴丽敏，韩辉，等．韩明向教授一贯煎合逍遥散加减治疗围绝经期综合征 [J]. 长春中医药大学学报，2016，32（3）：475-477.

验案　张某，女，51 岁。2017 年 9 月 10 日初诊。主诉：烦躁潮热、多汗及失眠半年余，加重 2 个月。近半年来无明显诱因出现情绪烦躁，潮热阵作，夜间汗出明显，睡眠欠佳。2 个月前上述诸症加重，心情烦闷，善悲喜泣，潮热难耐，夜间汗出严重，常汗湿衣襟，难以入眠，甚则彻夜无眠，就诊西医院，诊断为围绝经期综合征，经治疗两月余上述诸症缓解不明显。现为求中医治疗，遂来就诊，现症饮食可，大便干，小便正常。观其舌质略红，苔薄少，脉弦细。外院查性激素六项：雌二醇 42pg/mL，卵泡刺激素 97IU/L。查妇科 B 超未见异常。既往月经周期基本规律，6/（25～28）天，量中等，色、质基本正常，无血块，无痛经，1 年前绝经。

诊断　西医诊断：围绝经期综合征。中医诊断：绝经期前后诸证，证属肾精亏虚、血虚肝郁。

治法　滋补肝肾，养血疏肝。

方药　女贞子 12g，墨旱莲 15g，熟地黄 15g，麦冬 12g，当归 12g，枸杞子 15g，炒牡丹皮 12g，炒柴胡 10g，酸枣仁 15g，炒白芍 15g，桑椹 15g，淫羊藿 15g，麻黄根 20g。每日 2 次，服用 10 剂。同时嘱患者调摄情志，饮食有节，适当运动。

复诊情况　2017 年 9 月 20 日二诊：潮热、多汗症状较前明显减轻，情绪仍烦闷难解，夜间睡眠略有改善，但寐而多梦，舌脉大致同前。患者情绪烦闷难解及寐而多梦，考虑是为肝郁较重，暗耗心血。韩明向守原方加用郁金 10g、刺五加 15g，以增强疏肝解郁安神之力。再服 14 剂。同时嘱患者调摄情志，饮食有节，适当运动。

2017 年 10 月 3 日三诊：患者潮热多汗基本无，但仍感心烦，夜寐少而多梦，晨起精神欠佳，舌脉大致同前。上方减去麻黄根、麦冬，加用青龙齿 20g、制远志 15g。再加 14 剂。同时嘱患者调摄情志，饮食有节，适当运动。随访 6 个月，患者诸症均基本消失，未再复发。

医案分析 本案患者处于七七之年，肾精亏虚，天癸渐竭，月经已停止1年。肾精亏虚，则致肝木无所滋养，而肝脏为阴中之阳脏，易动化火从而可引起一系列的不适临床症状。四诊合参，其证属肾精亏虚、血虚肝郁。韩明向结合多年临床病案观察和临床经验总结，对于该型围绝经期综合征的治疗有颇丰经验及独到见解，治宜滋补肝肾、养血疏肝。故韩明向以二至丸合一贯煎为基础方，方中以女贞子、墨旱莲、熟地黄、桑椹滋补肝肾为本，以麦冬、当归、枸杞子、白芍、牡丹皮、柴胡、酸枣仁养血疏肝为辅。二诊随症化裁，加用郁金增强疏肝行气解郁之功效；刺五加不仅具有益气安神之效，还可起到加强补肾之功；三诊加青龙齿镇惊安神，除烦清热；制远志安神益智以交通心肾。注意在服用中药干预治疗的同时，心理的疏导开解及合理饮食运动的全方位调控亦是治疗的必不可少的部分。

来源　韩雨，牛云飞，赵进东，等. 韩明向论治围绝经期综合征临床经验[J]. 中医药临床，2019，31（5）：850-852.

验案 杨某，女，51岁。2009年4月10日初诊。高血压病史。月经已无，更年期反应剧烈，心烦气急，失眠寐差，潮热汗出，性急易怒，腰膝酸痛，眩晕耳鸣，有时心慌，平时手脚心热，睡眠可，大便干结，小便黄。舌红，苔薄黄腻，脉沉滑。

诊断 西医诊断：围绝经期综合征。中医诊断：绝经期前后诸证，证属肾水不足、肝阳偏亢、肝火旺盛。

治法 滋补肝肾，平息肝火，兼以润燥缓急。

方药 滋水清肝饮合龙琥甘麦大枣汤加减：山茱萸10g，枸杞子15g，淫羊藿10g，山药15g，生地黄20g，牡丹皮15g，泽泻12g，柴胡8g，炒黄芩10g，炒栀子6g，当归15g，白芍20g，琥珀粉（冲服）1.5g，生龙骨20g，煅牡蛎15g，生甘草30g，浮小麦30g，大枣20g。7剂。

复诊情况 药后诸症悉减，原方续服14剂，后告病愈，未曾再犯。

医案分析 本案患者已过七七之年，月经已止。肾阴不足，精亏不能化血，水不涵木，而致肝失柔养，肝阳上亢，肝火内盛，出现一派肾虚肝旺证候，如心烦气急、眩晕耳鸣、手脚心热等症；而肾阴不足，阴不维阳，虚阳上越，故潮热汗出明显。故王庆国针对患者肾水不足、肝火旺盛之证，选用滋水清肝饮合龙琥甘麦大枣汤之高效专方，以求滋肾水、平肝火，兼以镇心安神，甘润缓急，故而7剂后即收显效，守方续服，病告痊愈。

来源 闫军堂，王雪茜，刘敏，等.王庆国治疗更年期综合征经验[J].辽宁中医杂志，2012，39（2）：236-238.

验案 患者，女，52岁。2009年3月20日初诊。患者有腰椎间盘突出症，子宫肌瘤病史，更年期症状明显。近3个月来头晕耳鸣，腰膝酸软，时有潮热，寐差，黑眼圈，夜间盗汗，口中有异味，月经刚止。胸闷气短，汗出后心慌，身体畏寒，手脚怕冷。舌淡红，苔薄白，脉弦细。

诊断 西医诊断：围绝经期综合征。中医诊断：绝经期前后诸证，证属营卫气血失调、少阳枢机不利。

治法 和解少阳，协调营卫阴阳。

方药 柴胡桂枝汤合龙琥甘麦大枣汤、生脉散加减：柴胡8g，炒黄芩10g，桂枝10g，白芍15g，当归10g，枸杞子15g，炒酸枣仁15g，法半夏15g，炙甘草20g，大枣15g，浮小麦20，炙鳖甲10g，煅龙骨15g，琥珀粉（冲服）1.5g，生晒参10g，麦冬20g，五味子15g。7剂。

复诊情况 2009年4月3日复诊：患者诉更年期症状大为改善，潮热、头晕、心慌诸症均大有好转，睡眠亦佳，唯盗汗仍存。原方既效，稍作调整，上方加防风8g、炒白术10g、山茱萸20g，以扶正固表、补益肝肾。续服7剂。病遂痊愈，后随访未复发。

医案分析 本案患者既见潮热汗出、头晕耳鸣、腰膝酸软等肾阴虚见症，又见身体畏寒、手脚凉、胸闷心慌等阳虚见症，证属营卫不和、阴阳不协，故王庆国以柴胡桂枝汤两解太阳、少阳，调和营卫阴阳，为治疗主方，配以甘麦大枣汤柔肝缓急、宁心安神；生脉散补益气阴；煅龙骨、琥珀粉镇惊安神。诸药温清并用，使营卫阴阳调和，气血调畅，则诸症痊愈。

来源 闫军堂，王雪茜，刘敏，等.王庆国治疗更年期综合征经验[J].辽宁中医杂志，2012，39（2）：236-238.

验案 患者，女，51岁，已婚。2012年4月20日初诊。头昏、头面部潮热汗出反复发作半年余。患者绝经3年，半年前开始反复发作头昏，头面部潮热汗出，每日发作6～7次，持续时间40min，伴失眠多梦、烦躁易怒、头昏、疲乏、心悸、腰膝酸痛，患者纳食正常，口渴喜饮，二便正常，舌淡暗，苔薄白，脉弦细。B型超声显示：子宫体前位，大小约 4.78cm×4.69cm×3.78cm，宫壁回声均匀，子宫内膜厚度约 0.9cm，不均质，子宫后壁探及直径 2.5cm 低回声区，宫颈长约 3.2cm，左卵巢大小约 2.7cm×1.8cm，右卵巢大小为 2.9cm×2.2cm，双卵巢内散在中小滤泡回声。超声印象：子宫肌瘤。

诊断 西医诊断：子宫肌瘤。中医诊断：绝经期前后诸证，证属心肾不交、痰瘀互结。

治法 滋肾养肝，宁心安神，化痰祛瘀。

方药 女贞子 15g，墨旱莲 15g，生地黄 15g，枸杞子 15g，白芍 15g，莲子心 6g，生龙骨 30g，生牡蛎 30g，百合 30g，丹参 15g，盐知母 12g，潼蒺藜 15g，白蒺藜 15g，浮小麦 30g，夏枯草 15g，炙鳖甲 30g。水煎服，每日 1 剂。

复诊情况 14 剂后头昏消失，头面部无潮热，无汗出，睡眠好。随访 3 个月未见复发。后嘱患者继续服用桂枝茯苓胶囊以控制子宫肌瘤。

医案分析 本案患者已过七七之年，月经已止。肾阴不足，腰为肾府，肾精不足则腰膝酸软，用生地黄、女贞子、墨旱莲滋阴生精；肾水不能上济心火，心火独亢，导致心悸、失眠多梦、头昏，用莲子心、盐知母、百合、丹参清心降火；精亏不能化血，水不涵木，而致肝失柔养、肝阳上亢，出现烦躁易怒、头面部潮热，用合欢皮、生龙骨、生牡蛎滋阴养肝、平肝潜阳、镇心安神。方中炙鳖甲一药两用，既有滋阴降火的功效，又有化痰祛瘀的能力，夏枯草既能平肝火，又能软坚散结，所以二药对于更年期诸证合并子宫肌瘤患者疗效颇佳。全方具有滋肾养肝、宁心安神、化痰祛瘀之功效。肖承悰以交通心肾之法，以求滋肾水、上济心火、下平肝火治疗更年期综合征，全面把握疾病本质，故效如桴鼓。

来源　廉伟，刘雁峰，江媚，等 . 肖承悰教授治疗更年期综合征经验撷萃 [J]. 环球中医药，2013，6（1）：20-21.

验案 患者，女，51 岁，2019 年 6 月 20 日初诊。主诉：入睡困难一月余。患者近 1 个月来无明显诱因出现入睡困难且睡后易醒、醒后复睡困难，伴口干口渴，心烦怕热，无盗汗，无头晕、心悸。未予治疗。15 岁初潮，经期 5～6 天，月经周期 25～28 天，末次月经 2019 年 3 月 12 日，经期 6 天，量中等，色暗，轻微腰酸，无血块，无痛经，无经前乳房胀痛。

孕1产1。既往史无特殊。刻诊：眠差，入睡困难，入睡时间30～60min，易醒，醒后复睡困难。面色凝重，偶有潮热汗出，心烦急躁。纳可，二便正常，舌质暗红、少许舌裂、苔薄黄少津，脉弦滑略数。

诊断 西医诊断：围绝经期综合征。中医诊断：绝经期前后诸证，证属心肾不交、肝肾阴虚。

治法 滋肾养肝，宁心安神。

方药 更欣汤加减：女贞子15g，墨旱莲15g，知母12g，百合20g，制远志10g，炒酸枣仁15g，白芍15g，浮小麦30g，生龙骨（先煎）30g，生牡蛎（先煎）30g，丹参15g，牡丹皮15g，地骨皮15g，茯苓15g，败酱草15g，川牛膝15g。中药颗粒剂，14剂，每日1剂，早晚分服。

复诊情况 2019年7月4日二诊：自诉夜醒次数较前明显减少，且易复睡。口干口渴好转，仍有潮热汗出，纳可，大便不畅，稍黏腻，每日一行，小便正常。舌暗红，苔黄略腻，脉弦滑。2019年6月25日阴道B超结果示：子宫大小4.6cm×4.8cm×3.5cm，宫腔分离宽0.24cm，单层内膜厚0.12cm，双侧附件未见明显异常。患者症状明显好转，效不更方，继以滋肾养肝、宁心安神为治疗大法，上方加藿香6g，佩兰6g、郁金10g，生龙骨、生牡蛎改为煅龙骨、煅牡蛎。中药颗粒剂，14剂，每日1剂，早晚分服。

2019年7月18日三诊：面见喜色，自诉近来入睡时间在30min内，汗出量及频率较前减少，偶有腰酸，纳可，睡眠正常，大便通畅，每日一行，小便正常。舌红略暗，苔薄白，脉弦滑。2019年7月4日女性性激素六项结果示：雌激素（E2）＜20pg/mL，卵泡刺激素104.39IU/L，黄体生成素59.22IU/L，孕酮0.24ng/mL，催乳素8.40ng/mL，睾酮0.51ng/mL。治疗原则同前，处方以二诊方去藿香、佩兰，加桑寄生15g、续断15g，煅龙骨、煅牡蛎改为生用。中药颗粒剂，14剂，水冲服，每日1剂，早晚分服。药后患者无潮热汗出，纳可，入睡时间在30min内。

医案分析 患者正值七七之年，出现失眠心烦、月经紊乱等情况，考虑为围绝经期综合征，其中以更年期失眠症为主。肾气渐亏，天癸渐绝，则月经紊乱将绝；肾精不足，肾水亏虚难以上济心火，致使心肾不交，心火独亢于上，故见失眠、心烦怕热、口干口渴等；肾精匮乏致使肝血不足，肝失柔养，虚热上扰而心烦失眠。加之患者平素心烦急躁，肝气不舒，肝气郁滞，日久化火，热扰心神，久之加重肝肾阴虚。辨证属心肾不交、肝肾阴虚，治疗宜滋肾养肝、宁心安神，方以更欣汤加减，使肾水、肝血渐充，心肾坎离既济、肝肾相滋，脏腑功能调和。再加制远志、炒酸枣仁加强安神助眠之功，浮小麦增加敛汗之力。嘱患者查女性性激素六项评估卵巢功能，妇科B超观察其子宫内膜等情况。二诊B超提示子宫内膜薄，经血无以化生。大便不畅，苔黄腻，加藿香、佩兰清热化湿醒脾，郁金行气解郁，仍有汗出，生龙骨、生牡蛎改为煅制加强收敛固涩之功。三诊性激素检查进一步提示患者处于更年期绝经水平，大便畅且苔不腻，去藿香、佩兰，汗出好转，改煅龙骨、煅牡蛎为生用，加桑寄生、续断补肾强腰骨，缓解腰酸等症状。更欣汤是肖承悰治疗更年期失眠症的经验方，临床上辨证属心肾不交、肝肾阴虚者均可使用。

来源　贾林娜，汤玲，肖承悰．肖承悰自拟更欣汤治疗女性更年期失眠症经验 [J]. 中医杂志．2020，61（6）：479-481.

16　带下病

验案　患者，女，35岁，已婚。1964年9月5日就诊。主诉：带下量多1年余。刻诊：自诉平时带下量多，需经常用卫生纸，带下色白，质稀如水，无特殊气味，无外阴瘙痒，无小便不适。未用药治疗。平素月经提前8～10天，量多，色暗红，持续4～6天干净。肢倦乏力，精神不振。脉虚细，苔薄黄白，舌质淡嫩。

诊断　西医诊断：白带增多。中医诊断：带下病，证属脾肾阳虚、水湿不化。

治法　温肾健脾，运化水湿。

方药　熟附片（先煎）9g，党参12g，茯苓12g，白术9g，巴戟天9g，益母草15g，柴胡5g，荆芥5g。每日水煎服1剂，连服3剂。

复诊情况　服上药带下量较少，精神较好，继续守原方加减治疗，最后用异功散加味以善其后。

医案分析　在治疗带下病过程中，班秀文强调治湿为主，在辨证论治的基础上，提出了“治带先治湿，治湿不忘瘀”的“湿瘀互结”学术观点，为桂派妇科中医治疗带下病的特色。在临床实践中，既要预防湿与瘀合，防患于未然，又要注意选用既利湿又化瘀之品，这样能明显提高临床疗效。

来源　班胜．班秀文教授治疗带下病经验总结[J]. 云南中医中药杂志，2018，39（3）：1-3.

验案　患者，女，39岁，已婚。初诊症见：带下量多，色白质稠，经行前后头痛，肢节烦疼，发热，乳房及少腹、小腹胀痛，按之加剧，经色暗红，夹血块，量多。舌苔薄白，右脉沉细，左脉弦滑。

诊断 西医诊断：白带增多。中医诊断：带下病，证属湿瘀互结。

治法 化湿祛瘀，解毒通络。

方药 清宫解毒汤加减：鸡血藤 18g，忍冬藤 18g，土茯苓 15g，淮山药 15g，制何首乌 15g，党参 12g，芡实 12g，路路通 9g，车前子 9g，佛手 9g，甘草 3g。12 剂，每天 1 剂，水煎服。

复诊情况 二诊：月经来潮，血块减少，乳房胀痛及少腹、小腹疼痛减轻，带下正常，舌苔薄白，脉沉细滑。予当归芍药散加减。药物组成：当归 9g，白芍 9g，川芎 6g，茯苓 12g，白术 9g，苏木 9g，青皮 9g，路路通 9g，香附 9g，鸡内金 9g，忍冬藤 18g，柴胡 5g。每天 1 剂，水煎服。患者服上方 15 剂后，诸症悉去。

医案分析 该患者以湿瘀互结为主，伴有化热之象。因此首方以自拟清宫解毒汤去益母草、丹参、薏苡仁，加入淮山药、制何首乌、党参、芡实、路路通、佛手，方中党参、山药、芡实、土茯苓、车前子有健脾化湿之功，鸡血藤、忍冬藤、路路通、甘草能够解毒通络，佛手可理气和中兼醒脾胃，制何首乌可补肝肾生精血。二诊患者热象已去，瘀血明显减轻，故以当归芍药散加减以善后。

来源 李永亮，曹云，唐振宇，等. 班秀文治疗带下病经验 [J]. 湖南中医杂志，2021，37（3）：44-45.

验案 患者，女，32 岁。2018 年 3 月 7 日来就诊：主诉白带量多伴阴道瘙痒十余天。近十余天白带量多、色黄黏稠伴有阴道瘙痒，阴部生有息肉样物质。2018 年 2 月 25 日来潮，平素月经 5/（25～28）天，经量中等，有血块，来潮第 1 天腰酸，小腹阵痛，舌质红胖大，舌根部苔黄腻，脉细沉取无力。就诊检查后确诊为阴道炎。

诊断 西医诊断：阴道炎。中医诊断：带下病，证属湿热蕴结、气血亏虚证。

治法 清湿热，补气血。

方药 黄芪 60g，白英 30g，当归 15g，大枣 3 枚，地肤子 10g，蛇床子 10g，黄连 8g，黄芩 8g。7 剂水煎服，每日 1 剂，早晚分服。

复诊情况 2018 年 3 月 14 日复诊：患者带下量明显减少，已无阴道瘙痒症状，阴部息肉样物质基本消失，舌质红，苔黄腻，脉细沉取无力。为巩固疗效，依上方 7 剂水煎服，每日 1 剂，早晚分服。1 周后电话随访，患者告知阴道炎症状已愈。

医案分析 此患者由于气血亏虚，任带固摄不足，致带下量多；湿热乘之注于下焦，久而生火导致阴道痒及带下色黄质黏；湿热蕴结，瘀阻胞宫，故来潮腹痛。加之舌脉辨证，以清湿热、补气血为治则，拟以当归补血汤为基础方，黄芪、当归益气生血，取大枣补血之用，三者合用则补益气血功效确切；依其湿热症状取白英、地肤子、蛇床子、黄连、黄芩清下焦相火，清热燥湿止痒。气血足、任带盛则带正常，湿去火热无以依附则痒自止。此方用药少而精，直中病所，故一诊过后患者带下量明显减少，阴痒症状消，继续服用原方清利湿热、补益气血以善后。

来源 宋晓丹，佘延芬，陈豪，等．许润三治疗阴道炎经验的传承与应用[J]. 中国中医基础医学杂志，2020，26（7）：1004-1006.

验案 患者，女，35 岁。2015 年 10 月 14 日初诊。主诉：发现高危型人乳头瘤病毒（HPV）持续感染 2 年余，伴白带增多 1 年。现病史：患者 2 年前因体检发现高危型 HPV 感染，HPV52、HPV56、HPV59、HPV68 均阳性；细胞病理学（TCT）提示：中度炎症，未见上皮内瘤变。西医大夫告知 HPV 感染部分患者可在感染半年到两年后自行转阴，患者未予特殊治疗。半年后复查 HPV52 转阴，HPV56、HPV59、HPV68 仍阳性，TCT 结果同上。之后患者开始间断使用保妇康栓加辛复宁栓阴道塞药治疗，一年后复查 HPV56、HPV59、HPV68 阳性；TCT 提示：鳞状上皮内低度病变。阴道镜活检病理报告：（宫颈 12）慢性宫颈炎，散在急性炎。宫颈管搔刮术（ECC）：黏液中可见破碎宫颈管黏液柱状上皮。免疫组织化学染色（IHC）（2 点）：p16（−），Ki-67 鳞状上皮副基底层（+）。患者现症见：白带增多 1 年余，色黄，质稠，无异味，偶有阴部瘙痒，腰酸，伴乏力嗜睡，纳眠可，二便调，舌质稍红，苔薄黄腻，脉沉细弦。妇检见宫颈轻度糜烂，子宫附件未触及明显异常。白带清洁度检查：Ⅱ度，未见滴虫、霉菌。平素月经规律，13 岁初潮，7/（28～30）天，量中，色红，偶有血块，无痛经，LMP 2015 年 10 月 6 日。孕 2 产 1（G2P1），2012 年顺产 1 男婴。

诊断 西医诊断：宫颈上皮内瘤变Ⅰ级。中医诊断：带下病，证属湿热瘀滞。

治法 以益气活血化瘀为主，兼以凉血清热、解毒利湿。

方药 益气清毒方加减：生黄芪60g，当归10g，三七粉（冲服）3g，桑叶15g，紫草15g，土茯苓15g，重楼15g，白花蛇舌草30g，生薏苡仁20g，苦参20g，半枝莲20g，川续断30g，桑寄生20g。7剂，水煎服，早晚温服各1次。嘱患者药渣可再煎一次熏洗外阴。

复诊情况 二诊：患者自觉白带量明显减少，无外阴瘙痒感，浑身自觉轻松许多，腰酸也有减轻，仍有乏力、气短，舌质红，苔薄黄，脉沉细弦。上方去苦参，继服上方14剂。

三诊：LMP 2015年11月5日，量可，色鲜红，无血块。患者自觉乏力、腰酸等症已明显好转，无明显不适，近日睡眠稍差，眠浅易醒。舌质红，苔薄黄，脉沉细弦。上方去川续断、桑寄生，加酸枣仁15g、首乌藤20g，养心安神。临床随证稍有加减，患者坚持服药半年后，复查HPV转阴，TCT提示未见上皮内瘤变。

医案分析 本患者发现高危型HPV感染2年余，伴白带量多、色黄质稠、腰酸乏力、嗜睡等症，舌质红，苔黄腻，脉沉细弦。结合患者病史，病程2年余较长，本病的病机以脾气亏虚为主，湿热毒邪瘀阻冲任胞脉，肝肾受损，带脉失约。故治疗上重在益气扶正，湿热毒邪久稽，损伤血脉、肝肾，导致瘀血留驻，肝肾亏虚，故治以活血化瘀、补肝肾、凉血清热、解毒利湿、祛邪外出。带下好转后，即去苦寒伤胃的苦参，以顾护脾胃。继续服益气清毒方半年，旨在扶正与祛邪并举，正所谓“正气存内，邪不可干”。本患者高危型HPV长期感染，有明显的正气不足之象，故治疗过程中一直坚持重用黄芪扶正祛邪。另外，本病极易反复感染，故治疗的同时应当叮嘱患者注意性生活卫生，注意饮食清淡，注意休息，加强锻炼增强体质，提高自身免疫力等。

来源　周夏，王嘉梅．许润三益气清毒方治疗高危型HPV持续感染中的应用[J].临床医药文献电子杂志，2018，5（12）：142-143，156.

验案 李某，女，32岁。2011年7月15日首诊。（赤）白带，心烦，易怒，月经提前，色黑有块，腰痛，眼花，多梦，便黏，多发口腔溃疡。舌红、苔少，脉弦小。

诊断 西医诊断：阴道炎。中医诊断：带下病，证属阴虚阳亢、湿热瘀结。

治法 滋阴潜阳，清热利湿，活血解毒。

方药 西洋参12g，生北黄芪12g，紫丹参10g，云茯神15g，炒酸枣仁15g，合欢皮10g，制何首乌15g，明天麻10g，蒲公英12g，川杜仲15g，川萆薢10g，山慈菇10g，焦山楂、焦神曲、焦麦芽各15g，大枣10g，生甘草3g。7剂，每日1剂，水煎内服，每日2次。

复诊情况 2011年7月29日二诊：服前方后腰痛、多梦、月经失调等症状好转，但盆腔炎症状存在，白带偶有血丝。舌淡，苔少，脉细。上方紫丹参减量为7g，蒲公英增量为15g，加金毛狗脊10g、地榆炭10g。7剂，服法同前。

2011年9月2日三诊：服前方后精神明显好转，诸症减轻，但仍有白带夹血丝。舌淡，边尖有齿痕，苔少，脉弦缓。处方：西洋参12g，生黄芪12g，紫丹参5g，云茯神15g，炒酸枣仁15g，合欢皮10g，山慈菇10g，桑螵蛸10g，川萆薢10g，地榆炭10g，生地黄炭10g，阿胶珠10g，大枣10g，车前子10g，生甘草5g。7剂，每日1剂，水煎内服，每日2次。另方：蒲公英12g，蛇床子10g，白鲜皮10g，白花蛇舌草15g，半枝莲15g，鱼腥草15g，紫苏15g，煅龙骨15g，煅牡蛎15g，蒲黄炭15g，白茅根15g，生甘草5g。7剂，每日1剂，水煎外洗阴部，每日2次。

内服外治，双管齐下，调理月余，赤白带止，诸症好转，病情稳定。

医案分析 《傅青主女科》说："夫带下俱是湿症。"正常带下的产生与肾气盛衰、天癸至竭、冲任督带功能正常与否有重要而直接的关系。若肾气旺盛，所藏五脏六腑之精在天癸作用下，通过任脉到达胞中，在督脉的温化和带脉的约束下生成生理性带下。若内外湿邪为患，侵袭胞宫，以致任脉损伤，带脉失约，则发为带下病。临证应根据带下的量、色、质、气味，结合伴随症状及舌脉、病史综合分析，辨清寒热虚实。孙老认为，白带味腥臭、质黏稠是湿热下注的表现，白带清亮、稀薄则提示肾元亏损，红白夹杂则癌变可能性大。本案患者出现赤白带，从其全身症状、舌脉来看，当为阴虚夹湿，阴不敛阳，湿浊从阳化热，湿热蕴毒，下注任带所致。而水湿内停，气机阻滞，瘀久化热，血不循经，则月事提前，白带夹红。孙光荣遂以益气养阴之法扶正，清热利湿、活血解毒、凉血止血之法祛邪，标本兼顾，内服外治，双管齐下，奇效可待！孙光荣还强调带下病缠绵难愈，善后调补脾肾以固本，方可巩固疗效，减少复发。

来源　翁俊雄，杨建宇，李彦知，等. 孙光荣教授运用中和理论诊疗妇科病学术经验点滴 [J]. 中国中医药现代远程教育，2011，9（21）：8.

验案　孙某，女，23 岁。2011 年 8 月 5 日初诊：带下病。近半年来，胃脘不适，食欲减退，腰酸，白带增多、黄稠，阴痒。既往有宫颈炎及盆腔积液病史。舌淡，苔少，脉细涩。

诊断　西医诊断：阴道炎。中医诊断：带下病，证属脾肾亏虚、湿热下注。

治法　健脾固肾，清热祛湿。

方药　西洋参 10g，生北黄芪 10g，紫丹参 10g，乌贼骨 10g，西砂仁 4g，荜澄茄 4g，制川厚朴 6g，川杜仲 10g，阿胶珠 10g，川萆薢 10g，生薏苡仁 15g，芡实 15g，蒲公英 15g，白鲜皮 10g，生甘草 5g。7 剂，每日 1 剂，水煎内服，每日 2 次。另方：蛇床子 15g，百部根 15g，白鲜皮 15g，蝉蜕 6g，皂角刺 10g，地肤子 15g，鱼腥草 12g，蒲公英 15g，金银花 15g，煅龙骨 10g，煅牡蛎 10g，生薏苡仁 15g，生甘草 5g。7 剂，每日 1 剂，水煎外洗阴部，每日 2 次。

复诊情况　2011 年 8 月 26 日二诊：内服前方后白带减少，但腹泻；外用前方后，阴痒减轻。舌红，苔少，脉细涩。针对腹泻，更方如下：生晒参 10g，生北黄芪 10g，紫丹参 10g，乌贼骨 10g，西砂仁 4g，川萆薢 10g，焦山楂、焦神曲、焦麦芽各 15g，藿香 6g，延胡索 10g，大腹皮 10g，蒲公英 12g，车前子 10g，生甘草 5g。7 剂，服法同前，腹泻止后，服用首诊方药。外洗方同上，续用。

内服外治，双管齐下，调理月余，白带减少，阴痒消失，病情稳定。

医案分析　本病属祖国医学“带下病”“阴痒”范畴，“治外必本诸内”，应采用内服与外治、整体与局部相结合的辨证施治之法。带下量多、黄稠，伴阴痒，多为肝经湿热下注，带下浸渍阴部，或湿热生虫，虫蚀阴中以致阴痒。而湿邪为患，带下为病，脾肾功能失常又是发病的内在条件。因此，本病为本虚标实之证，治疗上应着重调理肝、脾、肾三脏，扶正祛邪，标本兼治。本案孙光荣即在益气升阳、温中健脾、补益肝肾的基础上配用西砂仁、生薏苡仁、芡实之类健脾固肾、理气祛湿、涩精止带，川萆薢、车前子之属利尿，使邪有出路；同时另方用蛇床子、百部根燥湿、杀虫，白鲜皮、蝉蜕、皂角刺、地肤子止痒，鱼腥草、蒲公英、金银花清热解毒，煅龙骨、煅牡蛎收敛固涩以止带，生薏苡仁健脾利湿，水煎外洗。诸药合用，内外同治，使脾气健、清阳升、湿邪除，任带二脉得固而收全功。

来源　翁俊雄，杨建宇，李彦知，等．孙光荣教授运用中和理论诊疗妇科病学术经验点滴 [J]. 中国中医药现代远程教育，2011，9（21）：8.

验案　某女，41 岁。2012 年 5 月 16 日就诊。主诉：白带增多 1 年余。诊见：脉细而虚，舌淡有齿痕，苔少。白带量多，清稀如水样，无腥味，白带中无血丝。伴见面色萎黄，纳呆，失眠，胃脘隐痛、喜温喜按，小便灼热而无力，尿急而余沥不尽。既往史：糜烂性胃炎、十二指肠炎病史 2 年。

诊断　西医诊断：阴道炎。中医诊断：带下病，证属脾胃虚寒、湿邪下注。

治法　健脾温胃，利湿止带。

方药　①口服方：太子参 15g，生黄芪 10g，紫丹参 7g，海螵蛸 15g，砂仁 4g，橘络 7g，荜澄茄 4g，姜半夏 7g，蒲公英 15g，鸡内金 6g，百部根 10g，延胡索 10g，茯神 12g，炒酸枣仁 12g，车前子 10g。7 剂，水煎服，1 剂 / 日，早晚各 1 次。②坐浴方：蛇床子 15g，百部 15g，白花蛇舌草 10g，蒲公英 10g，金银花 10g，鱼腥草 10g，苦参 10g，土茯苓 12g，地肤子 12g，白鲜皮 12g，萆薢 12g，紫苏 12g，芡实 15g，生薏苡仁 15g，煅龙骨、牡蛎各 15g。7 剂，水煎，坐浴，1 剂 / 日，早晚各 1 次。

复诊情况　上方内服、外用各 7 剂后，白带增多及小便灼热感均消失，胃痛明显缓解。由于白带基本消失，嘱停用坐浴药，以内服药专治胃痛。

来源　薛武更，孙光荣．国医大师孙光荣治疗带下病 [J]. 吉林中医药，2017，37（1）：25.

17　流产

验案　漆某，女，32岁。1985年7月26日就诊。患者自诉婚后流产3次。今年1月18日末次月经，受孕，7月15日胎不动，经B超核查，诊断为胚胎发育不良，导致流产而行刮宫术。右脉细弱，左脉弦细，苔薄白，舌尖红，面苍白，色泽不荣。

诊断　西医诊断：自然流产。中医诊断：滑胎，证属肝血不足，胎萎不长。

治法　益气养血。

方药　党参15g，黄芪15g，当归15g，白芍5g，熟地黄15g，续断10g，杜仲15g，益母草10g，枸杞子10g，红枣10g。水煎服，1剂/日，连服3剂。

复诊情况　无随诊记录。

医案分析　厥阴乃三阴之尽，是风木且主气，内属肝脏和心包。班老认为肝失疏泄，肝血不足可致胎萎不长。方中党参、黄芪、熟地黄、当归、白芍、红枣补益气血，配续断、杜仲、枸杞子补肝肾、强筋骨，可达益气养血之效。

来源　余知影．国医大师班秀文运用六经辨证论治妊娠病经验[J]. 西部中医药，2018，31（9）：66-68.

验案　吴某，女，39岁，已婚，公司职员。初诊日期：2012年1月5日。主诉：结婚16年，间断胚胎停育10次，皆为孕35～70天“胚胎停育"，保胎治疗无效，末次胚停清宫术后，现未避孕1年未孕。月经史：初潮14岁，周期7/25天，经量中等，经色暗黑，有血块，痛经不著，经间期3～4天。生育史：0-0-10-0。LMP：2011年12月15日。现周期第20天，基础体温未测，腰部时酸，时有大便偏软，经前乳胀，夜寐梦多，难以入睡，白带偏黄，烦躁易怒，脉象弦细，舌红苔腻。甲状腺功能正常。

诊断 西医诊断：继发性不孕；习惯性流产。中医诊断：滑胎，证属肾虚偏阴，心肝郁火，夹有血瘀。

治法 经前期予以补肾健脾、宁心安神论治。

方药 方以毓麟珠加减：党参15g，苍术、白术各10g，茯苓10g，广木香9g，砂仁（后下）5g，赤芍、白芍各10g，川续断10g，杜仲15g，鹿角霜10g，紫石英（先煎）10g，五灵脂10g，制香附10g，乌药10g，莲子心5g，青龙齿（先煎）10g，合欢皮10g。9剂。

复诊情况 2012年2月12日二诊：LMP 2012年2月6日，经量中等，无血块及痛经，5天即净，白带量少，略感乳胀，二便尚调，夜寐尚安，情绪易怒，脉象弦细，舌红苔腻。封闭抗体检查均为阴性，未查宫腔镜。经后期予以滋阴益肾，疏肝解郁论治，方以滋肾生肝饮加减。处方：枸杞子10g，钩藤10g，白芍10g，淮山药10g，山茱萸9g，牡丹皮10g，茯苓10g，川续断10g，桑寄生10g，制苍术、制白术各10g，广郁金10g，合欢皮10g，炙龟甲（先煎）10g，生黄芪15g。8剂。此后继以补天种玉丹加减，处方：丹参10g，赤芍、白芍各10g，淮山药10g，山茱萸9g，牡丹皮10g，茯苓10g，川续断10g，菟丝子10g，杜仲15g，鹿角霜10g，五灵脂10g，荆芥6g。7剂。

2月28日三诊：LMP 2012年2月6日，5天已净。刻下：周期第23天，见拉丝样带下3天，BBT高温相，烦躁，潮热汗出，腰部酸甚，胃胀，嗳气，腹胀矢气，大便时溏，排出不爽，夜寐尚可，脉象细弦，舌红苔腻。经前期予以健脾益肾，行气和胃论治，健固汤合越鞠丸加减。处方：丹参10g，党参15g，苍术、白术各10g，茯苓10g，广木香9g，砂仁（后下）5g，赤芍、白芍各10g，川续断10g，杜仲15g，鹿角霜10g，五灵脂10g，制香附10g，钩藤10g，莲子心5g，合欢皮10g，佛手片6g。6剂。此后经期继以五味调经散加越鞠丸加减，处方：制苍术10g，制香附10g，生山楂10g，丹参10g，赤芍10g，茯苓10g，川续断10g，川牛膝10g，泽兰叶10g，益母草15g，五灵脂10g，肉桂（后下）5g，广木香9g，延胡索10g。7剂。

根据该患者月经周期的变动，更换方药进治9个周期，于同年11月16日来诊：停经45天（LMP：2012年10月2日），昼间嗜睡，夜寐尚安，大便2日一行，胃纳不馨，血查E2 607pg/mL，P 23.1ng/mL，β-HCG 156.8mIU/mL。诊为早孕。因既往曾于妊娠50天左右胚胎停止发育、自然流产，即刻拟养血补肾，和胃安胎。处方：白芍10g，淮山药10g，山茱萸9g，炒川续断10g，杜仲10g，桑寄生10g，菟丝子10g，苎麻根20g，竹茹6g，佛手6g，陈皮6g，砂仁（后下）5g。7剂内服。

11月27日诊：停经56天，始终腰酸，夜寐欠安，二便虽调，自觉恶心，小腹胀痛，脉细弦，舌红苔腻。家属要求住院安胎治疗。继续予以上方加黄连3g，苏叶6g，茯苓、茯神各10g，莲子心5g，7剂内服，并入院调治。

12月3日诊：停经62天，入院1周仍感腰酸，夜寐欠安，白带不多。B超提示：早孕（宫内见2.0cm×1.0cm的妊娠囊，囊壁完整光滑，未见明显胚芽组织），血性激素：E2 1741pg/mL，P 31.24ng/mL，β-HCG 97044.0mIU/mL。拟养血补肾，理气安胎。处方：白芍10g，淮山药10g，山茱萸9g，菟丝子10g，杜仲15g，桑寄生10g，紫苏梗6g，苎麻根15g，广陈皮6g，广木香6g，茯苓、茯神各10g，炒川续断10g。7剂内服。

12月11日诊：停经70天，腰部作酸，夜寐尚安，左少腹不适，恶心时吐，见有酸水，二便尚调，脉象细滑，舌红苔腻。E2 1880pg/mL，P 30.04ng/mL，β-HCG 132432.0mIU/mL。B超：宫内早孕（妊娠囊4.4cm×2.6cm，内见胚胎回声及胚心搏动）。拟养血补肾，抑肝和胃之法：白芍10g，淮山药10g，山茱萸9g，菟丝子10g，杜仲15g，桑寄生10g，紫苏梗6g，苎麻根15g，紫苏叶6g，黄连5g，广陈皮6g，炒竹茹6g。7剂内服。

12月18日诊：早孕77天，腰酸未减，夜寐尚安，二便调畅，白带时有，腹痛偶作，乳胀，脉细滑，舌红苔腻。血查E2 1333pg/mL，P 20.89ng/mL，β-HCG 130969.0mIU/mL。B超：宫内妊娠囊见胎心（2012-12-17）。仍宗前方论治。

12月31日诊：早孕89天，无腰酸及小腹隐痛，仅夜寐梦多。12月29日血查E2 1884pg/mL，P 28.87ng/mL，β-HCG 87427.0mIU/mL。B超：胎儿成形。拟养血补肾，益气固胎，佐以宁心安神之法。处方：白芍10g，淮山药10g，山茱萸9g，杜仲15g，桑寄生10g，菟丝子10g，苎麻根20g，紫苏梗6g，黄芪15g，太子参30g，炙升麻5g，莲子心5g，茯苓、茯神各10g。7剂，颗粒剂。

2013 年 1 月 7 日诊：早孕 96 天，腰酸，夜寐安，头晕，白带时有。脉细滑，舌红苔腻。拟养血清热，益气补肾安胎。处方：白芍 10g，淮山药 10g，山茱萸 9g，菟丝子 10g，杜仲 15g，桑寄生 10g，紫苏梗 6g，苎麻根 15g，大生地黄 10g，莲子心 5g，钩藤（后下）10g，太子参 30g，生黄芪 15g。7 剂内服。

1 月 15 日诊：早孕 104 天，头晕，白带时有，纳可，眠差，二便调，脉滑带弦，舌红苔腻。B 超：胎儿完全成形。按上法调治，足月分娩得一子。

医案分析 夏桂成认为，妊娠胎漏、胎动不安患者，在停经 30、50、70 天（包括 90 天）时发生流产堕胎的概率较大，3、5、7 奇数时刻是发病的关口，也是安胎的关键时期，即其所说的“3、5、7 奇数律”理论。我们从近年来收集的住院安胎病例中发现，患者出现阴道出血、腰酸、腹痛等先兆流产症状的时间，大多集中于这些奇数时刻，尤其是滑胎患者，甚至到妊娠 5 个月、7 个月左右也属危险时机。《妇婴至宝》有记载：“凡遇三、五、七月份尤易堕胎，下次复堕，辄亦如期。”《景岳全书·妇人规》在“数堕胎”门中亦提出：“所以屡见小产、堕胎者，多在三个月及五月、七月之间，而下次之堕必如期复然。”因此，我们在临床安胎治疗时，凡在停经逢 3、5、7 奇数时，尤其要关注妊娠患者的阴道出血量、色、质及伴随的腹痛、腰酸、恶心、呕吐等症状以及心理情志变化，要注意激素水平的波动，调整安胎方药。一般加强药味、药量，严密观察激素水平的波动，若激素递减时，最好采取措施避开危险期，同时在此刻要进一步强调患者绝对卧床，安心静养，切记避免外界不良因素干扰。

来源　谈勇，胡荣魁．夏桂成国医大师调治复发性流产经验探赜 [J]. 江苏中医药，2015，47（9）：1-4.

验案 李某，女，35 岁。初诊日期：2011 年 10 月 31 日。患者自然流产 6 次，清宫 5 次，月经量少 1 年，检查提示子宫内膜菲薄。月经周期 5/28，LMP：2011 年 10 月 20 日。刻下：周期第 12 天，白带尚少，腰部作酸，两少腹时有隐痛，夜寐多梦，二便尚调。脉弦，舌红苔腻。

诊断 西医诊断：复发性流产。中医诊断：滑胎，证属心肾不交。

治法 益肾宁心，交济心肾，静养胎元。

方药 方以二甲地黄汤合菟蓉散加减：炙龟甲 10g，赤芍、白芍各 10g，淮山药 10g，山茱萸 9g，牡丹皮 10g，茯苓 10g，川续断 10g，菟丝子 10g，杜仲 10g，肉苁蓉 10g，炙鳖甲 10g，荆芥 6g，莲子心 5g。5 剂。此后连续服用补天种玉丹加减。处方：丹参 10g，赤芍、白芍各 10g，淮山药 10g，山茱萸 9g，牡丹皮 10g，茯苓 10g，川续断 10g，菟丝子 10g，杜仲 10g，鹿角霜 10g，五灵脂 10g，荆芥 6g。12 剂。

复诊情况 二诊至七诊历时 5 个月，连续就诊，按照周期进行治疗，经期以五味调经散加减，经后期治宜滋阴养血、大补肝肾为治疗大法，其中经后期早期用归芍地黄汤合补天种玉丹加减，经后中期，拟滋肾生肝饮加钩藤汤，经后中末期以补天种玉丹加钩藤汤出入，肝肾两虚兼夹脾胃失于健运时，以二甲地黄汤加香砂六君丸加减；经前期则益肾助阳，拟右归饮加减，痰湿偏重时结合越鞠丸，心肝火旺时配以钩藤汤加减调治。

2012 年 2 月 22 日八诊：停经 35 天，小腹不适，无腰酸，无出血，略有乳胀，夜寐欠安，夜尿 1 次，大便调和，脉弦带滑，舌红苔腻。血查 E2 522ng/L，P 40ng/mL，β-HCG 200mIU/mL。初步诊为：① 早孕；② 异位妊娠待除外。继续拟养血补肾，清心安胎之法，急当固摄胎元以治之。处方：白芍 10g，淮山药 10g，黑当归 10g，山茱萸 9g，杜仲 15g，桑寄生 10g，菟丝子 10g，紫苏梗 6g，苎麻根 30g，炙龟甲（先煎）10g，五味子 5g，莲子心 5g，生黄芪 15g。7 剂。

3 月 29 日九诊：停经 42 天，复查 E2 607pg/mL，P 23.1ng/mL，β-HCG 22705mIU/mL，两腰作酸，夜寐欠安，二便尚调，白带略有，纳谷欠香，时常恶心，胃部不适，出现嘈杂，心理负担极大，呈惊恐状。舌偏红，苔腻。再拟养血补肾清心，顾护胎元。处方：白芍 10g，山药 10g，山茱萸 10g，茯苓、茯神各 10g，杜仲 10g，桑寄生 10g，菟丝子 10g，炙龟甲 10g，苎麻根 15g，覆盆子 10g，黄连 3g，炒白术 10g，莲子心 5g，紫苏梗 6g。8 剂。

4 月 5 日十诊：停经 49 天，E2 1015ng/L，P 22.54ng/mL，β-HCG 66870mIU/mL，未见乳胀，呕吐不著，纳谷欠香，无阴道出血，小腹隐痛，略有腰酸，二便调。脉滑带弦，舌红苔腻。拟益气补肾、清心安胎法治之。处方：太子参 30g，白芍 10g，生黄芪 25g，山茱萸 9g，菟丝子 10g，桑寄生 10g，杜仲 15g，茯苓、茯神各 10g，莲子心 5g，紫苏梗 6g，苎麻根 15g，广陈皮 6g，炒香谷芽 10g，钩藤 10g，蚕茧壳 7 枚。14 剂。

4 月 20 日十一诊：早孕 65 天，称服上药 2 周后自觉情绪紧张得到缓解，夜寐稍安，今因家事心情波动，午后小腹隐痛，带下有咖啡色，急来诊，脉见弦滑细数，舌红苔黄腻。即以益肾清心，固摄胎元为法，选择清心固宫汤加减。处方：炙龟甲10g，淮山药10g，山茱萸10g，茯苓、茯神各10g，苎麻根20g，钩藤12g，莲子心5g，黄连5g，青龙齿（先煎）10g，炒芡实10g。服用12剂，带下色淡黄，小腹略胀，腰部稍酸。B超检查：宫内早孕（妊娠囊4.0cm×2.6cm，内见胚胎回声及胚心搏动），心情缓解，能够安然入睡。此后保胎治疗至妊娠90天，转入产科行围生期各项检查，妊娠足月分娩一子。

医案分析 经络上胞脉与心肾相连，在功能上相互为用，故夏桂成认为，心肾相交，水火相济，胞宫才能正常藏泻，胞脉胞络才有制约，妊娠后胞宫方得安宁，胚胎才能生长发育。胎漏患者大多有多次流产病史，所以受孕后心理特别紧张，心烦不安，夜不能寐，以致心肾不能相济，子宫失于固藏。心肾交济，阴阳平衡和协调，是安胎的前提。若这一系统功能失常，则易发生胎漏、胎动不安和滑胎，且在安胎治疗过程中，如不能调整好心肾与子宫的关系，缺乏良好的心态，保胎也难以成功。因此夏桂成认为心-肾-子宫轴功能失常是流产病机的关键。

养血补肾安胎必与心主血和心藏神功能相关。孕后阴血下聚胞宫，以养胎元，心血相对不足，心血不足则心火上炎，心神不宁，心肾不能相交，水火不能相济，则子宫失于固藏，临床见大多患者孕后心情紧张，胸闷心慌，心烦不寐，时见少量阴道出血、小腹抽痛、腰酸等流产先兆迹象。故夏桂成强调，在养血补肾同时，注意宁心安神，调节情志，稳定心理，使心肾相交，水火相济，胎元才能得以安固。他创清心固宫汤，即在补肾同时加入钩藤、莲子心、黄连、炒酸枣仁、茯神、青龙齿等宁心安神之品，在服药同时尤其注重心理疏导，情志调节，心身同治。

来源　谈勇，胡荣魁．夏桂成国医大师调治复发性流产经验探赜[J]. 江苏中医药，2015，47（9）：1-4.

验案 戴某，女，32岁，已婚。初诊日期：2014年11月8日。主诉：停经51天，阴道出血间断发作20天。末次月经2014年10月9日，7天净，量色质如常，停经30天阴道极少量出血，少于月经量，无腹痛腰酸等不适，于我院门诊就诊。血查：E2 233ng/mL，P 26.22ng/mL，β-HCG 3085mIU/mL，提示早孕。

诊断 西医诊断：复发性流产。中医诊断：胎漏、胎动不安，证属气虚血瘀。

治法 通因通用，祛瘀生新，固摄胎元，滋阴清热，化瘀固冲。

方药 大黄炭 6g，炙龟甲 10g，白芍 10g，炒黄柏 6g，炒川续断 10g，椿皮 10g，黑当归 10g，生蒲黄 10g，炒蒲黄 10g，炒五灵脂 10g，大蓟 15g，小蓟 15g，血余炭 10g，生白术 10g，茯苓 10g，茯神 10g。4 剂，每日 1 剂，水煎服。另配三七粉 1.5g，每日 2 次，口服。

复诊情况 12 月 21 日二诊：12 月 16 日当天夜间出血量多，浸满 2 片卫生巾，色鲜红，无腹痛、腰酸等其他不适。

12 月 17 日三诊：晨起阴道流血量减少，浸满尿不湿 2 张，色暗红。16 日晚及 17 日晨起服用三七粉。

12 月 17 日四诊：晚阴道出血已经得止，停用三七粉；今再次 B 超检查提示孕囊周围无回声区 0.6cm×0.3cm，继以益肾安胎治疗至孕 75 天出院。

随访该患者妊娠 16 周时唐氏筛查属低风险，现已足月分娩一孩，健康。

医案分析 胎漏、胎动不安系出血性疾病，常法应以止血为要，该患者妊娠后，保胎治疗过程中，前后出血近一个月，经多种止血方药应用，均未能奏效。夏桂成会诊见其妊娠出血量不多，但淋漓一月余，而 B 超又查见孕囊周边积血，实属宿瘀不祛，新血难安之状，采用通因通用之法，用大黄炭、大小蓟等化瘀止血，患者服药当晚阴道出血量多，紧张之余请教夏桂成，他说“有故无殒亦无殒也”，当血止后胎漏得以控制，再重温此案，其独到之处实在耐人寻味。

来源 谈勇，胡荣魁 . 夏桂成国医大师调治复发性流产经验探赜 [J]. 江苏中医药，2015，47（9）：1-4.

验案 张某，女，36 岁。初诊时间：2014 年 1 月 25 日。主诉：清宫术后 4 天，调理备孕。患者月经初潮 14 岁，既往经行尚准，量中、色红，血块（+），无痛经，LMP 2013 年 11 月 17 日，经行无不适。生育史：0-0-3-0（2011 年底右侧输卵管妊娠行腹腔镜下切开取胚术，2013 年 1 月孕 50 天自然流产，2014 年 1 月 21 日孕 2 个月胎停行清宫术）。本次就诊为患者清宫术后第 5 天，自诉流产后腰部略有不适，时感神疲乏力，脉细软，舌淡，苔薄白，边有齿印。

诊断 西医诊断：复发性流产。中医诊断：堕胎，证属肝肾不足，气血两虚。

治法 益气养血，清养肝肾。

方药 太子参 20g，黄芪 15g，炒白术 9g，炒白芍 9g，茯苓 15g，茯神 15g，女贞子 12g，桑椹 12g，制何首乌 12g，首乌藤 12g，合欢皮 15g，杜仲 12g，桑寄生 12g，威灵仙 12g。12 剂，水煎服。

复诊情况 清宫术后 2 个月二诊。LMP 2014 年 4 月 1 日，量中，6 天净，经后无不适，但感神疲乏力，时有胃脘闷胀感，脉细软，舌红，边有齿印，苔薄腻。四诊合参，患者仍属肝肾不足、冲任虚弱。治拟养肝益肾，调补冲任。处方：太子参 20g，炒白术 9g，炒白芍 9g，当归 15g，黄芪 15g，生地黄 9g，熟地黄 9g，女贞子 12g，枸杞子 12g，山药 12g，山茱萸 12g，陈皮 6g，炒谷芽 12g，炒麦芽 12g。14 剂，水煎服。其后循养肝益肾，调补冲任之法调治 1 年。

及至十二诊：患者周期再拟补肾促孕，LMP 2015 年 2 月 9 日。现停经 41 天，自测尿 HCG 阳性，3 月 20 日测血 β-HCG 36252mIU/mL，P 76.8nmol/L。自觉纳差欲呕，便溏，日行 3～4 次，脉细尺弱，舌淡边有齿印。仍属肝肾不足，脾运不健，气血两虚，治拟补肾健脾，益气安胎。处方：炒党参 15g，炒白术 9g，炒白芍 9g，山药 12g，陈皮 6g，制半夏 6g，炒川续断 12g，杜仲 12g，菟丝子 12g，桑寄生 12g，覆盆子 12g，南瓜蒂 12g，谷芽 12g。12 剂，水煎服。

十三诊：停经 53 天，4 月 2 日血 HCG 105303mIU/mL，P 78.37nmol/L，便溏较前好转，略有腰酸，纳呆泛恶，食后胃脘作胀，脉细尺弱能触得，舌暗，略有齿印，苔薄腻少津。证属脾虚气弱，肾不固摄。治拟健脾益肾，和胃安胎。处方：炒党参 15g，黄芪 15g，山药 12g，陈皮 6g，姜半夏 6g，炒白术 9g，炒白芍 9g，桑寄生 12g，菟丝子 12g，炒川续断 12g，炒杜仲 12g，南瓜蒂 12g。7 剂，水煎服。

十四诊：患者孕 11 周，血 β-HCG 12612mIU/mL，B 超可见胎心，脉细尺弱，舌暗红，苔薄腻少津。证属脾虚血少，肾气虚弱，治拟健脾益气，养血补肾固胎。处方：炒党参 20g，焦白术 9g，山药 12g，枸杞子 12g，菟丝子 12g，覆盆子 12g，补骨脂 12g，炒川续断 12g，桑寄生 12g，炒杜仲 12g，桑螵蛸 12g，南瓜蒂 12g。12 剂，水煎服。

医案分析 患者初诊时为清宫术后冲任受损，且症见腰酸神疲，治以养肝益肾、调补冲任为主。二诊方中以太子参、当归为君，益气养血，补中有通；而山药、山茱萸相伍，健脾益气，益肾涩精，有甘温酸敛之功；女贞子、枸杞子平补肝肾为佐。药后患者无不适，经行尚准，遵从朱南孙妇科从合守变原则，辨证既确，则守法守方，“用药勿责近功”，缓缓图治，以静守待其功。结合患者2次胎停病史，朱认为该患者属原因不明复发性流产，在中医辨其属肾气虚弱证，肾气虚弱而致系胎无力，因而屡孕屡堕，且患者年逾五七，“阳明脉衰，面始焦，发始堕”，本次症见神疲乏力，大便溏薄，皆为脾气虚弱之象。脾胃为后天之本，故治以益气健脾，固肾安胎，处方用药当健脾与补肾并举，并佐以收敛固涩之品，诸药合用，共奏健脾益肾安胎之功。

来源 夏艳秋，董莉．朱南孙治疗复发性流产验案2则[J]. 湖南中医杂志，2017，33（8）：113-114.

验案 韩某，女，30岁。初诊：2014年3月8日。主诉：自然流产清宫后1个月。初潮年龄14岁，月经周期5/28，量中，色红，血块（+），痛经（+），LMP 2013年11月30日。生育史：0-0-2-0（2011年孕7周自然流产，2014年2月孕2个月余自然流产）。既往有子宫多发肌瘤病史，3年前行腹腔镜下子宫肌瘤挖除术。自末次妊娠起腰酸反复，腹泻便溏，日行2～3次，平日脾气急躁，经前乳胀明显。刻下：小腹坠胀，有行经预感，晨起反胃，胃纳欠佳，腹泻便溏，脉弦细，舌暗，边尖红，苔薄黄腻，边有齿印。

诊断 西医诊断：复发性流产。中医诊断：堕胎，证属肝火旺盛，瘀阻癥结，冲任受伤。

治法 平肝清热，化瘀散结。

方药 生蒲黄15g，五灵脂15g，蒲公英20g，大血藤20g，紫花地丁15g，刘寄奴15g，菝葜20g，半枝莲20g，花蕊石20g，徐长卿12g，夏枯草15g，墨旱莲15g。12剂，水煎服。

复诊情况 五诊：LMP 7月2日。复查B超提示子宫肌瘤未见增大，经来略提前，有轻微腹痛，大便稀薄，每天2～3次。经行前略有乳胀，触之有结节。仍属肝旺脾虚，治拟健脾化瘀，软坚散结。处方：炒莪术9g，炒白术9g，三棱12g，山楂9g，神曲9g，青皮6g，广木香6g，川黄连3g，柴胡6g，延胡索 6g，象贝母 15g，菝葜 20g，皂角刺 15g。12 剂，水煎服。其后继投以健脾化瘀、软坚散结之法调治。

及至九诊：LMP 2015 年 1 月 5 日。纳可，便调，寐安，无不适，时值经后，拟补肾助孕。处方：党参 20g，丹参 20g，当归 20g，黄芪 20g，熟地黄 15g，巴戟天 15g，淫羊藿 15g，菟丝子 15g，覆盆子 12g，石楠叶 12g，石菖蒲 12g，仙茅 15g。12 剂，水煎服。

十诊：LMP 1 月 30 日。停经 44 天，血 β-HCG 326mIU/mL，P 52.73nmol/L，纳差反呕，大便不实，略有腰酸。抗心磷脂抗体（+），目前已服阿司匹林 25mg 保胎治疗 1 周。脉细略数，舌淡，边尖红，略有齿印，苔薄腻少津。四诊合参，证属素体脾虚，气血不足。治拟健脾和胃，益气养血。处方：党参 15g，炒白术 6g，炒白芍 12g，山药 12g，菟丝子 12g，白头翁 12g，陈皮 6g，制半夏 6g，川续断 12g，桑寄生 12g。7 剂，水煎服。

十一诊：停经 70 天，无不适，脉细弦略数，两尺细软，证属肝火旺盛，肾气不足，治拟平肝益肾，养胎。处方：生地黄 12g，黄芩 6g，白芍 9g，钩藤 15g，党参 15g，首乌藤 20g，女贞子 12g，川续断 12g，杜仲 12g，桑寄生 12g，葛根 12g，山药 12g，菟丝子 12g。12 剂，水煎服。

医案分析 本案患者初诊时属肝旺脾虚之体，治拟健脾化瘀、软坚散结。经治后，患者经行尚准，无不适，随访 B 超，子宫肌瘤无明显增大，至第 9 次复诊时拟试孕。方中党参、丹参、当归、黄芪 4 药合用气血双补；熟地黄滋阴养血；巴戟天、淫羊藿温通下焦阳气，调畅气血；菟丝子、覆盆子平补肝肾。诸药合用，共奏养肝益肾促孕之功。及至孕后，朱南孙处方以益气健脾，养血安胎为主旨。结合舌脉，虚证之中兼热象，方中但佐白头翁一味，取其清热凉血安胎之效。该患者既往有子宫多发小肌瘤病史，属子宫解剖异常引起复发性流产，故孕前治疗以化瘀清热散结、抑制子宫小肌瘤生长为主。至孕后，结合患者舌、脉仍属肝旺脾虚之象，故安胎药中佐以白头翁平肝清热、凉血安胎，根据“有故无殒亦无殒也”的原则，攻补得法，则无碍于受孕也。

来源 夏艳秋，董莉 . 朱南孙治疗复发性流产验案 2 则 [J]. 湖南中医杂志，2017，33（8）：113-114.

验案 患者，女，30 岁。2019 年 2 月 22 日初诊。主诉：近 2 年反复流产 2 次。病史：患者于 2017 年因孕 8 周胚胎停止发育行清宫术，2018

年9月孕11周因胎停育清宫。既往月经规律，5/（28～30）天，量中、色红、无痛经，末次月经2019年2月4日。平素易腰酸、手脚凉，纳、眠可，二便调，舌暗红，苔薄白，脉细。

诊断 西医诊断：反复妊娠丢失。中医诊断：滑胎，证属肾虚肝郁证。

治法 补肾温阳，疏肝解郁。

方药 方用调冲方加减：山茱萸10g，紫河车10g，鹿茸片（另煎）3g，柴胡10g，当归10g，川芎10g，香附10g，益母草10g。水煎服，日1剂，早晚分服。

复诊情况 2019年3月8日二诊：末次月经2019年3月4日，4天干净、量偏少、色红、痛经、腰酸、饮食和二便可、多梦易醒。舌暗红、苔薄白、脉细。2019年3月6日查性激素均在正常范围。配偶精液常规A级精子24.95%。诊断同前，上方加女贞子、墨旱莲各20g。此后以补肾调肝为基本治法，随证加减。

2019年4月26日三诊：末次月经2019年4月26日，量中、色红、痛经、腰痛酸。纳食可、大便调、尿频、睡眠欠佳。舌淡红、苔薄白、脉细滑。方药：菟丝子50g，山茱萸10g，紫河车10g，鹿茸片（另煎）3g，柴胡10g，当归20g，川芎15g，丹参30g，鸡血藤30g，月季花10g。服药3个月余后试孕。

2019年9月6日四诊：末次月经2019年7月21日，孕6周+6天。现腰酸、小腹坠胀、阴道偶有少量褐色分泌物、偶有恶心、气短。纳、眠可、二便调、舌淡红、苔白、脉细。2019年8月27日查血，诊断为胎漏，治以补肾固冲，养血止痛。处方：桑寄生10g，川续断10g，菟丝子50g，阿胶（烊化）10g，白芍30g，生甘草20g，鹿茸蜡片（另煎）5g，太子参15g，砂仁（后下）3g，仙鹤草30g，苎麻根10g。

2019年9月27日五诊：腰酸、小腹胀气、恶心、气短、无腹痛及阴道出血。纳食可、多梦易醒、二便调、舌暗红、苔白腻、脉细滑。2019年9月16日B超：子宫后位，宫体大小6.5cm×6.5cm×5.6cm；肌层回声不均，前壁可见低回声结节，直径约1.3cm；胎心搏动可见。诊治同前，方药：桑寄生10g，川续断10g，菟丝子50g，当归6g，白芍10g，鹿茸蜡片（另煎）10g，太子参15g，陈皮10g，竹茹10g，生姜3片。患者服此方至孕12周+，胎儿发育正常。2020年5月电话随访，足月顺产一子，母子体健。

医案分析 患者平素手脚凉、易腰酸，加之两次堕胎，情志抑郁，睡眠欠佳，辨为肾虚肝郁证。肾气不足，冲任失固，故而数堕胎。孕前以调冲方加减，补肾温阳，疏肝解郁以治其本；又不忘注重气机，在补益药中加入行滞活血之品，其中，以解郁安神、活血化瘀之月季花调畅情志。孕后患者胎动不安，脉细滑，为肾气不足所致，以寿胎丸为基础，补脾益肾以固冲安胎。其中，鹿茸蜡片为血肉有情之品，温补肾阳效果甚佳。加入陈皮、竹茹，可降冲逆之气，和胃止呕。此外，当归虽然有人提出其“走而不守”，孕期使用会增加出血量，但许润三结合多年临床经验，认为药物用量是关键，孕前调经用量在 10g，养血行血、补而不滞；孕后阴道出血，用量在 6g 却可养血止血，归其所归。

来源 谷峥，郑志博，崔彬，等. 国医大师许润三补肾调肝法治滑胎经验[J]. 中日友好医院学报，2021，35（2）：123-124.

验案 患者，女，28 岁。2011 年 9 月 12 日就诊。诉停经 56 日，阴道流血伴下腹隐痛 3 日。症见：阴道少量流血，色淡暗，无肉样组织物排出，腰酸胀，下腹隐痛、坠胀感，眼眶暗黑。舌淡暗，有瘀斑，苔薄白，脉弦滑。平素月经规律，月经初潮 13 岁，月经周期 5/（30～32）天，量中等，经血淡暗，夹血块，偶有痛经。末次月经 2011 年 7 月 17 日，量、色、质如常。已婚，G3P0A3，自然流产 3 次，分别在 2008 年 6 月、2009 年 5 月、2010 年 7 月均孕 9～10 周自然流产。此次就诊查 B 超示：宫内早孕，怀孕 8 周，见胎心。测凝血五项指标示：血浆凝血酶原时间（PT）8s，活化部分凝血活酶时间（APTT）18.2s，血浆凝血因子Ⅰ 6.1g/L，D- 二聚体 1.5mg/L。凝血五项指标表明，PT 及 APTT 下降，血浆凝血因子Ⅰ升高，D- 二聚体增加。患者平素经血淡暗，夹血块，偶有痛经，舌淡暗，有瘀斑，苔薄白，脉弦滑。

诊断 西医诊断：先兆流产。中医诊断：癥瘕，证属肾气亏虚，瘀血内阻。

治法 补肾益气，活血通脉。

方药 方用安胎防漏汤加三七、扶芳藤：菟丝子 20g，覆盆子 15g，川杜仲 10g，白芍 15g，熟地黄 20g，党参 15g，白术 10g，棉花根 10g，炙甘草 10g，三七 3g，扶芳藤 15g。患者自就诊时开始服药，每日 1 剂，将上述免煎中药颗粒倒入杯中，加少量温开水冲化调匀，上午、下午分两次服，每次加水200mL服用。连续服药14剂。

复诊情况 2011年9月26日复诊：患者诉治疗1周后阴道流血停止，腹痛、腰酸症状消失。复查凝血五项指标：PT 9.5s，APTT 22.3s，血浆凝血因子Ⅰ 4.46g/L，D-二聚体0.8mg/L。复查B超提示：宫内早孕，怀孕10周，见胎心。继续予安胎防漏汤加三七、扶芳藤治疗2周。

2011年10月10日三诊，诉无阴道流血、腰酸腹痛等不适，复查PT为13.5s，APTT为38.5s，血浆凝血因子Ⅰ 2.79g/L，D-二聚体0.1mg/L。定期产检，胎儿发育正常。

随访于2012年4月19日分娩一健康男婴。

医案分析 班秀文运用补肾益气、活血通脉之法，以安胎防漏汤为主方（由菟丝子、覆盆子、川杜仲、白芍、熟地黄、党参、白术、棉花根、炙甘草组成），加活血通脉、化瘀止血之壮药三七、扶芳藤治疗胎漏及胎动不安，取得良好疗效。安胎防漏汤方中，菟丝子辛甘性平，固冲安胎、补益肝肾，覆盆子甘酸微温，酸甘化阴而入肝肾，二子同用有补肾生精、强腰固胎之功；杜仲甘温，补而不腻，温而不燥，为肝肾之要药，能补肾安胎；白芍、熟地黄俱是补血养肝之品，肝阴血足，则能促进胎元的发生；党参、白术、棉花根甘温微苦，能健脾益气、升阳除湿，既有利于气血的化生，更能升健安胎；炙甘草不仅能调和诸药，而且能益气和中、缓急止痛。全方有温养气血、补肾益精、活血通脉、化瘀止血、固胎防漏之功。配以壮药三七、扶芳藤既能活血通脉，又能化瘀止血。三七作为传统的止血药广泛用于治疗体内外出血，药理研究表明，三七粉能增加血液中的凝血酶，使局部血管收缩，同时对离体兔子宫呈现抑制作用。扶芳藤作为活血通脉、化瘀止血壮药，药理研究发现其可降低全血比黏度和血浆黏度，减小血小板最大聚集率；对大鼠有缩短活化部分凝血活酶时间的作用，能缩短优球蛋白溶解时间；可延长小鼠出血时间，缩短凝血时间。因此，扶芳藤具有改善血液流变性和改善凝血功能的作用。综合上述中西医对自然流产病因病机的分析，班秀文认为中西医认识具有相通之处，肾虚血瘀证自然流产患者存在血液高凝状态，通过补肾益气、活血通脉治法，可降低血浆黏度、改善血液流变性，从而减少底蜕膜、胎盘绒毛血栓形成，发挥安胎功效。

来源　林寒梅，庞秋华，班胜. 班秀文活血通脉安胎经验[J]. 山东中医杂志，2013，3（3）：199-200.

验案 朱某，女，28岁。1982年9月22日就诊。受孕2月余，19日阴道流血，色红，夹小指头大小血块，此后流血较少，现左少腹疼痛，带下伴有少量血丝，余无特殊不适。脉细弦，苔白，舌质如平。

诊断 西医诊断：妊娠综合征。中医诊断：胎漏，证属脾虚不升。

治法 调气安胎。

方药 党参9g，茯苓9g，白术9g，陈皮10g，砂仁10g，杜仲9g，川续断9g，紫苏梗6g，甘草6g。水煎服，1剂/日，连服3剂。

复诊情况 无随诊记录。

医案分析 班老讲妇女以阴血为本，但有余于气而不足以血，太阴乃阴中至阴，为气血生化之源。太阴湿土主气，病变在脾、肺二脏，气虚不统血，脾虚不升则有胎漏之虞，故患者可见阴道少量流血，治当温中健脾，益气安胎。方中党参、茯苓、白术、陈皮益气健脾，配以杜仲、砂仁安胎，效果显著。

来源 余知影，戴铭. 国医大师班秀文运用六经辨证论治妊娠病经验[J]. 西部中医药，2018，31（9）：66-68.

验案 患者，女，35岁。2015年9月7日初诊。主诉：妊娠56天，阴道少量出血1周。患者1周前劳累后开始出现阴道少量出血，色鲜红，伴有腰酸、小腹坠感。因患者为高龄初次妊娠，精神紧张，焦虑不安。刻诊：阴道少量出血，色淡红，偶有小腹坠感，腰微酸，无腹痛，烦热口渴，夜寐多梦，大便偏干，舌红，苔腻，脉细滑。

诊断 西医诊断：先兆流产。中医诊断：胎漏，证属肾阴不足兼有虚热。

治法 滋阴益肾，清热止血安胎。

方药 菟丝子10g，桑寄生10g，续断10g，阿胶（烊化）6g，炒白芍10g，山茱萸9g，山药10g，黄芩炭10g，地榆炭10g，苎麻根20g，钩藤（后下）6g，莲子心5g，甘草5g。每日1剂，水煎分早晚两次口服。

复诊情况 7剂药后复诊阴道出血止，无小腹空坠疼痛，心烦多梦较前好转，腰酸不著，继予益肾安胎治疗。

医案分析 该患者肾阴虚，妊娠后血聚下焦以养胎则更显阴血不足，虚热内生，热扰冲任，冲任失固，发为本病。病后患者心烦、焦虑的负面情绪使得心火愈旺，肾水愈涸，加重出血。《景岳全书·妇人规》曰："凡胎热者，血易动，血动者，胎不安。"故治当滋阴益肾，佐以清热止血安胎之法，且患者此次妊娠不易，故以寿胎丸为主方补肾安胎，黄芩炭、苎麻根止血安胎，钩藤、莲子心安定心神，并辅以心理疏导，出血则止。

来源　郭倩，谈勇. 夏桂成心肾观在妇科临床的应用 [J]. 中医杂志，2019，60（17）：1456-1458.

验案　吴某，女，37 岁。2012 年 6 月 28 日初诊。患者停经 51 天，阴道出血伴腰酸、腹痛 10 天。产育史：0-0-1-0，2011 年 2 月孕 10 周稽留流产＋清宫 1 次。平素月经尚准，14 岁初潮，经期 5～6 天，周期 28～30 天，量偏少，色暗红，偶有血块，轻微痛经，经前无乳胀等不适，经后感腰酸，神疲，平时白带无异常。LMP 2012 年 5 月 8 日，经行如常。10 天前见阴道出血，量少，咖啡色，伴腰骶酸坠，小腹隐痛，初以为经转，未重视，3 天前自测尿妊娠试验：阳性。外院彩超明确宫内妊娠，见胚芽及胎心搏动。刻下：阴道出血 10 天未止，量少，色暗，腰酸，小腹坠痛，神疲乏力，稍恶心、呕吐，胃纳、夜寐尚可，二便尚调。舌淡暗，略有齿印，苔薄黄，脉细滑，两尺触得。

诊断　西医诊断：先兆流产。中医诊断：堕胎，证属脾肾两虚，胎元不固。

治法　补肾益气，养血安胎。

方药　太子参 15g，黄芪 15g，菟丝子 12g，桑寄生 12g，杜仲 12g，女贞子 12g，墨旱莲 15g，苎麻根 15g，南瓜蒂 12g，桑螵蛸、海螵蛸各 12g，仙鹤草 15g，黄连 3g，阿胶珠 3g。14 剂。常法煎服。

复诊情况　2012 年 7 月 10 日二诊：服药后阴道出血止，偶有腰酸，时有小腹隐痛，心烦易怒，纳呆欲呕，夜寐欠安，二便尚调。舌暗尖红、苔薄黄腻少津，脉细滑数，左大于右。辨证属阴血不足，肝火偏旺。治拟清肝和胃，滋肾安胎。处方：生地黄 12g，淡黄芩 6g，白芍 12g，茯神 9g，首乌藤 18g，合欢皮 12g，苎麻根 9g，淮山药 12g，白术 6g，川续断 12g，桑寄生 12g，菟丝子 12g，南瓜蒂 12g，党参 9g。14 剂。

2012 年 7 月 24 日三诊：无阴道出血，小腹坠胀，腰酸，纳平，略有恶心，寐安，小便调畅，大便不实。舌暗，略有齿印，苔薄黄腻，脉细滑数，尺弱。辨证属素体脾肾不足，气血两虚。治拟健脾益肾，养血安胎。处方：党参12g，白术9g，淮山药12g，白芍12g，菟丝子12g，桑寄生12g，川续断12g，制狗脊12g，陈皮6g，焦谷芽、焦麦芽各9g，南瓜蒂12g。14剂。

随诊：妊娠3个月产科医院建卡，彩超检查胎儿发育良好，孕妇无不适。

医案分析 本案患者素体脾肾不足，气血两虚，加之既往不良妊娠1次，冲任愈损。初诊时阴道出血伴腰酸、腹痛，故治疗以益气养血，补肾健脾为主，止血安胎为辅。二诊时阴道出血已止，腹痛、腰酸减轻，但因原有流产史，孕后精神紧张，夜寐不安，阴虚火旺，胎气不足，故治疗着重以清肝凉血、滋肾安胎取效。待三诊时诸症皆缓而本虚也，故宜健脾益肾，固本培元，以善其后。三诊治疗后，脏腑已安，气血已和，则胎亦安矣。本案充分体现了朱南孙治疗先兆流产的思想，朱南孙之安胎法灵活多变，标本兼顾，不拘泥于一症一方，值得我们临证学习及借鉴。如《景岳全书·妇人规·胎孕类》所云："凡妊娠胎气不安者，证本非一，治亦不同。盖胎气不安，必有所因，或虚、或实、或寒、或热，皆能为胎气之病。去其所病，便是安胎之法。故安胎之方，不可执，亦不可泥其月数，但当随证、随经，因其病而药之，乃为至善。"

来源 张蔚苓，胡国华，张静．朱南孙治疗先兆流产经验[J]. 江苏中医药，2013，45（10）：17-19.

验案 患者，女，27岁。1991年12月26日初诊。主诉：妊娠6月余，胎动不安2个月。因工作繁忙，休息不足，劳力过度，妊娠4个月时，即感胎儿在腹内躁动不安，常因此夜不能寐或夜半惊醒，伴有盗汗，心烦急躁，胃中嘈杂，纳差，口黏无味，头昏乏力。妊娠5个月时，始有不规则宫缩，每次约持续10s，间隔十几分钟至数小时不等。经医院妇产科检查，诊为先兆晚期流产。口服苯巴比妥及沙丁胺醇，症状稍缓，但停药后复作，故来求诊。现除上述症状外，面色浮红，舌淡红，苔薄腻，脉滑数。

诊断 西医诊断：先兆流产。中医诊断：堕胎，证属脾胃气虚，血虚有热，肝郁化火，胆失宁谧。

治法 清热除烦，养血安胎。

方药 竹茹12g，紫苏梗（后下）10g，黄芩9g，炒白术10g，黄连15g，砂仁（后下）3g，丹参12g，炒枳壳12g，白芍15g，炒酸枣仁10g，茵陈 10g，玉蝴蝶 6g，甘草 3g。水煎服，4 剂。

复诊情况 1992 年 2 月 1 日二诊：药后心烦得解，夜寐改善，但胎动仍较多，宫缩次数减少。面色浮红见退，舌淡红，苔薄根腻，脉滑数。既见效机，宗前法增损续进。处方：竹茹 12g，紫苏叶（后下）3g，黄芩 9g，炒白术 10g，黄连 15g，丹参 15g，砂仁（后下）4g，炒枳壳 10g，白芍 15g，炒酸枣仁 10g，佛手 9g，生山药 15g，甘草 3g。水煎服，6 剂。

1992 年 2 月 7 日三诊：药后胎动不安及宫缩等症明显减少，嘱暂停服药，适当进行户外运动，以提高机体防御能力。

1992 年 2 月 23 日四诊：孕 7 个月后，因工作较忙，肢倦神疲，夜寐不安，胎动及宫缩又逐渐增多，且宫缩时伴有腹痛，心烦易怒，鼻塞咽痒，胃脘不适，嗳气泛酸。经医院产科检查诊为胎儿臀位，已入盆腔，有早产之征，建议住院保胎治疗。患者经过上述治疗，对中医疗效增强了信心，故再次来诊。查：舌淡红，苔薄白，脉大关部弦滑。为气阴不足，血失所养。治以益气养血，补血和营，健脾畅中，清热安胎。处方：太子参 10g，沙参 12g，麦冬 10g，丹参 15g，白芍 15g，炒白术 12g，黄芩 10g，砂仁（后下）15g，紫苏梗 9g，竹茹 12g，炒枳壳 12g，甘草 6g。水煎服，5 剂。

1992 年 3 月 15 日五诊：服上方诸症明显减轻，胎动柔和，偶有宫缩，鼻息通畅，心静眠安。纳谷日增，精神充沛。舌淡红，苔薄白，脉弦小滑。本效不更方之旨，前方再进 10 剂。

1992 年 2 月 28 日六诊：服上方 10 剂后，诸症均杳，寐食得安，二便调畅。医院产科检查示：胎位正常。为巩固疗效，再治以益气养血，清热安胎，调理冲任，健脾和胃。处方：太子参 12g，麦冬 10g，丹参 15g，炒白芍 15g，炒白术 12g，黄芩 10g，炒酸枣仁 10g，炒枳实 12g，砂仁（后下）2g，紫苏叶（后下）6g，甘草 6g。后足月时产一男婴，体重 3kg，母子安康。婴儿啼声洪亮、食欲旺盛，满一个月时体重达 4.2kg，半岁时达 9.5kg，反应灵敏，体格健壮。

医案分析 患者年近“四七”，肾气盛而怀子。胎动不安多为气壅血热，阳气搏之，致经脉妄行，胎漏下血；阳气内盛，肝郁化火，热扰心神则心烦，夜不能寐，夜半惊醒；阴液被灼，虚热内生则虚烦盗汗；气壅血热，经脉不利，水津不布，聚热生痰，升降失司，故纳差、胃中嘈杂、口黏无味、头昏乏力；苔腻、脉滑数为中焦气壅痰热之症。遂立清热化痰、养血安胎法调治之。

以枳壳汤、竹茹温胆汤、芩术汤化裁。首诊方中竹茹、茵陈、黄连、黄芩清热化痰，温胆宁心为君，炒白术、砂仁健脾和胃，炒枳壳行气通滞，玉蝴蝶疏肝解郁为臣，丹参、白芍、炒酸枣仁养血和营，安神除烦为佐，甘草调和诸药为使。本方尊河间、丹溪产前宜清热之训而立，但不拘芩、术之属，而以化痰清热为主，调气养血为辅，收调气不伤阴、滋养而不壅滞之效。又妙用砂仁少量，辛温为反佐，以醒脾行气除壅，安胎止痛。丹溪云：人之怀孕，如钟悬在梁，梁软则钟坠，用白术以培万物之母，条芩固中气以泻火，滋子户之阴，以制相火，与其利而除其害，其胎自安。二诊时，诸症得缓，为胆热见轻，故去茵陈；郁火得除，而去玉蝴蝶；气机得畅，故易紫苏梗为紫苏叶黄连汤，以专事止呕除烦；炒白术健脾以固冲，生山药滋脾阴以和营；佛手通滞而护阴，以防壅滞。重用白芍与甘草相合，为芍药甘草汤，有敛阴和营、缓急止痛安胎之功。三至五诊时，妊娠已六月，胎儿渐大，倍食母气，儿有余母不足，故胎动不安，胎位不正，大有早产之势。故选明代武之望《济阴纲目》中所载麦门冬汤，以治妊娠六月，卒有所动不安……惊怖，忽有所下，腹痛如欲产之证。本案取其中太子参、沙参、麦冬、丹参益气养阴以清虚热之意，又辅以砂仁以固冲，紫苏叶、炒枳实以理气安胎止痛，是以血止而胎儿得养，母子平安。六诊时，诸症均瘥，胎位已转正常，为巩固疗效，而以益气养血，调理冲任善后，终收足月分娩，母子平安之效。

来源　路洁，魏华，王秋风．路志正教授“知常达变”辨治妇科病经验撷萃 [J]. 中华中医药杂志，2006，21（3）：167-168.

18　妊娠失眠

验案　患者，女，30岁。1981年9月3日就诊。自诉平素夜难入寐，寐则多梦，孕后4月余，经常失眠，每晚仅睡2～3个小时，头晕目眩，口苦咽干，不多饮，脉细数，苔少，舌红。

诊断　西医诊断：孕期综合征。中医诊断：妊娠失眠，证属心肾不交，胎动不安。

治法　养心安神。

方药　黄连阿胶汤加减：黄连3g，黄芩5g，白芍10g，阿胶（烊化）12g，鸡子黄（另焗冲服）2枚，首乌藤15g，麦冬10g。水煎服，1剂/日，连服5剂。

医案分析　班老仿《伤寒论·辨少阴病脉并治法》载“少阴病，得知二三日以上，心中烦，不得卧，黄连阿胶汤主之”之意，班老认为心肾相交，则寐寤正常，患者肾阴不足于下，心阳独亢于上，故不得眠而心烦，以黄芩、黄连配鸡子黄清心火而补血，阿胶、麦冬、白芍、首乌藤补肝肾之阴以敛心神，使心肾相合，水升火降，则寐安。

来源　余知影，戴铭．国医大师班秀文运用六经辨证论治妊娠病经验[J]．西部中医药，2018，31（9）：66-68.

19 妊娠血尿

验案 患者，女，30岁。2013年6月25日来诊。血尿2年，加重1个月，早孕50天。2年前因血尿、双下肢浮肿在西医诊为急性肾小球肾炎。2013年1月来诊，尿常规：尿隐血（BLD）（+++），红细胞420个/μL。以二至丸加味调治4个月余，血尿、蛋白尿、水肿消失，食辛辣或运动后偶发。刻下症见：肉眼血尿1个月，孕50天。面白，乏力，双下肢浮肿，舌红，苔薄黄，脉细弱无力。尿常规：BLD（++++），红细胞1100个/μL。患者甚为焦虑，请求保胎。

诊断 西医诊断：妊娠合并慢性肾病。中医诊断：血证、血尿，证属肝肾阴虚，阴虚血热，血溢脉外。

治法 滋肾安胎，清热止血，疏肝解郁。

方药 二至丸加减：女贞子、墨旱莲、萆薢、六月雪、槐花各20g，佛手、郁金、荆芥炭、升麻各10g。7剂，水煎服。每日1剂。煎取400～500mL，分3～4次服。

复诊情况 7月2日复诊：血尿、蛋白尿均有缓解。二至丸加石韦、大蓟、小蓟、萆薢、六月雪各20g，羌活、独活、荆芥炭各10g，川芎6g。7剂，煎服同前。随症增损，加入疏肝解郁、养阴护膜之剂。服药两个月，血尿、蛋白尿（+），病情稳定，随诊保胎，次年顺产一健康男婴。

医案分析 对于慢性肾病，以风、湿、热、痰、浊、瘀、毒、虚为发病机制，风邪兼夹诸邪从口、鼻、前阴等诸窍而入，杂合伤肾，肾气受损，封藏失职，藏精无权，出现血尿、蛋白尿、水肿等症，施以补肾固本、清热利湿、止血护膜、疏风宁血等法疗之。本案属膜病之血证、动病，当止血、宁血、活血、补血。患者孕前有肾炎病史，素来肝肾阴血受损，加之怀孕血以养胎，阴血更虚，阴虚无以制阳，阳损阴络，故血尿、蛋白尿加重，加之担心胎儿，忧心忡忡，情志不舒，郁而化热，血络受灼。辨为肝肾阴虚，阴虚血热，热迫血行，血溢脉外，兼肝气不舒。治以滋肾安胎，清热止血，佐以疏肝解郁。其治疗：一是补肾固本法，肾主封藏，司开阖，血尿、蛋白尿均为肾封藏失职、藏精无权，精微亏损，当补肾阴为本，以二至丸、六味丸为基本方；二是清热利湿法，肾亏湿热迫血妄行，当疏风清热利湿，药用萆薢、六月雪；三是止血护膜法，止血为血证第一要法，兼以清热、凉血、疏风，投以大蓟、小蓟、石韦、槐花、荆芥炭等；四是疏风休宁法，风药疗膜病达表透膜，搜剔络中之伏邪，理气和血宁血，药用羌活、独活、荆芥炭、升麻、川芎。膜络一体，若久病入络，非受孕之身，酌用虫类搜风逐风药，以疗膜络之疾，如蝉蜕、僵蚕透膜疏风，导邪从窍而出以宁血；水蛭、土鳖虫等化瘀搜风，离经之血即为瘀，化膜络之瘀，去恶血，生新血；蕲蛇、蜈蚣、地龙搜风解毒，搜剔肾中伏邪，解除肾中余毒。本案肾病血尿与妊娠育胎互损阴血，母与胎告危，治疗棘手，刘尚义主治肝肾，多法并施，旨在“护膜”，护肾脏之膜，护胞宫之膜，力求血止胎稳母安。

来源　吴曦，邹昕宇，冯全生，等．国医大师刘尚义男女科证治经验 [J]. 中华中医药杂志，2018，33（7）：2876.

20 妊娠恶阻

验案 患者，女，27岁。1980年8月1日就诊。孕2月余，心烦纳差，时泛恶欲呕，每食则呕，已三四天，无大便。脉细，苔白，舌淡。

诊断 西医诊断：妊娠综合征。中医诊断：妊娠恶阻，证属脾胃不和，胎气上逆。

治法 健脾和胃安胎。

方药 六君子汤加减：党参15g，白术9g，茯苓9g，陈皮3g，半夏10g，大枣15g，生姜3片，炙甘草6g，紫苏梗10g。水煎服，1剂/日，连服3剂。

复诊情况 无随诊记录。

医案分析 班老讲阳明乃多气多血之经，为传化之腑，与太阴湿土相表里，脾胃乃气血生化之源，冲脉主血海，隶属阳明。患者脾胃不和，血源不足，则心烦、纳差、食欲不振、呕吐，方中党参、白术、茯苓、陈皮归脾胃二经，可补气健脾，生姜、大枣和胃止呕，用六君子汤治之，其效益彰。

来源 余知影，戴铭. 国医大师班秀文运用六经辨证论治妊娠病经验[J]. 西部中医药，2018，31（9）：66-68.

验案 患者，41岁。初诊日期：2009年12月9日。主诉孕7个月，呃逆、嗳气伴有反酸、纳差1周。妊娠7个月，大便3～4天一行，臀部酸痛，面色萎黄偏暗，怕冷，头昏时作，腰酸明显，偶有腿部抽筋，矢气较多，胃胀明显，梦多，心神不宁。2005年右侧输卵管妊娠切除。近来家事不顺，烦恼时作，忧愁多思。脉弦细滑，舌偏红，苔腻。

诊断 西医诊断：妊娠呃逆。中医诊断：妊娠呃逆，证属阴血亏虚，肝气犯胃。

治法 滋阴养血，平肝和胃。

方药 白芍10g，黑当归10g，钩藤（后下）10g，杜仲12g，桑寄生10g，黄连5g，紫苏叶6g，柿蒂5个，陈皮6g，炒竹茹6g，赭石（先煎）10g，青龙齿10g。7剂。

复诊情况 12月16日二诊：呃逆好转，便秘减轻，牙龈出血，夜寐欠安，两臀作酸，心烦，头昏。脉弦细滑，舌红苔腻。上方去黑当归、赭石，加地榆炭10g、生地黄10g、莲子心5g，10剂。

12月30日三诊：白带增多，略有呃逆，胃酸增多，厌恶甜腻，腰部作酸，臀部隐痛，二便尚调，耳鸣明显，头晕，偶有心慌。脉弦细滑，舌红苔腻。治以清心健脾汤加减。处方：钩藤（后下）10g，莲子心5g，黄连3g，太子参15g，炒白术10g，广陈皮10g，炒竹茹6g，茯苓、茯神各10g，赭石（先煎）10g，广木香6g，青龙齿（先煎）10g，柿蒂3个，炒川续断10g。10剂。

医案分析 妊娠恶阻主要责之于妊娠后血聚养胎，阴血不足，不能上荣头目，胎气壅阻，冲肝之气上逆犯胃，胃气失于和降。此例兼之情怀不畅，肝气郁结，更加重了肝气的逆犯。故治疗当以养血补肾、抑肝和胃为主，兼以条达肝气、宁心安神。使用了钩藤、柿蒂、赭石、青龙齿等清心肝镇降之品。取方以滋肾汤为主方加减，镇降为标，实则养血补肾为本。其中，赭石一味，妊娠素来慎用，这里病情较长较重，故亦用之，中病即止。

来源 胡荣魁，谈勇.夏桂成国医大师调治妊娠诸疾经验探赜[J].江苏中医药，2015，47（12）：1-4.

验案 患者，28岁。初诊日期：2014年11月27日。主诉停经3月余，恶心、呕吐痰涎一个半月。近一个半月以来，恶心、呕吐痰涎明显，曾输液治疗不能缓解，口吐痰涎时作，纳谷尚可，不吐谷物，但觉恶心，晨起吐黄水，大便时偏干，面部痤疮时作。口中觉涩，食后更甚，喝水后方能进食，疲乏无力，周身乏力，小腹作胀。脉细滑，舌红苔腻。

诊断 西医诊断：妊娠剧吐。中医诊断：妊娠呕吐痰涎，证属脾虚气弱，痰湿内阻。

治法 清肝健脾。

方药 拟清肝健脾汤加减：白芍 10g，钩藤（后下）10g，黄连 3g，党参 15g，炒白术 10g，茯苓、茯神各 10g，炙黄芪 10g，炒竹茹 10g，广陈皮 6g，广木香 6g，砂仁（后下）3g，桑寄生 10g。7 剂。

复诊情况 12 月 4 日二诊：妊娠呕吐痰涎，边缘性前置胎盘。药后面部痤疮明显消散，痰涎并未明显减少，恶心尚可，大便先干后稀，纳谷尚香，饭后打嗝明显，痰多频频咳吐。B 超示：胎盘下延至子宫内口。原方去砂仁，炙黄芪用量加重至 15g，加炮姜 5g。7 剂。

12 月 11 日三诊：孕 4 个月，妊娠呕吐痰涎，边缘性前置胎盘，面部痤疮消散，呕吐略减，纳差，腰酸，痰涎多，不能喝水，晨起黏痰多，肠鸣。舌苔厚白腻不化，纳差，不欲饮水，小腹作胀，下坠感轻度。仿小半夏加茯苓汤之意，上方加半夏 6g，生姜 3 片，炙升麻 3g。15 剂。

12 月 25 日四诊：孕 5 个月，恶心、痰多较前好转，小腹作坠，大便日行 2 次，第一次大便不太成形，余无不适。拟益气助胎，清心和胃。补中益气汤加味。处方：黄芪 15g，党参 15g，生白术 10g，茯苓、茯神各 10g，白芍 10g，陈皮 6g，升麻 6g，广木香 6g，炒竹茹 10g，钩藤（后下）10g，黄连 3g，莲子心 5g，桑寄生 10g，菟丝子 10g。10 剂。

2015 年 1 月 19 日五诊：妊娠呕吐、痤疮、恶心、呕吐明显好转，痰涎减少，略有恶心，晨起较著，夜寐尚可，脉细弦，舌红苔腻。上方去莲子心，改黄芪用量为 20g。10 剂。

医案分析 该例患者呕吐痰涎，不能自止，而面部痤疮满布，显然孕后胎气偏旺，肝胃之火升腾，治以清肝胃之火为先，佐以健脾化痰。“脾为生痰之源”，脾虚气弱，运化失职，痰浊内生，挟肝火上逆，则痰涎涌出不止。治疗当清肝健脾，和胃降逆。面部痤疮清退后，用小半夏茯苓汤，加强清肝健脾、降逆止呕之功。后患者检查示低置胎盘，中医多认为与脾虚气弱相关，经补气升提之法治疗，最终 B 超提示胎盘位置上升。

来源 胡荣魁，谈勇 . 夏桂成国医大师调治妊娠诸疾经验探赜 [J]. 江苏中医药，2015，47（12）：1-4.

验案 患者，女，27 岁。2014 年 2 月 19 日初诊。妊娠 3 个月，频繁呕吐，所吐物皆为清水、无臭，口涎较多，饮食不下，周身无力，四肢冷凉，脉弦细无力，舌淡苔白。

诊断 西医诊断：妊娠呕吐。中医诊断：妊娠恶阻，证属禀赋素弱，厥阴寒逆。

治法 温中降逆，暖肝散寒。

方药 吴茱萸汤：吴茱萸 8g，生姜 12g，党参 9g，白术 8g，半夏 8g。2 剂而吐止，饮食得进。

来源 赵彦．李士懋教授运用经方治疗妇科病经验 [J]. 河北中医，2016，38（4）：485.

验案 患者，女，24 岁。2010 年 8 月 31 日初诊。孕 45 日，近 3 日来晨起干呕，食则恶心、呕吐，纳差，胸膈痞闷，四肢乏力，大便略溏。舌淡苔白，脉滑略缓。

诊断 西医诊断：妊娠呕吐。中医诊断：妊娠恶阻，证属脾胃气虚。

治法 健脾益气，理气和胃。

方药 人参 10g，砂仁 15g，炒白术 15g，枳壳 15g，陈皮 15g，炙甘草 15g，生姜 10g。4 剂。日 1 剂，水煎服，早晚分服。

复诊情况 2010 年 09 月 04 日二诊：服药后恶心、呕吐、胸膈痞闷明显好转，大便略成形，乏力缓解。舌淡苔白，脉略滑。上方去枳壳。4 剂。服上方 4 剂后呕吐止，随访 1 个月，服药后诸症患平。

医案分析 该患者平素脾胃虚弱，受孕后，阴血下聚养胎，脾胃之气愈虚，胃气不降反随冲脉之气上逆，而致呕恶。胃主受纳，脾主运化，胃气虚弱，则纳谷减少。脾胃气滞，则胸膈痞闷。脾主四肢，脾虚则四肢乏力。脾失健运，脾湿内生，故大便溏薄。舌淡，苔薄白，脉滑略缓，皆为脾胃气虚之象。治法施以健脾益气，理气和胃。

《景岳全书》曰："凡恶阻多由胃虚气滞。"该患者平素脾胃虚弱，怀孕之后，恶心呕吐，乃冲气上逆，胃气失和，故治宜健脾和胃，方以保生汤加减。《医宗金鉴·妇科心法要诀》曰："恶阻，有因胎气阻逆者，乃受胎后胞门闭塞，脏器内阻，挟胎气上逆于胃，故令恶心呕吐也。"方中以炒白术、砂仁为君，炒白术健脾益气而具安胎之功。《本经疏证》更云："初妊之时，胎元未旺，吸血不多，则下焦血旺，致反上逆，是为恶阻，恶阻则中焦之气不变赤而为水，是白术在所必需矣。"砂仁理气醒脾，和胃安胎，《本草汇言》云："气逆则胎不安，此药辛香而窜，温而不烈，利而不削，和而不争，通畅三焦，温行六腑，暖肺醒脾，养胃养肾，舒达肝胆不顺不平之气，所以善安胎也。”配伍白术有安胎和中之功。脾胃气虚，运化失常，故臣以人参甘温益气补脾，助白术健脾益气，以增运化之力。佐以枳壳、陈皮行气宽中，助砂仁调畅气机，降逆和胃以增止呕之效，且使参、术补而不滞。生姜为佐，理气温中，除逆止呕。炙甘草甘温益气，兼调和诸药，司佐使之职。

服药7剂，患者病情明显缓解。但恐枳壳行气太过复伤正气，故二诊去枳壳。又进7剂后，恶阻痊愈。

来源　唐明哲，韩淑丽，刘松江，等.段富津教授治疗妊娠恶阻验案举隅[J].生物技术世界，2014（8）：100.

验案　患者，女，37岁。就诊于2006年6月24日，孕12周。恶心，纳呆，胃中嘈杂，头晕，偶有头疼，二便调，孕40天时又见少许阴道出血，腹坠。舌暗苔黄，脉滑数。

诊断　西医诊断：妊娠呕吐。中医诊断：妊娠恶阻，证属脾胃气虚。

治法　和胃降浊、安胎之法。

方药　仿胶艾汤合当归散之意加减：太子参12g，南沙参15g，麦冬10g，炒白术12g，炒山药15g，厚朴花12g，生谷芽、生麦芽各20g，黄连8g，丹参12g，墨旱莲12g，阿胶珠（烊化）8g，艾叶8g，仙鹤草15g，白芍12g，炒枳壳12g，砂仁（后下）6g，黄芩6g，甘草8g。水煎服，14剂。

复诊情况　二诊：药后胃胀、呃逆及呕吐均消失。头晕好转，纳可，寐安，大便调。仍有阴道出血。舌体略瘦、中有裂痕，苔根黄略腻，脉左寸关滑数。前方去沙参、麦冬、阿胶珠，以防滋腻；加藿香梗、紫苏梗（后下）各10g，佛手10g，黄连6g，砂仁8g，黄芩10g，生姜1片为引。水煎服，7剂。以调畅气机，化浊安胎。

三诊：药用二十余剂，小腹胀坠，偶有腰部拘急，纳少，大便4～5天一行，偏干，喷嚏频作，寐安，偶有胸闷气短，舌淡红，苔黄腻，脉滑数。患者妊娠4个月又7日，恶阻渐愈，但脾胃运化尚差，阴津不足，拟益气健脾、养血安胎之法，处方：太子参15g，南沙参12g，麦冬10g，黄精12g，炒白术12g，生山药15g，枇杷叶12g，炒苦杏仁9g，白芍12g，生谷芽、生麦芽各18g，焦山楂、焦神曲各12g，鸡内金10g，黄芩10g，砂仁（后下）6g，炒枳壳12g，丹参12g，炙甘草8g。水煎服，12剂。

四诊：药后孕4个月又20日，面色红润、语言洪亮，偶有咽痒，小腹坠胀减轻，手足偶胀，久站足跟痛，纳少，眠可，大便2～3天一次、不干。舌体尚可，质暗红，苔黄腻，脉左滑数尺稍弱、右疾数。仍以益气健脾、养血安胎之法继续服药24剂。

五诊：患者孕5个半月，B超提示：胎儿发育正常，双胞胎。偶有轻微手足胀，大便2天一行，质软，寐安，偶头晕，舌淡红，苔中根微黄稍厚而干，脉滑数。予以益气阴、养血安胎之法，处方：太子参15g，南沙参15g，麦冬12g，生山药15g，生白术12g，炒白芍15g，黄芩10g，苎麻根15g，丹参15g，鸡内金10g，牡丹皮12g，醋香附10g，首乌藤18g，生谷芽、生麦芽各20g，甘草8g。水煎服，7剂。

六诊：9月20日测血糖7.9mmol/L。再以益气养血、滋阴安胎之法，前方去太子参，炒白芍改为生白芍15g，加蒲公英15g，地锦草12g。茶饮方：黑大豆30g，绿豆衣12g，生山药15g，女贞子12g，墨旱莲12g，苎麻根15g，炒枳壳10g。水煎服，12剂。

七诊：药后腹胀下坠感明显减轻，两手肿胀感晚甚，两脚肿胀已除，胎动状况良好，食、寐可，大便时好时溏，舌体微胖，色红润，苔薄白，脉细数。继续以益气养血、补肾安胎之法调治，处方：五爪龙18g，西洋参（先煎）10g，丹参5g，炒白芍2g，莲子肉5g，炒白术12g，生山药15g，生谷芽、生麦芽各20g，黄芩10g，砂仁（后下）8g，苎麻根15g，阿胶珠（烊化）8g，炒枳壳12g，佛手9g，甘草8g。水煎服，药用三十余剂，于2月初在医院顺利分娩两男婴，大的取名祥祥，小的取名和和，意取祥和。

医案分析 《内经·素问·上古天真论》：“……女子五七，阳明脉衰，面始焦，发始堕。”本案患者年已37岁，脾胃虚衰、肾元不充可知，故路志正在第一、二阶段处方中均使用了太子参或西洋参，常配伍白芍、黄精、沙参或莲子肉等益气健脾，补后天以充先天，滋阴养血。其中白芍、沙参等守而不走，令气中生血，血中养气；配伍炒白术、生山药、鸡内金等健脾助运，培后天之本；可见路志正运用益气健脾、血肉有情之品培元固本贯穿治疗的始末。路志正遣药组方，轻重得当，其用药经验值得后人研究和运用。

来源　秦淑芳.路志正教授治疗不孕症验案采撷[J].世界中西医结合杂志，2011，6（2）：96-98.

21 妊娠身痒

验案 患者，29 岁。初诊日期：2009 年 10 月 9 日。主诉：孕 6 个月（24 周），皮肤瘙痒 1 个月。皮肤瘙痒，以脐周为甚，入晚胎动较著，心烦难寐，烦热口干，带下偏黄，尿赤，大便尚调，纳谷不香。脉细弦，舌红苔腻。血液检查示胆汁酸偏高。

诊断 西医诊断：妊娠身痒。中医诊断：妊娠身痒；证属心肝气火偏旺，夹有湿热。

治法 清心肝、解郁热，少佐利湿以助之。

方药 钩藤（后下）10g，莲子心 5g，茯苓、茯神各 10g，黑当归 10g，白芍 10g，炒柴胡 6g，炒山栀子 10g，茵陈 10g，大生地黄 10g，青龙齿 10g，泽泻 9g，广郁金 6g。7 剂。

复诊情况 10 月 14 日二诊：药后胆汁酸值恢复正常，腰酸隐痛，有便秘，腹部坠胀，入夜尤甚，胎动明显，凌晨尤著，影响睡眠，易于上火，口角痤疮。脉弦带滑，舌红苔腻。治宜清心安胎、养血止痛，予清心莲子汤加当归芍药汤。处方：钩藤（后下）10g，莲子心 5g，黄连 5g，青龙齿 10g，黑当归 10g，茯苓、茯神各 10g，白芍 10g，桑寄生 10g，广木香 6g，太子参 15g，茵陈 10g，白术 10g。7 剂。

10 月 22 日三诊：妊娠 7 个月，腹坠好转，便溏日 1 次，纳可。脉弦滑，舌红苔腻。治以清心安胎、养血健脾。处方：钩藤（后下）10g，黑当归 10g，白芍 10g，莲子心 5g，青龙齿 10g，茯苓、茯神各 10g，杜仲 12g，桑寄生

10g，覆盆子 10g，黄连 3g，白术 10g，砂仁（后下）5g。7 剂。

医案分析 患者妊娠身痒，心烦难寐，烦热口干，证属心肝郁热；带下偏黄，尿赤为下焦湿热。治疗拟清心肝之郁热，利肝胆之湿热，予以丹栀逍遥散合茵陈蒿汤加减。火气偏旺，湿热较重，恐伤及胎元，致使胎动异常，当清热养血安胎。妊娠胎动过显者，或有腹紧宫缩者，夏桂成多用当归芍药散加减，意在和血敛肝缓急，抑制胎动或宫缩。需要指出的是，“诸痛痒疮，皆属于心”，夏桂成临证治疗更加注重清心宁心的治法，常选用钩藤、莲子心、黄连、龙齿等清心泻火除烦，对止痒可起到有效的补充作用。

来源 胡荣魁，谈勇. 夏桂成国医大师调治妊娠诸疾经验探赜 [J]. 江苏中医药，2015，47（12）：1-4.

22　妊娠胁痛

验案　患者，女，33岁。1980年9月17日就诊。受孕7月余，右胁不时疼痛，肢体麻木，近日夜难入寐，夜间肢体麻木加剧，大便1日3次，脉浮弦滑，苔薄白，舌质如平。

诊断　西医诊断：妊娠综合征。中医诊断：妊娠胁痛，证属肝郁气滞。

治法　疏肝止痛。

方药　北沙参9g，麦冬9g，黄芩9g，首乌藤9g，荷叶蒂9g，桑寄生12g，砂仁（后下）9g，白芍9g，甘草6g。水煎服，1剂/日，连服3剂。

医案分析　班老认为少阳布于胸胁，与厥阴风木相表里，内寄相火，肝郁不舒，可见胁痛、肢麻、寐难，治当和解少阳、疏肝解郁。方中北沙参、麦冬、白芍敛阴养血、平抑肝阳，黄芩泻中焦肝火，配荷叶蒂、桑寄生、砂仁安胎元，诸药合用共奏平抑肝阳、止痛安胎之效。

来源　余知影，戴铭．国医大师班秀文运用六经辨证论治妊娠病经验[J]．西部中医药，2018，31（9）：66-68.

23 妊娠腰痛

验案 患者，女，28岁。1982年1月2日就诊。受孕4月余，腰疼剧烈，久站加剧，下肢微肿，余无特殊不适。脉弦滑，苔薄白，舌质如平。

诊断 西医诊断：妊娠综合征。中医诊断：妊娠腰痛，证属肾虚精亏。

治法 补肾壮腰安胎。

方药 寿胎丸加减：桑寄生15g，菟丝子15g，淮山药15g，续断9g，党参15g，炙黄芪15g，炙甘草9g。水煎服，1剂/日，连服3剂。

医案分析 足太阳经脉分布在项背而统摄营卫，与足少阴相表里。腰为肾之府，背俞为脏腑气血转注之处，项背可反映内脏的病变。患者久站腰疼剧烈，乃肾气不固所致腰脊胀坠如折，用寿胎丸固肾壮腰以安胎。

来源 余知影，戴铭．国医大师班秀文运用六经辨证论治妊娠病经验[J]. 西部中医药，2018，31（9）：66-68.

24 妊娠腹痛

验案 患者，女，26 岁。2015 年 5 月 12 日就诊。主诉：停经 41 天，小腹疼痛伴腹坠数日。初诊：患者停经 41 天，尿 HCG 阳性，腹痛、腹坠不适，久立久卧则有腰酸，偶有恶心呕吐，未见下红。既往经调，14 岁初潮，7/30 天 ，量中，无痛经，LMP 4 月 1 日，行经 7 天。前一次月经（PMP）3 月 7 日，行经 7 天。刻下：小腹疼痛时作，神疲乏力，纳可，寐安，便溏，2 次 / 日。脉细滑数，舌淡红，边有齿印，苔薄。辅助检查：P 22.6ng/mL，β-HCG 3938.00IU/L。

诊断 西医诊断：先兆流产。中医诊断：妊娠腹痛，证属脾肾不足、冲任损伤、胎元不固。

治法 健脾益气，益肾固胎。

方药 生黄芪 18g，党参、沙参各 9g，白术、白芍各 9g，女贞子 9g，菟丝子 9g，续断 9g，杜仲 12g，竹茹 9g，姜半夏 6g，山药 18g，白扁豆 9g。7 剂，1 剂 / 日，早晚饭后半小时温服。

复诊情况 2015 年 5 月 20 日二诊：LMP 4 月 1 日。孕近 50 天，无阴道出血，无腹痛、腰酸，无所苦。脉细滑无力，舌淡红，边有齿印，苔薄。辅助检查：P 31.1ng/mL，β-HCG 13566.67IU/L。证治从前法。处方：炙黄芪 30g，党参、沙参各 9g，焦白术 9g，山药 18g，白扁豆 9g，续断 9g，杜仲 12g，桑寄生 18g，竹茹 9g，姜半夏 6g，天麻 6g，炒谷芽、麦芽各 9g。7 剂，1 剂 / 日，早晚饭后半小时温服。上方加减，服用 1 个月后胎安，腹痛自除。

医案分析 妇女妊娠期出现腰酸腹痛、下腹坠胀不适，或伴有少量的阴道出血者，中医称之为胎动不安。胎动不安一般是堕胎、小产的先兆。西医则称为先兆流产，是妇科常见痛证之一。导致胎动不安的原因，古人论述颇多。如《诸病源候论》则有云：“胎动不安者，多因劳役气力，或触冒冷热，或饮食不适，或居处失宜。”《妇人大全良方》则论述：“妇人妊娠常胎动不安者，由冲任经虚，胞门、子户受胎不实故也。并有饮酒、房室过度，有所损动不安者。”朱南孙妇科认为其发病多与父母先天禀赋不足、脾胃中虚或肾气虚衰、血热伤胎，或与房劳失节等有关，终导致冲任二脉受损，胎元不固。其中尤以肾不固胎、脾失摄养为发病关键。朱南孙认为，对于胎动不安患者的治疗，应在补肾方药中加入健脾益气的药品，其寓意不在健脾，而重在补气，得一分气，则养得一分胎。故方中生黄芪、党参、白术、山药、白扁豆重在健脾益气，女贞子、菟丝子、续断、杜仲滋阴益肾强腰，竹茹、姜半夏则可降逆止呕。诸药合用，体现了朱南孙妇科治疗脾肾亏虚型胎动不安注重脾肾双补的思想。

来源 [1] 李娟，蔡颖超，江雯雯，等 . 朱南孙教授通涩清养法治疗妊娠腹痛 [J]. 吉林中医药，2017，37（7）：661-663.

25 产后缺乳

验案 患者，女，32岁。2019年3月20日初诊。主诉：产后乳汁量少4日。剖宫产术后第4天，生命体征平稳。查体：术口伤口愈合良好，轻度疼痛，但不敢翻身，食欲差；双乳柔软，泌乳畅，乳量少，质稀，婴儿需添加奶粉喂养；子宫复旧良好，宫底于脐下三指可触及，无压痛；会阴无肿痛，恶露量少，无异味。二便正常。舌淡红，苔薄白，脉沉细。血常规：白细胞计数6.65×10^9/L，血红蛋白122g/L，血小板计数118×10^9/L。

诊断 西医诊断：产后缺乳。中医诊断：产后缺乳，证属脾胃虚弱、气血不足。

治法 健脾益气，疏肝解郁，补血通乳。

方药 炒谷芽20g，砂仁（后下）5g，麸炒白术15g，炙甘草6g，黄芪20g，熟地黄15g，白芍15g，鸡血藤15g，大枣10g，炒王不留行10g，通草5g，佛手10g。7剂，每日1剂，水煎分早晚两次口服。

复诊情况 服用7剂后食欲佳，乳汁渐增，守方继续服药14剂。产后42天复查，诉乳汁量多，质正常。

医案分析 产后缺乳是一种发生于特定时间、特定人群的常见疾病，诊治时应注意明确原因，针对性治疗。有些因素难以纠正，如先天性乳腺发育不良、乳头凹陷、有缺乳家族史等，药物治疗效果较差，正如张从正《儒门事亲》所指出："妇人有本生无乳者，不治。"乳母产生乳汁的量与种族、营养、环境等多种因素有关，所以乳汁分泌的多寡应以是否满足婴儿所需为标准，通常产后1周内可知乳汁充足与否。恶露与乳汁皆由血化，故产后缺乳应重视观察有无恶露及胃气强弱。该患者恶露量少，又因术后伤口疼痛影响食欲，进食少，脾胃受损；又术中骤然失血，伤血耗气，应增加补气养血之力，正如《傅青主女科》所言："夫乳乃气血所化而成也……然二者之中，血之化乳，又不若气之所化为尤速。"故加重加味谷神增乳汤中黄芪用量。余听鸿《外证医案汇编》认为气病则乳病，"若治乳从一气字着笔，无论虚实新久，温凉攻补，各方之中，挟理气疏络之品，使其乳络疏通"，故方中以谷神丸健脾开胃；大枣、熟地黄、鸡血藤、白芍补养阴血以滋化源，其中白芍兼柔肝体，鸡血藤又可疏肝通络；佛手醒脾又疏肝，炒王不留行、通草通络下乳。大补气血则胃气平复，水谷之精得以化生新血，血充乳汁之来源丰富，佐以疏肝通络，则乳汁自下。全方选药平淡，药性平和，虽药少却切中病机，补"虚"通"郁"，故收效甚佳。此外，还需注意，此类患者不应拘泥于餐次，应少食多餐，保证进食总量，同时适当增加汤汁类的摄入。

来源　闫清雅，王春梅，张彩霞，等．肖承悰"补化源而兼通利"治疗产后缺乳经验[J]．中医杂志，2021，62（12）：1024-1026.

26 产后汗证

验案 患者，女，27岁。2009年5月20日初诊。患者产后自汗、盗汗2月余。患者于2009年3月5日顺产一女，产后恶露1个月净，未哺乳，5月17日转经，量多，痛经。产后第2天受风寒，3月8日鼻衄，2天后血自止，仍发热，始自汗并盗汗，汗出伴潮热，偶感五心烦热。刻下：恶风，自汗，盗汗，关节酸楚，神疲乏力，纳差，便溏，寐欠安，脉右细左弦尺弱，舌暗红、苔黄腻少津。

诊断 中医诊断：产后汗证，证属产虚未复、肝旺肾虚、风寒袭脉。

治法 补肾养肝，固表敛汗。

方药 太子参30g，白术9g，白芍9g，五味子3g，麻黄根20g，淮小麦20g，合欢皮12g，茯苓12g，茯神12g，首乌藤20g，枸杞子12g，桑枝12g，桑寄生12g，伸筋草12g，威灵仙12g。12剂。常法煎服。

复诊情况 2009年6月3日二诊：患者周身及头面自汗略见减少，但感畏寒恶风，胸闷心慌，夜寐欠安，脉细缓，舌暗、苔黄腻。辨证仍属产虚未复，心气不足。治拟养心益气，固表敛汗。处方：煅龙骨15g，煅牡蛎15g，党参15g，炙黄芪15g，白术6g，白芍12g，炙甘草6g，淮小麦30g，糯稻根20g，五味子3g，茯神12g，合欢皮12g。继服12剂。

2009年6月17日三诊：服药后汗出减，仍畏寒，肢节酸楚，末次月经6月12日，量中，脉细软，舌暗红、苔薄腻。仍属产虚未复。治拟益气养阴，固表敛汗。处方：黄芪20g，防风12g，防己12g，白芍12g，糯稻根30g，麻黄根 30g，女贞子 10g，淮山药 10g，菟丝子 12g，补骨脂 12g，茯苓 12g，茯神 12g。继服 12 剂。经治 2 月余，汗出已减，然患者素体不足，故继予益气养阴之剂调养。

医案分析 朱南孙考虑患者产虚未复，遂用性平缓之太子参为君，辅以白术、白芍共奏健脾益气、柔肝敛阴之效，兼加收敛固涩之五味子、麻黄根、淮小麦以助止汗敛汗之力，合欢皮、茯苓、茯神、首乌藤解郁安神、养血宁心，枸杞子、桑枝、桑寄生、伸筋草、威灵仙补肾强骨，以达到补养肝肾、固表敛汗之目的。二诊时汗略减，但感胸闷心慌，概患者汗出日久，伤及心阴，故治以补养心气为主，方中煅龙骨、煅牡蛎、糯稻根、五味子镇心安神，收敛止汗；党参、黄芪、白术、白芍健脾益气，甘草、淮小麦同用补养心气，心脾得养，津液化生有源；茯神、合欢皮养心安神。患者服药 1 个月后汗证已好转，仍感畏寒，故用玉屏风散化裁益气固表，加用补肾之品，肺肾同调，以巩固疗效。

来源 严培绮，赵莉，张婷婷，等. 朱南孙治疗产后汗证验案 2 则 [J]. 江苏中医药，2012，44（5）：43-44.

验案 患者，31 岁。2011 年 9 月 14 日初诊。患者产后自汗 10 月余。既往月经规则，月经初潮 14 岁，经期 7 天，周期 28～30 天，量中。结婚 5 年未避孕未孕，有盆腔炎病史 1 年，经多方调治后于 2010 年 11 月剖宫产下一女，产后恶露 35 天净，2011 年 4 月转经，5 月断乳。末次月经 9 月 5 日，量偏少。自产后动辄汗出，劳累后加重，时有腰酸，二便调，夜寐欠安。追问病史，患者于哺乳期间曾有乳腺炎发作史。脉细弦迟，舌暗尖红、苔黄腻。

诊断 中医诊断：产后自汗，证属湿热内蕴、脾运不健、气阴两虚。

治法 健脾利水，化湿止汗。

方药 生黄芪 15g，防己 15g，白术 9g，白芍 12g，带皮茯苓 12g，土茯苓 20g，制川厚朴 6g，生薏苡仁 12g，淮小麦 30g，糯稻根 30g。12 剂。水煎服，每日 1 剂。

复诊情况 服药后未再就诊，电话随访患者诸症皆平。

医案分析 患者孕前既往有盆腔炎反复发作病史，经调治后有所好转，因病迁延日久，湿热内蕴于冲任，肝肾耗损，加之产后气血耗伤，冲任空虚，湿热蒸于内，此属产后湿热内蕴、脾运不健而致多汗，方中生黄芪、防己补气利水祛风而不伤正，辅以白术健脾燥湿以助君药祛湿行水，白芍养血和营，带皮茯苓利水，土茯苓清热除湿，制川厚朴、生薏苡仁利湿健脾，再加淮小麦、糯稻根止汗敛汗。患者虽汗多但朱南孙用药不以敛汗为主，而多用利水药使其湿从小便出，虽为产后，亦不拘于产后，而采用通利之法，以达祛湿止汗之效。

来源　严培绮，赵莉，张婷婷，等. 朱南孙治疗产后汗证验案 2 则 [J]. 江苏中医药，2012，44（5）：43-44.

27　产后痹证

验案　患者，女，31岁，2018年8月27日初诊。患者于4个月前因产后受凉出现怕风怕冷，关节酸，肌肉痛，易疲劳出汗，四肢困倦，胸闷心慌，喜太息，纳可，偶有打嗝反酸，口干，口黏，寐差，大便先干后溏，每日1次，小便黄，小腹胀痛怕冷。末次月经8月5日，月经量多，色红，无血块，舌淡，苔白，边有齿痕，脉软寸旺。

诊断　西医诊断：产后风湿。中医诊断：痹证，证属气阴两虚、复感湿邪。

治法　治拟补益气阴。

方药　党参10g，黄芪10g，当归10g，白术10g，升麻10g，葛根10g，泽泻10g，神曲10g，麦冬10g，五味子5g，陈皮6g，青皮6g，黄柏6g，苍术10g，甘草6g，鸡骨草15g，凤尾草15g，垂盆草10g。15剂，水煎服，每日1剂。

复诊情况　2018年9月27日二诊，患者怕风怕冷缓解，汗出减少，关节已不痛，仍有疲劳感，稍有胸闷气短，口苦，口黏，咽干，吐白痰，纳可，矢气多，夜寐佳，二便正常，舌淡，苔白，脉稍弱寸旺。复查谷丙转氨酶26.7U/L，谷草转氨酶22.3U/L。上方去鸡骨草、凤尾草、垂盆草，加浮小麦15g、丹参10g。15剂。以上方加减间断调治半年余，诸症基本消失。

医案分析　患者产后气血亏虚，卫外不足，故恶风怕冷、多汗。肌肉关节酸痛、胸闷、疲乏均为湿阻气机所致，故伍炳彩处以清暑益气汤健脾益气化湿。鸡骨草、凤尾草、垂盆草为伍炳彩降转氨酶常用之药组，二诊时转氨酶已降至正常，足见其效。患者因路途遥远就诊不便，故未能连续用药；但经半年余的治疗，基本痊愈。伍炳彩常把体倦少气，口渴自汗，四肢困倦，胸闷身重，大便溏，舌淡，苔白，脉虚作为本方证的辨证要点。

来源　孟彪，高立珍，伍炳彩．伍炳彩教授辨治产后风湿病经验 [J]. 风湿病与关节炎，2020，9（3）：49-51.

验案　患者，女，40 岁，2014 年 1 月 8 日初诊。患者于 2013 年 8 月 21 日剖宫产一男婴后出现手臂及肩背部疼痛，头胀痛，时有头晕，曾于当地医院就诊，未见明显好转。刻诊：患者动则汗出，恶风怕冷，前额不适，全身关节肌肉酸胀痛，晨起明显，活动后稍缓解，口渴饮水不多，入睡难，多梦易惊醒，大便稀，2 天 1 次，小便偏黄。患者脾气较急躁，时悲伤欲哭，舌质淡红，苔黄厚，舌下静脉粗，脉略细弦数，寸尺旺。

诊断　西医诊断：产后风湿。中医诊断：痹证，证属气阴两虚、复感湿邪。

治法　补益气阴。

方药　茵陈 6g，川木通 3g，滑石（布包）6g，连翘 10g，白豆蔻（后下）6g，藿香 8g，石菖蒲 6g，黄芩 10g，浙贝母 6g，射干 10g，薄荷（后下）5g，防风 6g，姜黄 10g，三七（冲服）3g。7 剂，水煎服，每日 1 剂。

复诊情况　2014 年 1 月 16 日二诊，患者身酸胀痛减轻，仍易汗出，饮食可，二便正常，续服上方 15 剂，诸症基本消失。

医案分析　患者全身关节、肌肉酸胀痛，多汗，口渴，小便黄，苔黄厚，脉细弦数均为湿热内蕴之象。伍炳彩临床善治湿病，对于湿热证之产后风湿病，常处以甘露消毒丹清热除湿；对于舌下静脉粗之瘀血甚者，常加用三七以活血化瘀止痛。湿去热清，血活络通，诸症自愈。

来源　孟彪，高立珍，伍炳彩．伍炳彩教授辨治产后风湿病经验 [J]. 风湿病与关节炎，2020，9（3）：49-51.

验案　患者，女，2019 年 8 月 12 日初诊。患者于 2017 年 12 月 14 日剖宫产一女婴后，因受凉出现双手关节晨僵、疼痛，双小腿胀，左踝关节僵硬感，左脚发麻，怕风怕冷，吹风后症状加重，汗出较多，侧卧时半身出汗，受压半身不出汗。纳可，易腹胀，大便前腹痛，泻后痛减，每日

2～3次，肛门无灼热感，小便淡黄，伴灼热感。易疲劳心烦，常因疲劳而难以入睡，多梦，易醒，耳鸣声音细小，舌尖、门牙遇风发凉，胸闷气短，眼怕光，咽红，舌暗红，苔黄腻，脉弦细。

诊断 西医诊断：产后风湿。中医诊断：痹证，证属肝郁犯脾。

治法 疏肝健脾。

方药 处方：①牡丹皮3g，焦栀子3g，当归6g，白芍6g，柴胡10g，茯苓10g，白术10g，甘草5g，生姜1片，薄荷3g，香附6g，苍术6g，川芎6g，神曲10g，酸枣仁10g，知母6g，浮小麦15g，大枣3个，郁金6g，枇杷叶5g，吴茱萸3g。21剂，水煎服，每日1剂。②龙胆泻肝丸1盒，按说明书半量服用。③乌梅丸3盒。先服用①方及②方，小便无灼热，眼不怕光，苔由厚变薄后则停用②方，继用③方。

复诊情况 2019年9月18日二诊：患者手脚僵硬感好转70%，疲劳好转，仍感怕风怕冷，易出汗，上半身明显。近期稍怕热，稍有腹胀，无反酸，大便2天1次，不成形，便前无腹痛，小便可，寐差，梦多，口不干，稍苦，胸闷已除，舌暗红，苔黄腻，脉沉细弦，两寸浮。处方：1方为初诊①方改白术为炒白术，苍术加至10g。5剂打粉服，每次5g，每日2次，口服。2方：柴胡10g，黄芩6g，法半夏10g，生姜2片，大枣2枚，党参10g，甘草6g，桂枝10g，白芍10g，厚朴10g，浮小麦15g，首乌藤15g，酸枣仁10g，桃仁6g，丹参10g。21剂，水煎服。后随访，患者病情已缓解。

医案分析 患者病情比较复杂，伍炳彩认为，肝郁化热犯脾为主要矛盾，故处以丹栀逍遥散，因虚烦不得眠而合用酸枣仁汤。“眼怕不怕光”是伍炳彩常常询问患者的一个症状，怕光者多为肝胆湿热，是选用龙胆泻肝汤（丸）的一个重要指征，如果兼夹有舌红、苔黄腻、脉弦等，则此方证即可成立。乌梅丸适用于腹泻患者的治疗。伍炳彩处方讲究层次，常常汤剂与散剂或汤剂与丸剂并用，到某种程度则停服某药。复诊时患者病情改善，而出现以怕冷汗出为主症，故改用以柴胡桂枝汤加味汤剂为主，散剂为辅。伍炳彩常把全身骨节、肌肉胀痛，头晕，急躁易怒，入睡困难，夜寐梦多或易醒，口苦，舌红，苔黄，脉弦作为丹栀逍遥散合酸枣仁汤方证的辨证要点。

来源　孟彪，高立珍，伍炳彩．伍炳彩教授辨治产后风湿病经验[J]. 风湿病与关节炎，2020，9（3）：49-51.

验案 患者，女，30岁。2018年7月6日初诊。患者于2017年12月13日行剖宫产，2018年6月初出现手臂及双下肢酸痛无力，双膝到脚踝冷痛，偶有抽筋。久坐后腰部及脊柱痛，与天气变化无关，怕风怕冷亦怕热，易汗出，汗出欲吹风，但关节吹风后疼痛，易疲劳，口中和，纳可，寐安，大便每日1～2次，偏稀，小便稍黄，舌暗红，有齿痕，舌上红点多，苔黄腻，舌下络脉紫，脉浮寸旺。产后第1次月经为5月24日，色偏红，量可，痛经，无血块。

诊断 西医诊断：产后风湿。中医诊断：痹证，证属肝郁犯脾。

治法 治拟疏肝健脾。

方药 上中下通用痛风方：苍术6g，黄柏10g，羌活6g，防风10g，白芷10g，桂枝6g，龙胆3g，神曲10g，汉防己10g，胆南星10g，桃仁6g，红花6g，威灵仙10g，姜黄6g，海桐皮6g。15剂，水煎服，每日1剂。

复诊情况 2018年8月6日二诊：患者身痛程度明显减轻，现吹空调后肘关节、膝关节、踝关节酸痛，疲劳乏力，腰已无酸痛感，怕热易汗出，口渴欲饮，无口苦，口不黏，脱发严重，偶有头晕，纳可，寐差，易醒。大便每日2～3次，便前肠鸣，自觉有气在腹中游走，大便偏稀，小便偏黄，舌红，苔稍黄腻。末次月经7月8日，量较以前多，经期7～10天。伍炳彩处以清暑益气汤加味：党参10g，黄芪15g，当归6g，白术10g，升麻3g，葛根10g，泽泻10g，神曲10g，麦冬6g，五味子6g，陈皮10g，黄柏10g，苍术10g，甘草6g，生姜1片，大枣1枚，汉防己10g，浮小麦15g，煅牡蛎15g，首乌藤15g。20剂。

2019年7月17日三诊：患者诉膝盖以下怕冷明显，骨头内侧、背心凉，天冷时明显。双上肢不能吹空调，膝盖有酸软感，下肢无力，脱发严重。月经提前2天，腰痛，小腹似绞痛，无乳房胀，月经有黑色血块。睡眠差，梦多，大便可，每日1次，舌质红瘦小，有红点，苔腻，脉软。上方加怀牛膝10g、五加皮10g。30剂。

2019年9月18日四诊：患者诸症基本消失，但天凉后仍稍有不适感，眠安，纳可，四肢发凉，月经量少，色红，夹少量血块，经期腰酸，大便软，每日1次，小便可，舌红，苔薄白，脉软。伍炳彩处以独活桑寄生汤加减：独活10g，秦艽10g，桑寄生10g，防风10g，细辛3g，川芎10g，当归10g，生地黄10g，白芍10g，桂枝10g，茯苓10g，杜仲10g，牛膝10g，党参10g，甘草6g。15剂，以兹巩固。

医案分析 本例患者以关节肌肉酸痛为主，既怕冷又怕热，舌暗红，苔黄腻，舌下络脉紫，显为寒热错杂、痰瘀互结之象，故伍炳彩处以上中下通用痛风方，以清热燥湿，活血化瘀，祛风散寒，寒热并用，果然一诊而有效。后据患者怕风怕冷，汗出恶风明显，又处以清暑益气汤，诸症又减。四诊时患者表现为腰酸等肝肾气血不足之象，故处以独活桑寄生汤，以扶正固本，终获佳效。可见伍炳彩治疗本病时用方亦非常灵活，并不拘于一方一法，而是随时变通。

来源 孟彪，高立珍，伍炳彩．伍炳彩教授辨治产后风湿病经验[J]. 风湿病与关节炎，2020，9（3）：49-51.

验案 患者，女，32岁。2009年8月就诊。主诉：产后关节疼痛5年。患者5年前产褥期曾受风受凉。之后渐出现后背及肩、肘、手等关节疼痛，伴多汗，久治不愈。就诊时大小关节僵硬疼痛，活动后稍减，汗出后加重，怕风怕冷，头部尤甚，乏力，心慌，心烦，夜寐差，梦多，二便调。舌暗红，苔白微腻，脉弦滑。

诊断 西医诊断：产后关节痛。中医诊断：产后痹证，证属风湿在表、瘀血痹阻经络。

治法 益气固卫，疏风除湿，通经活络。

方药 生黄芪20g，炒白术12g，防风10g，防己15g，炒苦杏仁9g，炒薏苡仁30g，秦艽12g，威灵仙12g，片姜黄12g，当归12g，川芎9g，穿山甲珠10g，桂枝6g，赤芍12g，白芍12g，忍冬藤20g，鹿衔草15g，鸡血藤20g，怀牛膝12g。14剂，水煎服，每日1剂。

复诊情况 3个月后患者亲友来诊，转达谢意，述其服上方后大小关节僵硬及疼痛均有所减轻。

医案分析 产后气血顿失，营卫失调，卫表不固，风湿邪气乘虚而入。仿防己黄芪汤、黄芪桂枝五物汤合方组方，益气血、和营卫、疏风除湿。另以当归、川芎、穿山甲珠、鸡血藤、忍冬藤、片姜黄配伍，养血活血，通经活络。秦艽养血疏风柔筋。鹿衔草既能疏风除湿，又能活血。全方配伍，可达固卫表、补营血、散风湿、通经络的功效。

来源 冉青珍．国医大师路志正从虚论治产后痹经验浅述[J]. 中华中医药杂志，2017，32（3）：1090-1092.

验案 患者，女，29岁。2011年3月初诊。主诉：人工流产后半身麻木2年。病史：2009年4月行人工流产手术，术后情绪低落，工作压力大，未能得到良好休养。先出现左脚发麻，之后麻木症状渐延及左半身。2010年暴怒生气后麻木症状加重，心神不定，夜间易醒，饮食稍有不慎即腹泻呕吐。就诊时半身麻木，脘腹胀，矢气频繁，肠鸣，昼冷夜热，盗汗，大便不成形，月经量少，色紫黑，有血块。舌体胖，舌暗，苔黄腻，脉沉细小弦，面色晦滞，两目无神。

诊断 西医诊断：肢体麻木待查。中医诊断：产后痹证，证属气血不足、肝脾不和。

治法 益气养血以荣筋，疏风化浊以调肝脾。

方药 生黄芪30g，当归30g，炒桑枝30g，桂枝10g，白芍20g，竹半夏12g，干姜12g，黄连10g，炒黄芩8g，炒苦杏仁9g，炒薏苡仁30g，茵陈12g，砂仁（后下）10g，娑罗子12g，八月札30g，焦山楂、焦神曲、焦麦芽各12g，生龙骨（先煎）30g，生牡蛎（先煎）30g。生姜1片，大枣2枚为引。14剂，水煎服，每日1剂。

复诊情况 2011年5月14日二诊：述服药后诸症减轻。

医案分析 人工流产后阴血亏虚，筋脉失荣则肢体麻木不仁。仿黄芪桂枝五物汤益气养血疏风通络，仿半夏泻心汤辛开苦降，调和中焦气机。另以焦山楂、焦神曲、焦麦芽、大枣、生姜和胃气；茵陈除肝经湿热；八月札、娑罗子疏肝气，解脾土之困；炒苦杏仁、砂仁、炒薏苡仁通畅三焦气机；生龙骨、生牡蛎镇潜虚浮之阳气。

来源 冉青珍．国医大师路志正从虚论治产后痹经验浅述[J]. 中华中医药杂志，2017，32（3）：1090-1092.

验案 患者，女，37岁。2010年12月30日初诊。主诉：关节痛、后背痛13年。13年前因产后受凉，出现后背疼，肘、髋、膝关节疼痛，四肢肌肉酸痛。喜热饮，进食寒凉食物、生气后均引起胃痛，胃中有振水声。刻下：关节疼痛，心烦气躁，手颤，眼干涩，有飞蚊症，时有遗尿，疲乏头晕，心悸胆怯，入睡困难，多梦易醒，月经量少、色暗、有血块。

舌淡，边有齿痕，苔薄，脉弦滑细。

诊断 西医诊断：产后关节痛。中医诊断：产后痹证，证属阳虚水饮内停。

治法 运脾益气，温中和胃。

方药 党参12g，炒白术15g，桂枝10g，茯苓30g，姜半夏12g，炒苦杏仁9g，炒薏苡仁30g，焦山楂、焦神曲、焦麦芽各12g，大腹皮10g，槟榔10g，八月札12g，郁金12g，泽泻15g，炒枳实15g，陈皮12g，佩兰12g，六一散（包）30g，生姜1片。14剂，水煎服，每日1剂。

复诊情况 2011年1月13日二诊：药后胃痛、胃胀、胸闷症状减轻，仍有周身关节疼痛，头胀，头昏沉，嗜卧，心烦气躁，飞蚊症，双手、头均有颤动。大便黏滞，肛门周围潮湿。带下量多黏稠。月经量少。舌质红，边有齿痕，苔薄，脉沉滑小数。治以疏肝运脾，清化湿热。方药：党参12g，荆芥穗12g，青蒿15g，黄连12g，炒苍术15g，炒白术12g，炒山药15g，生薏苡仁15g，炒薏苡仁15g，茯苓30g，桂枝12g，当归12g，炒白芍9g，泽泻15g，椿皮12g，鸡冠花15g，娑罗子12g，生龙骨（先煎）30g，生牡蛎（先煎）30g。14剂，水煎服，每日1剂。

2011年5月26日三诊：服药后胃痛怕冷进一步好转，带下减少。仍有关节肌肉疼痛，程度减轻，疲劳乏力，头沉重昏沉，耳鸣，健忘，纳差，大便时硬，排便困难，情绪低落，易烦躁，入睡难，目涩。舌稍红，舌体中偏瘦，边有齿痕，苔薄白，脉沉弦尺弱。治以益气养血以荣筋，健脾益肾以培本。处方：生黄芪20g，桂枝12g，炒白芍10g，当归12g，川芎12g，地龙12g，炒杜仲12g，桑寄生15g，生白术20g，炒白术12g，炒酸枣仁9g，炒薏苡仁30g，补骨脂10g，炒菟丝子12g，焦山楂、焦神曲、焦麦芽各12g，黄连10g，炒枳实15g，怀牛膝15g，生姜1片。14剂，水煎服，每日1剂。

医案分析 患者主诉为关节肌肉酸痛。病起自产后受凉，产后气血亏虚，卫表不固，寒邪入里日久伤及中阳。仿苓桂术甘汤、理中汤、二陈汤合方组方，运脾益气，温中和胃，温阳化饮。经治疗，二诊时阳虚水饮内停症状有所缓解而未愈，表现出木旺克土、脾运失职、内生水湿、湿郁化热之象。仿完带汤之意疏肝运脾、清化湿热为主，仍辅以苓桂术甘汤方温阳化饮。经两诊治疗，湿浊水饮等病邪已去，气血不足虚象尽显，至此才拟“益气养血以荣筋，健脾益肾以培本”的治法治疗。以黄芪桂枝五物汤配伍地龙补益气血，疏通血脉，合四物汤养血柔肝荣筋。纵观该病例资料，并不急于针对关节痹痛用药，而是分清主次，逐步入手，先祛邪再补虚，先治标后治本，最终达到治疗目的。

来源　冉青珍．国医大师路志正从虚论治产后痹经验浅述 [J]. 中华中医药杂志，2017，32（3）：1090-1092.

验案　患者，22 岁。2010 年 2 月初诊。主诉：双膝疼痛 1 年。现病史：1 年前剖官产后产褥期着凉，出现双膝关节疼痛，怕冷，伴头晕乏力，气短，心烦易怒，双目干涩，耳鸣如蝉，口干，夜晚入睡难，易醒，夜尿多。月经量少，2 天即净。形体消瘦，面色少华，舌淡红，边有齿痕，苔黄腻，脉沉弦。

诊断　西医诊断：产后关节痛。中医诊断：产后痹证；证属肝肾不足，气血亏虚。

治法　益气血，清肝胆，滋肝肾。

方药　太子参 12g，功劳叶 15g，麦冬 12g，酒黄精 12g，当归 12g，川芎 9g，炒酸枣仁 15g，八月札 12g，柴胡 12g，黄芩 8g，黛蛤散（包煎）6g，桑寄生 15g，补骨脂 12g，鸡血藤 15g，生龙骨（先煎）30g，生牡蛎（先煎）30g，陈皮 9g，生姜 1 片。14 剂，水煎服，每日 1 剂。

复诊情况　2010 年 4 月二诊：患者服上方 30 余剂，诸症均减。

医案分析　该病例属肝肾亏损，气血两虚证。患者素体瘦弱，年未及二十而嫁，继之生育，早婚早育耗伤肾精，肝肾同源，肾精亏虚而肝血不足。仿生脉饮、酸枣仁汤、小柴胡汤组方。伍以黄芩、黛蛤散清利肝胆，生龙骨、生牡蛎滋肝肾潜阳。全方上清下滋，滋补肝肾，清利肝胆湿热，和解肝胆枢机，以达荣筋止痛之效。产后痹证临床有卫气不固、营卫不和者，有血虚不能荣筋者，有阳虚湿盛者，有肝肾不足者，临床治疗宗“虚”为纲，但不可一概而论。路志正灵活变通、辨证施治，方显示良好效果。

来源　冉青珍．国医大师路志正从虚论治产后痹经验浅述 [J]. 中华中医药杂志，2017，32（3）：1090-1092.

验案　患者，女，31 岁。2008 年 11 月 15 日初诊。产后 1 年，无明显诱因出现肌肉疼痛，手关节痛，不能活动，晨僵 1 小时，怕冷，遇冷加重，足跟麻痛。2008年5月曾查风湿免疫相关指标，均未见异常。一年中间断服中药汤剂治疗，但症状未见明显好转。现症见周身肌肉酸痛，怕风怕冷，遇冷加重，手关节发紧，喉中有痰；带下量多，有血丝，间夹有黄色，常于停经2天后发生，月经周期及量色均正常；寐差，心烦心悸，自汗，纳可，二便可。查体：形体清瘦，面色淡黄无华，舌暗，舌体胖，舌边有齿痕，苔黄腻，脉细滑。

诊断 中医诊断：产后痹证；证属营卫失调，脾虚湿阻肝郁。

治法 健脾疏肝，解肌和营。

方药 生黄芪20g，太子参12g，炒白术15g，炒苍术15g，防风10g，防己15g，炒苦杏仁9g，炒薏苡仁30g，黄柏9g，土茯苓20g，车前子15g，柴胡12g，荆芥穗12g，赤芍12g，白芍12g，鸡冠花12g，椿皮12g，生龙骨、生牡蛎各30g。14剂，水煎服。

复诊情况 二诊：药后心悸、自汗及寐差均明显改善，带下赤白较前好转，喉中痰消失。周身肌肉酸痛及关节疼痛稍有改善，现症：手关节发紧，筋脉挛缩感，遇冷加重，晨僵15min左右，时轻时重，纳可，眠可，二便调。舌淡红，舌体胖，舌有齿痕，苔黄偏腻，脉沉弦尺沉。处方：上方去太子参、荆芥穗、鸡冠花；加全蝎6g，柴胡加量至15g，桂枝10g，以加强益气通络止痛之力，另加生姜2片、大枣3枚为引。14剂。服药后随诊，关节症状基本消失。

医案分析 本例属于产后营卫失调，脾虚湿阻，肝脾不和而致的产后痹证。路志正认为患者产后1年症状不愈，病情已属虚实夹杂，初起气血亏虚，营卫失调，腠理不密，风寒湿邪乘虚而入，不能宣行，留滞体内，郁而化热；久痹不愈，进而伤及脏腑，脾虚湿阻，土壅木郁，肝脾不和。治疗重在益气健脾，疏肝解郁兼清热利湿，以防己黄芪汤加味治疗。方中以生黄芪益气固表，炒白术苦温燥湿和中补脾，与太子参合用，则健脾益气之功更胜。路志正处方喜对药相伍为用，苍白术并用，苍术甘温燥烈，燥胃强脾除湿，升发胃中阳气，白术甘温性缓，健脾力强，二药配用，一胃一脾，则中焦得健；防己、防风并用，加强祛风除湿之力。方中桂枝、白芍同用解肌和营；健脾利湿多以炒苦杏仁、炒薏苡仁合用，以宣肺气、醒脾运、畅三焦。湿浊下注，郁久化热，带下赤白，而带下又与带脉、肝经有关，故加柴胡、荆芥穗以疏肝解郁，加土茯苓、鸡冠花、椿皮以清热解毒，祛湿止带；而桂枝加生龙骨、生牡蛎更能治心悸、怔忡、漏下，且镇静安神；另外加生姜、大枣为引以顾护脾胃，以达益气健脾，使营卫自和而病愈。

来源　姜泉，焦娟，张华东．路志正调和营卫治疗产后痹临床经验 [J]. 北京中医药，2010，29（9）：664-666.

28　产后感染

验案　王某，女，35岁。于2012年9月28日初诊。患者曾因1个月前人工流产后吹风，出现头晕、怕风怕冷症状。刻下：头晕，头痛，夜晚严重，太阳穴按压痛，运动后汗出怕风，偶尔四肢骨头疼痛，筋痛，四肢局部发冷，食欲不振，寐可，二便正常。舌暗红，舌边有齿痕，苔薄黄，脉沉稍弦寸尺旺。

诊断　西医诊断：产后感染。中医诊断：产后风，证属风寒表证。

治法　祛风散寒。

方药　柴胡10g，半夏10g，党参10g，炙甘草6g，黄芩7g，生姜3片，大枣5枚，桂枝10g，白芍10g，全蝎3g，蔓荆子10g，豨莶草10g，藁本6g。7剂。

复诊情况　2012年10月5日复诊：头痛及怕风怕冷减轻，头晕未改变，四肢骨头疼痛，筋痛，食欲改善，寐可，二便正常，舌红，舌边有齿痕，舌苔薄，脉沉稍弦。处方：柴胡10g，半夏10g，党参10g，炙甘草6g，黄芩7g，生姜3片，大枣5枚，桂枝10g，白芍10g，蔓荆子10g，豨莶草10g。10剂。

2012年10月14日三诊：头晕、头痛消失，怕风怕冷感已无，四肢骨头暂未出现疼痛，筋不痛，暂无身体不适感，舌红，苔薄白，脉稍沉。处方：柴胡10g，半夏10g，党参10g，炙甘草6g，黄芩7g，生姜3片，大枣5枚，桂枝10g，白芍10g。5剂。

医案分析　患者因人工流产后吹风，怕风怕冷，属于产后风的症状，虽然在脉象上没有明显的表证，但是汗出怕风属于表证范畴。

来源　许闰臣，伍炳彩．伍炳彩运用柴胡桂枝汤治疗产后风经验[J]．江西中医药，2013，44（9）：16-17.

验案　童某，女，28岁。2013年1月23日就诊。患者于2012年2月17日小产，刮宫后28天洗头后逐渐出现怕风怕冷等症状。刻下：怕风怕冷，头部及颈部严重，偶尔会汗出，吹风后出现头晕、头疼，眼眶压痛，背部、肩膀、上肢、腰部酸痛，太阳穴痛，关节痛，悲伤想哭。月经周期推迟，上次月经1月7日至1月13日，量少，色红，有血块，经前乳房胀，小腹胀，腰酸，纳可，二便正常，舌红，苔白，脉弦细稍浮。

诊断　西医诊断：产后感染。中医诊断：产后风，证属风寒表证。

治法　祛风散寒。

方药　柴胡15g，党参12g，半夏10g，黄芩7g，桂枝10g，白芍10g，甘草6g，生姜3片，大枣3枚，浮小麦15g，杜仲10g，桑寄生10g。5剂。

复诊情况　2013年1月28日二诊：怕风怕冷症状未改变，眼眶痛消失，背部痛、肩膀痛、腰部不适消失，太阳穴不痛，关节痛，悲伤想哭，纳可，二便正常，舌红，苔白，脉弦细寸浮。处方：柴胡15g，党参12g，半夏10g，黄芩7g，桂枝10g，白芍10g，甘草6g，生姜3片，大枣3枚，浮小麦15g，杜仲10g，桑寄生10g。10剂。

2013年2月18日三诊：怕风怕冷症状已无，背部及肩膀痛感消失，关节不痛，已无悲伤想哭情绪，偶有眼屎，纳可，悲伤，二便正常，舌红，苔白，脉稍弦。处方：柴胡15g，党参12g，半夏10g，黄芩7g，桂枝10g，白芍10g，甘草6g，生姜3片，大枣3枚。5剂。医嘱，服后无不适可停药。

医案分析　患者关节痛，脉浮，太阳穴痛，说明其有表证，悲伤想哭，经前乳房胀痛都是少阳经病证的表现。从以上病案分析可见，产后遇风邪所出现的怕风怕冷，伴有情绪低落，容易出现悲伤想哭的产后风症状，其病证的表现都是属于风邪在表入里，因此柴胡桂枝汤对于治疗此类病证有很好的疗效。产后风的治疗从历代医家延续至今都有一个惯有的思维，即从虚论治，然而许闰臣与伍炳彩认为，对于产后感受风邪所出现的怕风怕冷的表现，并不意味着患者是虚证，需要以补来治愈，对此，以上的病案运用柴胡桂枝汤治愈也说明了此类问题。中医治疗疾病主要是参合四诊进行辨证论治，根据病情的不同参照不同的论治方法，因此在分析病情时不可拘泥于一般的治疗方法和手段，根据患者出现的病证进行辨证论治才是治疗的重中之重，以此来分析病情才能达到预想的效果。

来源　许闺臣，伍炳彩．伍炳彩运用柴胡桂枝汤治疗产后风经验 [J]. 江西中医药，2013，44（9）：16-17.

29　盆腔炎

验案　患者，女，46岁。2006年2月18日初诊。腰酸、下腹隐痛，月经错乱，带下不多，B超诊为盆腔炎、盆腔积液，已2年有余。经抗生素、输液等治疗，痛稍减，又复作，积液亦久未消除。饮食、睡眠尚可，舌苔微白，脉沉弦。

诊断　西医诊断：盆腔炎。中医证属寒凝血瘀。

治法　活血温散，消搜蠲痛。

方药　皂角刺15g，败酱草30g，鹿角霜10g，延胡索20g，川楝子10g，赤芍15g，牡丹皮10g，桃仁10g，大枣30g。7剂，水煎服。

复诊情况　二诊：服药7剂后，少腹痛减轻。原方中加蒲公英30g，再服14剂。

三诊：服药14剂后，疼痛已不明显。复检B超未见异常，盆腔积液亦消失。

医案分析　盆腔炎为妇女盆腔内生殖器官如子宫、输卵管、卵巢及其周围结缔组织炎症的总称。常因分娩、流产及盆腔手术或经期不卫生发生感染所致。急性者有发热，下腹痛。然为慢性时，则有腰酸、下腹隐痛、月经失调等症。本例为慢性盆腔炎。从其脉舌诊辨，当以辛温活血之皂角刺（因此药治疗少腹挛急、紧束之疼痛）以搜风消肿，配以败酱草之解毒消肿、散结、活血行瘀，鹿角霜益冲任、敛积液。再以延胡索、川楝子、赤芍、牡丹皮、桃仁等止痛、和血、排瘀积，故功效较显著。由于皂角刺可能刺激胃，引起不适，故以大枣和缓之。此方药味精炼，效果明显，对缠绵二三年之痼疾，能在较短时期内治愈。

来源　何若苹.何任治疗疑难病医案3则[J].世界中医药，2006，1（1）：34.

验案　患者，女，28岁。2005年2月26日初诊。2年前人工流产后开始出现小腹部疼痛，体倦乏力，白带量多色黄，经期小腹疼痛加重，月经周期尚正常，但血块多，色暗。妇科检查：左侧附件明显增厚、压痛，诊断为盆腔炎。经用抗生素和中药治疗，效果不明显。2年来未怀孕。近日因劳累腹痛加重，伴有低热（T：37.2～37.4℃），尿频，尿黄。舌暗，苔薄，脉沉细。血常规：WBC10×10^9/L。末次月经2月18日。

诊断　西医诊断：盆腔炎；继发性不孕症。中医诊断：妇人腹痛，证属冲任瘀阻。

治法　温经活血，化瘀止痛，佐以清热解毒。

方药　桂枝茯苓丸加减：桂枝、桃仁、牡丹皮、香附、莪术各10g，赤芍、蒲公英、白花蛇舌草各15g，丹参、生黄芪各30g，茯苓20g，三七粉（冲）3g。7剂。

复诊情况　治疗1周后，腹痛消失，体温正常，小便转清，但有时腰困。上方去蒲公英、白花蛇舌草，加菟丝子30g。续服7剂，诸症大减，腰困好转。上方加鹿角霜10g，又服7剂。3月18日经行时无腹痛，血块减少，经色正常。后以上方加减服用1个月，患者怀孕。

医案分析　患者病起于人工流产后冲任气血受损，运行无力，导致冲任气滞血瘀，不通则痛，故而出现下腹疼痛，痛经，经血有血块，附件增厚、压痛；病程日久，气血更虚，故而出现体倦乏力、白带量多等。冲任瘀阻，导致两精难于相抟，故而不孕。因疼痛症状较重，附件增厚明显，故而采用温经活血、化瘀消癥的桂枝茯苓丸加莪术等破血药物，配合生黄芪益气，三七止痛，佐以清热药物，病证相扣，故腹痛渐平。腹痛缓解后，则立去清热药物，加菟丝子、鹿角霜等补肾调冲善后，因此患者得以有孕而获效。

来源　王清，经燕.试述许润三教授之慢性盆腔炎非“炎”说[J].中华中医药杂志，2006（4）：223-224.

验案　患者，女，45岁。患者二日前因体温升高，腹痛难忍而入院，医院诊断为急性盆腔炎，并住院治疗，投清热解毒药，效果不佳。现症：高热，少腹部一侧拘急疼痛、拒按，精神狂躁不安，伴有大声呼叫，头痛，带下量多、色黄，舌暗红有瘀点，苔黄，脉滑数涩。

诊断 西医诊断：急性盆腔炎。中医诊断：腹痛，证属下焦蓄血。

治法 活血化瘀。

方药 桃核承气汤加减：桃仁 10g，桂枝 10g，大黄 6g，芒硝 6g，甘草 6g，丹参 15g，三棱 10g，莪术 10g，蒲公英 30g，紫花地丁 30g。水煎分 4 次服，每 4 小时 1 次，日夜兼进。

复诊情况 连用 3 天后，患者自述热退，疼痛缓解。嘱药量减半，继用上方 3 剂后，患者痊愈。

医案分析 张志远据《伤寒论・辨太阳病脉证并治中第六》桃核承气汤证“热结膀胱，其人如狂，血自下，下者愈”，选择桃核承气汤加味来治疗此患者。患者为热入血室，形成下焦蓄血证，热结则其人如狂，缘心主血而藏神，血热则心神扰乱，是以发狂而大声呼叫；蓄血则邪热与血相搏，瘀热互结下焦血分，气血凝滞不通，是以腹部拘急疼痛。故治以桃核承气汤，泄热逐瘀并用，加丹参、三棱、莪术，增其活血祛瘀、行气止痛之效；加苦寒之蒲公英、紫花地丁，加强方中消肿散结、清热解毒之力。此案表明，中医临床重在辨证论治，切忌看到炎症就一派清热解毒，否则，不仅无功，还可能加重病情。张志远指出，临床若遇瘀热互结重证，应用桃核承气汤疗效不显者，可斟酌应用抵当汤治之。正如尤在泾所言：“抵当汤中水蛭、虻虫食血去瘀之力，倍于芒硝，而又无桂枝之甘辛，甘草之甘缓，视桃核承气汤为较峻矣。”

来源 谢芳，孙孔云，刘桂荣，等．国医大师张志远治疗盆腔炎经验 [J]. 湖南中医药大学学报，2018，38（3）：242-244.

验案 王某，女，31 岁。就诊时间：2009 年 2 月 26 日。主诉：下腹疼痛反复发作 1 年，加重 1 周。现病史：患者 1 年前药物流产后开始出现小腹部疼痛，伴腰酸痛，体倦乏力，白带量多、色白、有异味，遇劳累及受寒后症状明显加重，喜温。妇科检查：左附件增厚，有压痛。半年前于外院就诊，诊断为盆腔炎性疾病后遗症，经抗生素及口服妇科千金胶囊、坤复康片等治疗，效不佳。1 周前患者受寒后出现腹痛加重，伴有低热。饮食二便尚可，舌暗红，苔薄白，脉细。月经规律，6/（25～28）天，量中，有血块，痛经（+），末次月经时间 2 月 18 日。已婚，G1P0，药物流产 1 次。

诊断 西医诊断：盆腔炎性疾病后遗症。中医诊断：妇人腹痛，证属寒凝血瘀。

治法 温经散寒，化瘀止痛。

方药 桂枝茯苓丸加减：桂枝、桃仁、牡丹皮、香附、莪术各 10g，赤芍、丹参、生黄芪各 30g，茯苓 20g，三七粉 3g（冲服）。7 剂，一天 1 剂，水煎服。

复诊情况 治疗 1 周后，腹痛消失，但仍觉腰骶部酸痛。上方加菟丝子 30g，续服 7 剂，诸症大减，腰酸痛好转。上方加鹿角霜 10g，又服 7 剂，3 月 18 日经行时无腹痛，血块减少，后以上方加减服用 1 个月，诸症消失。

医案分析 许润三认为，盆腔炎性疾病后遗症的发生多由于患者宫腔手术后病菌上行感染，治疗不及时或不彻底所致。当病邪经阴户侵袭并壅遏于胞宫、胞脉时，势必使胞脉之气血运行受阻，进而瘀滞不通，最终导致“血瘀”的产生，“不通则痛”，发为痛证这一主要证候。瘀血一方面是病理产物，另一方面也是导致盆腔炎性疾病后遗症下腹疼痛诸症发生的重要发病机制。因此许润三认为，“瘀血阻滞冲任”为盆腔炎性疾病后遗症的根本病机，故化瘀祛滞，消除冲任胞脉气血运行的阻碍，为治疗之根本法则。许润三认为，血属阴，赖气推动，故温药有助于推动血行，消散瘀血。

桂枝茯苓丸具有温经通络、缓消癥瘕之功，为治疗瘀阻胞宫的常用方剂。许润三认为本方考虑了营血的运行机制和影响因素，方中以辛甘而温的桂枝为君药，温通血脉，以行瘀滞；桃仁活血化瘀，助君药以化瘀消癥；牡丹皮、赤芍味苦而微寒，既可活血散瘀，又能凉血以清退瘀久所化之热；赤芍缓急止痛；茯苓甘淡平，渗湿祛痰，以助消癥之功。诸药合用，活血化瘀与温经通脉、清郁热、补血、行水、利湿、化痰并用，为活血化瘀组方典方。临床中，许润三善用桂枝茯苓丸加减治疗盆腔炎性疾病后遗症。

患者病起于药物流产后，冲任气血受损，运行无力，导致冲任血瘀，不通则痛，加之遇寒受冷，寒凝则血更加不畅，加重瘀血，故出现下腹疼痛、痛经、经血有块；病程日久，久病伤肾，气血更虚，故而出现腰骶酸痛、体倦乏力、白带量多等。患者疼痛症状明显，附件增厚且有压痛，故而许润三采用桂枝茯苓丸加三棱、莪术等破血药物，配合益气生黄芪、止痛三七粉，药物与症状丝丝紧扣，故腹痛渐平；腹痛缓解后，则用菟丝子、鹿角霜等补肾调冲善后，诸症消失。

来源　杨舫．许润三教授古方新用治疗盆腔炎性疾病后遗症[J]．中日友好医院学报，2019，33（4）：250-251.

验案　患者，女，31岁，已婚。2018年7月26日初诊。主诉：下腹胀痛4个月，加重4天。患者4个月前因下腹胀痛，彩色多普勒超声提示，子宫后方不均质回声包块8.0cm×4.0cm×6.0cm。其后未进行治疗，2个月前月经期后外阴反复瘙痒不适，白带量多，下腹胀痛，伴腰部酸疼。4天前下腹胀痛加重，复查超声提示包块较前明显增大，且发现多个包块。末次月经2018年6月27日，既往月经规律，经期7天，月经周期28～32天，孕1产1。刻诊：下腹胀痛不适，伴腰酸疼，偶有外阴瘙痒不适，乏力，大便调，纳眠可，舌体胖、边有齿痕、质紫暗、苔根部略腻，脉沉略滑。2018年7月22日B超示：右侧卵巢内见偏囊性回声，大小约3.6cm×3.3cm×2.7cm，内见细网格回声。子宫后方两卵巢间可见非均质回声，范围约4.6cm×4.8cm×1.9cm，内可见囊实性回声，较大囊腔直径2.1cm，囊腔内可见密集细点状回声。彩色多普勒血流显像：周边可见点条状血流信号，子宫后方可见液性暗区，范围约9.8cm×9.0cm×5.9cm，形态不规则，内见分隔。提示：子宫后方非均质回声，右侧卵巢囊肿，子宫后方液性暗区（包裹性积液可能）。

诊断　西医诊断：盆腔炎性疾病后遗症。中医诊断：腹痛，证属肝郁脾虚。

治法　疏肝止痛，健脾利湿。

方药　当归15g，赤芍15g，白芍15g，川芎15g，麸炒白术20g，猪苓15g，泽兰15g，虎杖15g，马鞭草15g，黄芪20g，益母草15g，大血藤15g，败酱草15g，车前子15g，党参15g，大腹皮15g，枳壳15g。28剂，每日1剂，水煎分早晚两次口服。并嘱注意避孕。

复诊情况　2018年8月23日二诊：服药后下腹胀痛明显好转，腰部仍酸疼，偶有乏力，带下量多，偶有外阴瘙痒不适，大便一日二行，不成形。舌淡暗、舌体胖大、舌边有齿痕、苔薄白，脉沉细略弦。末次月经2018年7月29日，经量中等，色暗，有血块，无痛经。处方以初诊方麸炒白术减为15g、大腹皮减为 12g，加防己 10g、茯苓 30g。28 剂，每日 1 剂，水煎分早晚两次口服。保妇康栓 2 盒，外用，每次 1 粒，每天 1 次。并嘱注意避孕。

2018 年 9 月 20 日三诊：服药后小腹胀痛明显好转，偶有腰酸，乏力好转，仍有外阴瘙痒，带下色青，大便一日二行，偶不成形，舌淡暗、舌体胖大、舌边有齿痕、苔薄白，脉细弦。末次月经 2018 年 8 月 30 日，经量中等，色暗，有血块，无痛经。处方：大血藤 15g，忍冬藤 15g，败酱草 15g，鱼腥草 15g，茯苓 30g，土茯苓 15g，益母草 15g，大腹皮 12g，虎杖 12g，马鞭草 15g，鸡内金 15g，车前子 15g，麸炒白术 15g，党参 15g，泽兰 15g，黄芪 15g，续断 15g，枸杞子 15g。28 剂，每日 1 剂，水煎分早晚两次口服。并嘱注意避孕。

2018 年 10 月 18 日四诊：患者诉偶有劳累后腹胀，无腰酸，无乏力，外阴无瘙痒，饮食可，睡眠可，二便调。舌淡暗、舌体胖大、舌边有齿痕、苔薄白，脉细弦。2018 年 10 月 10 日 B 超示：右侧卵巢偏高回声 0.5cm，内可见点状血流信号，左卵巢多囊改变，子宫后方偏高回声 6.4cm×5.0cm×2.2cm。处方以三诊方去枸杞子。28 剂，每日 1 剂，水煎分早晚两次口服。并嘱注意避孕。嘱其定期复查子宫附件 B 超，随访至 2019 年 1 月 10 日，病情稳定，未见复发。

医案分析 患者初诊时诊断为盆腔炎性疾病后遗症，辨证为肝郁脾虚。患者对病情思虑过多，4 个月前查出盆腔肿物，过思伤脾，脾虚湿盛，忧虑伤肝，肝气郁结，气滞不通，不通则痛，治则疏肝止痛、健脾利湿，故选用当归芍药散为主方。考虑泽泻毒性，换泽泻为泽兰，加大祛湿之力，改茯苓为猪苓，并予以虎杖、马鞭草、大腹皮、枳壳等疏风利湿、利水通络。二诊时患者下腹胀痛明显好转，伴腰酸疼，偶有乏力，带下量多，水湿不利，脾气亏虚，加用茯苓、防己加强祛湿利水之功，用当归芍药散养血调肝、健脾利湿，以防己黄芪汤加减益气祛风、健脾利水。三诊时患者外阴瘙痒，带下色青，考虑为情志不畅，肝气郁滞，郁而化热所致，故改用二花二草二藤汤去金银花，加用茯苓、土茯苓健脾祛湿、清热解毒，亦不忘祛湿利水太过导致阴液亏虚，故加用黄芪、党参等益气养阴，加用枸杞子、续断补肾养肝，滋水涵木。四诊时患者复查右侧卵巢囊肿明显变小，子宫后方包裹性积液明显减少，外阴瘙痒及带下色青明显缓解，以三诊方去枸杞子继续治疗。随访至 2019 年 1 月 10 日，诸症未复发。

来源　肖苏，高淑丽，周秀丽，等. 肖承悰从肝论治盆腔炎性疾病后遗症

经验 [J]. 中医杂志，2020，61（10）：855-857.

验案 患者，女，31 岁。2002 年 5 月 31 日初诊。1 年多前因人工流产术后 1 周，少腹疼痛明显，带下量多、色黄，发热等，诊为急性盆腔炎，在当地医院住院治疗，症状好转出院。以后劳累或者心情不舒、同房后少腹明显疼痛，腰骶酸痛，带下量增多，影响日常生活，遂来就诊。诊时患者左少腹隐痛，腰酸，神疲乏力，带下量多、色淡黄、无异味，月经周期正常。食纳可，二便调。舌暗、边有齿痕、苔淡黄薄腻，脉细滑略弦。妇科内诊：子宫正常大小，左附件增厚、压痛（+），右附件（–）。B 超提示：子宫 6.1cm×5.0cm×4.4cm，子宫内膜厚 1.0cm（经前期），左附件区增厚，子宫直肠窝处可见液性暗区 2.8cm×1.4cm，右附件（–）。

诊断 西医诊断：盆腔炎；盆腔积液。中医诊断：腹痛，证属肝郁肾虚、冲任胞脉受损。

治法 补肾疏肝为主，兼以清热活血。

方药 夏枯草 15g，郁金 15g，柴胡 15g，赤芍 15g，牡丹皮 15g，续断 15g，生杜仲 15g，泽兰 15g，生薏苡仁 30g，牛膝 15g，败酱草 15g 等。每日 1 剂，水煎服，早、晚温服。

复诊情况 上方加减约服 2 个月，左少腹隐痛明显好转，带下正常，腰骶酸痛消失。B 超示：双附件未见明显异常。

医案分析 女子以血为本，以肝为先天，肝藏血，主疏泄，体阴而用阳，性喜条达而恶抑郁；肝经循少腹，络阴器，与冲脉血海及带脉均有密切关系，对脏腑、气血、冲任起着重要的调节作用。所以，慢性盆腔炎的发生与肝关系密切。妇人多郁，肝气郁结，疏泄失常，或湿邪未尽留滞病所使肝经受损而疏泄失常，再加上病情迁延反复发作，以致精神抑郁，即“久病致郁”，气郁血亦瘀，气血阻滞脉络。肝郁乘脾，脾失健运，湿从内生，湿郁化热，湿热之邪蕴结胞中，阻滞气血并与气血相搏，使胞脉血行不畅，不通则痛；瘀积日久成瘕包块，或湿热瘀结阻滞冲任，冲任不畅，形成包块。所以肝气郁结、冲任失调是慢性盆腔炎的重要致病因素。冲任隶于肝肾，腰骶属肾，少腹属肝，而慢性盆腔炎的主要症状为少腹疼痛，腰酸及腰骶疼痛，此乃肝郁肾虚之证。综上所述，肝郁肾虚是慢性盆腔炎的主要病因病机。

来源 权宁子 . 肖承悰治疗慢性盆腔炎的经验 [J]. 中国医药学报，2003，

18（7）：435-436.

验案 患者，女，35岁。2002年9月17日初诊。患盆腔炎3年，在北京某医院行B超：右附件区见3.6cm×3.5cm×3.3cm无回声区。提示：右附件囊性占位。刻下：下腹疼痛隐隐，久久不止，时觉坠胀，腰骶酸痛，于经期加重，带下量较多，色淡黄，质略稠，无异味。自觉胸闷憋气。纳可，眠差，二便调。妇科检查：外阴阴道（–），宫颈轻度糜烂，子宫后位，大小正常，质可，活动一般，右附件可触及索条状物，触痛（+），左附件触及一约3.5cm×3.5cm包块，表面光滑，有囊性感，活动。

诊断 西医诊断：盆控炎。中医诊断：腹痛，证属肝郁肾虚、瘀血内阻。

治法 疏肝补肾为主，兼以活血散结利水。

方药 夏枯草15g，郁金15g，延胡索15g，赤芍15g，牡丹皮15g，败酱草15g，皂角刺15g，台乌药15g，茯苓15g，泽兰15g，马鞭草15g等。每日1剂，水煎服。

复诊情况 上方加减治疗约服3个月，患者经行腹痛较前明显减轻，小腹疼痛及腰酸基本消失，B超检查：盆腔未见异常。

医案分析 慢性盆腔炎兼症较多，往往兼夹出现。若腰痛如折，腰骶酸痛明显者加杜仲以补益肝肾。杜仲性甘温，归肝、肾经，补肝肾，强筋骨，镇痛抗菌，具有细胞免疫双向调节作用。腰酸为主又兼便秘者加肉苁蓉，补肾润便。若少腹隐隐作痛，时轻时重，久久不去者加柴胡，加强疏肝透邪作用。带下量多、色白或淡黄、质稠者加生薏苡仁、茯苓健脾祛湿。若小腹冷痛、喜温者加乌药、肉桂，以暖宫祛寒。若输卵管积水及输卵管卵巢囊肿加茯苓、泽兰、马鞭草、皂角刺以利水活血消肿。若输卵管阻塞或通而不畅加地龙、路路通、王不留行、枳实以活血通络祛痰。若疲乏无力、精神不振加党参、白术以振奋脾阳。

来源　权宁子．肖承悰治疗慢性盆腔炎的经验[J]．中国医药学报，2003，18（7）：435-436.

验案 患者，女，28岁。结婚4年而未孕，B超检查示：子宫宫体较小，多囊性卵巢。西医诊断为慢性盆腔炎、多囊卵巢综合征。患者既往月经无规律，至今已有50～70天未至，经前腹痛、月经量少。现症：少腹胀满，舌暗，脉沉涩。

诊断 西医诊断：慢性盆腔炎，多囊卵巢综合征。中医诊断：不孕，证属气血亏虚。

治法 补益气血。

方药 大黄 20g，桃仁 50g，土鳖虫 50g，三棱 50g，没药 20g，莪术 50g，红花 50g，肉桂 30g，川芎 30g，当归 50g，细辛 20g，丹参 50g，干姜 20g，小茴香 15g，益母草 50g。煮水入药，碾末，加红糖 100g，水泛成丸，每次 6～10g，每日 2～3 服。连用 2～3 剂。

复诊情况 服 5 个月后，患者复诊，自述恶心、嗜食酸辣，医院检查确定怀孕，并如期产下一个男婴，母子健康。

医案分析 患者经量少，无规律，经前腹痛，说明瘀血日久，阻滞冲任，壅塞少腹，结癥瘕于冲任之间，故结婚 4 年而无子，需以活血化瘀为主，通利冲脉。方用下瘀血汤加益母草、红花、丹参等活血化瘀之平和之品；加三棱、莪术，二者皆为消癥瘕专药，性近平和，虽坚如铁石亦能徐徐消除；加没药，推陈致新，破宿血而消肿止痛；加佛手散，即川芎、当归，二者皆为血分之主药，当归倍川芎，防川芎辛窜而伤气，二者合用即能使瘀去新生；肉桂、干姜、小茴香温中调气，即为补益之品，则消癥瘕诸药不虑其因猛烈而伤人；加细辛，为众活血消癥药中加入辛香走窜药，使之开通气道，气为血之帅，气行则血行，周身之气通而不滞，则血活而不瘀。是以其方可久服无弊，而坚结之癥瘕即可徐徐消除也。

来源 谢芳，孙孔云，刘桂荣，等 . 国医大师张志远治疗盆腔炎经验 [J]. 湖南中医药大学学报，2018，38（3）：242-244.

30　早发性卵巢功能不全

卵巢储备功能减退、早发性卵巢功能不全、卵巢早衰代表了卵巢功能逐渐下降的三个不同阶段。

验案　患者，女，35岁。2014年6月3日初诊。自诉既往月经规则，2011年始出现闭经，采用雌孕激素替代治疗月经方能来潮。末次月经2014年4月30日（停用雌孕激素后月经来潮）。刻下：月经周期第34天，皮肤毛糙干枯，两颧泛红，口干咽燥，神疲乏力，情绪激动时易胸闷心悸，失眠易醒，盗汗偶作，腰膝酸软明显，大便燥结，带下量极少或无，阴道干涩，潮热出汗，舌淡红，苔薄白，脉细弦。

诊断　西医诊断：卵巢早衰。中医诊断：闭经，证属心肾阴虚、心火偏旺、心肾不交。

治法　滋养心肾之阴，补水制火以交济心肾。

方药　珍珠粉（另吞服）0.3g，麦冬6g，五味子5g，白芍10g，淮山药10g，山茱萸9g，莲子心5g，茯神10g，茯苓10g，怀牛膝10g，川续断10g，桑寄生10g，生地黄10g，炙龟甲（先煎）9g。共15剂。每日1剂，水煎服。

复诊情况　患者依法坚持治疗3个月，其间未采用激素替代治疗。2014年9月5日复诊，带下量较前增多，可持续十余天，曾见锦丝状带下，阴道干涩、失眠、胸闷心悸明显改善，潮热出汗消失，大便畅快。2014年8月22日复查血清性激素水平示：FSH 96.56IU/L，LH 57.51IU/L，E2 116ng/L。

医案分析　治疗卵巢早衰患者，给予药物治疗的同时，心理疏导亦不容忽视。中医注重整体，擅治“病的人”，故卵巢早衰的治疗，在给予药物治疗的同时，当给予一定的心理疏导。夏桂成对待患者，每必耐心聆听其倾诉，善于抓住症结所在，循循善诱，巧妙化解患者心结，为其树立信心，增添勇气。他常言：“治病先治人，治人先调心，心调病自半，却病又延年。”经夏桂成诊治后的患者，常说“只要一见到夏桂成，心就立刻安定下来”，饱含着对夏桂成的信任和感激。夏桂成对心肾相关理论的理解及对女性生殖障碍疾病的深刻剖析，为卵巢早衰的治疗开辟了新的思路。

来源　张岩，谈勇，夏桂成．夏桂成调心补肾治疗卵巢早衰经验[J]. 广州中医药大学学报，2015，32（5）：934-936.

验案　患者，女，34岁。初诊日期：2009年8月9日。未避孕2年未孕，月经稀发2年。1999年妊娠，孕2个月不到B超示胎停育而行清宫术，后一直避孕，迄今2年未孕。近2年月经稀发渐至经闭，逾期后间断服用去氧孕烯炔雌醇或者黄体酮等激素方来潮。测量FSH在60～100 IU/L之间波动。外院诊为卵巢早衰，拒绝为其做试管婴儿，遂来求治。月经史：初潮14岁，5/35天，后至经闭，量中，有血块，无痛经。生育史：0-0-1-0。LMP：2009年7月27日（服用黄体酮来潮）。刻下：第24天，偶有潮热感，白带甚少，夜寐一般，乏力，出汗较多，颈项及腰背疼痛。经间期拉丝样白带少。脉细弦，舌偏红，苔腻。

诊断　西医诊断：卵巢早衰，不孕症。中医诊断：闭经，证属肾虚偏阴、癸水衰少、心肝郁火、神魂失宁。

治法　经后中末期，宁心实肾重在育阴，癸阴足则经水调畅。

方药　紫丹参10g，赤芍、白芍各10g，山药10g，山茱萸9g，太子参15g，浮小麦（包煎）30g，莲子心5g，川续断10g，杜仲15g，菟丝子10g，鹿角霜10g，五灵脂10g，合欢皮10g，茯苓、茯神各10g，黄连3g。10剂。

复诊情况　2009年9月9日二诊：LMP 2009年7月27日。近2个月未潮，BBT单相，偶有腰酸，疲劳较著，药后口干好转，夜寐欠安，出汗较多，心情一般。脉弦，舌红，苔腻。按经后中期论治，滋肾生肝饮加异功散加钩藤汤加减。药拟：紫丹参10g，赤芍、白芍各10g，山药10g，山茱萸9g，炙龟甲（先煎）10g，川续断10g，菟丝子10g，杜仲15g，炒柴胡6g，钩藤（后下）10g，莲子心5g，广木香9g，合欢皮10g，怀牛膝10g。14剂。

2009 年 10 月 14 日三诊：诉 10 月 8 日月经来潮。于 10 月 10 日查 LH 5.87 IU/L，FSH 21.28 IU/L，E2 157 ng/L。刻下：第 7 天，潮热出汗明显减轻，腰酸不著，夜寐一般，梦多，略有矢气腹胀，偶有头昏，纳食一般。脉细弦，舌红，苔腻。从经后期论治，拟方二甲地黄汤加越鞠丸加减：赤芍、白芍各 10g，山药 10g，山茱萸 9g，怀牛膝 10g，牡丹皮 10g，茯苓 10g，川续断 10g，炙龟甲（先煎）10g，炙鳖甲（先煎）10g，青龙齿（先煎）10g，莲子心 5g，太子参 15g，广郁金 10g，菟丝子 10g。14 剂。

2009 年 11 月 4 日四诊：此次月经第 28 天时，B 超监测示有优势卵泡排出，排卵试纸测有强阳性，检测到卵巢储备较前增加且能有卵泡排出，患者信心增强，表示无论如何也要坚持治疗。脉细，舌红，苔腻。拟经前期论治，毓麟珠合钩藤汤加减：紫丹参 10g，赤芍、白芍各 10g，山药 10g，牡丹皮 10g，茯苓 10g，川续断 10g，杜仲 12g，鹿角霜 10g，五灵脂 10g，钩藤（后下）10g，莲子心 5g，制香附 10g。5 剂。经期方：制苍术、制白术各 10g，制香附 10g，生山楂 10g，紫丹参 10g，赤芍 10g，泽兰 10g，五灵脂 10g，益母草 15g，川续断 10g，川牛膝 10g，艾叶 6g，茯苓 10g，合欢皮 10g。5 剂。

2009 年 11 月 11 日五诊：月经于 11 月 5 日来潮，经后在二甲地黄汤基础上佐以疏肝理气清降之品调治。至 2010 年 1 月 27 日，月经仍未来潮，略有口角溃疡，腰酸，夜寐改善，但仍梦多，疲劳，潮热出汗仍作，白带很少。脉细弦，舌红，苔腻。拟清心滋肾汤加减：钩藤（后下）10g，莲子心 5g，黄连 5g，青龙齿（先煎）10g，合欢皮 10g，茯苓、茯神各 10g，太子参 15g，浮小麦（包煎）30g，炒白术 10g，炙龟甲（先煎）10g，川续断 10g，菟丝子 10g，广木香 9g。10 剂。

至 2010 年 2 月 23 日月经方来潮，仍予以二甲地黄汤加入清心疏解之品佐以益气健脾之太子参等，梦多寐差甚，潮热出汗较著时则入清心滋肾汤，如是至 2010 年 5 月 29 日方来潮，嘱患者保持耐心。

2010 年 6 月 8 日十七诊：LMP 2010 年 5 月 29 日。量少，无血块，痛经不著。白带不多，略有腰酸，疲劳，二便调，无潮热出汗。脉细弦，舌红，苔腻。清心滋肾汤加减：钩藤（后下）10g，莲子心 5g，黄连 3g，合欢皮 10g，青龙齿（先煎）10g，炙龟甲（先煎）10g，山药 10g，山茱萸 9g，太子参 30g，茯苓、茯神各 10g，怀牛膝 10g，广郁金 10g，川续断 10g，菟丝子 10g。15 剂。

2010年6月29日十八诊：时停经30天，BBT高相18天，下腹部偶痛，无腰酸，尿频，腹胀矢气。急查血HCG示妊娠。舌偏红，苔腻，脉细滑。健脾补肾，和胃安胎。方药拟：太子参15g，炒白术10g，茯苓、茯神各10g，广木香9g，砂仁（后下）5g，白芍10g，钩藤（后下）10g，莲子心5g，杜仲15g，桑寄生10g，菟丝子10g，苎麻根15g。7剂。此后以安胎治疗至妊娠90天，足月分娩一女。

医案分析 患者月经稀发至闭经伴有潮热出汗等症状，激素检查提示卵巢功能明显下降，属于卵巢早衰的范畴。患者来诊时最大的特点是精神欠佳，心烦，夜寐差，此心神不宁，何谈肾的充实。肾主生殖，内寓阴阳，为封藏之本，水火之宅，其年未七七，经水将断，是肾中水火俱虚，癸水衰竭。治疗一则大补肝肾，以二甲地黄汤为主，重在滋养肾水复阴，增养癸水；二则清心滋肾，务求心宁肾实，以清心滋肾汤加减，重在心肾交合，水火既济，肾阴滋长。同时兼以心理疏导，不断增强其信心，终而获取良效。注重心肾合治是本案的一个重要特点，夏桂成认为，心肾相交、坎离交济是脏腑之间重要的交流途径，心肾交合，方得阴平阳秘，肾阴才能得以滋长，所谓“欲补肾者先宁心，心宁则肾实”。案中时时顾护心的调治，以钩藤、莲子心、黄连之清心，龙齿之镇心，广郁金之舒心，浮小麦之养心，茯神之宁心等，共奏心宁之态，以达肾实之功。

来源 胡荣魁，谈勇．夏桂成国医大师调治卵巢早衰经验探赜[J]. 江苏中医药，2015，47（5）：1-4.

验案 患者，女，32岁。初诊日期：2012年9月6日。经闭2年。6年前外院诊为卵巢早衰，曾行人工周期治疗2载，效果欠佳，间断服用雌二醇、戊酸雌二醇/雌二醇环丙孕酮等药物。近期经期检查血清FSH 60.20IU/L，LH 24IU/L，E2 65.5ng/L。LMP：2012年8月26日。刻下：月经周期第26天，服用雌二醇，BBT高温相10天，腰酸时作，无乳胀，大便不成形，夜寐安。舌红，苔腻，脉细弦。就诊后嘱其停用激素治疗。

诊断 西医诊断：卵巢早衰。中医诊断：闭经，证属脾胃虚弱。

治法 从经前期论治，健脾补肾。运脾和胃以养先天，顺应时节平衡阴阳。

方药 方取健固汤合毓麟珠加减：党参15g，制苍术、制白术各10g，茯苓10g，广木香6g，砂仁（后下）5g，白芍10g，淮山药10g，川续断10g，菟丝子10g，杜仲15g，巴戟天10g，鹿血颗粒1g，五灵脂（包煎）10g。5剂。

复诊情况 2012年9月25日二诊：LMP 2012年9月25日。月经来潮第1天，大便溏泄，矢气较多，夜寐多梦。舌红，苔腻，脉弦细。从经期论治，疏肝理气、活血调经，方取越鞠丸合五味调经汤加减：制苍术10g，制香附10g，丹参10g，赤芍10g，生山楂10g，五灵脂（包煎）10g，川牛膝10g，益母草15g，泽兰10g，茯苓10g，川续断10g，肉桂（后下）5g。7剂。

经净后，转入经后期治疗，滋阴养血、宁心安神，方取二阴煎加减：丹参10g，赤芍、白芍各10g，淮山药10g，山茱萸9g，钩藤（后下）10g，莲子心3g，合欢皮10g，炒酸枣仁10g，茯苓10g，川续断10g，桑寄生10g，菟丝子10g，制苍术10g，炒白术10g，广郁金10g，广木香9g。12剂。

2012年10月16日三诊：月经周期第22天，本周期月经量多，经期延长，淋漓14天方净，现见少量锦丝状带下，BBT低温相，大便偏稀，夜寐安。舌红，苔腻，脉细弦。从经后中末期论治，滋阴补阳并举，佐以健脾和胃，方取健脾补肾促排卵汤加减：党参15g，炒白术10g，茯苓10g，广木香9g，砂仁（后下）5g，赤芍、白芍各10g，山茱萸9g，川续断10g，菟丝子10g，杜仲15g，五灵脂（包煎）10g，荆芥6g，广陈皮6g，鹿角霜10g。8剂。

2012年12月6日五诊：LMP 2012年12月6日。经前无明显高温相，经行量少，有少量血块，无痛经。刻下：月经周期第1天，大便溏泄，夜寐多梦，舌红，苔腻，脉细弦。从行经期论治，经期方同前出入，佐以健脾和胃之品，经后期宜滋阴养血、健脾和胃，方取杞菊地黄汤合香砂六君子汤加减：枸杞子10g，钩藤（后下）10g，淮山药10g，山茱萸9g，莲子心5g，茯苓10g，合欢皮10g，川续断10g，桑寄生10g，菟丝子10g，广木香9g，砂仁5g（后下），党参15g，炒白术10g。7剂。

2012年12月21日六诊：LMP 2012年12月6日。刻下：月经周期第16天，BBT上升至高温相1天，小腹胀痛，无腰酸及乳胀，夜寐安，舌红，苔腻，脉细弦。从经间期论治，补肾助阳，活血通络以促排卵，方取补肾促排卵汤加减：丹参10g，赤芍、白芍各10g，淮山药10g，山茱萸9g，炒牡丹皮10g，茯苓10g，川续断10g，菟丝子10g，杜仲10g，紫石英（先煎）10g，五灵脂（包煎）10g，炒荆芥6g，炙鳖甲（先煎）10g，合欢皮10g。12剂。

2013年1月14日七诊：LMP 2012年12月31日。月经来潮前5天，量中，色红，无血块，此后月经量明显减少，色暗，淋漓未净至今，伴小腹作胀及腰酸。刻下：月经周期第15天，阴道少量出血，色暗红，无头昏腰酸及乏力，纳、寐可，二便调，舌偏红，苔白腻，脉细弦。从经后初期论治，法从清利湿热、化瘀固冲，方取大血藤败酱散合加味失笑散加减：大血藤15g，败酱草15g，生薏苡仁20g，黑当归10g，赤芍、白芍各10g，制苍术10g，炒五灵脂（包煎）10g，炒蒲黄10g，川续断10g，桑寄生10g，菟丝子10g，太子参15g。5剂。

上方服后，转入经后中末期治疗，阴阳并补，清心安神，佐以清利湿热，方取补天种玉汤合钩藤汤加减。此后月经停闭，带下量极少，BBT低温相，其间一直从经后期论治，法从滋阴养血，佐以清心安神、健脾和胃，方取杞菊地黄汤、滋肾生肝饮、清心滋肾汤和清心健脾汤等。

2013年9月16日二十四诊：带下量较前明显增多，出现少量拉丝样白带，大便不成形。从经后中末期论治，法从滋养肝肾阴血、扶助肾阳并举，兼以健脾和胃、清心安神，方取补天种玉汤合香砂六君子汤、钩藤汤加减：丹参10g，赤芍、白芍各10g，山茱萸9g，莲子心5g，茯苓、茯神各10g，川续断10g，菟丝子10g，杜仲15g，鹿角霜10g，五灵脂（包煎）10g，合欢皮10g，广木香9g，太子参15g，炒白术10g，炙鳖甲（先煎）10g。12剂。

2013年10月8日二十五诊：治疗期间经阴道卵泡监测示有排卵，刻下：BBT上升至高温相，无腰酸，夜寐安，大便不成形，舌红苔腻，脉细弦。从经前期论治，法从补肾助阳、疏肝理气，兼以清心安神，方取右归饮合越鞠丸加减：丹参10g，赤芍、白芍各10g，淮山药10g，钩藤（后下）10g，莲子心5g，合欢皮10g，茯苓10g，川续断10g，菟丝子10g，杜仲15g，五灵脂（包煎）10g，制苍术10g，制香附10g，紫石英（先煎）10g，炙鳖甲（先煎）10g。10剂。

患者于2013年10月28日查血HCG发现妊娠，予以健脾补肾、清心和胃安胎：党参15g，炒白术10g，茯苓、茯神各10g，白芍10g，杜仲10g，桑寄生10g，菟丝子10g，山茱萸10g，钩藤（后下）10g，紫苏梗6g，砂仁（后下）3g，广木香6g，莲子心5g，生黄芪15g。7剂，水煎服，每日1剂，早晚分服。11月15日B超示：宫内见一4.1cm×1.8cm孕囊，内见胚胎回声及胎心搏动。后足月顺产一子。

医案分析 该患者卵巢早衰，运用激素序贯治疗效果欠佳，来诊时嘱咐其停止运用激素，转用中药治疗。患者因为开网店夜间工作非常多，熬夜成习，月经多有停闭，长期大便溏泄。辨证属于肾阴亏虚为主，兼有脾虚，心肝气郁，夹有湿浊。运用健脾补肾、健脾滋阴、清心滋肾等法，尤其在清心滋肾之法基础上注重健脾和胃之功，终而得以妊娠。临床体会，阴虚脾弱者，较为难治，疗程也偏长，此案夏桂成以健脾化湿之法贯穿始终，一直到妊娠安胎，不断注重顾护其脾胃功能，力图后天脾胃化生，运化水谷精微，脾胃强健，滋阴补肾之药才能顺利奏功，以达到后天补养先天，肾水充养，癸水滋长的目的。来我院治疗后，一直嘱咐患者务必于22时30分之前就寝，注意休息，顺应自然节律，逐步恢复自然调适能力，使卵巢功能得以缓慢恢复，这对于妊娠是非常有益的。

来源　胡荣魁，谈勇．夏桂成国医大师调治卵巢早衰经验探赜 [J]. 江苏中医药，2015，47（5）：1-4.

验案　患者，女，35岁。2014年6月3日初诊。主诉：月经停闭间作3年，伴潮热汗出6个月。患者2011年出现闭经，行雌激素、孕激素周期治疗后月经可来潮数月，仍时有闭经。2012年2月及2013年10月因意外妊娠行2次人工流产术，术后月经停闭，需用激素治疗月经方能来潮。近半年时有潮热汗出、心烦。刻诊症见：腰酸，无带下，纳谷尚可，夜寐不宁，失眠多梦，二便调，舌红，苔薄，脉细弦。月经史：15岁初潮，月经周期30天，经期4～5天，量中等，无血块，轻度痛经，末次月经2014年4月30日。28岁结婚，生育史：足月生产1个孩子，流产2次。既往身体健康，无特殊病史。

诊断　西医诊断：早发性卵巢功能不全（POI）。中医诊断：闭经，证属肾阴亏虚、癸水衰少。

治法　养血滋阴，宁心安神。

方药　归芍地黄汤合钩藤汤加减：丹参10g，赤芍10g，白芍10g，山茱萸9g，钩藤（后下）10g，莲子心5g，合欢皮10g，茯苓10g，续断10g，菟丝子10g，怀牛膝10g，荆芥6g，青龙齿（先煎）10g，紫贝齿10g，醋龟甲10g，木香9g，太子参15g。14剂，每日1剂，水煎服。嘱患者测基础体温（BBT）。

复诊情况　2014年7月10日二诊：潮热汗出已消，但夜寐不宁，心烦，阴道干涩，舌偏红，苔腻，脉弦细。重用清心火、安心神之药，合滋养心肾之阴以治本。方取清心滋肾汤合二齿安神汤加减。处方：钩藤（后下）10g，莲子心 5g，黄连 3g，青龙齿 10g，紫贝齿 10g，白芍 10g，山药 10g，山茱萸 9g，续断 10g，菟丝子 10g，醋龟甲 10g，太子参 15g，茯苓 10g，茯神 10g，怀牛膝 10g，珍珠粉（另服）0.5g。60 剂，每日 1 剂，水煎服。

2014 年 9 月 5 日三诊：诸症明显改善，可见锦丝样带下。遂从经后中末期论治，滋阴助阳、阴阳并重，方以补肾促排卵汤加减。处方：丹参 10g，赤芍 10g，白芍 10g，山药 10g，山茱萸 9g，钩藤（后下）10g，莲子心 5g，合欢皮 10g，茯苓 10g，茯神 10g，续断 10g，菟丝子 10g，荆芥 6g，杜仲 10g，五灵脂 10g，紫石英 10g，醋鳖甲（先煎）10g，木香 6g。7 剂，每日 1 剂，水煎服。

2014 年 9 月 19 日四诊：9 月 12 日月经来潮，量偏少，5 天干净。经后因家事烦扰，入睡困难，梦多，大便偏稀，烦躁易怒，带下量中等，舌红，苔腻，脉细弦。按经后初期论治，治疗以滋阴健脾、清心安神为法，方取参苓白术散合钩藤汤加减。处方：太子参 15g，麸炒白术 10g，茯苓 10g，茯神 10g，木香 9g，莲子 10g，白扁豆 10g，白芍 10g，山药 10g，陈皮 6g，山茱萸 9g，钩藤（后下）10g，莲子心 5g，续断 10g，菟丝子 10g，砂仁 3g，炒酸枣仁 10g，合欢皮 10g。8 剂，每日 1 剂，水煎服。

2014 年 10 月 9 日五诊：带下较少，时潮热汗出，便溏，按经后中期治疗，方取滋肾生肝饮合木香六君汤加减。处方：丹参 10g，赤芍 10g，白芍 10g，山药 10g，山茱萸 9g，莲子心 5g，茯苓 10g，茯神 10g，续断 10g，菟丝子 10g，荆芥 6g，钩藤（后下）10g，麸炒白术 10g，木香 9g，炒酸枣仁 10g，青龙齿（先煎）10g，浮小麦 30g。21 剂，每日 1 剂，水煎服。2014 年 11 月 1 日月经来潮，量中等，经期 5 天。随访至 2015 年 10 月，月经 1～3 个月一潮，基本恢复月经周期节律。

医案分析 闭经是一类复杂性、顽固性疾病，病情多有反复。该患者素体脾肾不足，加之 2 次人工流产手术所伤，阴血更虚，癸水衰少，冲任亏损，故胞宫无血可下。夏桂成认为，滋阴养血，提高癸水水平，是治疗闭经的大法，但有心烦、失眠多梦等心火亢盛症状，应重在治心。初诊时治以清心滋肾合调周法，治疗 3 个月后月经来潮。但又因情志失畅，忧思积心伤脾，出现心脾失调之证，当以健脾滋阴、清心安神治之，方取参苓白术散合钩藤汤加减。夏桂成认为，脾为心肾交合之中枢，脾病可阻碍心肾交合，出现睡眠障碍，加之脾失运化不能滋养先天之肾及君主之心，导致心火更旺，出现潮热汗出、失眠、烦躁等，须从心论治，应养心阴、降心火、滋肾阴。待病情减轻，以滋肾为主，兼调心，按调周法遣方用药，恢复月经来潮，充分体现了夏桂成治疗 POI 的处方思路。依照心 - 肾 - 子宫轴学说，病情重表现心火旺时，以治心为主，清心为要，待病情平稳，再以滋肾为主、调心为辅，按调周法治之。恢复心 - 肾 - 子宫轴正常功能，同时辅以月经周期节律调节法来遣方用药，恢复早竭之天癸，使体内阴阳正常消长转化，重建正常月经周期节律和生殖节律。

来源 王静，夏桂成. 夏桂成从“心 - 肾 - 子宫轴”学说论治早发性卵巢功能不全经验 [J]. 中医杂志，2018，59（7）：554-557，576.

验案 患者，女，36 岁。2018 年 6 月 12 日初诊。主诉：月经后期 2 年，潮热 3 个月。初潮 13 岁，（6～7）/（28～30）天，量中色红，无血块。2016 年起出现月经后期，2～3 个月一行，间断服用激素药物治疗。近 3 个月出现潮热汗出，紧张及情绪激动时明显。末次月经 2018 年 4 月 24 日，4 天净，量少，色暗，无血块。婚育史：1-0-1-1。刻下：时感潮热汗出，心烦易怒，腰膝酸软，带下量少，纳尚可，夜寐欠安，入睡困难，大便燥结，舌红，苔薄少，脉细弦。2018 年 4 月 26 日查性激素：卵泡刺激素 18.04IU/L，黄体生成素 4.4IU/L，雌二醇 30ng/L，抗米勒管激素 0.86ng/mL。

诊断 西医诊断：卵巢储备功能减退。中医诊断：月经后期，证属心肾不交。

治法 清心安神，滋肾养阴。重用清心火、安心神之品，同时滋补心肾之阴以治本。

方药 清心滋肾汤加减：莲子心 5g，黄连 3g，钩藤（后下）15g，青龙齿（先煎）10g，山茱萸 10g，菟丝子 10g，川续断 10g，牛膝 10g，广郁金 10g，茯苓 10g，茯神 10g，太子参 15g，珍珠粉（另服）0.5g。28 剂，每日 1 剂，水煎服。

复诊情况 二诊（2018 年 7 月 25 日）：时感心烦，偶有潮热汗出。入睡困难及大便干结较前明显改善，末次月经 2018 年 7 月 18 日，5 天净，量少色红。舌红，苔薄，脉细弦。按调周法，属经后期，治以滋阴养血，佐以宁心安神。方选归芍地黄汤加减：炒当归 10g，赤芍、白芍各 10g，山药 10g，山茱萸 9g，菟丝子 10g，钩藤（后下）10g，合欢皮 10g，茯苓 10g，茯神 10g，牛膝 10g，太子参 15g。7 剂，每日 1 剂，水煎服。

三诊（2018 年 8 月 5 日）：上述症状明显改善，腰酸时作。舌偏红，苔薄白，脉细弦。按经前期论治，治疗宜补肾助阳、扶助阳长。方用毓麟珠合钩藤汤加减：丹参 10g，赤芍、白芍各 10g，山药 10g，牡丹皮 10g，山茱萸 10g，川续断 10g，菟丝子 10g，紫石英 10g，钩藤（后下）10g，莲子心 3g，合欢皮 10g，茯苓 10g，广木香 9g。7 剂，每日 1 剂，水煎服。经期以五味调经散加减：丹参 10g，赤芍 10g，五灵脂（包煎）10g，益母草 15g，艾叶 10g，制香附 10g，泽兰 10g，牛膝 10g，茯苓 10g，合欢皮 10g，苍术 10g。5 剂，经期每日 1 剂，水煎服。

四诊（2018 年 9 月 2 日）：末次月经为 2018 年 8 月 25 日，5 天净，量较前稍增，色红，见少量血块。此后继予清心滋肾调周法治疗，调治 3 个月后患者月经周期渐趋正常，缩短为 30～35 天。2018 年 12 月 30 日查性激素：FSH 10.57IU/L，LH 3.26IU/L，E2 69ng/L。

医案分析 患者月经稀发，并伴有潮热汗出等围绝经期症状，激素检查提示卵巢功能减退。初诊时以潮热汗出、心烦易怒、夜寐欠安等心火亢盛的表现为主。本为肾中阴阳失调，而心肾失济是其发病关键。夏桂成认为心不宁则肾不实，治疗上清心安神以助肾阴癸水滋长，心肾同治，宁心补肾并用。一方面清心安神使心火下降，另一方面滋肾养阴使肾水上承，心肾相交。案中时时顾护心之调治，以钩藤、莲子心、黄连之清心，青龙齿之镇心，广郁金之舒心，珍珠粉之养心，茯神之宁心等，共奏心宁之态，以达肾实之功。

来源 尚玉洁，周惠芳. 国医大师夏桂成从心论治卵巢储备功能减退思想探赜 [J]. 中华中医药杂志，2021，36（3）：1426-1429.

验案 患者，女，28 岁。已婚。2015 年 4 月 21 日初诊。主诉：月经推迟 2 年余。病史：患者近两年来月经量逐渐减少，月经周期逐渐延长。平素月经周期 1～2 个月，行经时间 3～5 天，孕 1 产 0，工具避孕。末次月经 2 月 20 日，5 天经净，经量少、色暗红，第 4、5 天月经色淡红，夹有血块，无痛经。末次前月经：1 月初（具体日期不详）。刻诊：潮热汗出，心烦易怒，急躁，偶见头晕，夜寐差，纳可，二便可，舌红，苔白少津，脉细数。2015 年 4 月 18 日阴道超声示：子宫后位，大小约 4.1cm×4.0cm×2.7cm，肌层回声均匀，内膜厚 0.2cm，左侧卵巢

1.9cm×1.7cm，右侧卵巢1.6cm×1.7cm，子宫后体液深1.6cm。提示：双侧卵巢体积小；盆腔积液。

诊断 西医诊断：卵巢早衰。中医诊断：月经后期，证属肝肾阴虚。

治法 疏肝止痛，健脾利湿。

方药 七子益肾理冲汤加减：女贞子15g，枸杞子15g，覆盆子15g，菟丝子15g，香附15g，沙苑子15g，桑椹15g，生地黄15g，熟地黄15g，巴戟天15g，骨碎补15g，葛根15g，升麻10g，鸡血藤20g，郁金15g，丹参15g，黄芪15g。14剂，每日1剂，水煎服。并嘱患者进行性激素水平测定。

复诊情况 2015年5月5日二诊：服上方14剂后月经仍未来潮，4月22日性激素检测：雌二醇40.58pmol/L，孕酮0.29nmol/L，睾酮0.68nmol/L，黄体生成素44.03IU/L，卵泡刺激素74.02IU/L，催乳素12.49nmol/L。上方基础上加阿胶10g，紫河车10g，茯苓20g。后患者因为工作原因未再就诊，随访得知其于2015年5月18日月经来潮，并于5月31日复测性激素：E2 105.1pmol/L，LH 3.44IU/L，FSH 6.41IU/L。复查阴道超声示：左侧卵巢大小2.6cm×1.1cm，右侧卵巢大小3.1cm×1.4cm。随访至2016年1月，月经按时来潮，无明显不适症状。

医案分析 本案患者正值四七身体盛壮之际，本应任通冲盛、月经正常，但因患者不良作息时间导致肾阴耗伤，肾阴虚则不能滋养肝木，水不涵木导致肝之阴液亏虚，最终形成肝肾阴虚，从而精不化血，冲血不足，血海不能按时满溢，以致月经后期。治疗当以滋阴补肾、养肝清热为主，用七子益肾理冲汤益肾填精、补血养肝、调理冲脉。因患者阴虚为重，故加入生地黄以滋阴清热。葛根鼓舞胃中清阳，升麻引清气上升，二者合用取“阳中求阴”之意。现代研究表明，葛根有雌激素样活性，对雌激素水平具有双向调节作用。郁金疏肝活血，并在二诊月经尚未来潮之时加入阿胶、紫河车等血肉有情之品，以充养血海。本方旨在益肾养肝，调理冲脉，使得精血充足，冲脉得养、得理，以期月事来潮。

来源 吴丽婷，石玥，刘雁峰，等.肖承悰治疗卵巢早衰经验[J].中医杂志，2017，58（2）：108-110.

31　卵巢囊肿

验案　王某，女，25岁。2010年5月21日初诊。2007年体检时发现左卵巢囊肿，大小3.0cm×3.8cm×3.9cm，未予治疗，定期监测卵巢囊肿，显示有增大趋势。2010年5月20日到北京某医院就诊，B超示：子宫内膜厚0.7cm，左卵巢内侧无回声囊区大小5.0cm×3.9cm×3.9cm。提示“左附件区无回声囊区，性质待查（卵巢冠囊肿？输卵管囊肿？）。末次月经2010年5月11日至2010年5月18日，量中等，色鲜红，7/25天，孕0产0，无性生活。刻诊：纳可，眠差易醒，大便难，每日1次，小便正常，舌红，苔薄黄，脉弦滑。

诊断　西医诊断：卵巢囊肿。中医诊断：癥瘕，证属肝郁脾虚兼有内热。

治法　疏肝健脾，清热化痰，软坚散结。

方药　当归芍药散加减：当归、赤芍、白芍、川芎、白术、茯苓、泽兰各15g，路路通12g，皂角刺12g，虎杖15g，马鞭草15g，生牡蛎（先煎）30g，制鳖甲、浙贝母、大血藤、白花蛇舌草各15g。14剂，每日1剂，水煎服。

复诊情况　2010年6月22日二诊：患者未觉明显不适，纳可，乏力，不易入睡，排便无力，小便细，LMP 2010年6月6日至2010年6月12日，量较前改变。B超示：子宫大小4.4cm×3.9cm×3.7cm，内膜厚1.3cm，左卵巢大小6.3cm×4.1cm×4.1cm，其内无回声囊区大小5.3cm×2.9cm×3.2cm，后穹隆游离液厚0.7cm。舌红，苔薄黄，脉弦细，考虑下焦湿热较重。上方去川芎，加半枝莲15g、野菊15g、土茯苓15g，以增加清热利湿之力。服14剂。

2010年1月13日三诊：LMP 2010年7月3日至2010年7月9日，量较少，色暗红，无痛经。睡眠较前好转，仍排便无力，小便细，舌暗红，苔薄白，脉弦。B超示：子宫大小4.2cm×3.9cm×3.5cm，内膜厚0.6cm，左卵巢大小6.1cm×4.8cm×3.3cm，其内无回声囊区大小5.1cm×3.1cm×2.2cm。上方去浙贝母、皂角刺，加大腹皮15g，枳实15g，车前草15g，六一散15g。7剂，后效不更方，又经2次服药，B超示左卵巢大小5.1cm×3.4cm×2.9cm，其内无回声囊区大小4.1cm×3.0cm×2.3cm，明显减小，嘱继续服药2个月。

2010年3月16日四诊：B超提示子宫大小6.0cm×4.4cm×5.5cm。建议停药观察。8个月后复查一切正常。

医案分析 肖承悰认为，女子以脾为后天，脾为气血生化之源，脾主运化水湿。肝气郁结，肝木常易克脾土而见脾虚证，脾虚则气血生化无源，水湿运化失常，气血生化无源则卵巢失去后天之养，亦可致血流不畅而留瘀。水湿运化失常则水液停留于卵巢内，湿停日久则聚而成痰，痰瘀互结积聚乃生，而成卵巢囊肿。因此，肖承悰在施治时常用益气健脾、化痰软坚、活血化瘀之法。益气健脾可以促进气血的生化，气血的运行；化痰软坚可以祛湿化痰、软坚消癥；活血化瘀可以促进气血的运行，消散癥块。这样可使正气旺盛，气畅血行，癥积内消。

来源　田秋真，杨建平．肖承悰治疗卵巢囊肿经验[J]. 河北中医，2011，33（7）：969.

验案 杨某，女，42岁。2010年10月15日初诊。巧克力囊肿剔除术后11年复发，LMP 2010年9月30日至2010年10月2日，第1天量多，之后量可，色暗红。11年前开腹行双侧巧克力囊肿破裂剔除术，肌内注射注射用醋酸曲普瑞林（达菲林）3支，6个月之后月经来潮，月经量少，孕0产0，离异，无性生活，既往术后肠粘连。刻诊：经行腹痛难忍，经前2天，经期腰腹、左小腹绞痛，腰腹、四肢冷凉，纳差，夜间易醒，醒后难以入睡，食后腹胀，大便时干时稀，小便调，伴乏力，舌暗红，苔薄黄，脉沉细。B超示：子宫4.9cm×9.1cm×5.1cm，多发肌瘤，左前壁肌瘤4.1cm×3.3cm×2.5cm，右后壁肌瘤2个直径分别为2.3cm、1.7cm，内膜厚1.1cm，右卵巢正常，左卵巢5.9cm×5.7cm×3.4cm，其内2个非纯亮区分别为 4.4cm×2.4cm、2.3cm×1.7cm。

诊断 西医诊断：卵巢囊肿。中医诊断：癥瘕，证属阳气不足、寒凝血瘀。

治法 温阳散寒，祛瘀通脉，行气止痛。

方药 葫芦巴 15g，巴戟天 15g，乌药 15g，桂枝 10g，细辛 3g，延胡索 15g，川楝子 12g，莪术 15g，王不留行 15g，刘寄奴 12g，虎杖 15g，马鞭草 15g，炙没药 15g，蜈蚣 2 条，川牛膝 15g，生黄芪 15g。14 剂，每日 1 剂，水煎服。

复诊情况 2010 年 11 月 7 日二诊：LMP 2010 年 11 月 3 日至 2010 年 11 月 7 日，量可，色稍暗，腹痛较前明显减轻，未见恶心呕吐，舌淡暗，苔薄白，边有齿痕，脉沉细弦。治宜活血化瘀，缓消癥瘕兼温经止痛。改方为：桂枝 10g，茯苓 15g，丹参、牡丹皮各 15g，赤芍 15g，桃仁 10g，莪术 10g，王不留行 15g，马鞭草 15g，虎杖 15g，延胡索 15g，川楝子 12g，川续断 15g，川牛膝 15g，刘寄奴 12g，葫芦巴 12g，巴戟天 15g。14 剂，每日 1 剂，水煎服。

2011 年 1 月 10 日三诊：近 2 个月来月经来潮，无痛经，经量适中。妇科检查：子宫正常大小，右侧附件正常，左侧附件略增粗，有轻微的压痛。嘱其继续服药 3 个月。

2011 年 4 月 12 日四诊：自诉无经期腹痛。B 超提示：子宫 6.2cm×4.4cm×5.0cm，双侧附件未见明显异常。可以停药观察。

医案分析 卵巢囊肿是妇科常见病，可发生于任何年龄的女性，多见于 20～50 岁妇女，多为良性，虽然它不能危及生命，但临床表现月经经期、周期不规律，痛经，给患者身心造成了很大的痛苦。中医学认为，卵巢囊肿多由于妇女在经期或产后忽视调理，因七情内伤或六淫之邪内侵，脏腑功能失调，致使湿浊痰饮内生，瘀血阻滞胞脉，蓄积日久则形成囊肿。肖承悰认为，卵巢囊肿主要是肝气郁滞、脾虚生痰和寒凝血瘀所致。因此，月经期和产后妇女应特别注意摄养，严禁房事，保持心情舒畅和稳定，尽量减轻生活中的各种竞争压力，切忌忧思烦怒，学会自我调节，注意保暖，避免受寒，劳逸适度，忌食生冷刺激性食物，保持身体元气充足，身心健康。急则治标，缓则治本，这样不仅显示了中医药可以治疗患者的躯体症状，缓解疼痛，而且还可以渐消癥块，改善患者的生活质量。肖承悰治疗卵巢囊肿是从肝脾气血入手，疏肝理气，健脾化痰，活血化瘀，软坚散结，全面调节内分泌，使气血充盈，而疾病渐除。

来源　田秋真，杨建平．肖承悰治疗卵巢囊肿经验[J]. 河北中医，2011，33（7）：969.

32 多囊卵巢综合征

验案 患者，女，24岁。2008年12月11日初诊。患者2003年出现闭经，查为多囊卵巢综合征，性激素检查示睾酮0.62 ng/mL。末次月经为2008年12月5日，后期10天左右，血量偏少，色暗有块，无痛经。面多痤疮，体型偏胖超重。舌暗，苔黄，脉细涩。体重指数（BMI）30kg/m^2。

诊断 西医诊断：多囊卵巢综合征。中医证属痰瘀阻滞，湿热内蕴，冲任失调。

治法 化痰祛瘀，调理冲任。

方药 炒苍术10g，法半夏10g，茯苓10g，陈皮6g，制天南星10g，桃仁10g，红花6g，制香附10g，鬼箭羽15g，泽兰12g，泽泻12g，海藻10g，炙僵蚕10g，益母草12g，炙水蛭4g，凌霄花10g，山楂10g。上方14剂，每日1剂，水煎，早晚分服。

复诊情况 二诊（2008年12月25日）：服药后面部痤疮减少，大便不畅。舌红，苔黄，脉细滑。处方：原方加制大黄5g、地肤子15g、荷叶15g。

三诊（2009年1月12日）：月经2009年1月9日来潮，经前曾见腹痛，后期10天，量可，色红，痤疮新生不多。舌暗，苔黄腻，脉细。处方：初诊方去炙水蛭、凌霄花，加赤芍10g、当归10g、制大黄5g、地肤子15g、荷叶15g。

四诊（2009年2月13日）：月经2009年2月12日来潮。症状同前，治守前法。处方：原方继进。

后以上方为基础进行加减，随访 1 年，患者病情稳定，月经如期来潮，面部痤疮消退，且未见新生，体重明显减轻，BMI 27kg/m^2。

医案分析 根据患者的临床表现，周仲瑛辨证为痰瘀阻滞、湿热内蕴、冲任失调，认为病理因素以痰瘀为主，兼有湿热，同时夹有本虚，病位在胞宫，涉及脾、肾、肝。患者为年轻女性，平素喜食辛辣肥厚之品，日久脾失健运，痰浊壅盛，膏脂充溢，见形体肥胖；痰浊日久化热，痰热壅阻毛囊，发为痤疮；痰停体内，久则化瘀，瘀血内阻，形成痰瘀互结，发为积，故卵巢呈多囊性改变。选方为苍附导痰汤合通瘀煎加减。方中炒苍术、法半夏、茯苓、陈皮燥湿化痰，健脾和胃；制天南星、炙僵蚕、山楂化痰行瘀，山楂酸甘，活血和络、消痰化浊，擅治浊瘀闭络，山楂以其性味酸甘，善化阴气，故活血不伤阴；海藻咸寒，消痰软坚；桃仁、红花活血祛瘀；泽兰、益母草活血调经；制香附疏肝理气，调气和血；患者罹患本病数年，月经后期多日，久病成瘀，予以炙水蛭、凌霄花、鬼箭羽破血逐瘀，加强行瘀功效；泽泻渗湿泄热。

通过化痰祛瘀、燥湿泄热之法，二诊患者痤疮较前好转，但出现大便不畅，根据患者的舌红、苔黄腻等表现，考虑为湿热内存，原方中加制大黄、地肤子、荷叶。制大黄具有通下泄热与活血功用，通下泄热力虽弱，但活血祛瘀效果佳，清利湿热的同时又可活血祛瘀；荷叶清热利湿；原方加用地肤子，疏风以渗湿。三味药辅以分消痰浊，清利湿热。

患者服药 2 个疗程后月经来潮，遂减去炙水蛭、凌霄花，体现了祛瘀之峻剂性猛，需中病即止。结合患者舌脉，制大黄、地肤子、荷叶继续服用，并加用赤芍凉血散瘀，当归补血活血。初诊以健益脾胃、利湿化痰、破血逐瘀为主，二诊加强清热利湿功用，三诊后以养血和血、化痰祛瘀为主。纵观治疗过程，虽临证处方用药有加减，但化痰祛瘀始终贯穿其中。由于辨证用药精准，守法加减，故均在复诊时即见明显效果，月经如期来潮，面部痤疮消退，且未见新生，体重明显减轻。

来源 陈彦乐，王旭．周仲瑛辨治多囊卵巢综合征经验 [J]. 中医杂志，2012，53（19）：1635-1637.

验案 患者，女，21 岁。月经后期，背部痤疮，平时腰腹痛，毛发密集，舌红，苔白厚，脉缓。

诊断 西医诊断：多囊卵巢综合征。中医诊断：月经后期，证属肝气郁结。

治法 疏肝解郁。

方药 四逆散加减：柴胡10g，郁金10g，枳实20g，白芍10g，陈皮10g，茯苓30g，石菖蒲10g，远志10g，苍术10g，黄柏10g，当归10g，川芎10g，益母草10g，月季花10g，鸡冠花10g，苏木15g。

复诊情况 服4剂后，痤疮明显好转，腰腹痛消失。

医案分析 梅国强认为，肝气郁结，气血不畅，致月经后期，腰腹痛；湿热蕴蒸肌肤及毛发，致背部痤疮，毛发密集；舌象、脉象为均为湿热之象，故辨证为肝郁兼湿热致病，治以疏肝解郁为主，佐以利湿清热。梅国强用四逆散加减，疏肝理气、祛邪扶正，使邪去正盛，则病自愈。

来源 高黎，梅国强．梅国强教授治疗月经病经验述要[J]. 光明中医，2012，27（1）：31-32.

验案 患者，女，36岁，身高160cm，体重73kg。2006年1月22日初诊。主诉：月经稀发，停经2个月，已婚未避孕4年未孕。现病史：患者未避孕4年未孕，体外人工授精失败2次。末次月经2005年11月2日，月经量少，色红，有血块，经期伴腰膝酸软、小腹冷痛，既往血脂偏高，面部痤疮散发多年。平素常感疲乏困倦，多梦早醒，饮食正常，大便干结，舌尖红，苔薄白稍腻，脉弦。B超提示：双侧卵巢呈多囊样改变。性激素检查提示：黄体生成素12.34IU/L，卵泡刺激素5.26IU/L，LH/FSH＞2。基础体温单相。

诊断 西医诊断：多囊卵巢综合征（PCOS）。中医诊断：不孕症，证属肝郁肾虚夹痰。

治法 疏肝温肾，清心化痰。

方药 毓麟珠合二陈汤化裁：党参15g，白术15g，白芍9g，川芎10g，当归15g，熟地黄15g，肉桂2g，菟丝子15g，鹿角片10g，苍术10g，香附10g，北柴胡12g，黄连6g，姜半夏9g，陈皮10g，茯苓15g，炙甘草6g。14剂，每日1剂，水煎分早晚两次口服。嘱适当运动、避孕，并建议男方一同就诊。

复诊情况 2006年2月12日二诊：月经未至，白带量多、色黄、质稠、有异味，舌尖红，苔薄白，脉弦。处方以初诊方去鹿角片、肉桂、熟地黄，加益母草15g、泽兰15g、茯神15g、苦参15g、大血藤15g。14剂，煎服法同前。

2006年3月1日三诊：2月14日月经来潮，量少伴腰酸痛，行经5天。行经期间未停药。处方以二诊方加生地黄15g，桑寄生15g。14剂，煎服法同前。

2006年3月15日四诊：3月13日月经来潮，量稍增多，伴心烦眠差、腰酸畏寒，脉沉。处方：鹿角片10g，菟丝子15g，山茱萸6g，山药20g，紫石英10g，首乌藤15g，熟地黄9g，北柴胡9g，茯神15g，当归9g，五灵脂10g，桂枝6g，赤芍6g。14剂，煎服法同前。

男方在女子四诊时一起就诊，查精子活动率A级+B级为31%，平日工作紧张，作息不规律，腰酸乏力，烦躁多梦，大便干燥，舌淡红，苔白腻，脉弦细。辨证属肾虚肝郁型，治以补肾疏肝。以补肾解郁汤合五子衍宗丸加减，处方：熟地黄15g，栀子6g，巴戟天9g，菟丝子15g，车前子10g，枸杞子9g，茯苓15g，五味子6g，覆盆子9g，白芍9g，瓜蒌15g，北柴胡6g，莲子心5g。14剂，煎服法同前。

2006年4月1日男方二诊：药后烦躁减轻，大便不畅，仍腰酸疲乏，多梦，舌淡红，苔白略腻，脉弦。处方以上方去熟地黄、五味子、白芍、枸杞子，加枳实9g、生龙骨（先煎）15g、生牡蛎（先煎）15g、生蒲黄（包煎）10g、五灵脂10g、生大黄（后下）9g。14剂，煎服法同前。

2006年4月16日男方三诊：腰酸、烦躁明显减轻，睡眠好转，舌淡红，苔薄白，脉象平和。予上方加减继服3个月。如此男女同治半年，嘱双方作息规律，加强锻炼，调畅情志。女方月经如期来潮，面部痤疮消散，体重减为65kg，经前14天有拉丝状白带。男方腰酸、烦躁已除，睡眠安好，查精子活动率A级+B级+C级为83%。

2006年10月6日女方来诊：早孕44天，查人绒毛膜促性腺激素1358.0IU/L、孕酮13.94ng/mL，伴纳呆，晨起恶心，舌淡红，苔薄白腻，脉滑。予泰山磐石散加减安胎和胃，处方：党参12g，白术6g，熟地黄9g，当归6g，续断9g，黄芩6g，焦山楂、焦神曲、焦麦芽各10g，砂仁（后下）6g，紫苏梗9g，炙甘草6g。14剂，煎服法同前。服药后胎象平稳，B超可见宫内孕囊，于次年顺产一女婴。

医案分析 根据夏桂成“心-肾-子宫轴”学说，补肾精、调冲任、调整月经周期为治疗多囊卵巢综合征致不孕症的第一步。本案患者初诊以毓麟珠温肾阳、滋肾阴、益气养血，以求补肾固本；以半夏泻心汤清心除烦以定心志，使胞络调和、天癸充足，月事以时下。二诊中女子带下色黄为下焦湿热之象，故去前方中的鹿角片、肉桂、熟地黄等温腻之品，加苦参、大血藤清利湿热。三诊时患者月事至，诸症减，故以补肾为主。四诊时患者月经如期而至，即正常月经周期已建立，改用补肾促排卵汤加减以备孕，方中鹿角片、菟丝子、紫石英、桂枝温通胞络，促进卵泡成熟，北柴胡、当归、五灵脂疏肝通络，促进卵子排出。本案整个诊治过程强调心肾同治、肝肾同治。夏桂成治疗不孕重视阴阳相合，强调男女同治。本案中男方首诊精子活力低，又存在情绪紧张、生活作息不规律等问题，故给予补肾助阳、清心除烦、理气通腑等针对性治疗，二诊加入失笑散解郁疏肝、通利血脉，经过中药调理达到提高精子质量的目的，为女子受孕创造必要条件。促孕成功后，女方孕酮偏低，因患者平素脾肾两虚、痰湿困重，故予以补肾健脾、养血柔肝、理气化湿之法固胎。此案采用男女同期同步辨证施治的原则，使精卵相合，成功受孕。

来源 钱丽旗，李素那，于洋，等. 夏桂成治疗多囊卵巢综合征致不孕症经验 [J]. 中医杂志，2020，61（20）：1775-1778.

验案 患者，女，35 岁。2015 年 3 月 27 日初诊。主诉：月经后期十余年，药物流产后未避孕而不孕 5 年。患者月经后期，1～6 个月一行，经期 7 天，量中，色红，痛经时作。形体肥胖，B 超提示双侧多囊卵巢，性激素提示：黄体生成素 / 卵泡刺激素＞2。平素血压偏高。末次月经 2015 年 3 月 16 日，就诊时正值月经周期第 12 天，未见明显锦丝状带下，无腹痛及腰酸，纳谷尚可，夜寐梦多，二便调，舌红，苔薄腻，脉细弦。

诊断 西医诊断：多囊卵巢综合征伴不孕。中医诊断：不孕症，证属肾虚、心肝气郁夹有痰浊。

治法 按经后中期论治，滋阴补肾，佐以助阳。

方药 滋肾生肝饮合钩藤汤、四妙丸加减：丹参 10g，赤芍 10g，白芍 10g，山药 10g，山茱萸 9g，莲子心 5g，茯苓 10g，茯神 10g，续断 10g，菟丝子 10g，荆芥 6g，钩藤（后下）10g，合欢皮 10g，怀牛膝 10g，炒黄柏 6g，炒酸枣仁 10g。12 剂，水煎服，每日 1 剂。

复诊情况 2015年4月13日二诊：患者服药后白带夹血丝，基础体温单相，夜寐仍欠安，梦多。着重清心安神、微促排卵，方取钩藤汤合补天种玉丹加减。处方：当归炭10g，赤芍10g，白芍10g，山茱萸9g，茯苓10g，续断10g，菟丝子10g，杜仲10g，鹿角霜10g，五灵脂10g，钩藤10g，莲子心5g，合欢皮10g，紫贝齿（先煎）10g，六一散（包煎）10g。12剂，水煎服，每日1剂。

2015年4月27日三诊：药后4月24日月经来潮，周期仅推后8天，小腹不适，大便稀溏，仍夜寐多梦，易失眠。经后期转以健脾清心入手，处方：党参15g，麸炒白术10g，木香9g，茯苓10g，茯神10g，炒白扁豆10g，莲子肉10g，白芍10g，山茱萸9g，续断10g，菟丝子10g，钩藤10g，莲子心5g，合欢皮10g，黄芪15g。12剂，水煎服，每日1剂。

2015年5月15日四诊：月经周期第22天，基础体温单相波动，患者失眠头昏，从经后中末期论治，方取补天种玉丹加减。处方：丹参10g，赤芍10g，白芍10g，山药10g，山茱萸9g，莲子心5g，茯苓10g，续断10g，菟丝子10g，杜仲10g，鹿角10g，五灵脂10g，荆芥6g，钩藤（后下）10g，六一散（包煎）10g。10剂，水煎服，每日1剂。后患者月经5月19日来潮，未有推后。

如此按周期序贯调治半年，患者月经周期规律，排卵时有锦丝状带下，2016年2月18日就诊时测尿人绒毛膜促性腺激素（+），后孕期出现妊娠高血压，一直保胎至妊娠4个月，孕期平稳，于2016年9月23日顺利生产一健康男婴。

医案分析 此例患者是典型的PCOS合并不孕。初诊时辨证为肾阴偏虚，阴虚则精血不足，津液亏少，以致月经后期；心肝气郁，夹有痰浊，则见失眠多梦，形体肥胖。月经周期第12天分期定为经后中期，选用滋肾生肝饮合钩藤汤加减，清心肝郁火，重视癸水、血海的增长，同时在滋阴养血的基础上加用钩藤、莲子心、合欢皮等确保“心”的安定和“静”的动态平衡。二诊时，患者基础体温未升，但白带夹血丝，判断即将进入经间排卵期，选用补天种玉丹加减助基础体温上升，微促“精卵”排出，但此时仍要帮助患者祛除心肝郁火，投以钩藤汤，并去丹参，改用当归炭活血止血。接着在经期顺应“子宫”泻的功能引经水下行。三诊时在经后期注意到患者脾胃虚弱的情况，不再滋阴，转以健脾清心入手，选用参苓白术散合钩藤汤。四诊时患者体温虽未升，但已开始着重维持“温度”，加入杜仲、鹿角等温肾阳药，同时加入五灵脂、荆芥促升促动之品，促进氤氲状气血活动排出“精卵”，以求顺而施之以成孕。整个治疗过程兼顾妊娠5大因素——癸水、血海、精卵、温度、子宫，并结合PCOS的病理特点，选方用药因时制宜，辨治精准，故疗效确切。

来源　范欢欢，谈勇，任青玲.夏桂成诊治多囊卵巢综合征合并不孕症经验[J].中医杂志，2017，58（16）：1364-1367.

验案　孙某，女，23岁。2016年8月18日初诊。患者因未避孕1年未孕就诊。患者形体偏胖（高158cm，重76kg），婚后未避孕1年未孕，近5个月来经行延后。患者求子心切，多方考虑选择中药治疗。现值月经周期第21天，带下量少，色白，无异味，纳可，夜寐欠安，二便调，舌暗红，苔腻，脉弦滑。配偶精液检查正常。月经史：14岁初潮，28～60日一潮，每次持续7天，量中等，夹血块，色红，无痛经。LMP 2016年7月29日，7天净，量少色暗，无痛经。婚育史：已婚未避孕。生育史：0-0-0-0。既往身体健康，无特殊病史。今查妇科B超：子宫（UT）4.1cm×3.6cm×3.1cm，子宫内膜（EM）0.7cm，左侧卵巢（LOV）3.8cm×2.1cm，右侧卵巢（ROV）3.2cm×1.7cm。提示双侧卵巢多囊样改变。甲状腺B超未见异常。

诊断　西医诊断：多囊卵巢综合征。中医诊断：不孕症，证属肾虚痰瘀。

治法　按月经周期节律调节法属月经后期，治以滋阴为主，佐以助阳。

方药　二甲地黄汤加减：炙鳖甲（先煎）、炙龟甲（先煎）、山药、山茱萸、南沙参、茯苓、川续断、丹参、赤芍、炒白术、鸡内金、菟丝子、川芎、川牛膝各10g，蛤壳（先煎）20g。共8剂，每日1剂，并嘱患者测基础体温。

复诊情况　2016年8月26日二诊：见少量锦丝样带下，BBT开始有上升趋势，舌暗红，苔薄白，脉细弦。以经间期论治，予补肾促排卵汤加减。处方：丹参、赤芍、山药、山茱萸、茯苓、川续断、菟丝子、五灵脂（包煎）、黄芪、茺蔚子、香附、川芎、川牛膝、鹿角（先煎）各10g。共5剂，每日1剂。患者因工作原因，就诊多有不便，继以经前期论治，补肾助阳，予毓麟珠加减。处方：丹参、白芍、山药、山茱萸、川续断、熟地黄、杜仲、菟丝子、炒白术、当归、鹿角霜（先煎）、茯苓、香附各10g，黄芪20g，佛手6g，砂仁（后下）3g。共10剂，每日1剂。

2016年9月10日三诊：月经刚至，量少，色红，夹少量血块，腰酸腹痛，经前乳房微胀，大便微溏，舌红，苔薄白，脉弦滑，以行经期论治，温阳活血，通经止痛，予五味调经汤加减。处方：香附、延胡索、莪术、五灵脂、丹参、川续断各10g，石见穿15g，全蝎3g，益母草15g，吴茱萸3g，薏苡仁20g，木香6g，甘草5g。共5剂，每日1剂，早晚分服。如此继以月经周期节律调节法调理，2个月后患者停经31天来诊，BBT持续高温相，查血HCG明显升高，予补肾安胎相关治疗，于停经46日查妇科彩超示宫内见妊娠囊。

医案分析 此病例表现为排卵障碍，为多囊卵巢综合征，属于中医学"不孕症"范畴。本病主在肾阴亏虚，天癸不足，阴虚及阳，阳虚致痰浊内生，久则血行不畅，痰瘀互阻，致卵泡不能发育成熟，卵子不能顺利排出。治疗本病的基本法则以调节月经周期节律为主，辨证施治，兼以祛瘀化痰，且不忘心理疏导，促使卵泡发育成熟，顺利排卵，最终成功受孕。

来源 周烨，赵可宁．夏桂成月经周期节律调节法治疗排卵障碍性不孕症经验探析[J]. 江苏中医药，2017，49（8）：9-11.

验案 李某，34岁。2011年11月5日因结婚4个月未避孕未孕初诊。患者2005年行右侧卵巢囊肿剥离术，术后开始服炔雌醇环丙孕酮持续6年。停药后经期延后，经外院检查后诊断为多囊卵巢综合征。初潮14岁，（5～6）/（30～90）天，经量中，色鲜红，无腹痛，LMP 10月10日（达英-35撤退性出血）。生育史：0-0-0-0。心烦易怒，脉细弦，舌暗红，苔薄腻。

诊断 西医诊断：多囊卵巢综合征。中医诊断：不孕症，证属肝肾不足、冲任失调。

治法 补肝益肾，疏利冲任。

方药 当归30g，丹参30g，牡丹皮15g，赤芍15g，川芎6g，制香附12g，川楝子12g，川牛膝12g，石楠叶15g，益母草20g，马鞭草15g，红花15g。12剂，水煎服，每日2次。

复诊情况 2011年11月19日复诊：月经逾期未至，右下腹轻微胀痛，BBT未升，脉舌同前，治拟益气养血、调补肝肾。方药：当归30g，党参30g，丹参30g，炙黄芪30g，熟地黄15g，菟丝子12g，覆盆子12g，枸杞子12g，巴戟天15g，淫羊藿15g，制香附12g，川楝子12g，益母草20g。12剂，水煎服，每日2次。

2011年12月3日复诊：月经未转，BBT双相，脉弦细，舌淡红，苔薄腻。宗原法增进方药：当归30g，党参30g，丹参30g，炙黄芪30g，熟地黄15g，菟丝子12g，覆盆子12g，巴戟天15g，淫羊藿15g，鹿角10g，益母草20g，马鞭草15g，三棱15g，莪术15g。12剂，水煎服，每日2次。

2012年2月11日复诊：LMP 12月11日，经水2个月未转，BBT低温单相，神疲畏寒，近日略有少腹作胀，略有带下，脉细缓，舌淡，边尖红。治拟补肾养肝、疏利冲任。方药：党参30g，炙黄芪30g，当归30g，熟地黄15g，菟丝子12g，覆盆子12g，巴戟天15g，淫羊藿15g，鹿角片12g，小茴香6g，艾叶6g，益母草20g。12剂，水煎服，每日2次。

2012年4月28日复诊：尿HCG（+），LMP 2月25日。B超证实宫内妊娠。

医案分析 朱南孙认为多囊卵巢综合征的病因病机之本在于肾虚，与肝关系密切；肝肾不足可致小卵泡无法发育成熟而排出。本患者初诊时月经稀发，心烦易怒，属素体肝肾不足、冲任失调，治拟补肝益肾、疏利冲任。考虑患者处于月经后半周期，月经将临，以养血活血通经为主，君药施以大剂当归，重在补血活血，养血调经，疏利冲任；臣以丹参、牡丹皮、赤芍、川芎、马鞭草、红花、益母草活血通经；佐以制香附、川楝子疏利冲任气机；石楠叶益肾通络；川牛膝为使引血下行。复诊时患者月经逾期未至，右下腹微胀，BBT单相。朱南孙未再通利月经，而是考虑其肝肾不足，冲任未充，无血以下，改投益气养血、调补肝肾之方。以大剂量当归、党参、丹参、黄芪作为君药，补气养血以填肾精；臣以补益肝肾之菟丝子、覆盆子、枸杞子、巴戟天、淫羊藿，佐以制香附、川楝子疏肝理气通络以及入血分之益母草活血调经。全方用药补益与疏利冲任并行，如此益气养血、调补肝肾以治肝肾不足之月经稀发，为“塞因塞用”之“从”法反治的体现。此方加入当归、丹参、益母草等养血活血之品，补中寓通，通中有补，通补兼施，可促进发育成熟之卵泡突破卵巢包膜而顺利排出。12月3日复诊时患者虽未转经，但基础体温双相，可见药后肾气充足，任通冲盛，则卵子得以养发成熟，顺利排出。此时冲任气血自阴盛阳生逐渐过渡到重阳阶段，朱南孙宗原法递进，加鹿角温阳补肾，熟地黄益髓填精；辅以马鞭草、三棱、莪术活血通经。本方滋肾阴与温肾阳之药通用，阴阳相济，肾气充足，冲脉盛，血海盈，经水则应月而满溢。如此调理后，患者于12月11日行经。此法增进调理2个月后，患者临床表现又有变化，出现神疲畏寒之象，朱南孙在原法补肾养肝、疏利冲任基础上，加入小茴香、艾叶加强温经散寒之功。按此治则调理数月，4月28日B超证实宫内妊娠。在此PCOS案例中，朱南孙以补养肝肾为主，糅合活血、疏利冲任之法，并根据患者病情和月经周期气血阴阳变化，或理气活血疏利冲任，或活血疏利调经，或温经散寒调经，随证使用，终获良效。

来源　贾曼，徐莲薇，张婷婷，等.朱南孙灵活运用“补益肝肾，疏利冲任”法治疗女性不孕症医案撷华[J].四川中医，2013，31（8）：122-125.

验案　患某，女，28岁。初诊2008年5月9日。主因经期延后5年余来诊。患者2003年因环境改变出现经期延后，月经周期30～60天，行经3～5天。月经量少、色暗、无血块，无痛经。末次月经2008年3月9日。5月3日于北京妇产医院查血：黄体生成素11.07IU/L，卵泡刺激素3.78IU/L，雌二醇60pg/mL，孕酮0.34ng/mL，睾酮72ng/L（增高），催乳素13.26ng/mL。B超：子宫内膜厚0.6cm，双侧卵巢内均可见10个以上小的无回声区。提示：双卵巢多囊样改变。刻下：月经延后，阴道分泌物量中等，腰酸，乏力，纳差，眠安，二便调。身高155cm，体重67.5kg。舌淡红，苔白腻，脉沉滑、尺弱。

诊断　西医诊断：多囊卵巢综合征。中医诊断：月经后期，证属肾虚痰瘀。

治法　补肾养血，健脾祛湿，活血通经为主。

方药　女贞子15g，生地黄15g，熟地黄15g，桑寄生10g，川续断10g，川牛膝15g，鸡血藤15g，赤芍10g，川芎10g，丹参15g，炒白术10g，茯苓15g，生薏苡仁15g，枳实15g，泽兰10g，海藻15g，苏木10g，地鳖虫10g。

复诊情况　5月30日二诊，月经已来潮，以补肾健脾、滋阴养血为主，促进卵泡发育。

7月18日三诊、8月26日四诊，以补肺启肾、养血通经为主。临床以上方随症加减。

经四诊治疗，月经分别于5月29日、7月15日、8月20日来潮，体重较前减轻6.5kg。8月23日查血：LH 5.23IU/L，FSH 4.02IU/L，E2 100pg/mL，P 0.33ng/mL，T 3.5ng/mL，PRL 12.57ng/mL。上方去香附，加北沙参15g。四诊服药20剂后妊娠，次年足月产一子。

医案分析 本例睾酮高，故运用女贞子、生地黄、熟地黄、赤芍、当归以补肾滋阴养血；配伍桑寄生、川续断等平和的补益脾肾阳气的药物以阳中求阴，以免更灼阴液；运用北沙参以金生水，补肺启肾；炒白术、茯苓、生薏苡仁健脾祛湿；川牛膝、鸡血藤、赤芍、川芎、丹参、泽兰活血通经。因多囊卵巢综合征患者卵巢功能减弱，若因闭经而过用活血化瘀药，易伤及冲任，故运用上述较柔和的活血养血通经药，既能调经，又不伤及冲任，使机体阴阳维持一个相对平衡的状态而不大起大落。

来源 王东红．肖承悰教授治疗肾虚痰瘀型多囊卵巢综合征经验 [J]. 环球中医药，2011，4（4）：297-299.

验案 患者，女，27岁，已婚。初诊时间：2012年7月31日。身高1.60m，体质量60kg，腰围82cm，体重指数23.43kg/m^2，偏胖，腹型肥胖。主诉：月经周期后错1年，伴阴道淋漓出血/不规则出血1月余。末次月经7月17日，至今淋漓不尽，时出时止，量或多或少，颜色以暗红为主，质稀。前次月经（PMP）6月26日，阴道褐色分泌物持续1周，月经方潮，又淋漓不尽近半月，与下次月经相接，前次月经的前次月经（PPMP）5月14日，6日经净。患者近1年来月经不规律，20～80日一行，行经时间少则7日，多则十余日，量偏多，色暗红，伴有经前乳房胀痛，轻微腰酸。孕1产1，双胎早产夭折。窦性心动过速史，心率约每分钟100次。素来脱发较严重，倦怠乏力，时感腰酸，纳谷馨，眠尚安，小便调，大便每日1次，不成形，舌淡暗，边有齿痕，苔薄白，脉沉滑数。查患者体毛较重，黑棘皮征（+），腰臀稍丰。妇科B超示：子宫大小为4.7cm×4.2cm×3.7cm，内膜厚0.8cm，左卵巢大小2.7cm×1.7cm×2.3cm，单切面卵泡数目10个，较大卵泡直径0.7cm，右卵巢大小3.1cm×2.2cm×2.6cm，单切面卵泡数目10个，较大卵泡直径0.9cm。查性激素示（7月15日）：雌二醇73.07pg/mL，卵泡刺激素6.8IU/L，催乳素16.8ng/mL，孕酮0.16ng/mL。基础体温单相。

诊断 西医诊断：多囊卵巢综合征。中医诊断：月经后期，证属脾肾两虚型。

治法 补脾益肾。

方药 巴戟天15g，淫羊藿15g，枸杞子15g，狗脊15g，益智仁15g，炒薏苡仁 15g，炒白术 15g，茯苓 15g，女贞子 15g，炙甘草 6g，墨旱莲 15g，白芍 15g，炒杜仲 15g，生龙骨 15g，生牡蛎 15g，党参 15g。28 剂，水煎服，每日两次，早晚分服。

复诊情况 二诊（2012 年 8 月 28 日）：LMP 为 7 月 17 日，患者诉服上方 7 剂血止，现偶有小腹坠胀，无腰酸及阴道出血，纳谷尚可，无恶心呕吐，眠安，大便每日 3～4 次，不成形，小便调，舌淡暗，苔薄白，脉沉滑数。患者自测尿人绒毛膜促性腺激素阳性，查血 P 18.73ng/mL、HCG 210.22IU/mL。嘱患者 1 周后查妇科 B 超，排除异位妊娠可能。其间如有腹痛加重及阴道出血量多，于附近医院就诊。处方：桑寄生 15g，川续断 15g，菟丝子 15g，阿胶 10g，鹿角霜 12g，紫河车 10g，益智仁 15g，淫羊藿 15g，巴戟天 15g，炒白术 15g，女贞子 15g，炒杜仲 15g，党参 15g，生黄芪 15g，山茱萸 15g，砂仁 6g。30 剂，水煎服，每日 2 次，早晚分服。如早孕反应严重，嘱其少量频服。西药予黄体酮注射液 20mg 肌内注射，每日 1 次；黄体酮胶囊 100mg，口服，每日 2 次。定期复查血 P 和血 HCG 水平，调整黄体酮用量。经随访知其足月分娩一女婴。

医案分析 多囊卵巢综合征为妇科内分泌常见疾病，其病理特点之一是卵巢内不能发育出优势卵泡，不能形成有排卵的规律月经，临床可以表现为无排卵性异常子宫出血。四诊合参，审证求因，中医辨证为脾肾两虚，兼气阴双亏，立补肾健脾之法，佐以养血固气，7 剂而血止，经调治一个月而妊娠。方中巴戟天、淫羊藿壮肾中阳气；再取二至丸滋养肝肾；枸杞子、狗脊同补肝肾，一平一温，一收一散，补中寓活；上六味同求阴阳互生，以固先天之本。又入四君子汤益气健脾，资后天之本；芍药甘草汤柔肝缓急，收敛止血；炒杜仲补肾气，与生龙骨、生牡蛎共奏止血之功；益智仁暖肾温脾，与健脾渗湿之炒薏苡仁同用治大便溏。国内外多项研究均表明多囊卵巢综合征患者妊娠后流产率显著高于正常女性妊娠者，因此，在妊娠早期积极予中药辨证保胎治疗，对防止先兆流产的发生、提高妊娠成功率有重要的意义。患者孕酮值偏低，黄体功能欠佳，基础体温不能维持高温相，与脾肾阳虚证型表现类同。此时辨证为脾肾两虚，以阳虚为甚，肾虚系胎无力，胎元不固，有欲堕之势，则小腹坠胀；肾阳亏虚，不能温煦脾土，可见大便稀。立补肾健脾安胎之法，方选寿胎丸合四君子汤加减。寿胎丸原方补肾安胎，仅此四味药物药力稍弱，恐不胜复杂多变的临床病情，加鹿角霜、紫河车，血肉有情之品，补肾阳，益精血，安冲任以固胎元；巴戟天、淫羊藿补肾壮阳；女贞子、山茱萸补滋补肝肾，同时制约上药之燥性，阴中求阳，使肾中阴阳调和；四君子汤去滑利之茯苓，添益气升提之黄芪，补气健脾益血之源以载胎；炒杜仲补肾安胎；砂仁温中行气安胎；益智仁暖脾温肾、止泻安胎。

来源　苏恒香，汤玲，刘雁峰，等．肖承悰治疗多囊卵巢综合征经验 [J]. 山东中医杂志，2015，34（3）：220-222.

33 输卵管阻塞

验案 患者，女，30岁，已婚。1979年7月4日初诊。主诉：结婚3年未孕。12岁月经初潮，结婚3年，夫妻生活正常，迄今未孕。月经周期基本正常，量一般，血色红夹紫块。月经将行时心烦易躁，夜寐欠佳，经行之后则舒。余无不适。脉虚细，苔薄白，舌质淡嫩。妇科检查：宫颈少许潮红，子宫后位，稍小，双侧附件阴性，双侧输卵管不通。

诊断 西医诊断：输卵管阻塞。中医诊断：不孕症，证属冲任不足、气虚血滞。

治法 温肾养血，佐以通络。

方药 菟丝子15g，覆盆子15g，当归身9g，白芍9g，制何首乌15g，炙黄芪15g，白茯苓9g，刘寄奴9g，益母草15g，小茴香2g。12剂，每日1剂，水煎分早晚两次口服。

复诊情况 1979年7月24日二诊：上药服至7月16日月经来潮时停药，周期正常，色、量一般。现畏寒、鼻塞，纳差，脉象虚细，舌苔薄白，舌质淡嫩。处方：黄芪20g，当归身9g，川芎6g，小茴香2g，炮姜2g，延胡索5g，赤芍6g，没药6g，生蒲黄6g，五灵脂6g，肉桂（后下）3g。30剂，每日1剂，水煎分早晚两次口服。

1979年8月31日三诊：胃纳转佳，精神良好。本着“骨肉果蔬，食养尽之”，即停药调养，以当归身、鲜嫩益母草、黑豆各适量水煮，酌加油盐为饮食疗法。现月经逾期未潮，腰部发胀，头晕，呕恶不能食，脉象细滑，舌苔薄白，舌质淡。证属早孕恶阻，治以益气和胃、降逆止呕之法。处方：太子参15g，白茯苓9g，姜炒竹茹6g，陈皮2g，砂仁（后下）2g，桑寄生15g，杜仲9g，枳壳2g，紫苏（后下）2g，生姜6g。3剂，每日1剂，水煎分早晚两次口服，以少量多次服用为佳。服药后患者呕止。

医案分析 该青年女性患者，3年未孕，经妇科检查示输卵管不通，依据患者症状、病史、舌象、脉象，认为该患者属于冲任不足、气虚血滞、胞脉不通，治以温肾养血，佐以通络。选用菟丝子、覆盆子、小茴香温补肝肾、以充冲任；当归身、白芍、制何首乌补益气血；炙黄芪、白茯苓补气健脾，使气血生化有源；刘寄奴入肝经，化瘀通脉。患者二诊舌象、脉象较前未见明显改善，认为证属虚实夹杂，气血虚弱，强调从肝、脾、肾进行补益，因血之始赖肾之蒸腾气化，血之源靠脾之运化升清，血之和不离肝之生发调摄，故治以温化通络。方中黄芪、当归身甘温之品补后天，以补气养血，使胞宫得以濡养；当归身、川芎、赤芍取四物汤之意养血活血；小茴香、炮姜、肉桂三药合用温补肝、脾、肾三脏，培补先天与后天，鼓舞生机；生蒲黄、五灵脂祛瘀止痛；患者月经血色红夹紫块，加用没药加强祛瘀；酌加理气而不伤气，缓攻而不峻之品延胡索，疏肝理气、散瘀止痛。诸药合用，活血理血，使肝脾肾得以温补、气血充足，共奏推陈出新之功，使新血生、瘀血去、气血和、胞脉通畅。经上治疗患者三诊病情较前好转，嘱其停药调养，以当归身、鲜嫩益母草、黑豆各适量水煮，酌加油盐为饮食疗法。经上述治疗患者气血恢复，胞脉通畅，故而能孕。

来源 王志威，艾军，陈莎莎，等．班秀文治疗输卵管阻塞经验[J]. 中医杂志，2021，26（8）：654-656.

34 输卵管积水

验案 患者，女，28岁。2019年4月26日首诊。主诉：发现右侧输卵管积水1个月。现病史：2019年4月19日我院B超示右侧附件囊性结构，迂曲管状，大小约5.7cm×3.5cm。考虑输卵管积水。患者平素性情急躁，纳、眠可，大便黏，每日1次，舌淡，苔薄白，脉细，体型偏胖。LMP：4月12日。

诊断 西医诊断：输卵管积水。中医证属肝脾失调，血滞水停。

治法 养血调肝，健脾利水。

方药 生黄芪50g，当归20g，白芍10g，川芎10g，生白术30g，泽泻10g，茯苓50g，生麻黄10g，桂枝30g，蜈蚣5条。连用30剂。

复诊情况 二诊时（2019年6月24日），患者LMP 6月4日，5天干净，无痛经、血块。6月11日B超示：子宫大小3.7cm×3.8cm×2.8cm，子宫后方不规则无回声，大小约3.5cm×4.4cm。此次B超提示子宫体积偏小，上方加用白芥子15g、鹿茸片3g。继续以上方加减调治4月余。11月1日患者复诊，复查B超示右侧输卵管积水消失。

医案分析 许润三认为，输卵管积水的形成多因瘀血内停，胞脉气机不畅、津液失于输布，积为水湿，停于局部而形成水肿，病机多为湿瘀互结。治当利水祛湿、活血化瘀。而麻黄入肺经，上宣肺气而解表，下输膀胱利小便，常用来治疗各种水湿之证。故在治疗输卵管积水时，在利水活血的基础上加用麻黄，取其宣畅气机、通调水道之意，增强利水消肿之功。该患者久居东北寒湿环境，且嗜食生冷啤酒，脾失健运，水湿不得运化；加之女子以肝为先天，肝失疏泄，瘀血水湿内阻胞脉，停于局部而成积水。许润三以当归芍药散为底方以养血调肝、健脾渗湿，生麻黄上宣肺气、下输膀胱，与生黄芪配伍，通补结合，配合大剂量桂枝，增强疏利经络、宣痹利水之效。二诊时患者输卵管积水较前改善，效不更方，加用白芥子以增强利水祛湿之效，配合血肉有情之品补肾益精，兼顾其生育需求。

来源　李影，王清，郑志博，等. 国医大师许润三巧用麻黄治疗妇科疾病经验 [J]. 中日友好医院学报，2020，34（2）：113.

35 子宫内膜息肉

验案 患者，女，33岁。因未避孕1年未孕，子宫内膜息肉术后3个月，于2019年8月14日就诊。患者平素月经周期25天，经期6～7天，经量中等，色鲜红，夹血块，经期第1天腹痛，尚能忍耐。男方精液常规正常，女方月经第2天空腹查性激素处于正常水平。2019年3月6日月经干净3天后，行B超下输卵管造影，提示双侧输卵管通畅，宫腔占位，子宫内膜息肉可能（大小约1.3cm×1.0cm）。2019年4月26日于我院行日间宫腔镜手术切除息肉，术后病理为子宫内膜息肉。术后予地屈孕酮口服治疗3个周期。术后3个月复查宫腔三维B超：宫腔占位（1.2cm×0.8cm）。末次月经：2019年8月3日。刻下：月经周期第12天，未见明显锦丝状带下，少腹隐痛，易疲乏，纳不香，夜寐不安，睡眠浅，尿频，夜尿1～2次，大便质偏稀、不成形，舌淡胖，边有齿痕，苔薄根白腻，脉细濡。基础体温监测示双相，温度偏低。

诊断 西医诊断：子宫内膜息肉，原发性不孕症。中医诊断：癥瘕，不孕症；证属心肾阳虚，气化不足，瘀滞胞宫，发为癥瘕。

治法 温补心肾，助阳化气。

方药 温阳化气方加减：肉桂5g，桂枝10g，生姜5g，茯苓10g，牡丹皮9g，赤芍10g，黄芪15g，白术15g，川续断10g，菟丝子10g，琥珀粉3g，鹿角片3g，黄连3g。7剂，水煎，每日1剂，早晚分服。

复诊情况 2019年8月21日二诊：患者疲乏稍有改善，仍感烦躁不安，乳微胀。BBT 示高温相波动，属经前期，治以补肾助阳、宁心安神。前方加减进退，处方：去生姜，加莲子心 5g、酸枣仁 10g。9 剂，水煎，每日 1 剂，早晚分服。

2019 年 8 月 30 日三诊：患者月经将至，BBT 高温相温度偏低，属行经期，调整治法为理气活血、通瘀调经。方选加减通瘀煎，处方：当归 10g，生山楂 10g，香附 9g，红花 6g，乌药 6g，青皮 5g，广木香 9g，赤芍 10g，泽兰 10g，川牛膝 10g，桃仁 6g。7 剂，水煎，每日 1 剂，早晚分服。此后运用补肾调周法调理 2 个月经周期，28 天一行，经期 7 天，经量中等，经行腹痛缓解。

2019 年 10 月复查宫腔三维 B 超提示子宫内膜正常。2019 年 11 月月经逾期未至，自测尿妊娠试验阳性，现已自然分娩一子。

医案分析 夏桂成认为子宫内膜息肉与《灵枢》中所论石瘕十分相似，寒邪与正气相搏结，正气不荣，恶血乃起，瘀而内着，息肉生焉。该患者婚后未能受孕，因心肾阳虚，寒邪客于胞宫，胞宫失于温煦，故症见经行腹痛，经间期锦丝状带下甚少；心主血脉，主不明则血道不通也，故见血瘀征象；肾阳不足，则夜尿频；脾阳亦不足，症见大便质稀、不成形，舌淡胖，边有齿痕。经间期为重阴转阳之期，方中以肉桂为君药，通阳化气，通血脉，消冷积；桂枝温通心阳，调节人体一身阳气；黄芪、白术补气健脾，气旺血行；川续断、菟丝子，重在温补肾阳；再入琥珀粉活血散瘀，镇静安神。二诊患者处于经前期，情绪焦虑，烦躁不安，心神不宁，方中去生姜，加入莲子心、酸枣仁等宁心安神之品，心安则神明。三诊时患者处于行经期，此期为重阳转阴，气血活动最显著时期，重在活血化瘀，促进转化，方选加减通瘀煎，方中当归、红花、生山楂以通瘀；瘀之所化亦赖乎气，血之运行赖乎气，气行则血行，方中乌药、香附、木香、青皮之属，理气行滞、活血通经；泽兰有活血、利水之功，可消癥瘕；全方共奏活血调经、利水通瘀之效，保证子宫内膜瘀浊及水液的排净。此后灵活运用调周法，抓住经间排卵期和行经期阴阳转化之期，因势利导，以获良效。

来源 郭红玉，任青玲，胡荣魁，等 . 国医大师夏桂成运用“阳化气、阴成形”理论防治子宫内膜息肉经验 [J]. 南京中医药大学学报，2021，37（4）：574-576.

36 子宫内膜异位症

验案 患者，女，30岁。2010年12月22日初诊。主诉：痛经10年。患者平素月经规律，经期5～7天，周期30天，量中，痛经（+），需服止痛药。生育史：0-0-1-0（2007年12月孕30日自然流产未清宫）。末次月经12月6日。慢性腹泻6年。2010年1月4日B超：右卵巢内囊性结构，内膜样囊肿可能（20mm×19mm×17mm）。刻下：胃纳一般，夜寐差，每月腹泻2～3次，脉弦细数，舌淡，苔薄腻少津有裂纹。

诊断 西医诊断：子宫内膜异位症。中医诊断：痛经，证属湿热蕴阻冲任。

治法 清热利湿，化瘀血滞。

方药 生蒲黄（包煎）15g，蒲公英15g，红花15g，刘寄奴15g，广木香6g，黄连3g，白头翁12g，鱼腥草12g，柴胡、延胡索各6g，三棱、莪术各15g，菝葜20g，血竭9g。12剂。

复诊情况 2011年3月16日二诊：末次月经3月9日，痛经（–），腰酸，小腹刺痛时作。本月拟试孕，BBT未测，脉弦浮带数，舌暗淡，苔薄黄腻，求嗣心切，服上药后有腹泻，治拟补肾益气、疏利冲任。处方：党参、丹参各30g，当归30g，熟地黄15g，川芎6g，菟丝子12g，覆盆子12g，巴戟天15g，淫羊藿10g，石楠叶9g，石菖蒲9g，广木香6g，路路通15g。12剂。嘱测BBT，子宫输卵管造影（HSG）检查。

2011年4月20日三诊：末次月经4月10日，腹痛仍作，如针刺，经后减轻，舌脉详前，邪恋未除，治拟清热利湿。蒲公英30g，大血藤30g，刘寄奴15g，紫花地丁15g，柴胡、延胡索各6g，广木香6g，川黄连3g，葛根9g，白头翁12g，秦皮12g。12剂。

医案分析 患者素体脾肾不足，慢性腹泻6年，加之流产后感邪，痛经渐重，湿热蕴阻冲任，聚已成瘕，治拟清热利湿、化瘀血滞止痛。方中蒲公英、白头翁、鱼腥草清热解毒，血竭、生蒲黄、红花、三棱、莪术活血化瘀，柴胡、延胡索活血行气止痛。服药2周后，痛经明显好转，但仍时有小腹刺痛，故加当归、熟地黄、川芎活血化瘀，时有腰酸、腹泻乃脾肾两虚所致，加菟丝子、覆盆子、巴戟天、淫羊藿、石楠叶、石菖蒲益肾补气。补肾不忘通络，加广木香、路路通。此药服2周后，临经腹痛仍作，经后减轻，此乃邪恋未除，治则仍为清热利湿、化瘀止痛。

来源 李宛璇，赵莉，张婷婷，等．朱南孙教授运用加味没竭汤治疗子宫内膜异位症痛经验案3则[J]. 四川中医，2014，32（4）：138-139.

验案 患者，女，38岁。2010年2月10日初诊。主诉：痛经，发现子宫腺肌病5年。患者平素月经规律，经期4天，周期25天，量多伴血块，纳可，便调，痛经甚，经前与经后皆伴少腹坠胀感，并腰酸不适，非经期亦有小腹隐痛，近2年经间期带下夹血丝2～3天。生育史：0-0-1-0。末次月经2月9日，痛经。2009年8月1日B超：子宫50mm×45mm×40mm，肌层回声欠均匀，子宫内膜10mm，回声欠均匀，右卵巢14mm×21mm×25mm，左卵巢22mm×26mm×34mm。脉细弦迟，舌暗淡，苔薄腻少津，略有齿印。

诊断 西医诊断：子宫腺肌病。中医诊断：痛经，证属瘀阻冲任、气机受阻。

治法 化瘀通滞。

方药 丹参30g，牡丹皮15g，赤芍15g，柴胡、延胡索各6g，川楝子12g，大血藤15g，王不留行15g，炙乳香、炙没药各3g，血竭9g，三棱、莪术各12g。12剂。

复诊情况 服后未再就诊，电话随访，患者药后诸症皆平。

医案分析 患者为子宫腺肌病，中医古籍虽无子宫腺肌病的病名，但根据其临床症状及体征，可将其归属于“癥瘕痛经”“不孕”“月经失调”等范畴。《灵枢·水胀》中即记载："石瘕生于胞中，寒气客于子门，子门闭塞，气不得通，恶血当泻不泻，衃以留止，日以益大，状如怀子，月事不以时下，可导而下。"丹参、牡丹皮清热凉血、活血散瘀，为治疗癥瘕积聚痛经之要药，加三棱、莪术破血化瘀增其散瘀之效；血竭散瘀化膜、消积定痛，刘寄奴、赤芍散瘀行滞。

来源　李宛璇，赵莉，张婷婷，等．朱南孙教授运用加味没竭汤治疗子宫内膜异位症痛经验案 3 则 [J]. 四川中医，2014，32（4）：138-139.

验案　李某，女，34 岁。2011 年 10 月 26 日初诊。主诉：痛经进行性加重十余年。患者平素月经规律，初潮 13 岁，经期 7 天，周期 28～30 天，自测 BBT 双相，行经腹痛不移，如针刺刀割，有血块，块下痛减，伴肛门坠胀感。生育史：0-0-0-0。2011 年 2 月 24 日外院盆腔核磁共振检查示：疑异位内膜结节。10 月 19 日 B 超：子宫内膜不均匀增厚，子宫后壁散在内膜异位灶，右卵巢周围积液，左卵巢囊性结构，左卵巢紧贴子宫，右卵巢周围见不规则无回声 28mm×21mm×22mm，左卵巢内见回声区 14mm×18mm×19mm。外院用注射用醋酸亮丙瑞林微球治疗 3 个月，末次月经 10 月 8 日。时下便溏甚，口渴身重，时有腰酸乏力，夜寐梦多。脉细弦，舌暗，苔薄黄腻，边有齿印，白带量多色黄。

诊断　西医诊断：子宫内膜异位症。中医诊断：痛经，证属湿热夹瘀交结、冲任气滞、肝肾耗损。

治法　清热利湿，活血化瘀，疏利冲任。

方药　生蒲黄（包煎）15g，赤芍 15g，丹参 30g，牡丹皮 15g，蒲公英 30g，大血藤 30g，刘寄奴 15g，皂角刺 15g，王不留行 12g，柴胡、延胡索各 6g，血竭粉（吞服）3g，炙乳香、炙没药各 3g。12 剂。常法煎服。

复诊情况　2011 年 11 月 9 日二诊：末次月经 2011 年 11 月 7 日，量中，服上药后，痛经明显减轻，血块减少。舌暗，苔薄黄腻，边有齿印，脉细弦，治宗原法。处方：上方生蒲黄改为 30g，加青皮、陈皮各 6g，制香附 12g，川楝子 12g，去赤芍、皂角刺、血竭粉、炙乳香、炙没药，继服 12 剂。另配加味没竭片 2 瓶，4 粒，每日服 3 次。

2011 年 12 月 14 日三诊：末次月经 2011 年 12 月 7 日，服药后少腹痛减轻，但仍感肛门坠胀，经后大便次数增多，舌暗，苔薄黄，脉细沉弦。证仍属瘀阻冲任，肝脾气滞。治拟清热利湿，疏冲，化瘀。处方：上方生蒲黄改为20g，加赤芍15g，三棱、莪术各15g，去蒲公英、大血藤，继服12剂。另配加味没竭片2瓶，4粒，每日服3次。

2012年2月15日四诊：末次月经2012年2月1日，服药后已无痛经，唯经前大便仍不成形，伴有关节痛1日，经间少量出血，时有尿路感染。服上药后，经后大便次数正常，但仍不成形。舌暗，苔薄黄，脉细沉弦，治宗原法。处方：生蒲黄（包煎）20g，五灵脂15g，丹参30g，牡丹皮15g，蒲公英30g，大血藤30g，刘寄奴15g，紫花地丁15g，金钱草15g，广木香6g，川连3g，熟大黄炭6g，椿皮12g。服12剂。

2012年3月7日五诊：末次月经2012年3月5日，无痛经，经前便不爽，日行3次，服药后肛门坠胀感明显好转，无腰酸，血块较多，舌暗，苔薄黄，脉细沉弦。证仍属湿热夹瘀交结、冲任膀胱通利失司，治拟清热化瘀、通利膀胱。处方：上方生蒲黄改15g、加车前草15g、海金沙（包煎）12g、川黄柏9g、生甘草6g，去五灵脂、熟大黄炭、椿皮，服12剂。

2012年5月9日六诊：末次月经2012年4月27日，量中，服药后已3个月经周期痛经未作。现将近月中，小腹作胀，乳房胀痛并作，腰膝酸楚，脉弦细迟，舌暗偏红，苔薄腻少津。证仍属湿热夹瘀，瘀阻冲任。处方：上方去生蒲黄，加金银花12g、茯苓皮12g。服12剂。

医案分析 因患者素有癥瘕，故重用生蒲黄活血化瘀，服用12剂后痛经明显减缓，但仍感肛门坠胀，伴经后大便次数增多，此为湿热未除、肝脾气滞，故用柴胡、延胡索、川楝子、王不留行疏肝理气，青皮、陈皮理气健脾，经治疗半年余后，患者已无痛经，诸症缓解。

来源 李宛璇，赵莉，张婷婷，等.朱南孙教授运用加味没竭汤治疗子宫内膜异位症痛经验案3则[J].四川中医，2014，32（4）：138-139.

验案 钱某，女，36岁。2012年11月21日初诊。主诉：经期延长，痛经10年。现病史：2009年因子宫内膜异位症于外院切除部分直肠，2012年1月行左腹股沟内异灶切除术，自2011年8月至今月经淋漓，每月周期性量多7天。2011年7月、2012年7月、2012年11月3次经期气胸，末次月经11月3日，中等量7天，淋漓十余天，痛经（+）。现小腹略有胀痛，乏力，尿不尽感，性情较烦躁，口干喜饮，大便偏干，脉细数，舌暗红，苔薄黄腻。妇科检查：子宫增大，子宫底部触及小结节，触痛明显。B超提示子宫内膜异位症，盆腔粘连。月经史：初潮13岁，7/23天，量中等，痛经（+）。2012年剖宫产，2001年、2003年药物流产2次。

诊断 西医诊断：子宫内膜异位症。中医诊断：经期延长，证属肝火旺盛、瘀阻气滞。

治法 平肝清热，理气化瘀。

方药 生蒲黄15g，五灵脂15g，丹参20g，牡丹皮15g，刘寄奴15g，紫草30g，白花蛇舌草30g，紫花地丁20g，大蓟15g，小蓟15g，大青叶12g，苦参9g，延胡索6g。12剂，水煎分服，2次/日。

复诊情况 2012年12月5日二诊：LMP 2012年11月30日，至今未净，量中，本月经行无痛经，经期时有便意感，盗汗，脉细数，舌偏红，苔薄黄腻。仍属肝火旺盛，瘀阻气滞。治宗原法，原方加减：上方去大蓟、小蓟、大青叶、苦参、延胡索，加炮姜炭6g、熟大黄炭6g、麻黄根30g、白术9g、白芍9g。12剂，水煎服，2次/日。

2012年12月19日三诊：服药后阴道出血减少，少量淡红色分泌物，尿不尽感，大便干，脉弦细数，舌偏红，苔薄黄腻。仍属肝火旺盛，瘀阻脉络，运行不畅。治宗原法。药物组成：生蒲黄15g，丹参20g，柴胡6g，牡丹皮15g，蒲公英30g，大血藤30g，刘寄奴15g，炒黄柏9g，茯苓皮9g，王不留行15g，川楝子12g，车前草15g，生甘草6g。12剂，水煎服，2次/日。

2013年1月9日四诊：LMP 2012年12月30日，量多4天，后量少，至今未净，无痛经，略有小腹胀，四末不温，经期胸部不适，脉舌详前。治宗原法，疏肝清热、化瘀理气通络。药物组成：生蒲黄30g，五灵脂15g，丹参30g，牡丹皮15g，赤芍15g，蒲公英30g，刘寄奴15g，柴胡6g，王不留行15g，川楝子12g，石见穿15g，青皮6g，陈皮6g。12剂，水煎服，2次/日。

2013年2月6日五诊：LMP 2013年1月25日，量中4天，后量少淋漓，咖啡色或淡红色，稍有胸闷气促，呼吸不利，脉细弦，舌暗偏红有瘀斑，苔薄黄腻。证属肝旺瘀阻气滞、冲任上逆，治拟活血化瘀降逆、疏利冲任。药物组成：生蒲黄20g，五灵脂15g，丹参30g，牡丹皮15g，柴胡6g，香附12g，川楝子12g，王不留行15g，青皮6g，陈皮6g，生牡蛎30g，大蓟12g，小蓟12g，茜草15g，海螵蛸10g。14剂，水煎服，2次/日。

2013年2月27日六诊：LMP 2013年2月21日，量中4天，未净，经期稍胸部不适，经后略有呼吸不利，稍有盗汗，舌暗偏红，苔薄黄腻，瘀斑已消。治宗原法，药物组成：生蒲黄 20g，五灵脂 15g，丹参 30g，牡丹皮 15g，青皮 6g，陈皮 6g，柴胡 6g，广郁金 9g，合欢皮 12g，白术 9g，白芍 9g，茯苓 12g，茯神 12g，夏枯草 15g，大蓟 12g，小蓟 12g。12 剂，水煎服，2 次 / 日。

医案分析 《素问・调经论篇》曰："血气不和，百病乃变化而生。"患者数次流产，加之剖宫产史，冲任受损，产后失摄，六淫内侵，以致血瘀胞宫、胞脉，结为瘕聚。初诊适逢期中，淋漓十余天，小腹胀痛，乏力，尿不尽感，性情较烦躁，口干，大便偏干，脉细数，舌暗红，苔薄黄腻。其性情素来急躁易怒，乃属肝旺之体。肝旺者，肝之气血阴阳失调。肝主气之疏泄，肝阴阳失调，则疏泄失司而气滞，朱南孙认为其瘀与冲任湿热同时并存，中医辨证属肝火旺盛、瘀阻气滞，治拟平肝清热、理气化瘀。药用大青叶、苦参、大血藤、蒲公英、刘寄奴、川黄柏等清热活血、通经止痛；生蒲黄、五灵脂、丹参、赤芍、刘寄奴等活血祛瘀消癥；加川楝子、柴胡、延胡索、青皮、王不留行等理气疏络；紫草、白花蛇舌草、石见穿、生牡蛎软坚消瘤；大蓟、小蓟、茜草、海螵蛸活血化瘀止血。二诊后多年的痛经消除，五诊后瘀斑没有了，经量减少，经期缩短了，多年的子宫内膜异位症症状明显改善。

来源 陆建英，董莉，谭蕾，等. 朱南孙治疗子宫内膜异位症经验举隅[J]. 西部中医药，2013，26（10）：42-44.

验案 患者，女，27 岁。初诊日期：2012 年 3 月 28 日。病史：患者自诉于 2 年多前因经行疼痛剧烈就诊西医妇科，多家西医医院诊断为左卵巢巧克力囊肿（约 3cm），疑似子宫腺肌病（子宫内膜回声欠均匀）。西医建议其手术治疗卵巢巧克力囊肿后服用长效避孕药以治疗腺肌病，但患者考虑尚未生育不愿采取手术及长效避孕治疗方案，而多方寻求中医治疗，效果不显著，仅间或痛经缓解。月经周期 27～30 天，经行 6～7 天，月经量偏多，夹较多瘀块，经色暗，经行前 2～3 天及经行第 1～2 天小腹及少腹胀痛剧烈，不因热敷而缓解，时呕吐痰涎，疼痛剧烈时影响纳食，需卧床休息，多数时候还需服用较大剂量镇痛类药物以缓解疼痛。现有生育要求，不愿意再服用西药止痛，遂来诊。刻诊：月经将至，近 2 日觉小腹胀痛明显，末次月经 2 月 28 日～3 月 5 日。平素纳、眠可，二便调。舌淡红，苔薄少，中根有裂纹；脉弦滑偏细。2012 年 1 月 16 日腹部彩超结论：左卵巢囊性占位（巧克力囊肿），大小 3.6cm×3.2cm。疑似子宫腺肌病。

诊断 西医诊断：子宫内膜异位症。中医诊断：痛经，证属湿瘀互结肝脾，阴虚夹痰。

治法 活血破瘀，健脾除湿，柔肝止痛；滋阴化痰，软坚散结。

方药 桂枝 20g，茯苓 30g，白芍 50g，桃仁 20g，牡丹皮 20g，水蛭粉（研末冲服）12g，五灵脂 15g，炙乳香、炙没药各 30g，延胡索 30g，制鳖甲（先煎 40min）30g，路路通 20g，莪术 30g，王不留行 30g，柴胡 15g，土鳖虫 15g，丹参 30g，台乌药 30g，枳壳 30g，浙贝母 20g，黄芪 20g，生麦芽 50g。3 剂，2 日 1 剂。药煎 3 次，第 1 次先煎制鳖甲 40min，余药除水蛭粉外先浸泡 40min，后与鳖甲再混煎 30min 后泌出，第 2、3 次均水煎 30min。3 次药液混匀后分 2 天喝，每次 200mL（经行疼痛时可少量频服），将水蛭粉 2g 冲入药液共服。每日 3 次，饭后 1 小时温服。嘱勿食生冷，少食豆制品、蜂蜜等，注意保暖和休息。

复诊情况 二诊（2012 年 4 月 4 日）：末次月经 3 月 30 日，今日尚有少许经血，色暗。服上方痛经缓解，偶有子宫短暂痉挛性疼痛，腹微胀，此次经行未服止痛西药也能耐受，且基本保持正常进食。月经量多，经血夹瘀块多。舌淡红，苔薄少，中根有裂纹；脉弦滑偏细。处方：制鳖甲（先煎 40min）40g，桂枝 20g，茯苓 30g，桃仁 15g，牡丹皮 20g，丹参 30g，生牡蛎 30g，白芍 50g，水蛭（研末冲服）10g，柴胡 15g，鹿角霜 20g，郁金 20g，北黄芪 40g，台乌药 30g，阿胶（烊化）18g，山茱萸 40g，女贞子 20g，墨旱莲 20g，熟地黄 30g，生麦芽 30g。3 剂，2 日 1 剂。熬法、服法同前。

三诊（2012 年 4 月 15 日）：近 2 日白带色透明，情绪易怒，余无所苦。舌淡红，少苔，根有裂纹；脉弦滑偏细。处方：制鳖甲（先煎 40min）40g，桂枝 20g，茯苓 30g，桃仁 15g，牡丹皮 20g，白芍 30g，水蛭（研末冲服）6g，柴胡 15g，郁金 20g，路路通 30g，覆盆子 30g，菟丝子 30g，浙贝母 30g，川黄连 20g，百合 40g，生地黄 40g，山茱萸 30g，肉苁蓉 30g，夏枯草 30g，生麦芽 30g，生牡蛎 30g，黄芪 30g。共三剂，2 日 1 剂。熬法、服法同前。

四诊（2012 年 4 月 22 日）：偶觉腰胀，时有眠浅易醒，余无明显不适。舌淡红，苔薄白，根有少许裂纹；脉滑。处方：制鳖甲（先煎 40min）40g，桂枝 30g，桃仁 20g，白芍 60g，牡丹皮 20g，丹参 30g，浙贝母 30g，当归

40g，黄芪 40g，水蛭粉（研末冲服）12g，生牡蛎 30g，生麦芽 40g，枸杞子 30g，生甘草 15g，桑寄生 30g，淫羊藿 30g，合欢皮 30g，茯神 30g，肉苁蓉 30g，龙血竭 10g。3 剂，2 日 1 剂。熬法、服法同前。

后续皆依上述病证结合、分期分型治疗方案，宗前方随证加减。如此往复，治疗到 2012 年 7 月 4 日末诊：5、6 月月经正常，无所苦，LMP 6 月 29 日～7 月 3 日，询问可否停药试孕。嘱其 2～3 天后复查 B 超。7 月 11 日来电诉：7 月 6 日 B 超示子宫、附件未见异常。嘱其试孕。患者于 2012 年 10 月怀孕（末次月经来潮时间：2012 年 10 月 3 日），2013 年 7 月 15 日分娩一子，重 7.6 斤，母子康健。

医案分析 患者经西医诊断为"卵巢子宫内膜异位症"，其疾病病机为湿瘀互结，病在肝脾。其尚有疑似子宫腺肌病，且经行腹痛伴呕吐痰涎，苔根有裂纹，脉偏细滑，故辨其证型病机为阴虚夹痰，故治疗以桂枝茯苓丸加水蛭为基础方，佐以制鳖甲、生牡蛎以滋阴化痰、软坚散结，此治贯穿治疗始终。初诊为患者月经先期两天，故治疗上依月经期治疗方案，强化逐瘀止痛之力；因其经行不能进食，无以保证脾之健运，故重用生麦芽健脾消食，有稍兼疏肝之效。二诊为卵泡期，因考虑患者有生育要求，治疗上加用鹿角霜、阿胶等补肾填精。三诊为排卵期，减少了虫类药破血行气之力，强化补肾填精及疏通输卵管的药物，并针对其易怒的兼症，选用了既清肝热又软坚散结的夏枯草，配合川黄连、百合清解邪热。四诊为黄体期，一方面强化温阳补肾、滋养精血之力，另一方面，结合患者原来经行前即有明显疼痛的特点，此期也重用了白芍及稍佐止痛活血之品，未雨绸缪。月经前一周出现睡眠略差，故以茯神代茯苓，既健脾利湿又可安神，并酌加既疏肝又安神的合欢皮，使睡眠得安，以助气血更好充养。该患者自初诊即显现良好疗效，后顺利自然受孕生产，足证中医辨证准确，疗效自能彰显之功。

来源　徐路，江泳．国医大师郭子光"病证结合"辨治卵巢子宫内膜异位症经验 [J]. 时珍国医国药，2014，25（10）：2520-2522.

验案 张某，女，28 岁。2011 年 6 月 27 日因巧克力囊肿剥离术后半年求嗣初诊。患者于 2010 年 12 月行腹腔镜下右卵巢囊肿剥离术，术后注射醋酸戈舍瑞林缓释植入剂 3 次（最后一次：2011 年 3 月 26 日），停药后 5 月 10 日行经。初潮 13 岁，5/28 天，量多，有血块，痛经（+），LMP 6

月 11 日。生育史：0-0-0-0。刻下：夜寐多梦，腹胀不适，脉弦细，舌淡暗，苔薄黄腻少津。

诊断 西医诊断：卵巢巧克力囊肿剥离术后。中医诊断：不孕症，证属肾气受损、肝脏瘀阻、癥聚胞脉。

治法 祛瘀散膜，调理冲任。

方药 生蒲黄 15g，五灵脂 15g，夏枯草 15g，墨旱莲 15g，茜草 15g，大蓟 12g，小蓟 12g，延胡索 6g，刘寄奴 15g，炙乳香 3g，炙没药 3g，生山楂 15g，花蕊石 20g。12 剂，水煎服，每日 2 次。

复诊情况 2011 年 7 月 25 日复诊：LMP 7 月 15 日，量多质稠，脉细软，舌暗，边尖红，苔薄黄腻少津。证属瘀阻冲任、肝旺肾虚，治拟补肾养肝、调理冲任。方药：丹参 20g，牡丹皮 15g，女贞子 12g，桑椹 12g，生地黄 15g，白芍 12g，茜草 15g，墨旱莲 15g，夏枯草 15g，桑寄生 12g，桑螵蛸 12g，海螵蛸 12g。7 剂，水煎服，每日 2 次。

2011 年 10 月 24 日复诊：LMP 10 月 18 日，量多，痛经（±）。月经刚净，经后夜寐欠安，神疲乏力，脉细，舌暗边尖红，苔薄腻少津。治拟清肝养肾，疏利冲任。方药：丹参 20g，牡丹皮 15g，当归 15g，赤芍 15g，王不留行 15g，川楝子 12g，柴胡 6g，延胡索 6g，制香附 12g，茯苓 12g，茯神 12g，首乌藤 20g，合欢皮 12g。12 剂，水煎服，每日 2 次。

2012 年 3 月 27 日复诊：LMP 3 月 20 日，已净 2 天，痛经（–）。见内膜排出，经后无不适，近日大便欠畅，脉细弦，舌偏红，苔薄腻少津。治宗原法增进。方药：生蒲黄 15g，丹参 30g，牡丹皮 15g，赤芍 15g，柴胡 6g，延胡索 6g，川楝子 12g，制香附 12g，王不留行 12g，石见穿 15g，皂角刺 15g，全瓜蒌 20g，柏子仁 12g。12 剂，水煎服，每日 2 次。

2012 年 6 月 12 日复诊：LMP 5 月 31 日。2012 年 5 月 13 日 B 超：右卵巢小囊肿 20mm×16mm×17mm，内膜囊肿可能。适逢月中，小腹胀痛，右侧较甚。舌红，苔薄黄腻，脉细。证属肝旺瘀阻、冲任气滞，治拟活血化瘀、疏利冲任。方药：生蒲黄 15g，丹参 30g，牡丹皮 15g，赤芍 15g，柴胡 6g，延胡索 6g，制香附 12g，王不留行 15g，川楝子 12g，皂角刺 12g，桑枝 12g，桑寄生 12g，丝瓜络 12g，威灵仙 12g。12 剂，水煎服，每日 2 次。

2012 年 9 月 4 日复诊：LMP 7 月 31 日，5 天净，轻微腹痛。9 月 4 日查尿 HCG（+）。舌偏红，苔薄黄腻，脉细弦数。

医案分析 朱南孙认为子宫内膜异位症属离经之血聚而成瘀内停，阻滞冲任、胞宫，气血运行不畅，日久渐成癥瘕。本病基本病机为瘀血阻滞，活血化瘀为其基本治则。根据朱南孙临床经验，子宫内膜异位症在发病初期常见气滞血瘀，中期多见瘀热互结型，病程较长者常表现为邪恋正虚。本患者初诊时正处术后体虚未复，阴血耗损，肾虚肝旺，冲任失于濡养，气血不畅，瘀阻冲任，癥聚胞脉，故见经来量多腹痛。治拟化瘀调冲，以失笑散（蒲黄、五灵脂）通利血脉、活血散瘀；臣以炙乳香、炙没药以活血祛瘀、行气止痛，其中制乳香长于行气活血，制没药则以活血散瘀为主，二者合用可气血兼顾，以增强活血通络、祛瘀止痛之功。患者肝旺血热，月经量多，酌加大蓟、小蓟、墨旱莲、花蕊石、茜草等凉血化瘀止血之品。复诊时为经净后 4 天，此次月经量多质稠，有阴虚血热、冲任有瘀之象，故予清补肝肾、疏利冲任。以丹参、牡丹皮相伍，凉血活血、清透邪热，丹参长于活血化瘀，牡丹皮可清透阴分伏火；并予女贞子、墨旱莲滋阴止血，与桑椹、桑寄生相伍补肝益肾；白芍酸甘化阴，配生地黄养阴清热、柔肝敛阴；桑螵蛸、海螵蛸一阴一阳，补肾、收敛、止血。在治疗痛经方面，朱南孙认为血病应以调气为先，故在活血调血、化瘀止血的基础上，可酌加川楝子、柴胡、延胡索、制香附等疏理肝气之品，气行则血行，气血通畅，疼痛自止。如此加减调治 5 个月，患者于 3 月 27 日复诊时诉月经通畅，无痛经。患者再次复诊时适逢月中，宜补肝益肾、理气调血，促排助孕为要。处方在疏利气血药品的基础上，加用补肝肾之桑枝、桑寄生通补兼施，桑枝以通为主，桑寄生以补为要；并予皂角刺透刺促排卵。经治患者成功受孕。在此案例中，朱南孙治疗子宫内膜异位症裁方遣药以疏利冲任、理气化瘀为主旨，兼顾补养肝肾、调冲助孕。总体看来，攻多补少，一旦冲任气血通畅，亦得以受孕。

来源　贾曼，徐莲薇，张婷婷，等 . 朱南孙灵活运用“补益肝肾，疏利冲任”法治疗女性不孕症医案撷华 [J]. 四川中医，2013，31（8）：122-125.

验案 患者女，40 岁。2019 年 1 月 11 日初诊。主诉：经行腹痛十余年。患者 2008 年 2 月孕 40 天左右出现胚胎停止发育，行清宫术，术后经行腹痛明显，经净后复查阴道超声提示子宫肌瘤（约 5cm×4cm），具体报告未见。遂于 2008 年 4 月行子宫肌瘤剔除术 + 盆腔内异灶电凝术，术后未用药治疗，未避孕至今未孕。10 年来经行腹痛明显，伴腰酸，无恶心呕吐，间断口服非甾体抗炎药。2016年外院行HSG：双侧输卵管堵塞。刻下：月经周期第15天，见拉丝状带下，量少，腰酸时作，情绪欠佳，易怒，焦虑时有，夜寐尚可，易早醒，大便秘结，矢气多。舌红有裂纹，苔腻，脉细弦。月经史：14岁初潮，月经周期25～30天，经期5～7天，量中，色红，无血块，痛经明显。末次月经：2018年12月28日。婚育史：28岁结婚，0-0-5-0，2000年、2001年及2003年分别行3次人工流产术，2007年5月、2008年2月分别孕40天左右出现胚胎停止发育，行清宫术。既往史：2008年4月行子宫肌瘤剔除术＋盆腔内异灶电凝术，2009年因肠梗阻行手术治疗，2016年行胆囊手术。辅助检查：2019年1月10日于本院查阴道超声：子宫6.0cm×5.6cm×4.0cm，前后壁肌层回声欠均匀。提示子宫腺肌病可能，子宫肌瘤（3.9cm×4.2cm）。糖类抗原125（CA125）：99.21 U/mL。

诊断 西医诊断：盆腔子宫内膜异位症；子宫肌瘤；不孕症。中医诊断：痛经，证属脾肾两虚。

治法 健脾滋阴，宁心安神。

方药 方以健脾滋阴强中汤加减，辅以调心之药。处方：党参15g，炒白术12g，炒苍术12g，茯苓10g，茯神10g，广陈皮6g，广木香6g，炒扁豆10g，建莲子肉10g，白芍10g，山茱萸9g，炒川续断10g，钩藤（后下）10g，莲子心5g，合欢皮10g，炒酸枣仁25g，制黄精10g，巴戟天6g。7剂，每日1剂，水煎服。后拟经前论治，以健固汤＋越鞠丸＋钩藤汤加减，处方：党参15g，炒苍术12g，炒白术12g，茯苓10g，茯神10g，广陈皮6g，广木香6g，巴戟天10g，鹿茸片（先煎）6g，鹿血晶1g，炒川续断10g，钩藤（后下）10g，莲子心5g，合欢皮10g，炒酸枣仁30g，青龙齿（先煎）10g，六一散（包煎）10g，制香附10g。7剂，每日1剂，水煎服。

复诊情况 2019年1月31日二诊：LMP 2019年1月21日，7天净，量中，色红，血块少许，痛经较前明显减轻。刻下：月经周期第11天，BBT体温尚未升高，夜间醒1～2次，醒后难以入睡，大便秘结，矢气多，舌淡红，苔薄，脉细弦。2019年1月23日（月经周期第3天）查血性激素：FSH 5.5IU/L，LH 1.88IU/L，E_2 37pg/ML，PRL 11.89ng/mL，T 0.31ng/mL，P＜0.1ng/mL。清心健脾汤加减：钩藤（后下）10g，莲子心5g，黄连3g，青龙齿（先煎）10g，合欢皮10g，炒酸枣仁20g，党参15g，生白术15g，广木香6g，广陈皮6g，茯苓10g，茯神10g，赤芍10g，山茱萸9g，炒川续断10g，菟丝子10g，六一散（包煎）10g。5 剂，每日 1 剂，水煎服。补天种玉丹加减 + 调心脾：丹参 10g，赤芍 10g，白芍 10g，山茱萸 9g，茯苓 10g，茯神 10g，炒川续断 10g，杜仲 10g，炙鳖甲（先煎）10g，鹿茸片（先煎）6g，鹿血晶 1g，巴戟天 10g，钩藤（后下）10g，莲子心 5g，合欢皮 10g，炒酸枣仁 20g，肉桂（后下）5g，广木香 6g，生白术 12g。12 剂，每日 1 剂，水煎服。

2019 年 2 月 28 日三诊：LMP 2019 年 2 月 15 日，5 天净，量可，色先黑后红，有血块，轻度痛经。刻下：月经周期第 14 天，BBT 体温未升，劳累后腰酸，未见拉丝状带下，夜寐一般，易醒，梦多，大便偏稀，日行 1～2 次，矢气频。经后中期，滋肾生肝饮 + 钩藤汤 + 越鞠丸加减：丹参 10g，白芍 10g，炒淮山药 10g，山茱萸 9g，川续断 10g，菟丝子 10g，茯苓 10g，茯神 10g，合欢皮 15g，广木香 9g，制苍术 10g，炒白术 10g，钩藤（后下）10g，莲子心 5g，炒酸枣仁 30g，六一散（包煎）10g，炒荆芥 6g，青龙齿（先煎）10g，灵芝粉（另吞）6g。3 剂，每日 1 剂，水煎服。补天种玉丹加减：丹参 10g，赤芍 10g，白芍 10g，炒淮山药 10g，山茱萸 9g，川续断 10g，菟丝子 10g，杜仲 10g，茯苓 10g，茯神 10g，巴戟天 9g，鹿茸片（先煎）6g，鹿血晶 1g，莲子心 6g，炒酸枣仁 30g，青龙齿（先煎）10g，钩藤（后下）10g，生山楂 10g。12 剂，每日 1 剂，水煎服。

2019 年 3 月 28 日四诊：LMP 2019 年 3 月 14 日，5 天净，量中等，血块少，无痛经。刻下：月经周期第 14 天，白带中等，未见蛋清白带，夜寐欠安，易醒多梦，二便调。舌红，苔腻，脉细弦。经后中末期，补天种玉丹 + 越鞠丸加减：丹参 10g，赤芍 10g，白芍 10g，炒淮山药 10g，山茱萸 9g，川续断 10g，菟丝子 10g，鹿茸片（先煎）6g，炒酸枣仁 25g，合欢皮 10g，炙鳖甲（先煎）10g，鹿血晶 1g，怀牛膝 10g，骨碎补 10g，六一散（包煎）10g，制苍术 10g。12 剂，每日 1 剂，水煎服。经期：越鞠丸 + 通经汤加减：制苍术 10g，制香附 10g，生山楂 10g，丹参 10g，赤芍 10g，川牛膝 10g，泽兰 10g，益母草 15g，肉桂（后下）5g，红花 6g，广郁金 10g，合欢皮 10g，茯苓 10g，茯神 10g。5 剂，每日 1 剂，水煎服。

2019 年 4 月 29 日五诊：LMP 2019 年 4 月 8 日，5 天净，量不多，色红，血块不多，腰酸不显，轻度痛经。刻下：月经周期第 22 天，BBT 有上升，前未见明显拉丝状带下，夜寐欠佳，入睡困难，凌晨 3：00 易醒，大便正常，近几日便秘，一日一行。舌红，苔腻。健固汤 + 越鞠丸加减：党参 12g，巴戟天10g，生白术10g，茯苓12g，茯神12g，制香附10g，陈皮10g，广木香10g，鹿茸片（先煎）3g，鹿血晶1g，五灵脂（包煎）10g，丝瓜络10g，制苍术10g，莲子心5g。7剂，每日1剂，水煎服。经期拟用越鞠丸+通瘀煎加减：制苍术12g，制白术12g，制香附10g，炒五灵脂（包煎）10g，赤芍10g，延胡索10g，怀牛膝10g，益母草10g，陈皮10g，广木香10g，生山楂10g，红花6g，茯苓10g，肉桂（后下）6g，合欢皮10g。5剂，每日1剂，水煎服。经后期方，越鞠二陈汤+归芍地黄汤加减：丹参10g，制苍术10g，制白术10g，炒淮山药10g，菟丝子10g，制香附10g，陈皮10g，炒白芍10g，山茱萸10g，怀牛膝10g，茯苓10g，泽泻10g，莲子心5g，炒酸枣仁12g，广郁金10g，六一散（包煎）10g，合欢皮10g。10剂，每日1剂，水煎服。

2019年5月30日六诊：LMP 2019年5月5日，5天净，量可，色红，血块不多，腰部酸胀感。刻下：月经周期第26天，BBT高温相偏短，拉丝状带下不显，臀部冷，皮肤干燥，夜寐欠佳，入睡偏晚（23：00前），寐浅，大便偏干，日行1次。经期，越鞠丸+五味调经散加减：制苍术10g，炒白术10g，制香附10g，生山楂10g，丹参10g，赤芍10g，泽兰10g，益母草15g，川牛膝10g，红花6g，茯苓10g，茯神10g，广木香6g，鸡血藤15g，川续断10g，延胡索10g，肉桂（后下）5g，合欢皮10g。5剂，每日1剂，水煎服。经后期，芎归地黄汤+越鞠二陈汤加减：炒当归10g，赤芍10g，白芍10g，炒淮山药10g，山茱萸9g，怀牛膝10g，莲子心5g，茯苓10g，茯神10g，川续断10g，桑寄生10g，制苍术10g，炒白术10g，广郁金10g，广木香6g，广陈皮6g，炒酸枣仁25g，合欢皮10g，琥珀粉（另吞）3g，灵芝粉（另吞）6g。10剂，每日1剂，水煎服。2019年6月24日月经来潮，色红，量中，无血块，无明显痛经及腰酸。经净后于2019年7月1日复查阴道超声：子宫5.5cm×4.8cm×4.5cm，前后壁肌层回声欠均匀，提示子宫腺肌病可能，子宫肌瘤（3.9cm×3.2cm）。CA125：34.33U/mL。随访至2019年10月31日，月经来潮时基本无腹痛、腰酸，嘱其定期复查阴道超声及CA125。

医案分析 子宫内膜异位症是育龄期妇女的常见病、多发病，病程较长，症状复杂多样，主要症状为下腹痛、痛经、不孕及性交不适。该患者以痛经症状表现最为明显。夏桂成认为该患者肾虚偏阴，癸水不足，阴虚日久，尤必及阳，阳者脾胃也。脾阳虚，则湿浊内阻，肾阳虚则痰浊内阻，故易发痛经，易发癥瘕，易发肥胖，带下偏少，故不易孕育或孕而不易养。治疗上仍跟随阴阳消长采用月经周期节律调节法，以调理脾胃、养心安神为核心。方中多应用炒白术、陈皮、木香、茯苓或党参以理气健脾，“诸痛痒疮，皆属于心”，多应用莲子心、合欢皮、炒酸枣仁养心安神，夏桂成有云“经后期不在于阴而在于心”“脾胃亦影响心脑”，可见夏桂成对养心脾胃之重视。顺应月经周期的阴阳消长变化，在经后中末期时，多加入巴戟天，以达阳中求阴之功效，同时有助于经间期重阴必阳，子宫开放，排出精卵，同时亦排出过多的阴津浊液，排除有余，让位于阳，此乃泻之正常，排卵顺利，才能开始阳长，必要时巴戟天用量可增加至12g。经前夏桂成喜用补天种玉丹加减，多加用鹿茸片、鹿角片、鹿血晶等血肉有情之品，达到“血中补阳”，从而增强阳气的运行、推动、化瘀及化浊的作用，从而使经期泻之正常，缓解痛经症状，亦在一定程度上改善了黄体期高温相。通过肝脾气血之间的活动，纠正阴阳消长转化运动中的太过和不及，以保证阴阳运动的动态平衡，从而间接保证心肾之间的交合。将微生物 - 肠 - 脑轴与夏桂成心 - 脾 - 肾 - 子宫轴思想相结合，一来可以用现代医学阐明中医药治疗思想，同时为中医药治疗子宫内膜异位症的机制探究提供新思路。

来源　陆黎娟，刘迎，宋清霞，等 . 试用肠 - 脑轴探析国医大师夏桂成治疗子宫内膜异位症经验 [J]. 四川中医，2021，39（2）：8-11.

37 子宫腺肌病

验案 患者，女，40岁，已婚。初诊日期：2010年12月25日。因痛经十年余，加重1年就诊。患者既往痛经史约10年，常服止痛药，近1年服止痛药无效，每于经净后仍有小腹疼痛。2010年12月B超示：子宫大小71mm×77mm×67mm，子宫肌层回声不均匀。提示子宫腺肌病可能。生育史：0-0-3-0。脉弦细，舌淡暗边尖红，苔薄黄。

诊断 西医诊断：子宫腺肌病。中医诊断：痛经，证属瘀阻冲任。

治法 活血化瘀，利气通滞。

方药 生蒲黄15g，丹参30g，牡丹皮15g，赤芍15g，刘寄奴15g，石见穿15g，留行子15g，皂角刺15g，延胡索6g，大血藤30g，紫花地丁15g，蒲公英30g，乌药9g，青皮6g，血竭9g，炙乳香、炙没药各4.5g。

复诊情况 二诊：腹痛好转，右下腹坠痛，放射至大腿及腰骶部，脉弦细，舌质红，苔黄腻，证属热瘀交结、冲任气滞。治拟清热化瘀。方药：生蒲黄15g，丹参30g，牡丹皮15g，蒲公英30g，大血藤30g，刘寄奴15g，紫花地丁15g，皂角刺15g，柴胡、延胡索各6g，青皮6g，血竭9g，炙乳香、炙没药各3g。后再经两诊，治宗原法增进，患者腹痛及痛经明显好转。

医案分析 子宫内膜异位症引起的痛经因其症状严重属于重症痛经，是妇科常见病、疑难病之一。因其严重影响患者的生活质量，被称为“不死的癌症”。该患者是美籍华人，慕名求诊于朱南孙。回国就医前，她尝试过各种治疗，腹痛仍逐渐加重，其不堪病痛折磨，在当地医师的建议下决定接受手术治疗，然而就在手术当天，她的美国丈夫劝说她尝试一下中医治疗。患者本身也难以接受切除子宫，于是她跳下了手术台，把希望寄于中医药治疗。经朱南孙一月余调治，腹痛明显好转。朱南孙以活血化瘀、利气通滞为大法，用加味没竭汤加减治疗，因患者既往3次流产史，数度流产后刮宫损伤冲任胞宫，瘀热交结，冲任气滞，故酌加蒲公英、大血藤、紫花地丁等以清热利湿、化瘀止痛，收效甚佳。

来源 陆建英，董莉，谭蕾，等．朱南孙治疗子宫内膜异位症经验举隅[J]. 西部中医药，2013，26（10）：42-44.

验案 患者，女，34岁，已婚。2005年2月26日初诊。患者痛经6年，进行性加剧，每次行经用止痛片塞肛，外院检查：B超提示子宫肌瘤伴腺肌病，卵巢囊肿。造影示：右侧输卵管通而不畅，左侧输卵管伞端周围粘连明显。末次月经2月26日，未净，腹始疼痛。刻下：少腹胀痛，肛门口疼痛，腰酸。舌暗红，苔薄腻。

诊断 西医诊断：子宫肌瘤伴腺肌病，卵巢囊肿。中医诊断：痛经，证属湿热夹瘀交作、癥瘕积聚。

治法 清热疏利，活血化瘀。

方药 生蒲黄（包煎）15g，丹参20g，牡丹皮12g，赤芍15g，蒲公英15g，大血藤15g，刘寄奴15g，柴胡、延胡索各6g，青皮、陈皮各4.5g，王不留行15g，川楝子12g，血竭9g。7剂。水煎分服。

复诊情况 3月5日二诊：末次月经2月26日，未净，量中，上药服后经行腹痛减轻。舌淡暗，苔薄腻，脉细软。辨证属湿热夹瘀阻滞胞宫、胞脉，肝肾耗损，脉络气机受阻。治拟祛瘀生新，软坚散结。处方：生蒲黄（包煎）15g，五灵脂15g，茜草15g，大蓟、小蓟各12g，海螵蛸15g，夏枯草15g，菝葜15g，花蕊石20g，刘寄奴15g，丹参20g，大血藤15g，蒲公英15g。7剂。水煎分服。

3月12日三诊：末次月经2月26日，12天方净。舌质暗、边有瘀紫，脉细软。治宗原法，清热利湿、活血化瘀。处方：生蒲黄（包煎）15g，赤芍15g，丹参20g，牡丹皮12g，蒲公英20g，大血藤20g，柴胡、延胡索各9g，川楝子12g，三棱、莪术各12g，刘寄奴15g，血竭9g，炙乳香、炙没药各3g。12剂。水煎分服。

3月26日四诊：经水尚准，末次月经3月24日，量中，肛门坠胀，两侧腹抽痛。舌偏红，苔腻，有瘀紫，脉细软。辨证属宿瘀留滞冲任。治拟清热化瘀。处方：生蒲黄（包煎）15g，赤芍15g，丹参20g，蒲公英15g，大血藤15g，刘寄奴15g，茜草15g，海螵蛸15g，大蓟、小蓟各12g，血竭9g。12剂。水煎分服。

4月9日五诊：末次月经3月24日，淋漓12天方止，痛较前好转，仍感右下腹抽掣性痛，以胀痛为主。舌偏红、有瘀紫，脉弦细。治宗原法。处方：生蒲黄（包煎）15g，赤芍15g，丹参20g，蒲公英20g，大血藤20g，刘寄奴15g，柴胡、延胡索各9g，川楝子12g，制香附12g，皂角针12g，血竭9g，三棱、莪术各12g。12剂。水煎分服。

4月23日六诊：末次月经4月18日，未净，始量少，点滴，第2天始痛，用止痛剂塞肛，疼痛缓解，第3天始量多，中药治疗后腹痛较前减轻，前几次经期延长。刻下：腰酸，怕冷畏寒，胃纳尚可，大便欠畅，多行走则头胀晕感。舌淡，苔黄腻，脉细软。防宿瘀留滞，淋漓不尽。治拟祛瘀止血。处方：蒲黄炭（包煎）15g，五灵脂15g，炮姜炭4.5g，熟大黄炭4.5g，茜草15g，海螵蛸15g，花蕊石20g，蒲公英15g，大血藤15g。4剂。水煎分服。再守4月9日方7剂水煎服。

5月7日七诊：末次月经4月18日～5月1日，淋漓不尽，伴小腹隐痛，步行多则痛甚。舌暗、有瘀紫，苔薄腻少津，脉细弦数。辨证属热瘀交结，冲任气滞，肾气耗损。治拟活血化瘀散结，清肝益肾，调理冲任。处方：生蒲黄（包煎）15g，五灵脂15g，大蓟、小蓟各12g，茜草15g，刘寄奴15g，菝葜15g，生牡蛎（先煎）30g，夏枯草15g，皂角刺12g，半枝莲15g，徐长卿12g。12剂。水煎分服。

5月21日八诊：末次月经5月12日，未净，经行第1天腹痛，量少，药后腹痛减轻，淋漓不尽，咖啡样瘀下，多伴少腹隐痛，以右侧为甚。胃纳一般，乳房不胀。舌偏红，苔薄腻，脉细软。辨证属肾气不足，宿瘀留滞。治拟清肝益肾，祛瘀生新。处方：蒲黄炭（包煎）15g，五灵脂15g，茜草15g，生牡蛎（先煎）30g，小蓟15g，墨旱莲12g，花蕊石20g，半枝莲15g，桑寄生12g，海螵蛸15g。12剂。水煎分服。

6月4日九诊：末次月经5月12日，14天净，痛经仍有，较前减轻。刻下：腹胀，乳胀多伴两侧腰酸，头昏，四肢不温。舌暗，苔薄黄腻，有瘀紫。

经期将近。治拟活血化瘀，理气通滞。处方：生蒲黄（包煎）15g，赤芍 15g，丹参 20g，牡丹皮 12g，柴胡、延胡索各 9g，川楝子 12g，皂角刺 12g，王不留行 15g，半枝莲 15g，徐长卿 12g，血竭 9g。7 剂。水煎分服。

医案分析 患者素有湿热内蕴，与血搏结，稽留于冲任胞脉，胞宫气血运行不畅，内生癥瘕积聚，瘀久化热，久病湿热夹瘀交作，病情复杂，滞而作痛，且瘀血内阻，血不归经，经水易淋漓日久方净。朱南孙辨证为血热瘀阻型痛经，因于热者，清而通之，且瘀者自消。治疗以清热凉血、化瘀通滞为法。方用银翘红酱解毒汤合失笑散加减，大血藤、蒲公英清热解毒，化瘀散结；牡丹皮、赤芍凉血散瘀，使瘀滞散而气血流畅；川楝子、柴胡、制香附疏肝理气、调经止痛，且有泄热之效，常合延胡索，尤善止痛；乳香、没药气血并治，活血散瘀、消肿止痛；蒲黄、五灵脂寒温相宜，祛瘀止痛功著，尤值经期炒炭应用，祛瘀与止血并用。此型痛经一般需连续服药。病程较久，湿热之邪虽祛，但正气已伤，阴血耗损，经后予以清养肝肾，标本兼顾。朱南孙临证强调贵在时机，攻补得法，方能奏效。该患者依月经周期分为：经期防宿瘀留滞、淋漓不尽，治拟祛瘀止血，用药熟大黄炭、炮姜炭、花蕊石等；经前属肝旺血热，治以清热凉血、活血化瘀，伴经前乳胀，治以理气通滞；经净之后阴血耗损，需养肝肾，消癥积，合而治之。朱南孙谓："妇女用药尤需顾及经事。"

来源 谭蕾，张婷婷，王采文，等 . 朱南孙妇科临证验案 2 则 [J]. 江苏中医药，2015，47（1）：46-48.

38　子宫脱垂

验案　患者，女，26岁。1959年10月5日初诊。自诉已分娩2个月，分娩后即觉子宫下垂，伴小腹隐痛不舒、喜按，口渴面红，大便软，小便短、色黄，带下量多、色白偏稀，纳差，睡眠好，苔淡黄，舌正红，脉弦细。

诊断　西医诊断：子宫脱垂。中医诊断：阴挺，证属肝郁脾虚，气滞湿阻。

治法　养血疏肝，健脾利湿。

方药　当归芍药散加味：当归10g，白芍12g，川芎5g，茯苓10g，泽泻10g，白术10g，枳壳10g。

复诊情况　服药5剂，腹痛减轻，站立时子宫上缩至阴道口。原方有效，守方续服10剂，诸症逐渐消失。之后又守方服药5剂，诸症全消。随访半年未见复发。

医案分析　此患者前医之所以用补中益气汤不效者，乃补中益气汤专为脾虚而设也。伍炳彩根据小腹隐痛，小便短、色黄，带下量多、色白偏稀，脉弦细，辨为肝郁脾虚、气滞湿阻，用当归芍药散养血疏肝、健脾利湿。古有单用枳壳治脱肛之案，现代药理研究表明，枳壳可兴奋平滑肌，增强胃肠收缩力，因此治疗内脏下垂常加枳壳。

来源　宋高峰，马淑花，高金鸟．伍炳彩从肝论治子宫脱垂经验[J]. 黑龙江中医药，2007，（5）：2-3.

验案　患者，女，32岁。2019年8月19日初诊。以右半身怕风怕冷

3 年为主诉。患者于 3 年前生产后，逐渐出现右半身怕风怕冷，无汗，伴有沉重感，右手腕关节胀痛，臀部怕冷，右足小趾遇冷则痛，阴雨天加重，右眼视物模糊，胃纳可，口不苦，睡眠可，右侧胸索乳突肌痛，手脚麻，两胁不痛，左半身无不适，神情抑郁，舌下静脉曲张，舌暗，苔白，脉微弦。

诊断 西医诊断：子宫脱垂。中医诊断：阴挺，证属肝郁脾虚、气滞湿阻。

治法 养血疏肝，健脾利湿。

方药 柴胡桂枝汤加味：柴胡 10g，黄芩 6g，法半夏 8g，党参 10g，炙甘草 6g，生姜 3 片，大枣 3 枚，桂枝 8g，白芍 8g，桃仁 10g，红花 10g，浮小麦 15g。21 剂，水煎服。

复诊情况 2019 年 9 月 9 日二诊：患者怕风怕冷症状明显改善，精神状态转佳，右半身仍无汗，右侧腰酸，舌暗，苔白，脉弦细。上方改桃仁 6g，红花 6g，加杜仲 10g、桑寄生 10g。10 剂，水煎服。

2019 年 9 月 20 日三诊：患者怕风怕冷症状基本消失，腰酸亦明显改善，继服上方 10 剂以巩固疗效。

医案分析 患者右半身怕风怕冷、疼痛，而左半身无不适，伍炳彩认为此乃营卫不和所致，故给予桂枝汤。伍炳彩问诊颇具特色，他常问患者颈部两侧的大筋痛否，如果大筋痛则为少阳病。本例患者即是此种情况，因而断为太阳少阳合病，故选用柴胡桂枝汤。因舌下静脉粗，有瘀血，故加桃仁、红花以活血化瘀。二诊时患者瘀血好转，而述腰酸痛，故减桃仁、红花剂量并加入强腰补肾的杜仲、桑寄生。伍炳彩常把恶风寒，身冷痛，头痛（紧痛）以太阳穴为主，口苦，舌淡红，苔薄黄或薄白，脉浮弦作为本方证的辨证要点。

来源 孟彪，高立珍，伍炳彩．伍炳彩教授辨治产后风湿病经验 [J]. 风湿病与关节炎，2020，9（3）：49-51.

39 子宫肌瘤

验案 患者，女，51岁。2001年5月25日初诊。既往查有子宫肌瘤，崩漏反复发作。近3个月来月经未潮，4天前突然发现左目溢血，目睛红赤，月经来潮5天，量多，口稍干，腰痛，舌苔薄黄、质暗淡，脉细滑。

诊断 西医诊断：子宫肌瘤。中医诊断：癥瘕，证属肾虚肝旺、瘀热动血。

治法 凉血化瘀止血。

方药 水牛角（先煎）20g，赤芍10g，牡丹皮10g，生地黄15g，焦栀子10g，大黄炭10g，炙龟甲10g，墨旱莲15g，紫珠15g，生槐花15g，海螵蛸15g，茜草炭15g，棕榈炭15g，侧柏炭12g，白及12g，白薇15g，淡豆豉10g。

复诊情况 二诊（2001年6月27日）：上药服后崩漏遂止，目睛出血亦止，后背潮热，有汗，咽喉阻塞，皮肤出现青紫瘀斑，舌苔黄薄腻，脉细。证属肝肾亏虚，阴血不足，肝经郁热。药用：生地黄12g，炙龟甲（先煎）10g，牡蛎（先煎）25g，牡丹皮10g，栀子10g，女贞子10g，墨旱莲15g，仙鹤草12g，鸡血藤12g，炙海螵蛸15g，茜草炭12g，桑寄生15g，续断12g，川楝子10g，制香附10g。

三诊（2001年8月15日）：经潮5天，量一般，仍疲乏，腰酸耳鸣，腿软，周身有灼热感，扁桃体时痛，舌苔黄、质暗红，脉细有裂纹。证属肝肾阴虚。药用：生地黄15g，炙龟甲（先煎）10g，山茱萸6g，牡丹皮10g，炙女贞子

10g，墨旱莲 15g，泽泻 10g，茯苓 10g，槐花 12g，黄柏 10g，知母 10g，荔枝草 15g，紫珠 12g，仙鹤草 15g。

四诊（2003 年 9 月 29 日）：中药治疗年余，最近妇科检查示子宫肌瘤 2.2cm×2.0cm，较前明显缩小，子宫大小正常，但背后潮热，咽痒、口干苦时作，舌苔薄黄、质偏红、有裂纹，脉细。证属肝肾阴虚，血热阴伤，肺气不清。药用：生地黄 15g，黄柏 10g，知母 10g，玄参 12g，炙龟甲（先煎）10g，牡丹皮 10g，焦栀子 10g，南沙参、北沙参各 12g，麦冬 10g，炙女贞子 10g，墨旱莲 10g，淡豆豉 10g，石斛 10g。

医案分析 本案由子宫肌瘤导致月经失调，崩漏时作。初诊时在经停 3 个月的基础上，突然来潮量多，并出现左目溢血、目睛红赤，结合口干、腰痛、苔薄黄、舌暗淡、脉细滑，辨为肾虚肝旺、瘀热动血。治疗以凉血化瘀止血为主，犀角地黄汤加栀子、大黄炭、墨旱莲、紫珠、生槐花、茜草炭、白薇等以凉血化瘀止血，海螵蛸、棕榈炭、侧柏（炭）、白及收敛止血，炙龟甲、淡豆豉滋阴清虚热，药后即获良效，出血立止。其后 4 个月皆以滋阴清热、凉血化瘀止血为法，见有咽痛者加荔枝草，咽痒加南沙参、北沙参等，崩漏得以稳定不发，而复查 B 超发现子宫肌瘤也有改善，病情向愈。

来源 叶放，徐吉敏，周学平，等. 周仲瑛从瘀热辨治妇科杂症经验 [J]. 中医杂志，2012，53（12）：999-1001.

验案 某女，53 岁。初诊日期：2003 年 6 月 7 日。因月经过多 1 年就诊。患者 1 年前出现月经量多，经期延长，遂就诊于市某医院，诊断为多发性子宫肌瘤，曾服用中药治疗而无效。现症：月经量多，经期延长，心悸，乏力，手足心热，盗汗，夜寐多梦，舌淡红，苔薄白，脉弦滑数。

诊断 西医诊断：多发性子宫肌瘤。中医诊断：癥瘕，证属冲任失调、气阴两虚。

治法 补气养血调经，凉血活血止血。

方药 生绵黄芪 20g，当归头 15g，牡丹皮 10g，生地黄炭 20g，大黄炭 10g，桂枝 15g，茯苓 15g，黑芝麻 15g，苎麻根 20g，益母草 10g，莲房炭 15g。水煎服。

复诊情况 二诊至三诊（2003 年 6 月 14 日～2003 年 6 月 21 日）：药后乏力好转，心烦，舌红少苔，脉沉弦有力。此阶段治法不变，或加炒海螵蛸、荆芥炭以止血，或加阿胶、枸杞子以补血扶正。

四诊（2003 年 6 月 29 日）：自初诊药后，月经至今未潮，体力增加，但胸闷，心悸，舌淡红，少苔，脉沉弦有力。方药：制香附 15g，岷当归 15g，枳壳 15g，桔梗 10g，生地黄 15g，茯神 15g，远志 15g，大黄炭 10g，炙黄芪 15g，牡丹皮 15g，贯众炭 15g，桂圆肉 10g。水煎服。

五诊（2003 年 7 月 5 日）：现为月经第 3 天，经血鲜红量多，寐差多梦，舌红，少苔，脉沉弦。治以止血调经为主，佐以养心安神。方药：制香附 15g，炙黄芪 15g，生地黄炭 20g，黑芝麻 20g，荆芥炭 15g，岷当归 15g，大黄炭 15g，牡丹皮 10g，炒海螵蛸 10g，茯神 10g，益母草 15g。水煎服。

六诊（2003 年 7 月 26 日）：月经正常，仍胸闷，心悸，乏力，舌暗红，少苔，脉沉弦。方药：岷当归 15g，茯神 15g，益母草 15g，炙黄芪 20g，麦冬 20g，焦栀子 5g，党参 15g，大黄炭 15g，白薇 15g，枸杞子 20g，牡丹皮 15g，制香附 15g，赤芍 15g。水煎服。

七诊（2003 年 10 月 12 日）：现月经调。但双侧乳房胀痛，扪之有肿块，边界不清，质地中等，活动度好，乳头偶有少量黄色分泌物溢出，月经时乳胀加重。至我院外科检查，诊断为乳腺增生。舌红，苔白，脉沉弦有力。诊断：乳癖。治法：疏肝理气，活血化痰散结。方药：生鹿角 20g，醋柴胡 15g，瓜蒌 15g，制香附 15g，大贝母 15g，岷当归 15g，忍冬藤 30g，生牡蛎 20g，乌梅 3g，半枝莲 15g，白花蛇舌草 30g。水煎服。

八诊至十一诊（2003 年 10 月 19 日～2003 年 11 月 16 日）：自觉肿块缩小，胀痛减轻，故效不更方。

十二诊（2003 年 11 月 30 日）：乳房肿块压痛明显，月经已两个月未行。舌红无苔，脉缓滑。方药：岷当归 15g，醋麻黄 2g，熟地黄 5g，白芥子 10g，生鹿角 30g，制香附 15g，醋柴胡 10g，地龙 5g，土贝母 5g，赤芍 15g，瓜蒌 15g，川芎 5g。水煎服。

十三诊（2003 年 12 月 13 日）：疼痛好转，效不更方。

十四诊（2003 年 12 月 21 日）：近日乳房较痛，肿块似有增大，手足心热，舌红少苔，脉沉弦而数。方药：醋柴胡 10g，三棱 5g，莪术 5g，醋香附 15g，醋青皮 15g，肉桂 5g，海藻 15g，生鹿角 30g，当归尾 15g，瓜蒌 20g，生牡蛎 20g，芙蓉叶 15g。水煎服。

十五诊（2003 年 12 月 28 日）：疼痛改善，舌淡红少苔，脉沉弦而数。上方加山慈姑15g，解毒化痰、散结消肿；皂角刺5g以通乳络；虫白蜡5g以定痛。

十六诊（2004年1月4日）：疼痛明显减轻，乳房结块亦有缩小，舌淡红少苔，脉沉弦而数。加白胶香5g，活血止痛解毒；木鳖子1个（炮去油）以消肿止痛、解毒散瘀。

此患者又经三次诊治而肿消痛止，病愈。

医案分析 急则治其标，该患者月经过多虽由多发性子宫肌瘤所导致，但肌瘤并非一日所生成，亦非一日可消除，且其随着天癸的衰竭而有渐消缓散的趋势，故可暂时不予治疗，而以止血调经为要务。生绵黄芪、当归头补气养血止血；生地黄炭、大黄炭、苎麻根、莲房炭凉血止血而不留瘀；桂枝、茯苓、牡丹皮三者伍用化裁于桂枝茯苓丸，取缓消癥块之义；益母草活血调经；黑芝麻补肝肾、益精血。全方以炭类止血见长，共奏调经止血之功。

四诊患者冲任失调，肝气郁滞故胸闷；气血不足，血不养心故心悸。制香附疏肝解郁而不耗气伤阴；枳壳、桔梗理气宽胸；炙黄芪、岷当归、生地黄、桂圆肉补气滋阴养血；茯神、远志安神定悸；大黄炭、贯众炭、牡丹皮凉血止血而不留瘀。全方以理气扶正为主，兼以止血。

六诊月经已正常，故以扶正为主，兼顾调经。方中岷当归、炙黄芪、党参、枸杞子益气养阴补血；茯神安神定悸；大剂麦冬滋阴复脉止悸；焦栀子、牡丹皮、赤芍、白薇、大黄炭泻血中伏火而止血；制香附理气解郁；益母草活血调经。诸药配伍，整体调理以善后。

七诊时诊断为乳腺增生，女子乳头属肝，乳房属胃。肝失疏泄，气机郁滞，则乳房胀痛，甚至气滞血瘀形成肿块。若脾胃运化失司则痰浊内生，痰浊结于乳房、胃络亦可致病。乳癖的形成与气滞、血瘀、痰凝皆有关系，故治疗要三者兼顾。方中生鹿角咸能入血软坚，温能通行散邪，是治疗乳癖不可或缺的圣药；醋柴胡、制香附疏肝解郁、散中有收；瓜蒌清热散结、活血消肿；忍冬藤清热、解毒、通络，通经脉而调气血；大贝母、生牡蛎化痰软坚；半枝莲、白花蛇舌草解毒散结；乌梅酸敛而软坚；配伍岷当归养血活血使化瘀而不伤正。

十二诊乳房肿块压痛明显而局部皮色不变，是为阴证，脉缓滑为有痰有瘀之象，故取阳和汤化裁以温化痰凝、散瘀消滞。方中醋麻黄得熟地黄则通络而不发表，熟地黄得醋麻黄则补血而不腻膈，且麻黄醋制则散中有收；白芥子辛散，祛皮里膜外之痰；生鹿角温通软坚，取代原方鹿角胶之滞腻；阳和汤原方记载，如治乳癖、乳岩，加土贝母五钱，土贝母解毒散结，治疗乳癖功效显著。醋柴胡、制香附疏肝解郁，散中有收；瓜蒌清热散结，活血消肿；地龙、赤芍、川芎凉血散瘀，行气通络；岷当归养血。月经两个月未行似有绝经之兆，应顺其自然。

十四诊乳房疼痛又见加重，虽用十二诊方药温化痰凝、散瘀消滞亦未见好转，且肿块似有增大，此为顽痰瘀血，故以醋柴胡、醋香附、醋青皮疏肝破气，散中有收；三棱、莪术、当归尾破血逐瘀；海藻、生牡蛎化痰软坚散结；生鹿角温通软坚；瓜蒌清热散结、活血消肿；芙蓉叶解毒消肿止痛；稍佐肉桂温通血脉，通行药力。

十五、十六诊治皆以选用外科常用药而见长。如虫白蜡定痛效佳，白胶香活血止痛解毒。俗语道："他山之石，可以攻玉。"广泛吸取其他学科的用药经验，确可开阔诊治思路。

《素问・上古天真论》指出："女子……七七，任脉虚，太冲脉衰少，天癸竭。"意即妇女 49 岁前后，肾精日渐亏虚，天癸日渐竭绝，冲任二脉气血不足而功能失调，气血瘀滞，上则蕴结于乳房、胃络，乳络经脉阻塞不通，则乳房疼痛而结块；下则积聚于胞宫，胞脉阻滞而生积聚，瘀阻冲任，血失固摄，则月经紊乱而失调。本案所示之子宫肌瘤及乳腺增生均为更年期妇女常见疾病，其病机关键以冲任失调为本，案中补气养血调经、凉血活血止血、疏肝理气、化痰散结，各种治法，随证而处，不拘一格，尽可作为调理冲任之用，故而奏效。但由其乳癖的治疗过程亦可看出，该病缠绵反复，必须坚持治疗，方可收效。

来源　刘艳华．任继学教授治疗多发性子宫肌瘤并乳癖医案一则 [J]. 时珍国医国药．2008，19（8）：2056-2057.

验案　施某，女，38 岁。2010 年 7 月 23 日初诊：子宫肌瘤 2 年，伴盆腔积液。2010 年 3 月 16 日超声所见：子宫肌瘤，盆腔积液；右侧卵巢长径 3.0cm，左侧卵巢长径 2.8cm；子宫后方可见液性暗区，厚径 1.8cm。刻下：多梦，消瘦，面色无华，皮肤干涩，月经准期，质稠。舌红、边有齿痕、苔薄，脉细涩。

诊断　西医诊断：子宫肌瘤，伴盆腔积液。中医诊断：癥瘕，痰饮，证属阴血亏虚、瘀毒内结。

治法 滋阴养血，解毒散结利湿，养精种子。

方药 西洋参 12g，生北黄芪 12g，紫丹参 7g，山慈菇 10g，猫爪草 10g，生薏苡仁 15g，炒芡实 15g，葶苈子 10g，川杜仲 12g，鸡内金 6g，云茯神 15g，炒酸枣仁 15g，阿胶珠 12g，大生地黄 10g，杭白芍 10g，生甘草 5g。7 剂，每日 1 剂，分 2 次服。

复诊情况 2010 年 7 月 30 日 2 诊：服前方后，病情稳定，便稀，带稠、略呈红色，多梦，舌红、边有齿痕，苔少，脉细稍涩。上方去川杜仲、鸡内金、阿胶珠、生地黄、杭白芍，加炒广曲 15g，车前子 10g，制何首乌 15g，生龙齿 15g。服法同前。

2010 年 8 月 6 日 3 诊：服上方后，病情稳定，舌淡、边有齿痕，苔花剥，脉细稍涩。求嗣。上方去云茯神、炒酸枣仁、炒广曲、生龙齿，加阿胶珠 10g、制鳖甲 15g、路路通 10g、鸡内金 6g。14 剂，每日 1 剂，分 2 次服。

医案分析 子宫肌瘤属于中医学“癥瘕”的范畴，是有形之邪，以胞中结块为主要特征；而盆腔积液则属于中医学“痰饮”的范畴，亦为实邪。本例兼有阴血亏虚之象，总的病机为正虚邪实、虚实夹杂。“实者攻之”“结者散之”，孙光荣标本兼顾，扶正和祛邪相结合，方中山慈菇、猫爪草解毒散结；生薏苡仁、炒芡实补脾祛湿；葶苈子、车前子利水渗湿；阿胶珠、制何首乌益肾养血填精。诸药合用，共奏滋阴养血，解毒散结利湿，养精种子之效。

来源 翁俊雄，杨建宇，李彦知，等．孙光荣教授运用中和理论诊疗妇科病学术经验点滴 [J]. 中国中医药现代远程教育，2011，9（21）：8.

验案 杨某，女，36 岁。初诊日期：2012 年 8 月 20 日。未避孕 4 年未孕。患者结婚 8 年，4 年前开始未避孕而未孕，间断中西医治疗 3 年余。2012 年 7 月 25 日 B 超示多发性子宫肌瘤：40mm×46mm×37mm，35mm×34mm×32mm，34mm×35mm×38mm，26mm×25mm×27mm，19mm×16mm×14mm。2012 年 8 月 12 日，月经第 4 天，FSH 7.67IU/L，LH 3.73IU/L，E2 235ng/L，PRL 560ng/mL，T 0.86ng/dL。2010 年 HSG 检查示：宫底毛糙，双侧显影示通畅。月经史：既往（5～6）/（22～23）天，现在 7/（22～23）天，量多，色深红，痛经时作，有时较为明显，夹有烂肉及血块，经前乳房胀痛，经期腰酸。生育史：0-0-0-0。LMP 8 月 9 日。刻下：第 12 天，略有白带，尚无拉丝样改变，质地黏稠，二便调，夜寐较晚，面色皖白，余无不适。

诊断 西医诊断：原发性不孕症，多发性子宫肌瘤。中医诊断：不孕症，癥瘕，月经先期，痛经；证属肾虚偏阳，阴亦不足，心肝气郁，夹有血瘀，瘀结成癥。

治法 按经后中末期论治，补肾安胎，固任止血。

方药 补天种玉丹加减：丹参10g，赤芍、白芍各10g，山药10g，山茱萸9g，牡丹皮10g，茯苓10g，川续断10g，菟丝子10g，杜仲10g，鹿角片（先煎）10g，五灵脂10g，荆芥6g，天山雪莲5g，生山楂10g，炙鳖甲（先煎）10g。10剂。

经期治疗拟越鞠丸加痛经汤加减：制苍术10g，制香附10g，生山楂10g，紫丹参10g，赤芍10g，泽兰10g，益母草15g，五灵脂10g，延胡索10g，茯苓10g，川牛膝10g，肉桂5g，广木香6g，延胡索10g。7剂。

此后以调周法治之，经间注重阴阳消长转化，经前注重助阳化瘀消癥，调治10月余后得以妊娠，遂住我院保胎治疗。

复诊情况 2013年5月28日诊：停经30天，LMP 4月29日，无腰酸，时有小腹隐痛，小便频急，自觉较热，大便略偏溏，余无不适。脉细滑，舌红苔腻。治以健脾补肾，理气安胎。处方：党参15g，炒白术10g，茯苓10g，广木香9g，砂仁（后下）5g，白芍10g，山茱萸9g，菟丝子10g，杜仲15g，桑寄生10g，紫苏梗6g，苎麻根15g，钩藤（后下）10g，莲子心5g，生黄芪10g。7剂。

2013年6月4日诊：停经37天。刻下：腰酸不著，胸中作堵，似有干呕，大便略秘，夜寐尚可，梦不多，余无不适。脉细滑，舌红，苔腻。治以养血补肾，理气安胎。处方：白芍10g，山药10g，山茱萸9g，菟丝子10g，杜仲15g，桑寄生10g，广木香6g，广陈皮6g，紫苏梗6g，太子参15g，炒川续断10g，生黄芪15g，佛手片6g，苎麻根15g。7剂。

2013年6月11日诊：停经44天。查血E2 2367ng/L，P 22ng/mL，HCG大于200000IU/L（2013年6月10日）。夜间阴道出血很多，似乎有物落下，干呕，纳差，自觉身体较虚，余无不适。治以益气补肾，和胃安胎。处方：太子参20g，生黄芪20g，杜仲15g，桑寄生10g，苎麻根30g，菟丝子10g，党参15g，紫苏梗6g，广木香6g，地榆炭10g，仙鹤草15g，血余炭10g，白芍10g。7剂。

2013年6月18日诊：停经51天，血查E2 3409ng/L，P大于40ng/mL，HCG大于200000IU/L（2013年6月17日）。B超：见到胚芽及胎心。少量褐色分泌物，便秘，3日一行，如厕时褐色分泌物加重，纳差，夜寐易于惊醒，小腹抽动，白带较多，余无不适。脉细滑，舌红，苔腻。上方去仙鹤草、太子参，加广陈皮6g、炒蒲黄（包煎）5g。

2013年6月25日诊：停经58天，自觉能扪及腹部的肌瘤，腰酸，每日有褐色分泌物，口水较多，晚上小腹作抽，时有小腹作坠，喷嚏时作，纳谷不香，略有恶心。脉弦细滑，舌红，苔腻。拟6月11日方去地榆炭、仙鹤草，加黄连3g、炒白术10g、炒蒲黄10g、蚕茧壳7个、南瓜蒂5个。7剂。

2013年7月8日诊：停经72天。血测E2 3901ng/L，P大于40ng/mL，HCG 129634IU/L（2013年7月8日）。B超：胎儿已经基本成形（2013年7月8日）。无腰酸，夜寐安，牙龈出血，阴道2天出血一次，极少量。脉细滑，舌红苔腻。治以养血补肾，和胃安胎。处方：白芍10g，山药10g，山茱萸9g，菟丝子10g，杜仲15g，桑寄生10g，紫苏梗6g，苎麻根30g，地榆炭10g，广陈皮6g，竹茹6g，血余炭10g，生黄芪15g，太子参15g。7剂。

2013年8月20日诊：孕17周左右，腹胀明显，时有隐痛，今日略缓，白带量中等，如厕时白带流出，淡黄色，咽干，腰酸，夜寐翻身较多，余无不适。脉细滑，舌偏红，苔黄白腻。治以养血理气，少佐化瘀消癥瘕。方取归芍六君汤，合理气消癥等品治之。处方：黑当归10g，白芍10g，党参15g，炒白术10g，茯苓10g，广木香6g，广陈皮6g，川续断10g，桑寄生10g，牡蛎（先煎）15g，花蕊石10g，景天三七10g，生山楂10g，紫苏梗6g。10剂。

医案分析 该例患者4年未孕，且伴有多发性子宫肌瘤，月经先期量多，来就诊时面色㿠白，精神不佳，心情焦虑。夏桂成辨证为肾阳偏虚，阳虚不能运化痰浊脂肪，久而结瘀，化为癥瘕，形成肌瘤，且经期有内膜样组织排出，显然是阳气不旺，不能温煦子宫，不能很好地溶解脂膜瘀浊。患者已36岁，经常熬夜，月经先期量多，又伴有阴虚火旺的一面。治疗在经前期注重温肾助阳、化瘀消癥瘕，运用了天山雪莲、鹿角片加牡蛎、生山楂等助阳化瘀之品；经后期注重滋阴，少佐化瘀，以培本固元，加入钩藤、莲子心、合欢皮等加强安定心神的作用。运用周期疗法，一年内获得妊娠，保胎时运用益气补肾安胎治法，大月份后少佐化瘀消癥瘕之品控制肌瘤生长，所谓"有故无殒，亦无殒也"。少量入化瘀消癥瘕之品，对于出血性患者，往往酌情加入蚕茧壳、炒蒲黄、景天三七、花蕊石、大蓟、小蓟、当归炭等加强化瘀止血安胎的作用。炒蒲黄用量不宜大，恐其量大后增强子宫收缩。

来源　胡荣魁，谈勇. 夏桂成国医大师调治子宫肌瘤合并妊娠经验探赜[J]. 江苏中医药，2015，47（11）：6-9.

验案　黄某，女，37岁。初诊日期：2010年1月15日。既往有子宫肌瘤病史，未避孕5年而未孕，在我院调理3年余仍未如愿，后停药半年意外妊娠，因子宫肌瘤较大，腹部经常不适且间或出血，恐惧流产风险，遂复来求治。

来诊时孕68天，合并子宫肌瘤。坐久腰酸，白带稍多、淡黄，无出血，小腹坠胀不著，夜寐欠安，容易醒，尿频明显，一夜3～4次，偶有畏寒，大便尚调。2010年1月5日B超示：宫体后壁见低回声45mm×52mm×58mm，宫底部见低回声57mm×89mm×84mm。舌偏红，苔腻，脉滑带弦。

诊断　西医诊断：子宫肌瘤合并妊娠。中医诊断：癥瘕合并妊娠。

治法　养血补肾，清心和胃。

方药　白芍10g，山药10g，山茱萸9g，炒川续断10g，菟丝子10g，杜仲15g，桑寄生10g，钩藤10g，黄连3g，紫苏梗6g，苎麻根30g，生黄芪15g，太子参15g。7剂。

复诊情况　2010年1月22日诊：孕75天，合并子宫肌瘤，坐久腰酸，腹胀时作，偶有隐隐跳痛，入睡困难，梦多，易醒，略有感冒，鼻塞流涕，咽痒，头痛，咳嗽夜间明显。舌红，苔腻，脉细弦滑。仍当健脾补肾、清心和胃，略加轻清疏解之品。处方：太子参25g，炒白术12g，茯苓10g，白芍10g，淮山药10g，广陈皮6g，桑叶6g，桔梗6g，苦杏仁10g，钩藤（后下）10g，莲子心5g，苎麻根30g，黄连3g。7剂。

2010年1月29日诊：停经82天，合并子宫肌瘤。感冒几愈，腰酸明显，无腹坠，前咳嗽致使阴道有少量出血，昨日有极少量出血，夜寐尚可，大便略稀，牙痛隐隐，余无不适。脉细滑，舌淡红。治以健脾补肾，清心和胃。1月22日方去桑叶、桔梗、苦杏仁，加入佛手片6g、杜仲15g、桑寄生10g。7剂。

2010年2月5日诊：停经89天，感冒已愈，仍有咽部隐痛，左侧太阳穴上方隐痛，疲乏无力，夜寐好转，易醒，月经量少呈咖啡色，无腰酸。舌淡红，苔白腻，脉滑。治以健脾补肾，清热安胎。处方：党参15g，炒白术10g，茯苓 10g，山茱萸 9g，广木香 9g，砂仁（后下）5g，白芍 10g，紫苏梗 6g，菟丝子 10g，杜仲 15g，桑寄生 10g，苎麻根 30g，钩藤（后下）12g，莲子心 5g。7 剂。

2010 年 2 月 12 日诊：停经 96 天，略有腰酸，夜寐转安，二便调，白带略黄，略有疲劳，无出血。舌淡红，苔腻，脉细弦带滑。上方加入炒川续断 10g。12 剂。

2010 年 2 月 23 日诊：停经 107 天，略有腰酸，大便稀溏，日 2～3 次，白带略有，夜寐尚安，疲劳时作，时有嗜睡，夜寐易醒。舌淡红，苔腻，脉细滑。健脾补肾治之。处方：党参 25g，炒白术 10g，茯苓、茯神各 10g，广木香 9g，砂仁（后下）5g，炒川续断 10g，杜仲 15g，桑寄生 10g，菟丝子 10g，钩藤（后下）10g，莲子心 5g，炮姜 5g，炒防风 6g。12 剂。

2010 年 3 月 9 日诊：停经 121 天，腰部略有不适，白带一般，晨起小便发黄，口干夜饮，梦多，疲乏无力，心慌心悸时作，余无不适。舌偏红，苔黄腻，脉滑。治以健脾补肾、清心宁心，予健脾补肾汤合钩藤汤加减。处方：党参 15g，炒白术 10g，茯苓、茯神各 10g，杜仲 15g，桑寄生 10g，钩藤（后下）10g，莲子心 5g，白芍 10g，太子参 15g，砂仁（后下）5g，广木香 9g，陈皮 6g。14 剂。

2010年3月19日诊：停经18周，合并子宫肌瘤。大便仍溏，每日2～3次，上腹部胃脘作胀，有反酸，矢气时作，夜寐尚可，纳谷略增，略有疲劳，但精神好转，舌红，苔腻，脉弦滑。治以健脾和胃，予香砂六君汤合连理汤加减。处方：党参 15g，炒白术 10g，茯苓、茯神各 10g，广陈皮 6g，广木香 6g，砂仁（后下）5g，黄连 5g，干姜 3g，白芍 10g，佛手片 6g，紫苏梗 6g。10 剂。

2010 年 4 月 13 日诊：妊娠 22 周余。大便略稀，胃中不适，纳少，胃脘痞闷，晨起略有隐痛，腹胀矢气，肠鸣辘辘，酸水时作，无腰酸，夜寐易醒，余无不适。脉滑细，舌红，苔白腻。以调理脾胃为主，处方：党参 15g，炒白术 10g，广木香 9g，砂仁（后下）5g，广陈皮 6g，佛手片 6g，茯苓、茯神各 10g，钩藤（后下）10g，莲子心 5g，紫苏梗 6g，炒竹茹 10g。7 剂。

2010 年 5 月 7 日诊：妊娠 6 个月，时有轻度宫缩之感，无腰酸，小腹坠胀，略有气喘，二便调，夜寐尚安，白带略有，余无不适。脉细滑，舌红，苔腻。参苓白术散合当归芍药散、钩藤汤加减，益气升提、柔肝镇静。处方：太子参 15g，炒白术 10g，茯苓 10g，广木香 9g，广陈皮 6g，钩藤（后下）10g，佛手

6g，白芍 12g，莲子心 5g，黑当归 10g，炒香谷芽 10g，炒竹茹 10g。12 剂。

2010 年 6 月 7 日诊：妊娠合并子宫肌瘤 7 个月，出血 1 天，量不多，小腹坠胀，无腰酸，小腹时有作紧。白带色黄后转为深色。治以健脾益气，佐以益肾固冲，方用加味归脾汤合益肾固冲汤加减，加强益气固摄之意。处方：钩藤（后下）10g，莲子心 5g，黄芪 30g，党参 30g，炒白术 12g，广木香 6g，砂仁（后下）3g，炙升麻 6g，桑寄生 10g，杜仲 10g，炒芡实 12g，苎麻根 30g。12 剂。

医案分析 该患者子宫肌瘤合并妊娠，整个就诊过程一直大便偏稀溏，神疲乏力，腹坠腹胀，气虚不足之证较为明显，故临证时时顾护脾胃，运用香砂六君汤、补中益气汤、参苓白术散、加味归脾汤等方，重用党参、太子参、黄芪等药。合并妊娠恶阻，反酸泛恶者，运用连理汤兼竹茹、紫苏梗等品。冀健运脾胃，生化得源，中气上升，则养胎系胎有力。

来源 胡荣魁，谈勇．夏桂成国医大师调治子宫肌瘤合并妊娠经验探赜[J]. 江苏中医药，2015，47（11）：6-9.

验案 孙某，52 岁，工人。2012 年 4 月 14 日初诊。月经淋漓不净 2 月余。该患者平素月经周期 28～30 天，经期 5～7 天，量多，痛经。生育史：1-0-1-1。末次月经 2012 年 2 月 11 日，量多如崩，一周后经量渐少，咖啡色，伴小腹隐痛、乳胀、腰酸。2012 年 1 月 B 超示：子宫浆膜下肌瘤 46mm×56mm×45mm。刻下：经血量中，色红夹血块，神疲乏力，纳可，嗜睡，二便调，舌暗偏红，边有瘀紫，苔腻少津，脉细弦数。

诊断 西医诊断：子宫肌瘤。中医诊断：癥瘕，证属肝旺肾虚、瘀阻胞中、冲任不固。

治法 祛瘀止血，益气固冲。

方药 党参、生黄芪各 20g，炒白术、陈棕榈炭、玉米须、海螵蛸各 12g，炮姜炭、炙甘草各 6g，蒲黄炭 10g，大黄炭 9g，花蕊石 30g，茜草 15g。7 剂。

复诊情况 4 月 21 日二诊：服上方 5 剂后血止。神疲嗜睡好转，仍觉腰酸，舌脉如前。出血经久，阴血耗损，肝火旺盛。治以益肾平肝，化瘀固冲。处方：生地黄、生地黄炭、蒲黄炭、鹿衔草、炒荆芥、女贞子、墨旱莲各 15g，陈棕榈炭、赤石脂各 12g，柴胡 6g，黄芩、半夏各 9g。7 剂。

4月28日三诊：精神好转，腰酸减轻，口干，舌暗红，边有瘀斑，苔薄少津，脉弦细数。证属肾虚肝旺、瘀阻胞宫，治以益肾平肝、化瘀消瘤。处方：紫草、白花蛇舌草、生牡蛎、石见穿各30g，夏枯草、女贞子、墨旱莲各15g，生蒲黄10g，茜草、浙贝母、大蓟、小蓟各12g。7剂。

5月21日四诊：此次经水延期3个月至5月12日而转经，6天净，量中。舌暗偏红，脉弦细数，继续以上方出入治疗。

此后按月经周期变化调治，经间期滋肾平肝、软坚消瘤；经期淋漓则益肾清肝、化瘀固冲，随证加减。调治1年，经水每3～4个月一行，经量减少，5～6天净，面色红润，纳调寐安。2013年1月B超检查：子宫肌瘤已缩至30mm×35mm×28mm，明显缩小。

医案分析 本案时值更年期，经水未断，肾虚肝旺，兼有实瘤，瘀热交阻，热迫血室，冲任不固，崩漏不止。初诊以党参、生黄芪健脾益气摄冲；蒲黄炭、陈棕榈炭祛瘀止血；大黄炭清热凉血、祛瘀行滞，炮姜炭温经止血，两药合用，一寒一热、一走一守，寒热相济，通涩并举，是治疗血瘀崩漏常用药对；玉米须、茜草清热凉血止血；海螵蛸、花蕊石化瘀收敛止血。全方祛瘀为主，热随瘀下而经血得止。二诊血止后滋肾平肝，化瘀固冲。三诊继以消瘤散结，用紫草、白花蛇舌草、生牡蛎、夏枯草等消瘤断经，经水断则瘤自消。月经先期、量多淋漓是子宫肌瘤的常见症状，日久损及气血，故消瘤须按照月经周期变化，攻伐有时，消癥不动血，止血不留瘀。本例患者年届更年，肾气已亏，应攻补兼施，缓收其效，以达到消肿散结、缩短经期、减少经量、延长周期直至促其绝经。

来源 何晓霞.朱南孙运用紫蛇消瘤断经汤治疗更年期子宫肌瘤经验介绍[J].新中医，2020，52（2）：189-191.

40　乳腺增生

验案　患者，女，22岁，未婚。1993年9月20日初诊。患者13岁月经初潮，既往周期、色、量基本正常，经期一般，经期无不适。但自1992年5月以来，月经开始紊乱，经行前期不定，量或多或少，色暗淡而夹血块。经将行少腹、小腹及乳房胀痛，以左侧乳房为剧，经行之后胀痛减轻，甚或不痛。1993年以来，经行仍然紊乱，每次经将行则心烦易怒，夜寐不安，少腹、小腹及乳房胀痛剧烈，以左侧乳房为甚，经行之后则痛减。服中西药（药名不详），效果不满意。脉弦细，舌苔薄白，舌尖有瘀点。8月经某医院检查诊为左侧乳房小叶增生。

诊断　西医诊断：乳腺增生。中医诊断：乳癖，证属气滞血瘀。

治法　疏肝解郁，行气化瘀。

方药　北柴胡6g，白芍10g，枳壳10g，香附10g，川芎10g，当归12g，丹参15g，蒺藜10g，益母草15g，合欢花10g，甘草10g。每日1剂，连服6剂。

复诊情况　9月30日二诊：上方服4剂之后，经将行而少腹、小腹及乳房胀痛减轻。月经来潮，色、量较上次改善，但仍夹有小血块，脉细，舌苔如初诊，效不更方，仍守上方再服6剂，每日1剂。

10月9日三诊：上方已连续服6剂，精神好，但乳房硬块未小，脉细缓。仍守上方，加夏枯草15g、猫爪草10g、鸡血藤20g、凌霄花10g。以加强软坚化瘀之功，每日1剂，连服6剂。

10月26日四诊：22日已有经行，周期已调整，色、量正常，乳房及少腹胀痛大减，左侧乳房硬块缩小。仍嘱继续服用本方，每日1剂，连续6剂。嗣后以净山楂20g、炒麦芽30g、赤砂糖40g，清水煎服善后。

半年后随访，经行周期正常，色、量正常，少腹、小腹及乳房不痛，左侧乳房小块基本消失。

医案分析 班秀文认为，本案为乳癖（气滞血瘀证），治当疏肝理气、活血柔肝，一诊方选柴胡疏肝散加减，方中北柴胡疏肝解郁，是为君药，臣以香附、枳壳、合欢花和蒺藜平肝解郁，白芍、当归养血柔肝；丹参、益母草、川芎活血化瘀，甘草顾护中土共为佐药。诸药合用，共奏疏肝理气、活血柔肝之效，一诊及二诊药证相应而取效。三诊时，患者乳房胀痛大为好转，乳房硬块未小，自当加强软坚散结、疏肝活血之功，守原方加夏枯草、猫爪草、鸡血藤及凌霄花四药。服药多剂后患者气郁血瘀之象已不显，乳房硬结已基本消退，不宜再用大量疏肝行气、活血化瘀之剂，故用疏肝散结之缓品净山楂、炒麦芽，甘味益脾赤砂糖以善后。

来源　彭红华. 班秀文治疗乳腺增生经验[J]. 中医杂志，2014，55（2）：103-105.

验案 陈某，女，36岁。2006年3月初诊。左乳中结块1个月。患者诉1个月前发现左乳中有小结块，质中等，大小约枣子般大小，无压痛，经行前乳房胀满疼痛不适，嗳气。某医院妇科B超示：左侧乳腺小叶增生。建议其手术治疗。患者因惧怕手术，而来求诊于中医。刻下症见：左乳房有一小结块，可扪及，胀满不适，舌苔薄黄，脉弦。

诊断 西医诊断：乳腺小叶增生。中医诊断：乳癖，证属痰气郁结。

治法 疏肝行气，化痰消癖。

方药 疏肝消瘰丸加减：炮穿山甲10g，三棱10g，莪术10g，天葵子20g，延胡索15g，柴胡10g，当归10g，赤芍10g，香附10g，浙贝母20g，青皮10g，橘核15g，生牡蛎30g。

复诊情况 1个月为1个疗程，连服3个月，结块逐渐变软，疼痛减轻，半年后复查B超，结块消失。

医案分析 育龄期妇女易患乳房纤维腺瘤及乳腺小叶增生，临床上可见青壮年妇女乳房部的慢性肿块，中医称之为“乳癖”。熊继柏认为本病多由情志内伤，肝郁痰凝，积聚乳房所致。本病早期以肝郁气滞痰凝为主，后期可见瘀血的征象，故治之宜疏肝理气、化痰消癖、软坚散结。方用疏肝消瘰丸加减。原方由柴胡、白芍、枳实、甘草、玄参、浙贝母、生牡蛎、当归、香附、郁金、青皮、橘核、夏枯草、瓜蒌组成。疼痛明显者可加煅乳香、煅没药活血止痛；热象明显者加栀子、连翘、蒲公英；肿块大者加三棱、莪术、炮穿山甲、路路通等药物。

来源　姚欣艳．熊继柏教授治疗妇科疾病点滴经验 [J]. 中医药导报，2008，14（11）：23-24.

验案　何某，女，35 岁。2011 年 5 月 13 日首诊。乳腺增生，胀痛在经期感觉明显。月经愆期，色黑，有块。舌紫，苔薄白，脉弦小。

诊断　西医诊断：乳腺增生。中医诊断：乳癖，证属气滞血瘀、痰凝乳络。

治法　理气止痛，活血化瘀，软坚散结。

方药　生晒参 12g，生北黄芪 10g，紫丹参 10g，益母草 10g，制香附 10g，丝瓜络 6g，山慈菇 10g，天葵子 10g，川郁金 10g，法半夏 7g，广陈皮 7g，延胡索 10g，蒲公英 15g，制鳖甲 15g，生甘草 5g。7 剂，每日 1 剂，水煎内服，每日 2 次。

复诊情况　2011 年 5 月 20 日 2 诊：服前方后，病情稳定，右侧乳腺增生已有软化、缩小，手足凉。舌淡紫，苔薄白，脉弦小。前方加珍珠母 15g、伸筋草 10g。14 剂，服法同前。

2011 年 6 月 10 日 3 诊：服前方后，右侧乳腺增生缩小，但觉痒，月经有味。舌绛、苔白，脉弦。处方：西洋参 10g，生北黄芪 10g，紫丹参 10g，北柴胡 10g，川郁金 10g，广橘核 6g，制香附 10g，丝瓜络 6g，山慈菇 10g，珍珠母 15g，制鳖甲 15g，皂角刺 10g，延胡索 10g，生甘草 5g。7 剂，每日 1 剂，水煎内服，每日 2 次。

2011 年 6 月 17 日 4 诊：服前方后，乳腺增生已明显缩小，右侧已基本消散，但偶有腹泻。上方去延胡索，加焦山楂、焦神曲、焦麦芽各 15g，车前子 10g，服法同前。

2011 年 7 月 15 日 5 诊：服前方后，乳腺增生缩小，现四肢凉，自汗。舌淡紫，苔薄黄，脉细涩。处方：生晒参 12g，生北黄芪 12g，紫丹参 10g，川郁金 10g，山慈菇 10g，丝瓜络 10g，制鳖甲 15g，珍珠母 15g，云茯神 15g，炒酸枣仁 15g，浮小麦 15g，生甘草 5g。7 剂，服法同前。（6 诊、7 诊缺失）

2011 年 8 月 26 日 8 诊：前方加减服用一个月后，右侧乳腺增生已消散，左侧尚有三粒小结节，偶有自汗。舌绛，苔白滑，脉弦小。处方：生晒参 12g，生北黄芪 12g，紫丹参 10g，川郁金 10g，山慈菇 10g，丝瓜络 10g，云茯神 15g，炒酸枣仁 15g，制鳖甲 15g，麻黄根 10g，浮小麦 15g，阿胶珠 10g。14 剂，每日 1 剂，水煎内服，每日 2 次。

医案分析 本病属于祖国医学“乳癖”范畴。孙光荣认为，乳癖发病多因情志内伤、忧思恼怒。正如《外科正宗》所云：“忧郁伤肝，思虑伤脾，积想在心，所愿不得志者，致经络痞涩，聚结成核。”足阳明胃经过乳房，足厥阴肝经至乳下，足太阴脾经行乳外。若情志内伤、忧思恼怒则肝脾郁结，气血逆乱，血阻为瘀，津聚成痰；复因肝木克土，致脾不能运湿，胃不能降浊，则痰浊内生；痰浊瘀血阻于乳络则为肿块疼痛。八脉隶于肝肾，冲脉隶于阳明，若肝郁化火，耗损肝肾之阴，则冲任失调，因“冲任二经，上为乳汁，下为月水”（《圣济总录》），故而乳房结块而疼痛，月事衍期而紊乱。验之于临床，乳房结块之大小和疼痛程度每随月经周期而改变，且多伴月经失调。本案即为气滞痰凝血瘀，冲任二经失调的典型病例。孙光荣以理气止痛、活血化痰、软坚散结之法治疗是证，并强调要善用丝瓜络等引经药，使药达病所；天葵子、山慈菇、制鳖甲等软坚散结之药应与参、芪等益气扶正之药合用，做到中病即止，避免过用伤正；善后还须补肾固本以减少复发。颇多效验，值得效法。

来源 翁俊雄，杨建宇，李彦知，等．孙光荣教授运用中和理论诊疗妇科病学术经验点滴 [J]. 中国中医药现代远程教育，2011，9（21）：8.

验案 患者，女，33 岁。1976 年 3 月 22 日初诊。以双乳疼痛肿块，伴灼热感 3 年余为主诉。患者 3 年来双乳疼痛有肿块，伴有灼热感。多在经前、生气后疼痛灼热感加剧，经后病情有所减轻，伴有腰腿酸困。在西安多家医院按乳腺增生治疗，内服乳腺病类中成药及外贴膏药效果均不明显而来诊。经检查：体形匀称，面色略黄，舌质略红，少苔，脉细。经前 14 日。坐位双乳对称，乳头、乳晕皮肤色泽无异常，触及乳房皮温较邻近皮温略高，双乳外上触及 4cm×4cm×3cm 肿块，质中，边界弥漫，压痛，腋下淋巴结未触及。近红外线扫描见：双乳外上呈灰色均匀影，内上、内下呈透亮影，血管增多，但不增粗、迂曲。片示：乳腺增生。

诊断 西医诊断：乳腺增生。中医诊断：乳癖，证属虚热。

治法 滋阴清热止痛。

方药 蒲公英30g，金银花20g，乳香3g，没药3g，玄参15g，肉苁蓉10g。

复诊情况 连服3剂后，疼痛灼烧感消失，效不更方，继服3剂后，嘱服六味地黄丸以巩固疗效。数月来患者自述无异常症状。

医案分析 此例患者乳房疼痛时出现乳房灼热感，经查无乳腺炎征象，并且患者舌质有明显的热象，辨证为阴虚而虚火上扰于乳，致使乳络不通而痛，并有灼热感，证属虚热。因此采用蒲公英、金银花等清热之药泄热以治表，加以补虚泻实，最终热去，乳房疼痛消失，乳癖得以治愈。

来源 刘娟，张卫华．郭诚杰教授治疗乳癖伴乳房发热症经验总结[J]. 陕西中医学院学报，2013，36（4）：35.

验案 患者，女，43岁。2011年11月1日初诊。以双乳疼痛十余年为主诉。患者10年来双乳疼痛以左侧为重，疼痛呈胀痛、刺痛并有烧灼感，多在月经前10日疼痛加重，经后及经期时有疼痛，乳头有溢液。曾服用乳核散结片、乳癖消、平消片等药，曾病情好转，后又复发。月经经期3～4天，月经淋漓。自感疲乏无力，饮食可，口干、口苦，鼻子干涩，手心发热，睡眠欠佳，大便不佳，有痔疮病史。检查：精神可，舌淡，舌体胖，边有齿痕，苔黄少津，左脉细。经后10天，双乳对称，乳头、乳晕色泽无异常，左乳头略下方可触及0.5cm×0.8cm包块，质中，活动度可，有压痛。左乳内近胸骨第4肋可触及扁豆样、质中包块，无压痛，活动度可；右乳未触及肿块，腋下未及淋巴结。双乳彩超：双侧乳腺囊性增生，双侧腋窝淋巴结可探及。

诊断 西医诊断：乳腺增生。中医诊断：乳癖，证属肝气不疏、肝肾气阴两虚。

治法 疏肝理气，益气、滋肝肾之阴。

方药 ①中药：当归15g，白芍15g，川芎9g，生地黄15g，黄芪20g，太子参25g，香附10g，延胡索10g，蒲公英30g，金银花15g，肉苁蓉15g。5剂，水煎服，1剂/天。②乳乐冲剂10袋，1包，3次/天，冲服。③知柏地黄丸，乳痛消失后服用。

复诊情况 5个月后患者电话复诊，回当地后服中药5剂，双乳发热感消失，继服乳乐冲剂及知柏地黄丸后，自述双乳痛消失。

医案分析 该患者疼痛呈胀痛、刺痛并有烧灼感，多在月经前10日疼痛加重，自感疲乏无力，月经淋漓，口干、口苦，鼻子干涩，手心发热，舌淡，舌体胖，边有齿痕，苔黄少津，左脉细。证属肝气不疏，肝肾气阴两虚，虚火上炎，阻于乳络，发为乳痛及灼热感，故采用疏肝理气、益气滋阴、降火、止痛之法。方中重用蒲公英、金银花以清热；配以疏肝理气、益气滋阴、止痛之药；待灼热感消退后，再予以疏肝理气、散结止痛之乳乐冲剂，以及滋阴清热之知柏地黄丸，最终痛止，得以治愈。

来源 刘娟，张卫华．郭诚杰教授治疗乳癖伴乳房发热症经验总结[J]. 陕西中医学院学报，2013，36（4）：35.

验案 患者，女，37岁。2011年9月30日初诊。自诉两侧乳房胀痛、结块1年余，每于月经前7～10天乳痛加重，乳块增大变硬，拒按，痛及双侧胸胁、腋下，叹息频作。近3个月经潮时少腹胀痛，量少色暗。面色稍暗、有色斑，脉弦细。查：双乳有多个大小不一之肿块，触痛明显。

诊断 西医诊断：乳腺增生。中医诊断：乳癖，证属肝气郁结。

治法 疏肝理气，活血散结。

方药 香附、青皮、佛手、夏枯草、橘核各10g，川芎、丹参、延胡索、皂角刺各12g，泽兰9g，生麦芽60g，甘草6g。

复诊情况 每个月经周期的第10天始服，连服18天，共服4个月经周期后患者症状和乳块均消失。B超乳房检查、黄体期性激素化验各项指标均无异常而病愈。一年后随访未再复发。

来源 胡瑶，张卫华．国医大师郭诚杰教授临床应用麦芽经验探析[J]. 浙江中医药大学学报，2017，41（4）：289.

验案 患者，女，38岁，已婚。2018年11月12日初诊。主诉：周期性乳房疼痛伴结块3年。病史：双侧乳房疼痛，经前痛甚，经后稍缓，外院检查发现乳房结块。既往史：多发性子宫肌瘤；2016年5月因甲状腺乳头状癌手术治疗。刻下症见：双乳胀痛或刺痛，与月经周期和情志变化有明显关系，伴咽干、心烦、肢冷，月经行经长，7～10日，淋漓不尽，末次月经11月3日。舌暗红，苔白腻，舌下脉络粗张，脉弦细。查体：双乳触及多个大小不一的结节，质韧，有压痛，边界欠清。辅助检查：彩超示双乳结构紊乱，提示为乳腺囊性增生。2018年9月5日黄体期性激素检查：卵泡刺激素4.48IU/L，黄体生成素4.41IU/L，催乳素297.9mIU/L，孕酮3.65nmol/L，雌二醇198.25pmol/L。结果显示孕酮明显低于正常水平，雌二醇偏低。

诊断 西医诊断：乳腺纤维囊性增生。中医诊断：乳癖，证属痰瘀互结。

治法 化痰祛瘀，调摄冲任。

方药 ①按中医周期疗法服药。月经前：消癖口服液1号和4号，3次/日，共服至月经期停药；月经后：消癖口服液2号和5号，3次/日，于月经第5天开始服至排卵后停药，共服12天。

② 服用自拟方1。以二仙汤加减：女贞子15g，山茱萸15g，肉苁蓉15g，制何首乌15g，熟地黄15g，当归10g，枸杞子15g，炒稻芽20g，炒麦芽20g，知母15g，黄柏10g，丹参15g，淫羊藿15g。共7剂，每日1剂，水煎分2次服，经后服用。

复诊情况 二诊（2018年12月19日）：双乳疼痛减轻，咽干、心烦改善，纳、眠可，二便调。末次月经12月1日，月经淋漓不尽10天。舌红，苔白腻，脉细。内治：①按前述周期疗法服中成药制剂。②自拟方2：青皮10g，丹参15g，郁金15g，莪术10g，益母草15g，山楂15g，薏苡仁30g，浙贝母15g，川楝子15g，延胡索20g，枸杞子15g，山茱萸15g。10剂，每日1剂，水煎分2次服，经前服用。经后服用自拟方1，煎服法同前。

三诊（2019年2月18日）：双乳疼痛不明显，乳房松软无触痛，纳、眠可，手足温暖，二便可，月经状况好转（5日）。舌淡红，舌下脉络无粗张，苔薄白，脉细。方药：继续中医周期疗法（12剂），同上服用消癖系列口服液。复诊（2019年7月10日）：患者全身情况良好，末次月经6月20日。黄体期性激素检查：FSH 1.43IU/L，LH 2.80IU/L，PRG 45.730nmol/L，E2 489.90pmol/L。提示性激素水平正常。复查彩超示双乳结构较前明显改善。

医案分析 本例乳腺纤维囊性增生患者，既往有甲状腺恶性肿瘤手术史，兼黄体功能不足、子宫肌瘤诸病。现代医学提出下丘脑-垂体-卵巢-子宫轴为女子性轴，而中医学将肾-天癸-冲任-胞宫轴与之对应。此患者周身疾病之根源概为性轴紊乱，内分泌激素失调，其作用于乳房、子宫两个靶器官而发为乳腺增生及子宫肌瘤。病之本为冲任失调，证属冲任失调、痰瘀互结，以化痰祛瘀、调摄冲任为法，以自拟消癖系列方治疗收效。根据月经前后乳腺组织的生理病理变化，经前予消癖口服液 1 号和 4 号疏肝理气、活血化瘀治其标，经后予消癖口服液 2 号和 5 号补肾调冲、软坚散结治其本。经前加服自拟疏肝理气方，用青皮、郁金、莪术等疏肝理气、活血止痛，山楂、浙贝母等化痰散结。经后加服二仙汤加减以调节内分泌。二仙汤具有温肾阳、补肾精、调理冲任之功效。辨周期与辨证相结合治疗后，乳腺疼痛及伴随症状消失，月经愆期症状改善，性激素水平恢复到正常状态。可见平衡内分泌激素水平是治疗的关键，其在中医范畴属调理冲任，盖肾之阴阳平和、冲任之气血充盛有度、肝之疏泄调畅达常，则女子诸病皆消。

来源　司徒红林，井含光，文灼彬，等．林毅辨周期与辨证结合治疗乳腺增生病经验 [J]. 中华中医药杂志，2021，36（2）：837-839.

验案　阳某，女，26 岁，未婚。初诊：2010 年 8 月 27 日。主诉：双乳肿块并疼痛 2 年，加重伴月经紊乱半年。病史：患者 2 年前无意中发现双乳肿块，伴疼痛，经前痛甚，经后稍缓。曾外院门诊治疗，诊断为乳癖，间断治疗后疼痛缓解。停药半年后双乳复痛并加重，伴腰酸乏力，月经先后不定期，经色淡红，量较少。为求系统治疗，至本院门诊。诊见：双乳肿块，伴疼痛，与月经周期和情志变化无明显关系，伴头晕耳鸣，腰酸乏力，畏寒，四肢厥冷，面色少华，纳、眠可，二便调。舌淡胖，苔薄白，脉细。末次月经 2010 年 6 月 22 日，月经先后不定期，经色暗红，量少。查体：双乳外上、右乳内上象限触及多个结节，呈砂粒状，质韧，边界欠清，有压痛。双乳彩超：①符合双乳囊性增生改变；②双乳多发增生结节（大小约 0.8～1.6cm）。妇科 B 超：符合多囊卵巢改变（每侧卵巢均可见 10 个以上的卵泡）。性激素 6 项：黄体生成素 / 卵泡刺激素（LH/FSH）大于 3。基础体温呈低温单相。

诊断　西医诊断：乳腺增生；多囊卵巢综合征。中医诊断：乳癖；月经病。证型：肾阳不足，冲任失调。

治法　温肾助阳，调摄冲任。

方药　加减二仙汤：淫羊藿 15g，仙茅、当归头各 10g，肉苁蓉、制何首乌、女贞子、枸杞子、熟地黄、麦芽、谷芽、知母、丹参各15g，黄柏5g。

服至排卵期，BBT从最低值上升0.3℃以上并持平3天，停药。共服用14剂，每日一剂，水煎2次，日服2次。

复诊情况 二诊：2010年9月9日。诊见：月经仍未来潮。双乳疼痛略减，耳鸣腰酸、畏寒、四肢厥冷减轻。舌淡红，苔薄白，脉弦细。查体同前。BBT呈高温相并持平3天。治疗：继守上法，前方去熟地黄、枸杞子，加莪术、益母草各15g，活血调经。服至月经来潮停药。共服用了14剂，每日一剂，水煎2次，日服2次。

三诊：2010年9月26日。诊见：于2010年9月22日月经来潮，量少，经色暗红，双乳疼痛明显减轻，少许腰酸乏力，畏寒肢冷明显减轻，纳较差。舌淡红，苔薄白，脉细。查体：双乳多发结节变软，无压痛。BBT呈正常低温相。治法：温肾助阳，调摄冲任。方药：继续上方加减二仙汤服至BBT从最低值上升0.3℃以上并持平3天，停药。共服用了12天。再服消癖口服液1号和4号（广东省中医院院内制剂，具有疏肝理气、活血散结的功效），每次各1支，每天3次，即黄体期服用（基础体温呈高温相），服至月经来潮停药。共服用14天。

四诊：2010年10月24日。诊见：于2010年10月20日月经来潮，量较前增多，色暗红，无血块，患者经前双乳无胀痛，无腰酸乏力，无畏寒肢冷。舌淡红，苔薄白，脉弦。查体：双乳多发结节消失，未及明显肿物。BBT呈正常双相曲线。治疗：继续中医周期疗法，经后及排卵期加减二仙汤治本，经前消癖口服液1号和4号连续1个月经周期以巩固疗效后停药。2010年11月19日月经来潮，23日复诊示患者月经前后均无不适。复查双乳彩超提示原双乳增生结节消失。半年后复查双乳彩超未见双乳结节，患者双乳无不适，月经规律，每月BBT均呈正常双相曲线。以后每半年复查1次双乳彩超，提示双乳腺轻度增生。至今2年余，已生育一子。

医案分析 本例为乳腺增生合并多囊卵巢综合征，属冲任失调、肾阳亏虚，以温肾助阳为法，方以加减二仙汤治疗收效。全方益火培元、补肾助阳，配伍滋阴养血之品，阴中求阳，阳有所化，调摄冲任，意寓不化痰而痰自化，不行气而气自行，不散瘀而瘀自散。二诊患者耳鸣腰酸、畏寒肢冷减轻，虽月经仍未来潮，但基础体温呈高温相并持平3天，提示已排卵，故去熟地黄、枸杞子，加莪术、益母草活血调经。月经至后继续加减二仙汤治疗，并运用中医周期疗法，经后顺冲任需充盈时益之，补肾调冲任；经前顺肝经需疏泄时导之，疏肝活血。以此调理 3 个月，双乳胀痛、结节消失，而且月经恢复规律，诸症告愈。

来源　朱华宇，李玉洁，司徒红林．林毅运用加减二仙汤结合基础体温监测治疗乳腺增生病经验 [J]. 朱华宇，2014，46（7）：21-23.

41 乳腺炎

验案 患者，女，42岁。因左侧乳房包块疼痛4个月，于2011年3月16日初诊。自述2个月前无明显原因出现左侧乳房局部隐痛不适，并无意间扪及一包块，无发热寒战。就诊于咸阳市某医院，做B超结合钼靶检查，诊为浆细胞性乳腺炎，患者要求中医治疗随即来诊。就诊时左侧乳房局部红肿胀痛，伴心烦不宁，多梦且易醒，大便干结，小便溲黄，舌红苔黄，脉细滑，月经正常。追述患者近几年生活压力大。查体：左乳房右上象限距乳头约1cm外有一包块，包块形状不规则，边缘欠清晰，与胸壁无粘连，触痛明显，无液波感，质地中等。

诊断 西医诊断：浆细胞性乳腺炎。中医诊断：粉刺性乳痈，证属肝经郁热、热毒壅聚、气滞血瘀。

治法 清热解毒，逐瘀排脓，散结消肿。

方药 ①内服方药：夏枯草30g，蒲公英30g，天花粉15g，白芷12g，浙贝母15g，土茯苓15g，生地黄15g，玄参15g，桃仁15g，乳香15g，没药15g，皂角刺30g，鳖甲（先煎）15g，黄芪30g，川楝子15g，甘草10g，冬瓜仁30g。7剂，水煎服，每日1剂，每日2次，每次400mL。②局部外用：芦荟捣汁外敷。

复诊情况 2011年3月23日二诊：服药后左侧乳房肿痛减轻，包块缩小不明显，中等硬度，余症减轻，前方获效，续服2周，继用芦荟外敷。经期停药。

2011年4月6日三诊：乳房疼痛减轻，包块变软，续以前方2周。

2011年4月20日四诊：上药服至第10剂，乳房包块发红处破溃，脓性液体流出，量不多。就诊时挤压有少量淡血水流出，包块变软，约缩小2/3。前方有效，加入砂仁、乌药、干姜等温阳健脾之药以扶正气，内服治疗3周。

2011年5月13日五诊：伤口已愈合，挤压无流液，乳房皮色不红，压痛不明显，包块约拇指尖大小，前方去土茯苓、乳香、没药、冬瓜仁、夏枯草、蒲公英，加荔枝核、海藻、昆布各15g，生牡蛎30g。治疗2个月，月经期停药。

2011年7月11日六诊：左乳房仅能触及黄豆大小结节1个，无触痛，余症均明显缓解，上方续调1个月停药。停药1个月随访未复发。

医案分析 本例患者平时生活压力大，精神紧张，肝气郁结，经络阻滞，气血瘀阻，聚结成块，蒸酿肉腐，而成脓肿，故乳房红肿疼痛；热扰心神，热灼津伤则多梦易醒，心烦不宁，便结溲黄。方中重用夏枯草、蒲公英、冬瓜仁，配天花粉、白芷、土茯苓、浙贝母清热解毒、消肿散结、排脓止痛；生地黄、玄参养阴生津，配苦寒清热除湿诸药，使湿热得除而阴不伤，欲赔其损或制其弊；皂角刺、鳖甲通行经络，透脓溃坚；桃仁、乳香、没药活血散瘀，以消肿止痛，桃仁兼以润肠通便；黄芪补气而有良好的托毒生肌之功；川楝子行气止痛；甘草缓急止痛，调和诸药，故有清热解毒、消肿溃坚、活血止痛之功；当热毒之邪解除，加重软坚散结之品而获全效。

来源 何朝伟，张卫华．郭诚杰治疗浆细胞性乳腺炎经验[J]. 中国民间疗法，2016，24（9）：5.

验案 患者，女，38岁。2012年9月11日前来就诊。主诉：左乳肿块2月余，破溃1个月，伴粉渣样物流出。2个月前，左乳出现肿块，1个月后左乳下破溃，流黄水，疼痛如刺，近20天来发热，体温38℃，纳差，精神时好时坏。1周前在我院皮肤病科住院，行左乳切开引流。近一次月经提前。面色黄，神情疲倦，舌质不红，苔黄，脉沉细。追诉患者素性抑郁。专科查体：左乳切开1周，左乳头乳晕周围皮肤黑暗、肿胀，左乳外上可触及6cm×6cm肿块，外下有两切口引流。切口上可见皮肤突起硬结。活组织病理检查：浆细胞性乳腺炎。病理：细菌培养为“无菌生长”。

诊断 西医诊断：浆细胞性乳腺炎。中医诊断：粉刺性乳痈；证属肝郁脾虚，郁而化热，酿久成脓。

治法 扶正清热祛邪，疏肝健脾，软坚散结。

方药 黄芪 30g，党参 30g，白术 10g，蒲公英 30g，金银花 20g，夏枯草 15g，昆布 15g，陈皮 9g，浙贝母 12g，海藻 15g，丹参 15g，当归 15g。3 剂，水煎服，每日 1 剂。中药外敷：芦荟捣汁外用。

复诊情况 2012 年 9 月 14 日二诊：经服药 5 剂后，左乳肿块明显变软变小，疼痛减轻，精神较前好转。舌淡红，苔薄白，脉细数。治疗初见效果。治则：扶正清热祛邪。方药：上方去丹参加山慈菇 10g。2 剂，水煎服，每日 1 剂。继用芦荟外敷。

2012 年 9 月 18 日三诊：双乳疼痛有所减轻，时有头晕，心悸，心慌。血压 110/80mmHg，面色黄，舌质淡红，苔白，脉沉细数。查体：左乳外上肿块较上次未缩小，外见局部 1cm×1cm 突起，按压呈凹陷状。方药：黄芪 30g，党参 30g，当归 15g，赤芍 15g，蒲公英 20g，金银花 20g，浙贝母 10g，三棱 10g，莪术 10g，焦山楂、焦神曲、焦麦芽各 15g。5 剂，水煎服。并用马齿苋捣烂局部外敷。

2012 年 11 月 9 日四诊：肿块基本消失，手术伤口再无血性溢液，饮食可、眠可、精神可。查体：面色较前明显好转，呈黄色、润（原面色黄胀、灰），舌质淡红，苔白，脉缓，左乳伤口无溢液，瘘管仍有流脓现象，其周围质较硬如鼻尖。治疗方药：黄芪 30g，乳香 12g，没药 12g，瓜蒌 80g，皂角刺 15g，夏枯草 15g，土贝母 10g，甘草 30g，当归 30g，滑石 30g，杜仲 15g。5 剂，水煎服，以加强软坚散结作用。

医案分析 《类证治裁》有言："乳症多主肝胃心脾，以乳头属肝经，乳房属胃经。"从经络循行上来看，乳房位于肝经、脾胃之大络循行处。本例患者脾胃气虚，素性抑郁，肝气郁结，气滞血瘀，日久成块，郁而化热，酿肉成脓，破溃成瘘。郭诚杰遵循"坚者削之""热者寒之""结者散之"的原则，拟蒲公英、金银花、夏枯草清热解毒，消肿排脓；丹参、当归、海藻、昆布、浙贝母凉血活血，软坚散结；另因患者脾胃气虚，以黄芪、白术、党参、陈皮健脾益气，扶正攻邪，托毒排脓。毒随脓泄，祛腐生新，全方共奏清热解毒、消肿排脓、软坚散结之功。马齿苋、芦荟捣烂外敷更有助于软坚散结、消毒排脓。

来源　何朝伟，张卫华．郭诚杰治疗浆细胞性乳腺炎经验 [J]. 中国民间疗法，2016，24（9）：5.

42　乳腺癌

验案　患者，女，42岁。2006年10月11日初诊。1998年底行右侧乳腺癌手术，淋巴结1/8转移，用他莫昔芬治疗2个月后因子宫肌瘤停用。去年底咳引左侧胸痛，检查示胸骨转移，经治疗效果不佳。最近9月13日在肿瘤医院查CT，进行化疗，血象稍有抑制，目前一般情况尚可，稍有胃胀泛酸，食纳不香，口干，二便正常。苔黄薄腻，舌暗，脉细滑。CT示：①左锁骨上及左腋下淋巴结稍肿大；②胸骨体骨质破坏伴胸骨右旁皮下软组织增厚肿胀，与前变化不大；③右侧叶间胸膜及右肺外侧带小结节影。

诊断　西医诊断：右侧乳腺癌术后。中医诊断：乳岩，证属肝经郁火、湿热痰瘀互结、肝肾阴伤。

治法　疏肝解郁，化痰散瘀，培补肝肾。

方药　醋柴胡5g，炙鳖甲（先煎）12g，白毛夏枯草10g，八月札10g，川楝子10g，山慈菇12g，猫爪草20g，泽漆15g，漏芦15g，法半夏10g，制胆南星10g，炙僵蚕10g，天冬、麦冬各10g，煅瓦楞子（先煎）20g，白花蛇舌草20g，龙葵20g，炒六曲10g，砂仁（后下）3g，土鳖虫5g，炙女贞子10g，墨旱莲10g，仙鹤草15g，鸡血藤15g。

医案分析　本例系由肝气郁结，脾气虚弱，湿热痰瘀互结，聚结而成癌毒。因此，治以疏肝解郁、化痰散结、解毒化瘀之法。故方中用醋柴胡、川楝子以疏肝解郁；夏枯草、山慈菇、猫爪草、泽漆、漏芦、法半夏、制胆南星化痰散结，酌加白花蛇舌草、龙葵以防郁久化热，加速癌毒消散；用炙女贞子、墨旱莲、仙鹤草、鸡血藤补肝益肾，从而取得了较好疗效。

来源　陈鹰娜．周仲瑛从肝论治乳腺癌经验 [J]. 中国中医药现代远程教育，2011，9（20）：7-8.

验案　患者，女，46 岁。2018 年 3 月 27 日初诊。主诉：咳嗽 1 月余。患者 2017 年 9 月 18 日于某医院确诊为乳腺癌，并行左乳腺癌改良根治术和前哨淋巴结活检术。术后病理提示：左乳腺低级别导管原位癌，周围乳腺呈增生样改变伴腺肌上皮瘤形成。术后行多柔比星、环磷酰胺序贯紫杉醇化疗 4 个周期，放疗 8 次。现为求进一步中西医结合治疗前来就诊。现症见：咳嗽，遇气候变化更明显，纳食可，眠一般，大便偏干，舌暗淡，苔白微厚，脉沉细。

诊断　西医诊断：左乳腺癌改良根治术后。中医诊断：乳岩，证属痰气交阻、毒瘀内聚。

治法　理气化痰，解毒化瘀。

方药　康泰汤合二陈汤加减：炙黄芪 30g，西洋参 6g，灵芝 12g，无花果 10g，白花蛇舌草 15g，丹参 15g，乌梢蛇 10g，蜈蚣 1 条，生甘草 6g，陈皮 10g，法半夏 9g，浙贝母 12g，鱼腥草 15g，连翘 15g，茯苓 15g，白术 12g，郁金 12g，大黄（后下）5g。30 剂，每日 1 剂，水煎服。

复诊情况　二诊（2018 年 4 月 28 日）：咳嗽消失，易感冒情况改善，大便偏干情况较前明显缓解，眠差，舌暗淡，苔白微厚，脉沉细。上方去鱼腥草、大黄，加合欢花 15g，柏子仁 15g，焦山楂、焦神曲、焦麦芽各 15g，薏苡仁 15g。30 剂，每日 1 剂，水煎服。

之后继续以理气化痰、解毒化瘀为主调治，并根据患者症状随症加减，病情稳定。目前患者一般状况良好，精神状态较佳，继续维持治疗中。

医案分析　该患者年近五十，平素易感冒，现症见咳嗽，舌暗淡，苔白微厚，脉沉细。故辨证为痰气交阻，毒瘀内聚。治疗时以扶正为主，兼加理气化痰、解毒化瘀。内服中药康泰汤合二陈汤加减。方中炙黄芪、西洋参、灵芝扶助正气，无花果、白花蛇舌草、乌梢蛇、蜈蚣、丹参解毒化瘀，郁金、陈皮、半夏、浙贝母、鱼腥草理气化痰止咳。患者大便偏干，故给予大黄泻下通便。二诊时患者咳嗽消失，大便干较前改善，出现睡眠欠佳，故去鱼腥草、大黄，加合欢花、柏子仁安神定志，改善睡眠状况。效不更方，后期在此基础上加减治疗，以巩固疗效。

来源　白海侠，严亚锋，张学文. 国医大师张学文治疗乳腺癌经验探析[J]. 中华中医药杂志，2020，35（2）：693-695.

验案　莫某，女，34岁，中学教师。2002年行乳腺癌根治术并行放化疗治疗数个疗程后前来就诊。就诊时症见：口干、咽干、脱发、面色苍白，抵抗力下降，舌红，无苔，脉弦数。

诊断　西医诊断：乳腺癌。中医诊断：乳岩，证属热毒伤阴。

治法　先予养阴泄毒，后改用扶正固本。

方药　鳖甲20g，生地黄20g，五味子10g，玉竹20g，蒲公英30g，天冬、麦冬各20g，贯众20g等。

复诊情况　伴肝郁加佛手片10g，或加川楝子10g；伴瘀血加泽兰20g。在此基础上随症加减，每15～20天调整1次处方，阴液渐复后，口干、咽干等症状明显好转，舌苔渐复，改用扶正固本法，处方：太子参20g，生地黄、熟地黄各20g，阿胶10g，山茱萸20g，贯众20g，半枝莲15g等，在此基础上随症加减。患者坚持服药3年余，病情渐趋平稳，不适症状渐消，坚持工作至今未见复发和转移。

来源　孙波. 刘尚义教授辨治乳腺癌经验[J]. 河南中医，2007（7）：13.

43 宫颈癌

验案 患者，女，50岁。初诊：2013年7月23日。阴道异常分泌物5月余。患者2013年2月出现阴道异常分泌物、量少色黄，伴接触性出血，当地诊所抗感染治疗无效。6月30日外院行妇科超声检查发现宫颈低回声区，范围约48mm×33mm，内部回声均匀，性质待查；7月3日行宫颈组织病理检查，诊断为宫颈鳞癌。得知病情，患者心情抑郁，常嗳气，胁胀，胃纳减少，失眠。舌淡红，苔白腻，脉弦。

诊断 西医诊断：宫颈鳞癌。中医诊断：癥瘕，证属肝郁气滞。

治法 疏肝健脾，活血散结。

方药 柴胡15g，白芍15g，茯苓20g，当归15g，桃仁15g，浙贝母15g，土鳖虫6g，法半夏15g，醋莪术10g，熟党参30g。14剂，水煎服。

复诊情况 2013年8月7日二诊：阴道分泌物减少；盆腔磁共振成像（MRI）示肿物累及阴道上2/3段，考虑宫颈癌，存在手术禁忌，外院行同期放化疗。近1周大便次数多，伴黏液血便，肛门灼热疼痛、坠胀，舌红，苔黄腻，脉滑。中医诊断：癥瘕（湿热蕴结）；治以清热利湿。处方：白芍15g，当归10g，黄连6g，甘草6g，大黄9g，黄芩15g，木香（后下）10g，槟榔15g，党参30g，桃仁15g。14剂，水煎服。

2013年8月23日三诊：患者精神气色较前好，诉阴道无分泌物，大便次数明显减少，每日4～5次，仍为黄色稀便，无排不尽感，便后肛门坠胀感明显缓解，舌红，苔黄，脉滑。辨证方药同前，7剂后患者大便明显减少，每日

2～3 次，便质时成形，时呈糊状，无肛门坠胀感。2013 年 10 月 10 日外院复查全腹 + 盆腔 MRI 增强扫描提示病灶缩小，未见转移。患者中医药治疗以健脾补肾为主，随症加减，食疗以健脾祛湿为主。随访至今，肿瘤病灶稳定，未见复发转移，患者生活正常，能参加正常工作。

医案分析 首诊时患者肝郁症状明显，总的病机为肝郁脾虚，痰湿与瘀血互结冲任，宜疏其血气，令其条达而至平和，拟方逍遥散加减，配合解毒消肿散结辨病治疗。以柴胡、白芍解肝郁，养肝血，补肝体而助肝用；当归为血中气药，既养肝血，助柴、芍补肝之体，又能活血化瘀；茯苓、熟党参健脾益气，防肝病犯脾，寓扶土制木之意；浙贝母、法半夏燥湿化痰散结；桃仁、醋莪术、土鳖虫破血化瘀消癥。诸药合用，共奏疏肝解郁、活血化瘀祛湿之效。二诊患者同期放化疗期间，湿与火毒交结，湿热下注，湿热邪毒熏灼肠络，故见腹泻、便血、肛门灼热坠胀。方选芍药汤加减。黄芩、黄连功擅清热燥湿，为君药。白芍、当归、木香、槟榔为臣：芍药养血和营、缓急止痛；当归养血活血，配合一诊方中桃仁以活血化瘀，体现了“行血则便脓自愈”之义，且顾护阴血；木香、槟榔行气导滞，“调气则后重自除”。大黄苦寒，泻下通腑，导湿热积滞从大便而去，体现“通因通用”之法；泻下耗气，仍重用熟党参以固守中气，兼顾气阴两伤之虑。

来源　吴结妍，刘展华．周岱翰教授诊治宫颈癌经验浅探 [J]. 天津中医药，2018，35（3）：161-163.

验案 患者，女，71 岁。2015 年 3 月 31 日初诊。主诉：发现宫颈肿物 2 月余，颜面及双下肢浮肿 1 月余。病史：患者因阴道不规则流血十余天，于 2015 年 1 月 15 日在本院行妇科检查发现宫颈肿物，病理活检示宫颈乳头状鳞癌。盆腔 MRI 示：宫颈占位，考虑宫颈癌（Ⅱ A1 期）。后于 2015 年 1 月 28 日行放射治疗（50Gy/25F），1 月 29 日～1 月 31 日行化疗 1 个疗程，方案为注射用紫杉醇脂质体 180mg（第 1 天）+奈达铂 30mg（第 1～3 天）。化疗后出现恶心呕吐、纳差、全身乏力、白细胞下降等不良反应，患者不愿意再行化疗，要求中医药治疗。刻下症见：患者神疲乏力，口淡、不欲饮食，颜面及双下肢浮肿，小便不利，大便质稀，舌淡，苔白，脉沉细、重按无力。

诊断 西医诊断：宫颈乳头状鳞癌。中医诊断：癥瘕，证属脾肾阳虚。

治法 温阳散寒，活血利水。

方药 茯苓20g，白芍15g，白术15g，桂枝10g，淡附片15g，麦芽15g，益母草15g，山药15g，桃仁15g，黄芪20g，党参15g，土鳖虫6g。每日1剂，水煎服，连服7剂。

复诊情况 2015年4月8日二诊：患者精神状态可，颜面及双下肢浮肿较前消退，胃纳一般，食后则疲，无口淡，睡眠可，小便多，夜尿频，大便正常。舌淡红，苔白，脉沉细。组方：山药20g，白术15g，桂枝15g，茯苓10g，淡附片10g，麦芽15g，黄芪15g，益母草15g，壁虎6g，龙葵20g，党参15g。每日1剂，水煎服，连服7剂。

2015年4月19日三诊：患者精神良好，颜面及双下肢浮肿完全消退，胃纳、睡眠正常，夜尿1次，大便正常。组方：生地黄20g，山药20g，山茱萸15g，茯苓15g，牡丹皮15g，泽泻15g，桂枝15g，淡附片10g，壁虎6g，龙葵20g，桃仁15g，红花10g，浙贝母15g，红豆杉6g。每日1剂，水煎服，连服7剂。

医案分析 本例患者辨证为脾肾阳虚。脾肾虚损，阳气不足，不能上承于口窍，故见神疲乏力、口淡；脾主运化，肾主水液，脾阳虚则湿难运化，肾阳虚则水不化气而致水湿内停，故见颜面及双下肢浮肿；脾运化失职，故见不欲饮食；肾司二便，命门火衰，不能助脾腐熟水谷，水谷不化，故见大便质稀。舌淡、苔白、脉沉细为阳虚之象。选温阳利水之代表方——真武汤。《神农本草经》载附子可“温中……破癥坚积聚，血瘕”，用以温肾助阳、化气行水；茯苓利水渗湿；壁虎解毒散结；龙葵、益母草利水消肿兼活血化瘀；白术健脾燥湿；桂枝温经通络；白芍防止附子燥热伤阴；麦芽健脾消食；黄芪、党参、山药健脾补肾。用真武汤加减治疗后，患者颜面及双下肢浮肿减退，乃阳气渐充之征，二诊药方继续用淡附片、桂枝以温阳利水。经过大半个月的治疗，水肿消退，阳气归复，当以金匮肾气方加减配合抗肿瘤中草药如壁虎、龙葵、红豆杉等以扶正抑瘤。

来源 刘展华，吴结妍.周岱翰辨证辅助治疗宫颈癌经验撷要[J].广州中医药大学学报，2017，34（6）：922-924.

验案 患者，女，42岁。2013年6月14日就诊。患者于1年前出现阴道分泌物增多，分泌物黄白相间，无气味，无脓血，未予重视。本月初来北京协和医院妇科就诊，查妇科B超示：宫颈大小3.3cm×4.1cm×4.3cm，形态不规则，回声减低不均匀。彩色多普勒血流成像（CDEI）：血流信号较丰富。B超示：子宫左侧见低回声3.5cm×3.1cm，边界模糊，与子宫关系密切。CDEI：未见明显血流。诊断为：宫颈癌。建议放疗结合化疗，但患者拒绝接受，选择中医治疗。刻下：面色无华，有色素沉着斑，白带夹血，髋关节疼痛。舌红、苔少，脉虚细。

诊断 西医诊断：宫颈癌。中医诊断：癥瘕；证属气血两虚，痰瘀互结蕴毒。

治法 益气补血，解毒散结。

方药 生晒参12g，生北黄芪15g，紫丹参5g，全当归12g，阿胶珠10g，田三七6g，山慈菇12g，菝葜根10g，白花蛇舌草15g，半枝莲15g，蒲公英12g，川牛膝10g，川杜仲10g，地榆炭10g，生地黄炭15g，生甘草5g。21剂，水煎内服。并予汤药外洗，处方：蛇床子10g，百部根10g，白花蛇舌草10g，半枝莲12g，山慈菇12g，蒲公英12g，生薏苡仁15g，芡实15g，仙鹤草15g，白鲜皮12g，煅龙骨15g，煅牡蛎15g，生甘草5g。21剂。

复诊情况 2013年7月5日二诊时，阴道分泌物及脓血明显减少，面色少华，舌红，苔少，脉虚细。效不更方，上方去川牛膝，加猫爪草12g、川萆薢薢10g、生薏苡仁15g、白茅根10g。以增强清热解毒利湿止血之力。外洗方继用。药后病情稳定，症状明显缓解。

医案分析 方中生晒参、生北黄芪、紫丹参益气和血为君，臣以全当归、阿胶珠、田三七补血止血，山慈菇、菝葜根、白花蛇舌草、半枝莲、蒲公英清热解毒、散结软坚。佐以地榆炭、生地黄炭凉血止血，川牛膝、川杜仲补肾强腰膝，生甘草调和诸药。外洗以清热解毒、祛湿止痒为主。方中蛇床子、百部根、白鲜皮杀虫止痒，白花蛇舌草、半枝莲、山慈菇、蒲公英清热解毒，生薏苡仁、芡实淡渗利湿，煅龙骨、煅牡蛎燥湿止带，仙鹤草止血，甘草调和诸药。

来源　王兴．国医大师孙光荣教授治疗妇科病的临床经验[J]．中国中医药现代远程教育，2014，12（19）：19.

验案 患者，女，61岁。初诊时间为2018年5月22日。患者因阴道不规则出血、小腹不适，于2018年1月行彩超+宫腔镜病理检查，示宫颈癌。后于2018年2月27日行手术治疗，术后病理：宫颈腺癌，2级，内生型，左盆4/10，右盆1/7，右髂1/1淋巴结转移。术后化疗第二周期（卡铂＋紫杉醇），放疗6次后，刻下症见：口干，口苦，素急躁易怒，腰困，带下色黄、质黏，伴异味，大便黏腻，一日一行，小便色黄，偶兼见淋漓涩痛，纳、眠可，舌淡红，苔薄黄，脉细数。

诊断 西医诊断：宫颈癌。中医诊断：癥瘕，证属痰瘀互结。

治法 清热燥湿。

方药 炒苍术15g，黄柏10g，薏苡仁20g，土茯苓30g，百合30g，龙葵30g，牡丹皮30g，大血藤30g，蒲公英30g，浙贝母30g，柴胡10g，白芍15g，炒枳实15g，延胡索30g，蜈蚣5g，炙甘草6g。14剂，水煎服，每日1剂，早晚分服。

复诊情况 2018年6月5日二诊：诸症皆有缓解，口苦、恶心缓解更加明显，食欲好转，仍口干，咽干，舌淡红，苔薄黄，脉细数。治则：养阴清热祛湿。方药：炒苍术15g，黄柏10g，薏苡仁20g，土茯苓30g，百合30g，龙葵30g，北沙参30g，麦冬15g，太子参30g，蒲公英30g，浙贝母30g，柴胡10g，白芍15g，炒枳实15g，延胡索30g，蜈蚣5g，炙甘草6g。14剂，水煎服，每日1剂，早晚分服。患者之后再诊无明显不适，皆循前法，继续巩固治疗，随访。

医案分析 王晞星认为，患者初诊腰困，带下色黄、质黏，伴异味，大便黏腻，小便淋漓涩痛，符合下焦湿热之象，并伴口苦，素急躁易怒，故方选四妙散合四逆散加减。运用时因无两脚麻木、痿软无力等肝肾不足筋骨无力之症，故去牛膝。土茯苓除湿解毒效佳；百合，龙葵利水除湿。全方以疏泄为先，和法为辅，从“下焦如渎”入手，着重强调祛湿除热，二诊时患者明显好转。后加太子参、北沙参、麦冬益气滋阴、扶正培元，有效减轻患者放疗期间不良反应。

来源 史雪敬，王晞星，周静，等.王晞星教授从“下焦如渎”论治宫颈癌放疗后不良反应经验[J].时珍国医国药，2020，31（3）：730-732.

验案 患者，女，58岁。初诊时间为2018年8月14日。2017年5月于山西省肿瘤医院行宫颈癌切除术，术后病理：宫颈腺癌，伴子宫颈上皮内瘤变3级（CIN3），累及腺体，肿物大小2.0cm×1.8cm×1.1cm，肿物侵及宫颈壁全层2/3，未见明确脉管神经累犯。后遂行放疗20次，同步化疗2周期（顺铂＋氟脲苷＋异环磷酰胺）。刻下症见：口干，咽干，偶有腰骶酸困，手足心热，夜间汗出，便干尿黄，舌红，苔少，脉弦细。

诊断 西医诊断：宫颈癌。中医诊断：癥瘕，证属肝肾阴虚。

治法 滋阴清热。

方药 知母 10g，黄柏 10g，熟地黄 15g，山茱萸 15g，炒苍术 15g，土茯苓 30g，薏苡仁 20g，百合 30g，龙葵 30g，牡丹皮 30g，栀子 6g，山慈菇 30g，浙贝母 30g，蜈蚣 5g，制五味子 10g，牡蛎 30g，浮小麦 60g，炙甘草 6g。14 剂，水煎服，每日 1 剂，早晚分服。

复诊情况 2018 年 8 月 28 日二诊：手足心热，夜间汗出基本消失。仍有口干，偶见腰痛，二便调，纳、眠可，舌红，苔少，脉细弱。治则：滋阴清热。方药：熟地黄 15g，山茱萸 15g，当归 10g，白芍 15g，炒苍术 15g，土茯苓 30g，薏苡仁 20g，百合 30g，龙葵 30g，壁虎 10g，浙贝母 30g，山慈菇 30g，蜈蚣 5g，石见穿 30g，菝葜 30g，炙甘草 6g。14 剂，水煎服，每日 1 剂，早晚分服。

医案分析 患者初诊即为放疗一段时间后阴液亏损，热象稍轻，应急固其肝肾之阴，稍佐清热，复其津液，方选知柏地黄汤加减。此方采用知母、黄柏清其虚热，熟地黄、山茱萸补其肝肾阴液之亏，牡丹皮、栀子清除虚热，因患者汗出明显，加制五味子、牡蛎、浮小麦以其酸收之力，敛其汗液。另加炒苍术、土茯苓、薏仁清利湿热，山慈菇、浙贝母、蜈蚣为癌特效药，有软坚散结之功。全方以滋阴为主，清热为辅，虚实夹杂，补益为先。二诊时患者好转显著，虚热减轻，故在上方基础上，去黄柏、知母，加壁虎、石见穿、菝葜增强解毒化痰散结、抗癌之效。患者最终大病得消。

来源 史雪敬，王晞星，周静，等．王晞星教授从“下焦如渎”论治宫颈癌放疗后不良反应经验 [J]. 时珍国医国药，2020，31（3）：730-732.

验案 患者，女，64 岁。初诊时间为 2017 年 12 月 12 日。2016 年 9 月 26 日于山西省肿瘤医院行全子宫＋双侧附件切除术，术后病理：宫颈鳞状细胞癌，2 级，浅表糜烂型，浸润间质表浅约 0.5cm。2016 年 10～11 月行局部放疗 22 次，现因乏力明显前来就诊。刻下症见：神疲乏力，肢体倦怠，语声低微，口干，纳、眠可，大便一日 2～3 行，大便质稀，舌淡，苔薄白，舌体胖大，脉细。

诊断 西医诊断：宫颈癌。中医诊断：癥瘕，证属脾肾气虚。

治法 补中益气，滋阴散结。

方药 黄芪 30g，党参 10g，炒白术 15g，升麻 6g，柴胡 10g，当归 10g，陈皮 10g，熟地黄 15g，山茱萸 15g，白芍 15g，壁虎 10g，浙贝母 30g，山慈菇 30g，蜈蚣 5g，冬凌草 10g，甘草 6g。14 剂，水煎服，每日 1 剂，早晚分服。

复诊情况 2017 年 12 月 26 日二诊：服上方后，患者口干：乏力减轻，大便一日 2～3 行，大便质稀，舌淡，苔白，脉细。计划于近日复查。治则：益气滋阴，解毒散结。方药：黄芪 30g，党参 10g，炒白术 15g，升麻 6g，柴胡 10g，当归 10g，陈皮 10g，麦冬 15g，制五味子 10g，百合 30g，龙葵 30g，壁虎 10g，浙贝母 30g，山慈菇 30g，蜈蚣 5g，甘草 6g。14 剂，水煎服，每日 1 剂，早晚分服。

2018 年 1 月 9 日三诊：服上方后诸症好转，近如常人，行癌胚抗原测定、腹部彩超、门静脉彩超、淋巴结彩超、妇科彩超（经腹）（腹部、锁骨、腹股沟、盆腔、腋窝、子宫、卵巢及附件），均未见异常。HPV 检测：HPV16+，HPV66+。治则：清热利湿。方药：知母 10g，黄柏 15g，熟地黄 10g，炒苍术 15g，土茯苓 30g，薏苡仁 20g，百合 30g，龙葵 30g，半枝莲 30g，白花蛇舌草 30g，浙贝母 30g，山慈菇 30g，蜈蚣 2 条，石见穿 30g，夏枯草 30g，甘草 6g。14 剂，水煎服，每日 1 剂，早晚分服。

医案分析 该患者来就诊时，因其宫颈癌病情较轻，术后放疗疗效显著，症状较不复杂，为一派气虚之象，用补中益气汤大补元气；因有些许口干，恐伤其阴液，故合熟地黄、山茱萸、白芍滋阴，壁虎、浙贝母、山慈菇、蜈蚣、冬凌草解毒抑癌，为巩固之功。二诊时仍以补中益气汤为主，合生脉散，滋阴益气。三诊时患者虽无明显不适，但复查结果显示 HPV+，王晞星认为，下焦诸病，湿热为先，故四妙散加减与知柏地黄汤加减合方，主清热利湿，未病先防。有研究表明四妙散在发挥清热解毒、燥湿化热作用的同时还可调节机体免疫平衡，改善机体体内环境，促使 IFN-α、TNF-α 分泌增强，从多方面抑制 HPV 病毒，提高 HPV 转阴率。另加百合、龙葵利水燥湿，半枝莲、白花蛇舌草、石见穿、夏枯草清热解毒、软坚散结。最后抗癌收工，条理清晰，一气呵成，患者至今健在，全无不适。

来源 史雪敬，王晞星，周静，等．王晞星教授从“下焦如渎”论治宫颈癌放疗后不良反应经验 [J]. 时珍国医国药，2020，31（3）：730-732.

验案 患者，女，45岁。初诊：2014年10月9日。主诉：子宫颈癌术后半年余。患者于2014年2月因阴道不规则出血就诊于山西省肿瘤医院，经相关检查确诊为子宫颈癌，行子宫＋双侧附件＋盆腔淋巴结清扫术，术后病理示宫颈鳞状细胞癌ⅡA期，术后行紫杉醇加卡铂化疗4个周期，其间行放射治疗25次，末次治疗于2014年7月结束。就诊时症见：胃脘不适，进食后自觉胃部沉重，饭后打嗝，颈部、背部、乳房时感隐痛，纳差。大便偏干，2日一行。舌红，苔黄，脉弦细。血常规示：白细胞 3×10^9/L。

诊断 西医诊断：宫颈癌。中医诊断：癥瘕，证属肝郁脾虚。

治法 调和肝脾。

方药 当归10g，白芍30g，醋柴胡10g，生白术30g，茯苓15g，法半夏10g，陈皮10g，枳实30g，砂仁（后下）10g，莱菔子30g，蜈蚣10g，山慈菇30g，三棱10g，莪术10g，牵牛子10g，甘草6g，肉苁蓉30g，女贞子30g。20剂，水煎服，每日1剂，早晚分服。

复诊情况 2014年10月30日二诊：患者颈部、背部、乳房隐痛明显缓解，进食后自觉胃脘部憋胀，纳食不馨，晨起头晕，舌红胖，苔薄黄，脉弦细。辨证：脾虚肝郁，痰毒互结。治法：调和肝脾，解毒散结。方药：太子参30g，麸炒白术15g，茯苓10g，法半夏10g，陈皮10g，醋柴胡10g，炒白芍10g，枳实10g，黄连10g，干姜10g，蒲公英30g，山慈菇30g，浙贝母30g，蜈蚣6g，菝葜30g，石见穿30g，冬凌草30g，白花蛇舌草30g，半枝莲30g，甘草6g。20剂，水煎服，每日1剂，早晚分服。

2014年11月25日三诊：腹部憋胀，进食后腹痛，右少腹为甚，呈拧痛，伴肠鸣，纳食一般，大便不畅，量少，每日1次，舌红，苔薄黄，脉沉细。血常规：白细胞 3.3×10^9/L。辨证：脾虚肝郁，痰毒互结。治法：调和肝脾，解毒散结。方药：生黄芪30g，太子参30g，麸炒白术15g，升麻6g，柴胡10g，当归10g，陈皮6g，白芍15g，枳实30g，女贞子30g，墨旱莲30g，阿胶（烊化兑服）12g，蜈蚣10g，浙贝母30g，百合30g，龙葵30g，山慈菇30g，白花蛇舌草30g，甘草6g。21剂，水煎服，每日1剂，早晚分服。

2014年12月18日四诊：服药后腹胀、腹痛明显缓解，近十余日手术刀口处疼痛，出现阵发性潮热汗出，烦躁易怒，纳食可，大小便正常。血常规：白细胞正常。辨证：肝、脾、肾不调。治法：滋水调肝，调和肝脾。方药：知母 10g，黄柏 15g，牡丹皮 30g，栀子 10g，当归 15g，白芍 15g，醋柴胡 10g，苍术 15g，土茯苓 30g，生薏苡仁 18g，百合 30g，龙葵 30g，乌药 30g，延胡索 30g，生龙骨（先煎）30g，生牡蛎（先煎）30g，五味子 10g，蜈蚣 10g，白花蛇舌草 30g，甘草 6g。30 剂，水煎服，每日 1 剂。

五诊：服药后诸症明显减轻，继予调理肝、脾、肾后患者临床症状明显缓解，生活质量有很大提高，后一直坚持口服中药至今，3 年病情稳定，未见复发转移。

医案分析 一诊时患者行手术、放化疗后不久，一时不能接受现实，情绪低落，肝气郁滞，木旺克土，损伤脾胃功能，加之化疗药物更伤脾胃，当务之急应调和肝脾，而又以疏肝为急，所以在逍遥散的基础上加以化裁，肝气调和，亦有助于脾胃功能的恢复。方中加入三棱、莪术、牵牛子活血化瘀、利水化痰，水湿痰饮得除，三药联合还具有促进胃肠蠕动、增进食欲、缓解便秘的功效。加入肉苁蓉、女贞子补益肾阴、肾阳，脾肾双补、肾阴阳双补可以减轻放化疗引起的骨髓抑制，提高白细胞数量。经过三周的调理，患者肝气郁滞的症状明显改善，脾胃功能仍需调理。人以“胃气为本”“有胃气则生，无胃气则死”“五脏六腑皆禀气于胃”，顾护脾胃在整个疾病的治疗过程中非常重要。而二诊时患者脾虚症状明显，此时以健脾补虚为第一要务，脾气健则正气复，同时兼顾祛邪，配以对药山慈菇、浙贝母清热化痰、解毒散结，菝葜、石见穿利湿解毒、活血散结以抗癌。三诊时脾胃功能尚未恢复，加入生黄芪增强健脾之力，使用对药女贞子、墨旱莲配合阿胶加强滋阴补肾养血之力，提升白细胞数量。四诊脾胃功能渐复，表现出肝经郁热、阴虚内热之象，故以丹栀逍遥散为主方滋阴清热、解毒散结。对药百合、龙葵养阴利水、解毒散结，常用于卵巢癌的治疗，可以控制腹水的生成与积聚。五诊时诸症明显减轻，坚持口服中药维持治疗，病情稳定，整个治疗过程遵循“和法”，调和阴阳、脏腑、气血，使机体达到阴平阳秘的稳态而不易复发转移。

来源 杨丽芳，王晞星．王晞星治疗妇科肿瘤经验 [J]. 中国民间疗法，2019，27（2）：13-16.

验案 患者，女，49 岁。初诊：2014 年 12 月 16 日。主诉：宫颈癌术后 9 月余，右下肢肿胀 2 个月。患者于 2014 年 3 月 4 日因阴道不规则出血诊为子宫颈癌，行子宫、双附件、盆腔淋巴结清扫术。术后病理示：宫颈溃疡型中分化非角化型鳞癌，肿瘤浸润宫颈深肌层（大于1/2肌壁）。脉管内见癌栓，向上累及内膜，向下累及阴道穹隆，阴道切缘及左右宫旁未见癌，送检淋巴结未见转移癌。术后予紫杉醇加顺铂方案化疗1个周期，多西紫杉醇加奈达铂方案化疗3个周期，放疗23次，末次化疗时间是6月26日，末次放疗时间是5月20日。10月初双下肢憋胀，以右下肢为甚，症状逐渐加重，就诊时右下肢硬肿，无疼痛，皮温、皮色正常，口干喜饮，大便每日3～4次，先干后稀，小便不畅，舌红，苔黄略厚，脉沉细。

诊断 西医诊断：宫颈癌。中医诊断：癥瘕，证属湿毒下注。

治法 解毒利湿。

方药 苍术15g，薏苡仁30g，黄柏10g，川牛膝15g，土茯苓30g，百合30g，龙葵30g，车前子30g，蜈蚣10g，当归10g，浙贝母30g，知母10g，山慈菇30g，水蛭6g，苦参20g，白花蛇舌草30g，半枝莲30g，甘草6g。30剂，水煎服，每日1剂，早晚分服。

复诊情况 2015年1月27日二诊：患者右下肢硬肿无明显改变，小便点滴不利。行双肾彩超检查示：右肾集合系统分离，右肾输尿管上段扩张；静脉肾盂造影示：右肾盂、肾盏及右侧上段输尿管略扩张。每日大便2～3次，舌红，苔薄黄，脉沉细。上方去水蛭加冬凌草30g清热解毒抗瘤，加知母10g育阴清热。

2015年3月3日三诊：仍右下肢肿胀，小便不利较前好转，右髂骨区酸困不适，舌红，苔黄厚，脉弦细。治则、治法不变，上方去当归、浙贝母、苦参、冬凌草，加独活、炒白芍、木瓜祛风柔肝、缓急止痛；加蛇六谷15g、菝葜30g、石见穿30g，清热解毒、利湿活血，抗癌。继服30剂。

2015年4月5日四诊：右下肢肿胀稍减轻，右髂骨区酸困不适明显改善，舌红，苔薄黄，脉弦细。治则、治法不变。方药：苍术15g，薏苡仁30g，黄柏10g，川牛膝15g，百合30g，龙葵30g，车前子30g，泽泻30g，浙贝母30g，山慈菇30g，苦参20g，白花蛇舌草30g，蛇六谷30g，莪术30g，蜈蚣2条，甘草6g。继服30剂。

2015年5月14日五诊：右下肢硬肿好转，自觉变细。后一直口服中药，治则、法则基本没变，坚持治疗8个月后患者右下肢肿胀明显改善，生活质量也大幅度提高。

医案分析 卵巢癌、子宫内膜癌以手术治疗为主，而且是扩大范围的手术切除，清扫腹腔淋巴结；子宫颈癌以放疗为主要治疗手段，带来的主要副作用是放射线损伤淋巴管。这些治疗都会引起淋巴回流受阻、中断，大量富含蛋白质的淋巴液滞留在组织间隙，导致下肢硬肿，也称为“象皮肿”，西医缺乏有效的治疗方法，顽固难愈，严重影响患者的生活质量。该病中医辨证属湿热蕴结日久成毒，流注下焦，方药以四妙散合当归贝母苦参丸加减化裁。当归贝母苦参丸出自《金匮要略·妇人妊娠病脉证并治》“妊娠小便难，饮食如故，当归贝母苦参丸主之”，具有行瘀散结之功，合四妙散清热化湿解毒；再加百合、龙葵对药，利湿不伤阴，常用于治疗下焦病变；山慈菇、浙贝母解毒散结；车前子、泽泻利水消肿；半枝莲、白花蛇舌草解毒、利水。白花蛇舌草清热解毒抗癌、活血利尿，最早应用于泌尿系感染导致的小便不利，在此取其既抗癌又利尿消肿的功效。冬凌草、蜈蚣、蛇六谷、菝葜、石见穿都是治疗妇科肿瘤的常用抗癌药，临证可以选择使用。莪术活血散结。为防止活血药物引起血行播散转移，临床应选择具有解毒散结抗癌作用的活血药物，如三棱、莪术、土鳖虫、牡丹皮等。

来源 杨丽芳，王晞星．王晞星治疗妇科肿瘤经验[J]. 中国民间疗法，2019，27（2）：13-16.

44 卵巢肿瘤

验案 杨某，女，29岁。1992年7月13日初诊。患者因小腹两侧持续性剧烈疼痛10天，伴发热，于1992年6月5日到某妇幼保健医院急诊。经妇科等检查，确诊为右侧卵巢肿瘤扭转伴感染，即住院做手术治疗。术中发现为右卵巢胚胎性癌破裂，大出血，伴感染。手术后做化疗1次，体力明显不支。血象、生化检查示：WBC 1.2×10^9/L，HGB 78g/L，甲胎蛋白（AFP）＞3000μg/L（正常值＜40μg/L）。医院认为暂不宜再化疗，要求中医治疗。诊得：神倦、虚乏、面色灰白、腹胀、少腹疼痛、口干、纳呆、夜寐不安，苔中厚腻，脉濡。

诊断 西医诊断：卵巢肿瘤。中医证属正虚邪滞。

治法 扶正祛邪，消癥抗瘤。

方药 西洋参（另煎）3g，黄芪、生地黄、猪苓各18g，冬虫夏草（另炖）4g，霍山石斛5g，半枝莲、七叶一枝花、石见穿各15g，蒲公英、藤梨根各30g，延胡索9g。14剂。

复诊情况 二诊（1992年7月27日）：上药服14剂后，腹胀、腹痛减轻，口干、寐差、面色不华等好转。血象、生化检查：WBC 3.2×10^9/L，HGB 105g/L，AFP 600μg/L。药已奏效，原方加薏苡仁60g（薏苡仁另煮，空腹服汁）。15剂。

三诊（1992年8月31日）：自感效果较好，连服31剂，体征明显改善。血象、生化检查：WBC 4.2×10^9/L，HGB 110g/L，AFP 40μg/L。效不更方，续服。

四诊（1992年10月8日）：体征基本消失，身体恢复较佳，血象、生化检查均已正常。前方续服，以期巩固。

五诊（1993 年 3 月 5 日）：体征消失，体力恢复良好。血象、生化及 CT、B 超等检查均正常。其坚持服药，于 1993 年 11 月初再次复查，一切正常，即于 1993 年 11 月中旬上班工作。1994 年 3 月又复查，病情稳定无特殊。

医案分析 何任认为，在扶正治癌过程中，温阳补肾亦为常用方法之一。从临床上观察，除部分患者素体肾弱阳虚之外，在疾病后期，患者常常会出现神疲乏力、少气懒言、畏寒肢冷、腰膝酸软、大便溏泄、小便清长、舌淡胖、苔白滑、脉虚无力等症状，此等即为肾阳虚衰的表现。采用温阳补肾法治疗，方证适宜，投药之后便可缓解，甚至消除如上诸症。现代临床及实验研究结果亦表明，采用温阳补肾法治疗癌症，可以增强机体免疫监视功能，抑制肿瘤细胞的形成和增殖，改善机体的物质代谢，提高生存质量等。

来源 徐光星，何若苹 . 辨证治癌扶正为先——何任治疗癌症学术经验探究（上）[J]. 浙江中医杂志，2007（5）：249-250.

验案 陆某，女，55 岁，已婚。2018 年 4 月 3 日就诊。患者因卵巢癌（Ⅲc 期）2018 年 3 月 11 日于安徽省中医院由复旦大学肿瘤医院吴小华教授会诊手术治疗，术中行卷地毯式盆腔肿瘤根治术（子宫双侧附件切除及部分直肠切除吻合）及上腹部超根治术（脾、胰尾、部分肝、部分膈肌、阑尾切除术，部分结肠切除吻合术，盆腔、腹主动脉阳性淋巴结清扫），术后行 TP 方案化疗一个疗程，现体倦乏力，易汗出，食纳无味，大便日行数次，难以自抑，舌淡，苔白厚腻，脉来虚数。

诊断 西医诊断：卵巢癌术后化疗期。中医证属气阴两伤，脾失健运。

治法 以扶正固本，调和中州为先。

方药 生黄芪 30g，仙鹤草 20g，白术 15g，茯神 20g，绿梅花 20g，姜竹茹 10g，淮小麦 50g，焦山楂 10g，炒黄连 5g，老鹳草 15g，炒槐米 30g，谷精草 25g。10 剂。

复诊情况 2018 年 5 月 18 日二诊：患者已化疗两个疗程。刻诊：易疲劳，食欲欠佳，大便 7～8 次 / 天，量少成形，小便尚调，夜寐可，舌暗淡，苔薄白，脉细弦。按：本病病位在肝，从阴阳论，乃虚阳不化气而阴成形实邪，现已施手术并化疗，实邪已去而气阴两伤，继予养阴益气、开郁醒脾之法以调之。处方：北沙参 20g，葛根 25g，怀山药 20g，竹茹 10g，干荷叶 10g，仙鹤草 20g，合欢皮 20g，石斛 15g，绿梅花 15g，炒谷芽、炒麦芽各 25g。

上法加减治疗后，患者精神状况好转，乏力减轻，大便已渐调和，夜寐尚调，复查全腹部 CT 示：术后解剖结构改变，未见异常淋巴结肿大。原法随证加减继服方药 4 个疗程。

七诊：患者近日仍觉疲劳，下腹有坠胀感，下肢乏力，食纳尚可，右胁下隐痛，夜寐尚可。舌质尚可，苔薄白腻，脉来左弦略滑，右稍沉弱。按：病机仍为气阴两伤，兼肝郁脾虚，湿浊内蕴。以益气养阴、调和肝脾、化浊和中之剂内服。前方加升麻、柴胡，继服 15 剂。

2019 年 1 月 25 日八诊：患者化疗 8 个疗程，治疗已结束。自觉前症改善，刻下：仍易疲劳，偶有心慌，易焦躁，夜寐较差，易盗汗，二便尚调。舌暗，苔薄黄，脉细弦。按：病机同前，另患者绝经前后症状明显，法当疏肝醒脾、调和阴阳。前方加酸枣仁、远志等药调节阴阳，交通心肾。如上调治 2 个疗程，随访患者神疲乏力改善，情绪好转，夜寐可，盗汗减轻，全腹部 CT 提示未见新发病灶。

医案分析 徐经世指出，癌症术后治则治法不外乎扶正祛邪，然而临床需结合患者及各种癌毒传化特征论治。癌症其基本病机在于“正虚”与“邪毒”不断抗争，正虚是导致肿瘤产生的病理基础，癌毒是导致肿瘤产生的必要条件。卵巢癌病势凶险，病位袭阴袭下，尤善蛰伏，故疾病难愈，病情反复。该患者为Ⅲ c 期术后化疗后，术后并发症较多。术者为西医大家，故短期内癌邪复发暂不考虑。患者正气大虚，气机失调，相关脏腑功能丧失，且化疗药性峻烈，攻伐失度，致阴精耗伤，脉诊合参，辨证为气阴两虚。现益气扶正为第一要务，正气实则卫气慓疾滑利，可抑制大部分癌毒余邪，故以生黄芪、白术为君，生黄芪专于气分，通里达表，补元阳，充腠理，治术后虚劳；白术扶植后天脾胃，散湿和中，除中焦湿浊，与黄芪相互配伍既可益气固表，又健脾利水，祛湿邪阴毒，调和气血，标本兼治。怀山药、炒槐米、淮小麦健脾和中，濡养脏腑，补益脾胃后天之气，以后天而补先天也。化疗术后见阴虚肝热，予姜竹茹、绿梅花等养阴清中、泻肝胃邪热，分证同治。现代研究表明，荷叶中富含荷叶碱，能通过影响 VEGF 等细胞因子的表达抑制肝癌 Hep G2 细胞的增殖活力；老鹳草中含老鹳草素，通过激活线粒体凋亡途径等方式使肿瘤细胞凋亡。故一者诸草可与化疗药物同效，攻伐癌毒余邪，除痈消痞；二者诸草入肝经，引峻药循经攻邪，不致妄攻误伐；三者诸草兼具清热疏肝之效，缓解化疗后肝阳上亢、风热上攻导致的目赤肿痛、头昏胁痛、血压升高等副作用。患者中老年女性，妇科相关脏腑尽失，肾气衰退，绝经前后诸证较健康女性尤著。配伍酸枣仁、茯神、远志等药交通心肾，安神定志，使水火既济，平度七七。最终使患者正气足，邪毒伏，肝阳去而营卫调和，情志畅调，效果显著。

来源　宣跃廷，程红．国医大师徐经世从肝论治卵巢癌术后化疗期[J]．中医药临床杂志，2020，32（1）：38.

验案　患者，女，43岁。2018年5月10日初诊。患者2017年4月11日因小腹不适于山西省某肿瘤医院诊断为卵巢癌，遂行手术治疗，因术中出血量大，肿瘤未全部切除。术后病理：双侧卵巢低分化腺癌，网膜转移性低分化腺癌结节。术后给予TC方案全身化疗8个周期，末次化疗时间为2017年10月5日。2018年1月24日行剖腹探查术联合卵巢肿瘤细胞减灭术，术后给予TC方案全身化疗5个周期，末次化疗时间为2018年5月8日。刻下症：腰痛，纳可，睡眠差，夜间烦躁，小腹胀满，大便调。舌红，苔少，脉细数。

诊断　西医诊断：卵巢癌。中医诊断：癥瘕，证属肝肾不足、阴虚火旺。

治法　滋水清肝。

方药　滋水清肝饮加减组成：熟地黄10g，知母10g，黄柏10g，山茱萸20g，当归10g，白芍15g，醋柴胡10g，苍术15g，土茯苓30g，生薏苡仁18g，百合30g，龙葵30g，蜈蚣6g，苦参10g，半枝莲30g，白花蛇舌草30g，山慈菇30g，甘草6g。30剂，水煎服，每日1剂，早晚分服。

复诊情况　2018年6月12日二诊：腰痛好转，小腹胀满好转，偶有小便痛，偶有自汗，纳、眠可，二便调。舌淡红，苔薄黄，脉细。上方去知母、黄柏，改熟地黄为15g。14剂，水煎服，每日1剂，早晚分服。半个月后随访，患者自诉精神状况佳，腰困明显改善，无小便痛，诸症好转。

医案分析　患者系卵巢癌术后，且术中出现大出血，阴液大量耗伤，多周期化疗后，无论手术还是化疗药物在杀灭肿瘤细胞的同时，也会损伤机体正常细胞，二者皆会损伤人体正气，耗伤肾之阴精。肾主骨生髓，肾精不足，骨髓空虚，骨骼失养，故见腰痛；肾阴耗伤，无以涵养肝阴，水不涵木而致肝阳上亢，故见烦躁；阴不敛阳，故见睡眠差；舌红、苔少、脉细数均为肝肾阴虚之表现。《医宗必读》曰："东方之木，无虚不可补，补肾即所以补肝；北方之水，无实不可泻，泻肝即所以泻肾。”故治当滋肾清肝，王晞星深得此意，方以滋水清肝饮加减滋肾阴、平肝阳。方中知母、黄柏增强滋阴降火之功；患者小腹胀满，以苍术、土茯苓、生薏苡仁健脾燥湿利水，苦参燥湿引下焦湿热；百合性微寒，味甘，归心、肺经，有滋肺阴、清肺热之功；龙葵性平，味辛、苦、微甘，有清热解毒、消肿散结、消炎利尿之功。王晞星常以百合配伍龙葵治疗恶性肿瘤引起的胸水、腹水，使滋阴与逐水并重，并常用于滋水清肝饮方中，起到养阴生津、泻水消肿之效，再佐以山慈菇、半枝莲、白花蛇舌草、蜈蚣等抗肿瘤药物治疗。二诊时热象渐退，故去知母、黄柏，熟地黄加量继以增阴。整方重在调和肝肾，体现了王晞星以和法调和阴阳治疗肿瘤疾病的学术经验。

来源　廉蕊，李宜放．王晞星教授治疗卵巢癌验案举隅 [J]. 中国民间疗法，2019，27（4）：99-100.

验案　患者，女，56 岁。2017 年 8 月 9 日初诊。患者于 2007 年因卵巢癌在山西省某肿瘤医院行手术治疗，术后病理：浆液性乳头状囊腺癌Ⅱ～Ⅲ级。2015 年复查发现盆腔肿物，再次行手术治疗，术后病理：囊壁增生的纤维结缔组织间可见低分化癌组织浸润，考虑为卵巢癌术后盆腔转移。2016 年 8 月 8 日复查肿瘤标志物：CA125 水平为 39.37U/mL。腹部彩超：盆腔少量积液。刻下症：情绪焦虑，右胁下疼痛，右下腹疼痛，纳呆，睡眠差，大便先干后稀，2～3 天一行，小便调。舌红，苔黄，脉弦。

诊断　西医诊断：卵巢癌。中医诊断：癥瘕，证属肝脾不调。

治法　健脾补肝，调和肝脾。

方药　逍遥散加减：当归 10g，白芍 30g，醋柴胡 10g，苍术 15g，土茯苓 30g，百合 30g，乌药 30g，龙葵 30g，延胡索 30g，五灵脂 15g，蜈蚣 2 条，山慈菇 30g，蛇六谷（先煎 1 小时）30g，浙贝母 30g，白花蛇舌草 30g，半枝莲 30g，甘草 6g。14 剂，水煎服，每日 1 剂，早晚分服。

复诊情况　2017 年 8 月 22 日二诊：右胁下疼痛好转，右下腹疼痛缓解，纳呆缓解不明显，睡眠差，大便成形，2 天一行，小便调。舌淡红，苔薄白，脉弦。给予上方 14 剂巩固治疗。14 天后随访，患者右胁下疼痛及右下腹疼痛明显缓解，食欲好转，睡眠一般，大便成形，1～2 天一行，小便调。

医案分析　患者因疾病影响情志，焦虑、抑郁的情绪导致肝气不疏，肝失条达，气机不畅，阻于胁络，故见胁下疼痛。肝气横逆乘脾，脾胃升降失司致使脾虚失于运化，则见纳呆；脾阳不足，运化无力，便质稀薄，日久大肠燥化而致大便干，故表现为大便先干后稀；肝气郁而化火，肝火上扰影响睡眠，故见睡眠差、舌淡红、苔薄白、脉弦。治当疏肝健脾，调和肝脾。方以逍遥散为主，方中乌药味辛行散，性温祛寒，归肺、脾、肾、膀胱经，有行气止痛、温肾散寒的功效。王晞星认为，乌药气禀纯阳，与纯阴之品百合配伍，可滋阴而不寒，补而不滞，于达阳之中而有和阴之妙，以百合配伍乌药治疗下焦腹痛有奇效；以百合配伍龙葵滋阴逐水，改善盆腔积液；延胡索、五灵脂行肝经郁结之气，使肝气舒而胁痛得解；再佐以山慈菇、蛇六谷、半枝莲、白花蛇舌草、蜈蚣等抗肿瘤药物，获得良效。整方重在疏肝健脾，肝脾和则症状消失，体现了王晞星以和法调和肝脾治疗肿瘤疾病的学术经验。

来源　廉蕊，李宜放．王晞星教授治疗卵巢癌验案举隅 [J]. 中国民间疗法，2019，27（4）：99-100.

验案　患者，女，43 岁。初诊：2014 年 5 月 13 日。主诉：卵巢癌术后 1 年余。患者于 2013 年因阴道不规则出血在山西省肿瘤医院行卵巢癌切除术，术中因出血量多未全部切除。术后病理：双侧卵巢低分化腺癌，网膜转移性低分化腺癌。术后给予全身化疗 8 个周期（TC 方案），末次化疗于 2013 年 10 月结束。2014 年 1 月又行剖腹探查术、卵巢肿瘤细胞减灭术，术后给予全身化疗 5 个周期（TC 方案），第 5 周期因卡铂过敏未再行化疗。为求中西医结合治疗就诊，就诊时症见：腰部困痛，时有潮热，喉中痰多，纳食一般，精神可，大便正常，舌淡，齿痕明显，苔薄黄，脉弦细。

诊断　西医诊断：卵巢癌。中医诊断：癥瘕，证属肝肾两虚、湿毒下注。

治法　滋补肝肾，清热利湿，解毒散结。

方药　滋水调肝汤加减：熟地黄 10g，知母 10g，黄柏 10g，山茱萸 20g，当归 10g，白芍 15g，醋柴胡 10g，苍术 15g，土茯苓 30g，生薏苡仁 18g，百合 30g，龙葵 30g，蛇六谷 15g，苦参 10g，菝葜 30g，石见穿 30g，山慈菇 30g，甘草片 6g。30 剂，水煎服，每日 1 剂，早晚分服。

复诊情况　2014 年 6 月 19 日二诊：患者服药后腰部困痛、潮热均减轻，晨起进食后痰多，时感小腹隐痛，纳食一般，大小便正常，舌红，苔薄黄，脉弦滑。上方去知母、黄柏，加半枝莲 30g、白花蛇舌草 30g。30 剂。水煎服，每日 1 剂，早晚分服。

2014年8月5日三诊：小腹隐痛减轻，咽部痰多无明显变化，胃脘疼痛不适，二便正常，舌红，苔薄黄，脉弦滑。辨证：痰毒互结。治法：化痰解毒散结。方药：竹茹10g，枳实15g，法半夏10g，陈皮15g，茯苓15g，土茯苓30g，生薏苡仁15g，百合30g，龙葵30g，蜈蚣10g，浙贝母30g，苦参10g，莪术30g，山慈菇30g，半枝莲30g，白花蛇舌草30g，蛇六谷15g，甘草片6g。30剂，水煎服，每日1剂，早晚分服。

2014年9月2日四诊：患者痰多、胃脘不适明显好转，胃痛消失，自觉腹胀，午后矢气多，入睡困难，纳食一般，二便调，舌淡，苔薄黄，脉弦细。辨证：肝郁脾虚，痰毒互结。治法：调和肝脾，解毒散结。方药：醋柴胡10g，法半夏10g，黄芩10g，太子参30g，苍术15g，土茯苓30g，生薏苡仁18g，百合30g，龙葵30g，厚朴15g，炒酸枣仁30g，远志20g，甘草6g。30剂，水煎服，每日1剂，早晚分服。

五诊：腹胀减轻，夜寐好转，后一直坚持口服中药调理至今，生活质量明显改善，定期复查，未见明显复发转移征象。

医案分析 患者首诊时系卵巢癌减瘤术后、化疗后，手术后伤津、耗气、失血，又化疗药物系药毒之邪，损伤肾精。肝藏血，肾藏精，精血同源，肝肾同治，通过调肝气、养肝血、补肾精扶助正气，方选滋水调肝汤加减。此方是在滋水清肝饮的基础上化裁而来的，熟地黄、山茱萸、当归、白芍补肾精、养肝血。土茯苓、生薏苡仁、苦参清热利湿，尤其土茯苓是下焦肿瘤常用抗癌药物，可清血内湿热之毒。蛇六谷，性温，味辛，有毒，具有化痰散结、行瘀消肿功效。现代药理研究表明其具有抗肿瘤的作用，使用时须注意先煎1小时以去其毒性，并先从小剂量15g开始使用，最后可逐渐加量至60g，与山慈菇、浙贝母合用可控制瘤体的生长，配合薏苡仁、车前子又可控制腹水的生成与积聚。潮热是妇科肿瘤术后常见症状，其病机为肝肾阴虚、虚热内生或肝经郁热，在辨证基础上加知母、黄柏或牡丹皮、栀子可以减轻症状。二诊时患者潮热症状减轻，阴虚内热得到改善，故去知母、黄柏加对药半枝莲、白花蛇舌草解毒利水、抗癌散结，以增强抗肿瘤功效。三诊时出现进食后痰多、胃脘疼痛不适，结合舌、脉，考虑痰瘀毒结、脉络不通，偏于实证，故治以化痰活血、解毒散结，以温胆汤为主方加减。温胆汤出自《三因极一病证方论》，其并非由寒性药物组成的寒性方剂，而是一首“和方”，具有理气化痰、和胃利胆之功效。“痰”是肿瘤生成生长的重要病理因素，化痰可以消瘤，温胆汤是治疗肿瘤的常用方剂。四诊时患者因“痰”所致症状好转，而病久情志不舒，出现失眠、腹胀一派肝郁脾虚之象，以小柴胡汤加减以疏肝健脾、调和肝脾。

来源　杨丽芳，王晞星．王晞星治疗妇科肿瘤经验[J]. 中国民间疗法，2019，27（2）：13-16.

验案　刘某，女，45岁。2018年1月23日初诊。患者2016年12月28日因下腹部疼痛就诊于某医院，完善相关检查后确诊为卵巢癌。2017年1月4日行手术根治，术后病理示双侧卵巢高级别浆液性腺瘤癌，左侧宫旁组织见少许分化的癌。2017年1月24日至2017年7月7日行TC方案化疗4个周期，骨髓抑制明显，停止化疗。2017年10月24日复查，病情平稳。诊时症见：活动时下腹部疼痛明显，脐周亦痛，食纳、睡眠可，大便质可，1～2日1行，小便调，舌淡红，苔薄，脉弦细。辨证属肝肾两虚，湿毒内结。治法：滋补肝肾，解毒利湿。方宗滋水调肝方加减。药用：白芍、土茯苓、百合、龙葵、乌药、浙贝母、蛇六谷（先煎1小时）、山慈菇各30g，生薏苡仁20g，熟地黄、苍术、山茱萸各15g，蜈蚣2条，当归、柴胡、壁虎各10g，炙甘草6g。30剂，每日1剂，水煎服。2018年3月6日二诊：上方服后腹痛明显缓解，近乎消失。现症见：腰腿酸困或疼，稍活动即觉疲乏，夜间似觉潮热，食纳、睡眠可，二便调。

诊断　西医诊断：卵巢癌。中医诊断：癥瘕，证属肾阴亏虚。

治法　滋阴清热，解毒散结。

方药　土茯苓、百合、龙葵、乌药、石见穿、蛇六谷（先煎1小时）、山慈菇、浙贝母各30g，生薏苡仁20g，熟地黄、山茱萸、苍术各15g，知母、黄柏、壁虎各10g，蜈蚣2条，甘草6g。30剂，每日1剂，水煎服。

复诊情况　2018年4月25日随诊，患者服上方后腰腿酸困或疼明显减轻，疲乏好转，夜间潮热消失。计划气温转暖复查后再次就诊。

医案分析　首诊中，患者肚脐周围及下腹部疼痛明显，上述部位均属肝经循行之所，故当归、白芍合用，并加大白芍用量以缓急止痛，取当归芍药散之意，再合百合、乌药共治腹痛，故初诊后腹部疼痛基本消失；术后、久病多虚，需肝肾同补，舌脉中并无明显化热之象，故方中知母、黄柏不用。二诊中，患者呈阴虚火旺之象，又因腹痛基本消失，故方中去当归、白芍、乌药，加知母、黄柏清其虚热，稍加变化，方证切合病机，丝丝入扣，故后期随诊中诸症明显减轻。

来源　宁博彪，卫桐，郝淑兰，等．王晞星治疗卵巢癌临证经验举隅 [J]. 山西中医，2019，35（7）：4-6.

验案　宗某，女，43 岁。2018 年 3 月 15 日初诊。患者 2016 年 10 月无明显诱因出现便秘、腹胀，未予重视，症状逐渐加重。2017 年 2 月完善检查后确诊为卵巢癌。2017 年 3 月行手术切除，术后病理结果显示：左侧卵巢结节样肿物大小约 4.7cm×2.5cm×1.5cm，右侧卵巢结节样肿物大小 5.5cm×3.5cm×3.3cm，右侧卵巢肿物侵及宫体肌壁；直肠腺癌Ⅱ级，浸润肠壁浆膜层至黏膜下层，未见明显神经及脉管侵犯，浸润型，肿物大小 2.5cm×2.3cm×1.5cm。2017 年 4 月至 2017 年 11 月以 TC 方案行 8 个周期化疗，同年 11 月复查示：腹膜后多发淋巴结转移，同月放疗 27 次。2018 年 2 月 2 日复查示左侧锁骨区淋巴结增大，考虑转移。前二诊患者关节疼痛明显，以抗肿瘤、止痛为主施治，三诊时各处关节疼痛均见明显减轻，诊时症见：小腹隐痛，腰背酸困，食纳、睡眠可，大便次数不规律，舌淡红，苔薄白，脉弦细弱。

诊断　西医诊断：卵巢癌。中医诊断：癥瘕，证属肝肾两虚、湿毒内结。

治法　滋肾调肝，利湿解毒。

方药　滋水调肝方加减：土茯苓、百合、龙葵、山慈菇、浙贝母、石见穿、蛇六谷（先煎 1 小时）、白花蛇舌草各 30g，生薏苡仁 20g，熟地黄、山茱萸、白芍各 15g，当归、柴胡各 10g，蜈蚣 2 条，甘草 6g。14 剂，水煎服。

复诊情况　2018 年 5 月 1 日随访，患者服上方后腹痛消失，腰背酸困消失，关节疼痛减轻。复诊，加以巩固。

医案分析　此案治疗中层层递进，急则治其标，先解决患者关节疼痛的问题，进而治病求本，着眼于患者久病肝肾两虚的情况，予滋肾调肝方加减而获效，大大地提高了卵巢癌患者术后、化疗后的生活质量。

来源　宁博彪，卫桐，郝淑兰，等．王晞星治疗卵巢癌临证经验举隅 [J]. 山西中医，2019，35（7）：4-6.

45 不孕症

验案 患者，女，37岁。初诊于2004年10月31日。继发不孕11年。1992年结婚，1993年人工流产一次后未再孕。腰疼时作，下肢及足跟酸软，不能久立，月经既往正常，人工流产后经量减少，经期缩短，经色暗，经前期巅顶部胀痛，经行头痛即止，白带少。近半年胃脘不适、纳呆，进食后腹胀痛，便溏，日行1～2次，寐可，白天易困倦。幼曾患急性肾炎经治愈。1993年患慢性肾炎，经治好转，无肉眼血尿，但镜下红细胞持续阳性。妇科检查正常。望其体形偏瘦，面色晦滞，舌体瘦，舌淡暗，苔薄白，脉沉细小紧。

诊断 西医诊断：不孕症。中医诊断：不孕症，证属脾肾两虚、冲任损伤。

治法 补肾精，和脾胃，调冲任。

方药 仿参苓白术散合左归丸及调补冲任之药加减：太子参15g，五爪龙15g，生白术12g，莲子肉15g，生山药15g，炒三仙（炒山楂、炒麦芽、炒神曲）各12g，鸡内金10g，桑寄生15g，杜仲12g，菟丝子12g，山茱萸10g，枸杞子12g，怀牛膝12g，醋香附10g，白芍12g，甘草6g。水煎服，7剂。

复诊情况 二诊：服药7剂，患者精力改善，乏力减轻，腰酸不显，唯见口干咽痒、大便干、舌红、脉弦小紧等肺肾阴虚之象，既见效机，守方不变，于原方加地骨皮、地锦草、麦冬、桔梗养阴清热。另予茶饮方：荷叶

10g，玉米须 20g，白茅根 30g，赤小豆 20g，绿豆衣 12g，小麦 20g。7 剂，水煎两次浓缩作茶饮。

三诊：服药十四剂，患者膝酸减轻，白天困倦，晚上精神，进食常致胃脘疼痛，咽干。月经周期长短不规律，经期 3～5 天，量中，色深稠厚，舌体瘦薄，舌暗，苔薄白微腻，脉细数，辨证为心肾不交、胃失和降。治以益心肾，和胃气。处方仿清心莲子饮合三豆饮加减，药用：太子参 18g，南沙参 12g，黄精 12g，炒柏子仁 15g，生黄芪 18g，地骨皮 10g，柴胡 12g，川牛膝 12g，山茱萸 12g，枸杞子 10g，知母 10g，黑大豆 18g，绿豆衣 12g，赤小豆 15g，莲子肉 15g。水煎服，7 剂。

四诊：药后精力好转，身微恶寒，偶有腰酸，眼睑略浮肿，晨起足跟肿胀，胃部隐痛，咽部干痒，痰少、色黄、难咳，月经周期 20～30 天，行经 3 天，经前乳胀、有压痛，头痛，口干渴欲饮，夜间尤甚，舌略红，苔薄白，脉沉细小弦。经医院检查，尿中红细胞减少。既见效机，守方随症加厚朴 12g、清半夏 10g、醋香附 10g、枇杷叶 12g。14 剂，水煎服，以理气和胃。

五诊：药后体力增，作息已正常，食后胃部不适，仍喉痒，已无痰。晨起足跟偶酸胀，活动后可除，腰酸减轻。月经未潮，乳房微胀，有压痛。舌体瘦薄，舌暗红，苔薄黄微腻，脉沉弦小滑。辨证为心肺肾之阴津未复，前方加旋覆花 10g，桃仁、红花各 10g，沙参改为 15g，以养阴和胃降逆，月经将潮，加活血药以化瘀；茶饮方加阿胶珠、菟丝子以增强补肾填精之效。

六诊：服药十余剂，患者精神好，晨起流泪，无腰酸痛及咽部不适，末次月经 3 月 29 日到 4 月 3 日，量少，色正常。舌暗红，苔黄腻微干，脉弦略数。拟调和肝脾、补肾强腰之法，处方仿逍遥散加减，药用：西洋参（先煎）10g，橘叶 15g，柴胡 12g，桔梗 10g，前胡 10g，当归 12g，白芍 15g，茯苓 18g，炒白术 12g，密蒙花 10g，炒蒺藜 12g，桑寄生 15g，炒杜仲 12g，菟丝子 12g，枸杞子 10g，桃仁、红花各 9g，川牛膝 10g。水煎服，14 剂。末次月经 2005 年 6 月 18 日，B 超提示宫内妊娠。

医案分析 方中太子参、生白术健脾益气，生白术甘而柔润，升清降浊，且无伤阴之弊，配伍炒三仙、鸡内金调和脾胃；用菟丝子温补三阴经以益精髓，配伍山茱萸、桑寄生、枸杞子养肝滋肾益精，生山药、莲子肉补脾益阴、滋肾固精；怀牛膝益肝肾之精气，加杜仲即在补阴之中配伍补阳药，取

"阳中求阴"之义，达温而不燥、补而不峻，既益阴经，又助肾阳、填精益髓之效；用五爪龙祛瘀消肿；醋香附、白芍、甘草调补冲任。全方配伍从肝、脾、肾三经调理入手，达到补肾精、和脾胃、调冲任之效。二诊茶饮方，也是路志正治病的一大特色，用荷叶、玉米须、白茅根、赤小豆、绿豆衣、小麦凉血养阴、清热利湿，水煎代茶频饮缓缓发挥药效，以辅佐主方。三诊方中太子参、生黄芪、南沙参、莲子肉益气养阴和胃；黄精、知母、黑大豆、地骨皮以滋肾水；绿豆衣、赤小豆、炒柏子仁清心经之热；山茱萸、枸杞子滋肾填精；川牛膝引血下行；加柴胡疏肝理气，补而不腻。全方配伍意在益心肾、和胃气。六诊方中西洋参、茯苓、炒白术益气健脾祛湿；当归、白芍养血柔肝；橘叶、柴胡、炒蒺藜、密蒙花疏肝理气；桔梗、前胡理气化痰；桑寄生、炒杜仲、菟丝子、枸杞子、川牛膝补肾强腰；桃仁、红花活血通络。

来源　秦淑芳.路志正教授治疗不孕症验案采撷[J].世界中西医结合杂志，2011，6（2）：96-98.

验案　患者就诊于2005年12月6日。8月B超提示：胎停育。9月1日行人工流产术。后经补肾、清心凉血、益气阴等法调治，腰酸明显减轻，精神好，仍有双眼睑浮肿。末次月经2005年11月30日，量少，色暗，无血块，行经7天，腹痛，周期25天，舌暗，苔薄白，脉细弱。

诊断　西医诊断：不孕症。中医诊断：不孕症，证属脾肾两虚、冲任损伤。

治法　益气养血，调理冲任。

方药　仿二仙汤合桃红四物汤加减：五爪龙18g，西洋参（先煎）10g，黄精12g，炒柏子仁18g，当归10g，白芍12g，生地黄、熟地黄各12g，鹿角胶（烊化）8g，阿胶珠（烊化）8g，炒白术15g，炒三仙各12g，淫羊藿15g，仙茅12g，桃仁10g，益母草15g，紫河车10g，黄柏9g。水煎服7剂。

复诊情况　二诊：药用二十余剂，诸症减轻，偶有腰酸、头痛，精神欠佳，牙龈肿痛，眠不安，纳可，二便调。末次月经12月25日，经期尚准，血量少。双目胀感已除，舌淡红，苔薄黄稍腻，脉沉细小弦。继续以补心肾、调冲任、益气养血调经之法治之，处方以龟鹿二仙胶合寄生胶艾汤加减，药用：五爪龙18g，西洋参（先煎）10g，黄精12g，麦冬10g，当归

10g，杜仲 12g，艾叶 8g，龟鹿二仙胶烊化 10g，阿胶（烊化）10g，炒白术 12g，焦山楂、焦神曲各 12g，桑寄生 15g，佛手 10g，醋香附 10g，益母草 12g，紫河车 10g。水煎服，7 剂。该方加减调治四十余剂，诸症好转，患者又喜获孕。

医案分析 患者虽妊娠，然病程长，又年届四旬，肾精不足，胎元难系，妊娠仅两个月有余即流产。路志正使用了补肾填督、调冲任、益气养血、疏肝健脾之法治之，仍为肝、脾、肾同治，但针对患者卵巢功能减退明显加重，使用了血肉有情之品，如鹿角胶、龟甲胶、紫河车作为“填精补髓”之品以养血化精，补任填督，使任督充盛，正如叶天士所说：“草木药饵总属无情，不能治精血之惫，故无效。当以血肉充养，取其通补奇经。”方中西洋参、黄精、当归、白芍、生地黄、熟地黄益气养血，补肾填精；淫羊藿、仙茅补肾阳，且为通阳柔药；紫河车、鹿角胶、阿胶珠为血肉有情之品，叶天士云：“鹿胶补肾脉之血。”炒白术、炒三仙健脾和胃以防补药滋腻，影响脾胃运化功能；加五爪龙、桃仁、益母草活血化瘀通络，调理冲任；炒柏子仁、黄柏清热滋阴养血。全方共奏益气养血、调理冲任、补任填督之效。二诊方中用龟鹿二仙胶、紫河车补任填督；西洋参、黄精、麦冬、当归养血益气滋阴；五爪龙、益母草活血化瘀；佛手、醋香附理气；炒白术、焦山楂、焦神曲健脾和胃，以使药性流动；杜仲、艾叶、桑寄生补肾固冲任。

来源　秦淑芳 . 路志正教授治疗不孕症验案采撷 [J]. 世界中西医结合杂志，2011，6（2）：96-98.

验案 患者，女，32 岁，已婚。2003 年 10 月 9 日初诊。主诉：月经稀少十余年，闭经 2 年。患者 15 岁初潮，月经尚调，1993 年 6 月怀孕 3 个月自然流产，出血较多，经清宫、中药等治疗出血止。但自此经量逐月减少，渐至 2 年前经闭不行。先后服用中药 500 余剂效果不彰，唯行人工周期疗法，月经始潮，否则不至，亦未能再受孕，伴身体逐渐发胖，而前来求治。路志正诊见：形体丰满（体重 78kg，病前 58kg），纳谷欠馨，大便不成形，小便量少，伴见神疲乏力，动则汗出，微恶风寒，周身骨节疼痛，下肢肿胀，性欲淡漠，带下清稀，月经未潮，盼子心切。因家人以离婚相逼，心理压力很大，情志抑郁。前医处方多为温经通脉、理气活血、调补冲任等方药，尚属正治。舌体胖有齿痕、质略暗、苔白腻，脉沉细滑。

诊断 西医诊断：不孕症。中医诊断：不孕症，证属脾虚失运、水湿停聚、闭阻经脉。

治法 健脾祛湿行水。

方药 防己黄芪汤加味：防己12g，黄芪20g，白术15g，茯苓20g，生薏苡仁、炒薏苡仁各30g，泽泻12g，藿香梗、紫苏梗10g，防风10g，香附10g，益母草15g，车前子、车前草各15g，炙甘草10g。7剂。

复诊情况 二诊：药后乏力、恶风、身重有减，下肢肿胀消退，舌脉同前。已见效机，乘胜追击，宗上法，原方去防风加桂枝10g、川芎10g，以增温经活血化瘀之力。再进14剂，服药至第12剂，月经来潮，但经量极少，色淡，两天即净。其余诸症悉减，体重减至76kg。遂以上方加减，先后调理3个多月，服药百余剂，体重减至65kg，诸症消失，月经周期、量、色恢复基本如常。后喜获身孕，于2005年2月26日顺产一男婴。

医案分析 本例患者流产之后，出血较多，气血俱损，复因过早上班，工作劳累，再加饮食失于调理，致使脾胃受损，运化失职，水湿不化，聚湿酿痰，化为脂膏，停于皮下脂膜，而渐致肥胖；水湿阻于胞宫，气血运行失常，冲任不调而致闭经；脾主肌肉、四肢，脾虚湿阻则神疲乏力、肢体酸重；气虚则卫外不固，而微恶风寒，时汗出；气机升降出入失常，则纳少便溏；湿邪趋下，故见带下清稀、下肢肿胀。本病起因于脾虚湿困，后致闭经，与《金匮要略》"先病水后经水断，名曰水分"之旨相合，故先予健脾祛湿之防己黄芪汤加减，使脾土健运，以绝水湿产生之源；用疏风祛湿之品，使已成之水从表里分消而去；复加行气化瘀之品，使气畅、水运、血行，则闭阻之经脉得以调畅如初。辨证准确无误，理、法、方、药于一炉，故十余年闭经之顽症，经三月余调理，得以经调孕成而喜获子。

来源　路洁，魏华，王秋风.路志正教授"知常达变"辨治妇科病经验撷萃[J].中华中医药杂志，2006（3）：167-168.

验案 韦某，女，28岁，已婚。1986年2月6日初诊。结婚3年，双方共同生活，迄今不孕。经行错后，量少，色淡，质稀，经后小腹绵绵而痛，一向性欲低落，甚或厌恶畏惧，平时阴中及小腹寒冷，四肢困倦，神疲健忘，腰酸胀坠，腹胀食少，大便溏薄，小便清长，舌苔薄白，舌质淡嫩，脉象沉迟。经医院妇科检查：子宫稍小，诊断为卵泡发育不良症。

诊断 西医诊断：卵泡发育不良症。中医诊断：阴痿；证属肾阳虚衰，生发无源。

治法 温肾扶阳，益气生血。

方药 制附子（先煎）9g，北黄芪20g，潞党参15g，菟丝子20g，川枸杞子10g，紫石英20g，熟地黄15g，淫羊藿9g，当归10g，艾叶6g。每天清水煎服1剂，连服6剂。

复诊情况 2月15日二诊：药已，腰酸胀坠减轻，精神较好，但胃纳仍不振，脉舌如上。守方去滞腻之熟地黄，加补肾健脾之炒淮山药15g。每天清水煎服1剂，连服6剂。

2月26日三诊：昨日月经来潮，量较上月多，色泽淡红，胃纳一般，大便基本成条。舌苔薄白，舌质淡红，脉象虚缓。拟用补肾调经之法。处方：鸡血藤20g，菟丝子20g，川枸杞子10g，当归身10g，杭白芍6g，巴戟天10g，茺蔚子10g，炒淮山药15g，女贞子10g，红枣10g。每天清水煎服1剂，连服3剂。

3月1日四诊：本次经行，4天干净，经后腹部不痛，胃纳正常，大便调和。舌苔薄白，舌质淡红，脉象缓和，拟用温肾暖宫之法，仿艾附暖宫丸加味。处方：艾叶10g，香附6g，当归身12g，杭白芍6g，川芎6g，北黄芪15g，吴茱萸3g，熟地黄15g，川续断10g，菟丝子15g，淫羊藿15g，肉桂（另包后下）3g。每天清水煎服1剂，连服6剂。经过以上处方的调治后，精神良好，月经周期及色量均佳，性生活正常。继续以核桃肉15g，鸡蛋一个，黄砂糖适量蒸吃，每天1～2次。并注意血肉有情的调养，半年后受孕。

医案分析 该患者临床症状有阴中及少腹、小腹寒冷、性欲淡漠等特征，属阴痿、阴冷之范畴，其致病原因，为“子脏虚损，风冷客之”（《诸病源候论·妇科杂病阴冷候》）。多因禀赋不足，或劳役过度，肾阳虚衰，不能温煦下焦，复感受风冷之邪而致。故始终用温肾助阳之药如制附子、肉桂、紫石英、菟丝子、淫羊藿等，在温肾暖宫的同时，配用潞党参、北黄芪、当归身、熟地黄等益气生血之品，善于立法守方，先后天并治。

来源 彭红华，员晓云，戴铭，等．国医大师班秀文治疗女性阴痿经验探

析 [J]. 世界科学技术—中医药现代化，2015，17（8）：1669-1672.

验案 患者，女，32 岁。1989 年 12 月 1 日初诊。不孕，经行不畅，先后无定期已多年。初诊：眩晕烦躁，夜寐不酣，少腹凉，带下，腰酸，胸胁胀满，下连左少腹，上涉胸乳；脉弦，关部为甚而左寸小，右尺沉；舌淡，苔薄白。

诊断 西医诊断：不孕症。中医诊断：不孕症；证属血虚肝郁，累及冲任。

治法 养血调肝为主，兼以健脾温肾。

方药 生地黄 18g，当归 18g，赤芍 9g，白芍 9g，柴胡 6g，川楝子 6g，炒白术 10g，茯苓 18g，酸枣仁 10g，炙远志 6g，陈皮 l0g，淫羊藿 9g，红花 9g，杜仲 12g，牡丹皮 9g。7 剂。

复诊情况 二诊（1989 年 12 月 8 日）：眩晕减，夜寐安，胁脘渐舒，情绪转佳，带下亦减。脉转柔和，舌苔根剥。此为肝郁渐舒，而阴血仍亏。子病及母，肝肾同病，再以原法加强滋肾为治。前方去红花、炙远志、陈皮、杜仲，加熟地黄 18g、枸杞子 10g、怀牛膝 10g、党参 18g、制香附 12g、生姜 5 片。10 剂。

三诊：月经按时而至，经前、经期无所苦，少腹渐暖；苔根剥苔缩小。再以原法加减调治半年余，获胎受孕，母子正常。

医案分析 本例患者虽然有明显的肝郁之证，但不可一味地单纯疏肝，需要考虑到肝体阴而用阳，若肝无藏血，则肝无以柔，肝气易郁。故治疗应首重养血，辅以调肝。方中重用当归、白芍、生地黄、酸枣仁养血柔肝；少佐柴胡，顺其条达之性，量少避免耗伤肝阴。初诊即见效，肝之母为肾，故在后期治疗中用补肝肾、滋水涵木及健后天之本脾胃之剂善其后，以收全功。

来源　张林，白晶，吴晓丹，等 . 王绵之教授治疗不孕症经验 [J]. 世界中西医结合杂志，2010，5（9）：741-742.

验案 患者，女，33 岁。1990 年 4 月 1 日初诊。结婚 8 年未孕。初诊：婚前即月经失调，经常延期不至，量少而色暗。其人形体丰腴，面颊部色素沉着明显，腰酸溲少，足跗浮肿，按之没指，白带淋漓，质清稀而黏如涕。近日晨起颜面部亦觉肿胀；舌胖淡，苔白根腻；脉细弦，两尺无力。

诊断 西医诊断：不孕症。中医诊断：不孕症，证属脾肾不足、冲任虚寒、痰瘀互阻、胞脉不利。

治法 温肾健脾，化痰消瘀，兼以利水通络。

方药 生黄芪 25g，防己 10g，怀牛膝 10g，茯苓 18g，桃仁 9g，红花 9g，制香附 10g，淫羊藿 10g，土鳖虫 6g，清半夏 12g，化橘红 10g，炒枳实 10g。10 剂。

复诊情况 二诊：药后小便通畅，肿胀明显减轻。因经期将至，加强活血化瘀之力。前方加茜草 12g、茺蔚子 12g、泽兰 9g、赤芍 9g、白芍 9g。7 剂。

三诊：月经已行，量较多有血块。为防动血过甚，前方去土鳖虫、茜草、茺蔚子，加生地黄 18g、炒白术 12g、川续断 9g。7 剂。

四诊：经行 5 天已净，虽下紫黑血块较多，但周身轻松，无不适。经后加强补肾固精、补益气血以培本固元。处方：生地黄 18g，熟地黄 18g，枸杞子 9g，淫羊藿 9g，菟丝子 12g，当归 18g，炒白芍 18g，桃仁 9g，红花 9g，怀牛膝 10g，制香附 12g，肉桂 5g。

如此调治半年后，月经基本正常。患者体重减轻，面部黄褐斑明显消退，舌质渐转红润，舌边、尖部瘀斑亦减少。继续调治 5 个月，终于获孕。

医案分析 本证属于冲任虚寒、痰瘀互阻、胞脉不畅证。肾主水，脾为生痰之源，痰湿之证主责脾、肾，故用生黄芪、炒白术、茯苓等益气健脾，以杜生痰、聚湿之源；肉桂温下元命火，以补火生土；熟地黄、当归、枸杞子、白芍滋肾阴；淫羊藿、菟丝子等补肾阳。利用经期因势利导，逐除瘀血而不伤好血，痰湿随之而消。后以补肾固精之法坚固肾元，肾气肾精充实，即可受孕。

来源　张林，白晶，吴晓丹，等．王绵之教授治疗不孕症经验 [J]. 世界中西医结合杂志，2010，5（9）：741-742.

验案 徐某，女，33 岁，银行职员。初诊：2008 年 9 月 8 日。病史：结婚 4 年，一直未怀孕。月经初潮 16 岁，周期 25～35 天，经期 3～5 天，有痛经史，婚后经期多延后，色暗红，时量少。现结婚 4 年一直未孕，月经周期紊乱，多错后，量少，色暗，经前乳房胀痛，小腹胀痛伴有心烦急躁，失眠梦多，时汗出。B 超：子宫及附件未见异常。爱人精液常规检查正常。脉弦细，舌暗红，苔薄白，舌体稍胖大。

诊断 西医诊断：①原发性不孕症；②抑郁症。中医诊断：①不孕症，证属肝郁气滞、痰湿阻滞；②脏躁，证属脾虚肝旺、肝火内盛。

治法 健脾疏肝，清心豁痰。

方药 白术 10g，茯苓 15g，橘红 10g，旱半夏 10g，香附 10g，郁金 10g，莲子心 5g，炒栀子 10g，节菖蒲 10g，龙齿 15g，首乌藤 30g，合欢皮 15g，牡蛎 15g，小茴香 10g，枳壳 10g，麻黄根 10g，甘草 3g。水煎服，每日 1 剂，14 剂。

复诊情况 二诊（2008 年 9 月 25 日）：服药后已不汗出，心烦急躁，失眠梦多已明显减轻，上方去牡蛎 15g，继服 14 剂。

三诊（2008 年 10 月 15 日）：服药后已无心烦急躁，睡眠可，仍月经错后，量少，色暗，下腹胀痛，经前乳房胀痛减轻，舌暗红，舌苔薄白，脉弦。治法：疏肝健脾活血。处方：当归 10g，白芍 12g，白术 10g，茯苓 15g，柴胡 6g，香附 10g，郁金 10g，延胡索 10g，桃仁 10g，红花 10g，乌药 10g，青皮 10g，丹参 15g，木香 6g，甘草 3g。水煎服，每日 1 剂，10 剂。先服 10 剂，以后每次月经前服 5 剂，连服 3 个月。2009 年 12 月 10 日产下一健康男婴。

医案分析 李振华认为不孕症，其病理较复杂，关键在于辨证施治。以肾虚而言，肾虚又分气虚、阴虚、阳虚，而虚的程度不会各三分之一，也不会出现单纯的阴虚和阳虚，所以有“善补阴者必阳中求阴，善补阳者必阴中求阳”之言。不孕症的辨证以肾虚型比较少见，而本病病因为脾虚肝郁，痰湿血瘀阻滞冲任二脉，不能受精成孕。治疗应禁用滋补类药品，以防助湿生痰。该患者由于长期心情不畅，情绪不调，造成肝郁日久，木郁克土，脾虚生湿，气滞痰阻，化火生痰，痰火内盛，上扰心神或痰浊随肝气上升，扰及心神，故出现心烦急躁、失眠多梦等症。首诊治疗以健脾疏肝、清心豁痰为主，方以李振华自拟的清心豁痰汤加减，白术、茯苓健脾以绝生痰之源；橘红、旱半夏豁痰降逆；香附、郁金、小茴香疏肝理气解郁，使气畅湿行，郁结热散，郁金配节菖蒲透窍和中；莲子心、炒栀子清心泻火，除烦燥湿；龙齿、首乌藤、合欢皮安神宁志；麻黄根、牡蛎收敛止汗；甘草调和诸药。二诊已不汗出，原方去牡蛎，继服 14 剂，使痰湿去、肝火清，故心烦急躁、失眠多梦诸症得愈。陈修园《妇科要旨》云：“妇人无子，皆由经水不调……种子之法，即在于调经之中。”求子之道，莫如以疏肝健脾活血调经为主治疗，故三诊方以逍遥散加减，当归、白芍、丹参养血活血调经；白术、茯苓、甘草健脾和胃，协调肝脾；柴胡、香附、乌药、青皮、木香疏肝解郁，理气调经；郁金、桃仁、红花活血化瘀；延胡索理气止痛。本病治疗审证求因，辨证用药是关键，要辨证清晰，选方精良，按步骤治疗，方可取得良好效果。

来源 张正杰，李郑生．李振华健脾除湿疏肝活血法治不孕症 [N]. 中国中医药报，2010-4-2（4）.

验案 董某，女，30岁。婚后3年未孕，经前乳胀，经量少而紫暗，腹痛恶心，曾做子宫诊刮示正常。脉沉迟，舌紫，苔薄腻。眼圈发黑。

诊断 西医诊断：不孕症。中医诊断：不孕症，证属气滞血瘀、胞宫寒凝。

治法 温经散寒，化瘀止痛，补养冲任，理气行滞。

方药 化瘀赞育汤加减：小茴香3g，延胡索9g，赤芍9g，肉桂4.5g，没药4.5g，川芎4.5g，蒲黄（包煎）12g，五灵脂（包煎）12g，干姜2.4g，紫石英30g。

复诊情况 月经前服7剂，药后乳胀、痛经均减轻，经治4个月，怀孕得一子。

医案分析 中医认为，人的生殖与肝肾二脏及冲任二脉关系尤为密切。因肝主藏血，肾主藏精，精血互化，肝肾同源。而冲为血海，任主胞胎。肝肾精血充盈，冲任二脉通盛，胞宫得以温煦，则能摄精成孕。故《素问·上古天真论》云："女子二七而天癸至，任脉通，太冲脉盛，月事以时下，故有子。"如肝肾亏虚，冲任失养，或寒凝血瘀，冲任不固，均可导致胞宫不系，受孕不能。观此验案脉证，不难看出，本证属气滞血瘀、胞宫寒凝。《傅青主女科》云："寒冰之地，不生草木；重阴之渊，不长鱼龙。"今胞宫寒凝，血脉不通，冲任失盈，何能受孕？故颜德馨针对寒凝、血瘀、气滞，治以温经散寒、化瘀止痛、补养冲任、理气行滞。方中肉桂、干姜合用，温经散寒、暖宫祛瘀，为君药；五灵脂、蒲黄、赤芍、川芎合用，活血化瘀、行气止痛，为臣药；小茴香、延胡索、没药合用，温里散寒、行气化滞，紫石英味甘，性温，归肝、肾经，温命门、暖丹田、温补冲任，共为佐药。诸药合用，共奏温经散寒、暖宫祛瘀、理气化滞、温补冲任之功。由此可以看出，颜德馨在此验案中组方用药特点有三：①温补同施。由于本验案病机的关键是寒凝胞宫，当此之时，温命门之火，祛胞宫之寒乃当务之急。故颜德馨方中用肉桂、干姜为君药。肉桂性体纯阳，峻补命门，能益火之源，以消阴翳，为温补肾阳之要药，治宫寒不孕之上品。《本草汇》云："肉桂，散寒邪而利气，下行而补肾，能导火归原以通其气。"干姜大辛大热，能走能守，能温里散寒、助阳通脉。《本草纲目》云："姜，能引血药入血分，气药入气分。又能去恶养新，有阳生阴长之意，故血虚者用之。"《药品化义》也曰："干姜干久，体质收束，气则走泄，味则含蓄，比生姜辛热过之，所以止而不行，专散里寒。"可见，二者相伍，重点解决寒凝胞宫的问题。②气血双行。女子以肝为先天，肝藏血，冲为血海。寒凝胞宫，必伤及血，而致寒凝血瘀。而血之于气，如影随形。经云："气为血之帅，血为气之母；气行则血行，气滞则血瘀。"故气之于血，互根互生，病则同病。所以治宜化瘀理气、行血行气同举。所以方中用五灵脂甘温归经入肝，《本草经疏》："五灵脂，其功长于破血行血，故凡瘀血停滞作痛，产后血晕，恶血冲心，少腹儿枕痛，留血经闭，瘀血心胃间作痛，血滞经脉，气不得行，攻刺疼痛等证，在所必用。"而蒲黄这味药，善入血分，走上彻下，无所不达，能行血滞、消瘀血、破气结、通血脉，为活血化瘀、行气止痛要药。《本草正义》："蒲黄，专入血分，以清香之气，兼行气分，故能导瘀结而治气血凝滞之痛。"二者相伍，乃治诸瘀积滞疼痛的名方失笑散，可见二药合用重点解决血瘀而兼顾气滞。而川芎、赤芍也主要是为了辅助五灵脂、蒲黄而要达到行气开郁、活血止痛之目的。小茴香、延胡索、没药三味合用，则是为了行气化瘀。小茴香味辛微温，不燥不烈，能补命门、暖丹田、益肝肾、除寒湿延胡索这味药，《本草求真》云："延胡索……不论是血是气，积而不散者，服此力能通达……以其性温，则于气血能行能畅，味辛，则于气血能润能散，所以理一身上下诸痛，往往独行功多。"正因为如此，《本草纲目》才称延胡索："能行血中气滞，气中血滞，故专治一身上下诸痛，用之中的，妙不可言。"没药也为行气通脉、祛瘀散结之要药。由此可见，三者相伍，重点是解决气滞而兼顾血瘀。③轻重相宜。颜德馨此验案所用之方，乃王清任少腹逐瘀汤去当归加紫石英而成。观方中药物用量，尤见颜德馨用药之妙。由于妇女以肝为先天，气常有余，阴常不足。今虽有寒凝胞宫，治当温命门、暖胞宫、祛寒邪，欲达此目的，非肉桂、干姜不能奏其功，但此二味毕竟为大辛大热之剂，在温命门、暖胞宫、固冲任、散寒邪的同时，又有动血伤阴之虑。故颜德馨在方中除了对甘温性平的紫石英重用至30g以温补冲任外，对肉桂只用4.5g，干姜只用2.4g。

小茴香、延胡索、川芎均为味辛性温走散之品，也易耗散动血伤阴，故方中小茴香也只用至3g，川芎也只用至4.5g。且调经助孕之剂，大多需持方固守，长期调理，不可贪图其快，只可轻剂缓以收功。由此可见，颜德馨在方中对每味药的用量，真可谓匠心独运。而当归这味药，《景岳全书》云："当归，其味甘而重，故专能补血，其气轻而辛，故又能行血，补中有动，行中有补，诚血中之气药，亦血中之圣药也。"脉症合参，用之似无可厚非，而颜德馨却弃之不用。据笔者感悟，当归这味药补血且润，能助湿滑肠，凡湿盛中满，大便滑泄者，均宜慎用。由此思之，因方证中有恶心、舌苔薄腻之湿盛中满之证，颜德馨虑及于此，故忍痛割爱，舍而弃之，但这只是妄加猜测，仅供同道参悟。

来源　高尚社．国医大师颜德馨教授辨治不孕症验案赏析 [J]. 中国中医药现代远程教育，2011，9（11）：12-14.

验案　患者，女，28岁。2018年10月18日初诊。主诉：未避孕未孕1年。现病史：结婚2年，婚后夫妇未避孕1年未孕。刻下症：末次月经2018年10月10日，平素情绪欠佳，乏力明显，伴有腰酸，纳可，多梦，二便调，舌淡红，苔薄白，脉弦细。既往史：无盆腔炎、结核、阑尾炎病史，无手术史，无药物过敏史。月经史、生育史：12岁月经初潮，月经规律，27天一行，经量中，有少量血块，无经行腹痛，伴有经前乳房胀痛；行人工流产术1次，异位妊娠1次（2017年3月右侧输卵管异位妊娠，腹腔镜下行右侧输卵管切除术）。男方精液常规检查无异常（A级精子37%）。辅助检查：①基础体温双相；②规律性监测卵泡三周期，均提示有优势卵泡（直径＞18mm）排出；③ 2018年8月24日子宫输卵管碘油造影：右侧输卵管不通，左侧输卵管通而不畅，形态迂曲，20min后盆腔弥散欠佳。

诊断　西医诊断：继发不孕（输卵管阻塞性不孕）。中医诊断：不孕，证属气滞血瘀。

治法　理气活血，化瘀通络。

方药　通络煎加味：北柴胡10g，枳实12g，赤芍15g，甘草10g，路路通10g，丹参30g，水蛭10g，三七粉（冲服）3g，黄芪30g，土鳖虫10g，蜈蚣5条，桂枝30g，威灵仙15g，莪术30g，远志6g。21剂，每日1剂，水煎分早晚两次温服，经期停服。同时辅以中药灌肠，予通络灌肠方加诃子 10g。21 剂，每日 1 剂，睡前保留灌肠 5～7 小时，经期停用。嘱用药期间工具避孕。

复诊情况 2018 年 11 月 23 日二诊：服药后诉腰酸、腰腹部有牵扯感，大便偏稀。舌淡、苔薄白、边有齿痕，脉弦细。上方通络煎加味基础上加补益肝肾之菟丝子 50g，桑寄生 30g，健脾益气之麸炒白术 30g。21 剂，每日 1 剂，用法同前。中药灌肠处方同前，睡前保留灌肠 5～7 小时，经期停用。

2018 年 12 月 28 日三诊：患者服药期间腰酸、乏力等症状消失，无特殊不适。纳眠可、二便调。故继服二诊处方 2 个周期（21 天为一个周期）。同时予中药灌肠处方同前，继续灌肠。

2019 年 3 月 2 日四诊：患者目前服用通络煎、通络灌肠方灌肠各 105 剂（完成周期治疗）。现有生育诉求，末次月经 2019 年 2 月 26 日，现为月经周期第 6 天，规律监测卵泡（月经周期第 12 天起监测），改用调冲方加减补益肝肾以辅助卵泡生长，处方：北柴胡 10g，紫河车 10g，山茱萸 10g，山药 20g，熟地黄 20g，红花 3g，鹿茸片 3g，当归 20g，香附 6g，益母草 20g。21 剂，每日 1 剂，分早晚两次温服。

2019 年 3 月 25 日五诊：末次月经时间 2019 年 3 月 24 日，周期 26 天，今为月经周期第 2 天。患者未诉特殊不适，故继服调冲方 14 剂，同时监测卵泡，待有优势卵泡（平均直径＞18mm）后指导同房。

2019 年 4 月 28 日六诊：月经未来潮，查尿人绒毛膜促性腺激素（HCG）阳性，提示早孕。

2019 年 5 月 10 日七诊：盆腔彩超示子宫增大，宫内可见妊娠囊 3.5cm×1.6cm，胎芽 1.0cm，可见胎心搏动。患者一般情况可，转入产科建档。2020 年 6 月电话随访，顺产一健康男婴。

医案分析 患者为育龄期女性，排卵及男方精液无异常，结合输卵管造影结果（2018 年 8 月 24 日），考虑其不孕与输卵管阻塞相关，故诊断为输卵管阻塞性不孕。患者生育要求强烈，久不受孕而情志不畅，结合舌脉，辨证为气滞血瘀证，选用通络煎为主方治疗，同时辅以通络灌肠外治法进行局部治疗。二诊患者诉腰酸、乏力，考虑患者体瘦，单用化瘀通络之品导致耗气较多，而出现乏力、腰酸等脾肾两亏症状，故在原方基础上加用菟丝子、桑寄生以补肾益精，麸炒白术以健脾祛湿。三诊患者一般情况可，许润三推崇效不更方的思路，故继续用二诊处方治疗两个周期。许润三认为，输卵管阻塞性不孕的基本疗程是规律性口服 90 剂通络煎加味和灌肠 90 剂通络灌肠方。该患者遵医嘱采用内服通络煎加味、外用通络灌肠方治疗 5 个周期，完成周期治疗。停药 2 个月后顺利妊娠。

来源　许琳，刘弘，许润三．许润三运用化瘀通络法治疗输卵管阻塞性不孕经验 [J]. 中医杂志，2020，61（18）：1591-1593.

验案　患者，女，31 岁，已婚。初诊日期：1995 年 5 月 5 日。主诉：结婚 7 年未孕。患者婚后夫妇同居，未避孕亦未怀孕，男方精液检查正常。曾行子宫输卵管碘油造影示：双侧输卵管通畅。取子宫内膜，病理诊断为增殖期变化。近半年测基础体温均为单相。平素性情抑郁，腰骶酸痛，经前小腹发胀。舌质正常，脉沉细。月经 15 岁初潮，4/（28～34）天。量中，色正，末次月经 4 月 20 日，孕 0 次。妇科检查：正常盆腔。

诊断　西医诊断：不孕症。中医诊断：不孕症，证属肾虚肝郁。

治法　补肾疏肝。

方药　紫河车 15g，巴戟天 10g，柴胡 10g，当归 15g，生白芍 15g，制香附 10g，益母草 20g。7 剂。嘱患者继续测基础体温。

复诊情况　5 月 15 日二诊：服上药后，心情舒畅，小腹胀痛减轻，仍感腰酸，月经周期第 26 天，基础体温单相。上方加淫羊藿 10g、鹿角霜 10g。7 剂。

5 月 26 日三诊：月经于 5 月 19 日来潮，经量较前增多，带、经 5 天净。现腰酸减轻，继服 5 月 5 日方 14 剂。

6 月 16 日四诊：药后诸症缓解，基础体温于月经周期第 25 天上升，现为高温相第 5 天，或轻度乳胀，继服上方 7 剂。

6 月 26 日五诊：月经于 6 月 18 日来潮，经量、经色均正常，现无不适，舌脉同前，继服上方 20 剂。

7 月 24 日六诊：末次月经 6 月 18 日，现未来潮，基础体温高温相已持续 17 天，患者感乳房胀痛，嗜睡，尿妊娠试验为阳性。诊为“早孕”，遂改用寿胎丸加味以补肾固冲安胎。

医案分析　许润三认为，无排卵性不孕首当责之肾虚，然不孕症患者多有情志所伤，故肾虚肝郁为其发病的主要机理，故治疗应补肾与调肝并重。在药物的选用上，许润三认为，肾气盛，精血足，是卵子成熟的物质基础，故选用紫河车、巴戟天、当归、白芍，补肾益精、养血和血；而肝气条达，气机通畅，是卵子顺利排出的必要条件，故选用柴胡、制香附疏肝解郁、调畅气机；配益母草祛瘀生新，为孕卵着床作准备。应用该方则精充血足，任通冲盛，月事正常，胎孕乃成。

来源　赵红，王清．许润三教授妇科验案4则[J]. 中国医药学报，1997（5）：39-41.

验案　患者，女，26岁。患者因婚后5年未孕前来就诊。自诉15岁初潮，月经周期40～50日，行经不过1～2日，色淡量少，腰腹疼痛，脐下发冷，甚则全身发冷，喜温喜按，曾有经期淋雨涉水之事。白带清稀，纳差，眠可。形体瘦小，性欲淡漠。苔白腻，脉沉细。

诊断　西医诊断：不孕症。中医诊断：不孕症，证属气肾阳虚衰、胞宫失养。

治法　温补肾阳兼以养精。

方药　小温经汤加减：当归9g，肉桂6g，巴戟天6g，仙茅6g，肉苁蓉9g，淫羊藿12g，续断6g，吴茱萸6g，小茴香6g，紫石英15g。嘱患者将当归轻煎后入，煮沸10min即可，每日一剂，连用10日。另佐以食疗，多食虾肉、羊肉。

复诊情况　二诊时症状多有减轻，又添丹参15g，调肝养血、活血通经。三诊时症状基本消失，仍按二诊时处方，三日一剂，连用10日。半年后告之，已经怀孕。

医案分析　《素问・上古天真论》曰："女子七岁，肾气盛，齿更发长；二七而天癸至，任脉通，太冲脉盛，月事以时下，故有子。"由此可见，妇人生育以肾气盛、天癸至、冲任通盛为先决条件。张志远认为，冲任不通是导致不孕症发生的根本原因，而肾气不足又与冲任不通关系密切，其中以肾阳虚损、寒客冲任、胞宫失养，影响孕育最为多见，前贤谓之"寒潭无鱼"。张志远调理此类疾患，多从补益肾精、温经散寒、疏通冲任入手，喜投肉桂、续断、巴戟天、仙茅、杜仲、肉苁蓉、淫羊藿，温肾暖宫，以资先天之精；小茴香、吴茱萸、艾叶，温经祛寒、行气止痛；紫石英、当归补肝肾，养冲任，调理月经之本。

来源　李崧，刘桂荣．张志远教授辨治妇科杂病经验拾萃[J]. 时珍国医国药，2017，28（12）：2994-2995.

验案 患者，女，32岁。患者因月经延迟十余日未至，前来就诊。言已婚3年余未孕，平素月经周期不规律，前后无定期，伴有性情急躁易怒，乳房胀痛，经前尤甚。行经时少腹作痛，经色暗红，有血块，量少，脉细略弦，两尺涩弱，舌侧有瘀点。

诊断 西医诊断：不孕症。中医诊断：不孕症；证属气病日久，郁而化瘀。

治法 疏肝解郁，活血化瘀。

方药 少腹逐瘀汤加减：当归12g，川芎10g，赤芍10g，延胡索9g，肉桂6g，小茴香3g，干姜3g，蒲黄9g，五灵脂9g，桃仁3g，大黄3g，细辛1g，沉香1g。水煎服，月经过后开始服用，每日一剂，连用10日。

复诊情况 复诊时，月经已至，但胸胁部仍有隐痛，乳房胀痛。上方中加入橘叶9g、柴胡9g，连用10日。后坚持用药2个月经周期，症状基本消失，半年后函告已怀孕5个月。

医案分析 患者肝气不疏，肝经郁滞，导致乳房胀痛、性情暴躁；舌有瘀点，脉细略弦为气滞血瘀之象；瘀血停聚，血行不畅，则月经量少、不孕。该案病机为肝气郁结，气机不畅，血行瘀阻，结于冲任，胞脉闭阻则婚久不孕。张志远本着标本兼顾的原则，重在活血化瘀，兼以疏肝理气、养血调经。根据王清任“宿血积于胞中，新血不能成孕”的理论，以少腹逐瘀汤为基础，加桃仁、沉香、细辛、大黄、橘叶、柴胡共组一方。方中当归温养冲脉，有养血调经的作用；川芎辛温，补血活血，与当归配合，有养血温里之效，使肝血得充，肝体得养，肝气条达而不郁；赤芍活血祛瘀行滞；蒲黄、五灵脂、延胡索、桃仁活血祛瘀，散结定痛；小茴香、干姜、肉桂散寒通阳，温暖冲任；沉香行气止痛；细辛辛温走窜，温经通窍；而大黄一味，有“去郁陈莝”之功，用量虽小，但活血祛瘀通经有奇效。张志远临证，尊古而不泥古，在应用经方时，以辨证为先，灵活谨慎。一方面依照患者情况进行辨治，加大原方中当归、川芎等的用量；另一方面，根据实践经验，加入桃仁、细辛等增强祛瘀止痛、疏肝理气的疗效。全方共奏养血温经、逐瘀止痛之功，治疗效果堪称理想。

来源 李崧，刘桂荣. 张志远教授辨治妇科杂病经验拾萃[J]. 时珍国医国药，2017，28（12）：2994-2995.

验案 患者，女，30 岁。患者下腹部坠痛，月经来潮前加重，结婚 7 年未育，医院检查，输卵管一侧粘连，一侧积水，虽服桂枝茯苓丸积水缩小，但输卵管仍粘连不通，白带量多。

诊断 西医诊断：输卵管粘连。中医诊断：不孕，证属湿热瘀滞、气血凝聚。

治法 活血通络，祛瘀散结。

方药 大黄牡丹汤与桂枝茯苓丸合剂加减：大黄 20g，牡丹皮 100g，桃仁 100g，冬瓜子 50g，玄明粉 5g，茯苓 100g，桂枝 100g，白芍 50g，川芎 50g，罗勒 50g，没药 50g，蒲黄 50g。碾末，水泛为丸，每次 6～10g，每日 2～3 次。

复诊情况 连用 2 个月后出现妊娠反应，10 个月后产下一子。

医案分析 该患者湿热郁滞，气机不畅，导致冲任受阻，胞脉不通，不能受孕。《景岳全书·妇人规》所言："种子之方，本无定轨，因人而药，各有所宜。故凡寒者宜温，热者宜凉，滑者宜涩，虚者宜补，去其所偏，则阴阳和而生化著矣。"张志远抓住疾病本质，合二方之效，重在活血化瘀、祛湿通络。方中大黄泻火逐瘀，牡丹皮凉血清热、活血散瘀，二者合用，共奏泄热逐瘀之效；玄明粉软坚散结，协大黄荡涤湿热，促其下行；桃仁善破血，通瘀滞；冬瓜子消痈，利水，除湿；桂枝既可温阳通脉，助桃仁等活血化瘀之力，又可得白芍养血和营；茯苓益气养心，祛湿利水；川芎活血行气，适用于气滞血瘀诸证；罗勒化湿活血，增强激素分泌，提高卵子排出率；没药行气活血；蒲黄消癥止痛。综合全方，乃为泄热逐瘀、消结散痈、化瘀生新、调和气血之剂。《汤液本草·东垣用药心法》云："丸者，缓也，舒缓而治之。"故凡治疗需时日久之病，张志远喜用水丸，取其所含药量多，释药缓慢，延长药效之意，且携带方便，易于坚持，更有利于患者持续接受治疗。

来源　李崧，刘桂荣．张志远教授辨治妇科杂病经验拾萃 [J]. 时珍国医国药，2017，28（12）：2994-2995.

验案 患者，女，33 岁。2018 年 12 月 18 日初诊。异位妊娠术后 3 天来诊，调经求女。2018 年 12 月 15 日因异位妊娠行一侧输卵管切除，另一侧输卵管通畅。有盆腔积液、子宫肌瘤、多囊卵巢综合征病史。平素月经稀少，2～3 个月一行，行经 2～3 天，经行小腹隐痛，经色红，有少量瘀块。结婚未自然受孕，每次受孕，均经中西医治疗，已产2子。刻诊：面色萎黄，气短乏力，术后伤口隐痛，阴道无明显出血，舌淡红，苔薄白，脉细涩。

诊断 西医诊断：不孕症。中医诊断：不孕症，证属气血虚损、胞络瘀滞。

治法 化瘀生新止痛，益气填精复膜。

方药 生化汤加减：当归、川芎各10g，益母草、王不留行、茺蔚子、黄精、山茱萸各20g，艾叶6g，炮姜4g。7剂，每日1剂，水煎服，煎取300～400mL，分3次服。

复诊情况 二诊（2018年12月25日）：诉阴道无出血，小腹隐痛，神疲乏力，舌淡红，苔薄白，脉细涩。治当养血填精复膜，温经通络止痛。处方：熟地黄、山茱萸、桑螵蛸、菟丝子、淫羊藿、白芥子各20g，当归、川芎、熟附片（先煎）各10g。14剂，煎服法同前。

三诊（2019年1月8日）：小腹不痛，精神好转，舌红，苔薄，脉弦细涩。治当填精滋膜，调理冲任。二诊方去熟附片、白芥子、桑螵蛸，加龟甲、黄精、女贞子各20g。7剂，2天服1剂。

四诊（2019年1月22日）：药后月经尚未行。守法，处方：龟甲、玉竹、石斛、淫羊藿、菟丝子、当归、枸杞子、韭菜子、白芥子各20g。14剂，煎服法同前。

五诊（2019年3月19日）：来诉已孕1个月，欲求一女，舌淡红，苔薄少，脉弦滑。当补肾固胎。寿胎丸合二至丸加减：女贞子、墨旱莲、菟丝子、桑寄生、杜仲、北沙参、麦冬、天冬各20g，五味子3g，艾叶6g。14剂，煎服法同前。

2019年11月告知10月早产喜得一女。

医案分析 本例患者之不孕是由多囊卵巢综合征、子宫肌瘤、盆腔积液、妇科手术后遗症等多种因素导致。患者因异位妊娠行输卵管切除术，冲任受损，胞络瘀阻。产后多虚多瘀，遵“产前宜凉，产后宜温”之旨，予以生化汤加减，治当化瘀生新止痛、益气填精复膜。二诊改用右归丸加减，填精养血复膜为主，兼以温经通络止痛。患者平素经行小腹隐痛，色红、量少、有瘀块，冲任瘀滞，气血不充，胞膜失养，子宫内膜素薄，妊娠困难。治疗当填精滋膜，调理冲任，改善子宫内环境和增强胞膜容受性。选用龟甲，如叶桂言

“龟体阴，走任脉”，血肉介类充养任脉，合草木补养之品熟地黄、黄精、山茱萸、女贞子、墨旱莲、枸杞子、当归，养血填精、滋膜养胎；淫羊藿、菟丝子、韭菜子以“男药女用”，暖宫护膜，助赞育之机；菟丝子、桑寄生、杜仲温养肝肾，使胞卵和合而能受胎；用佛手、郁金、艾叶、川芎等风药促排卵，畅达生殖通道；白芥子、川芎则痰瘀同治。诸药相合，调膜养胎，改善胞宫内环境和增强胞膜容受性而使得妊。

来源　李鑫，游志根，李黎，等．国医大师刘尚义不孕症诊治经验[J]. 中华中医药杂志，2021，36（6）：3329.

验案　患者，女，40 岁。2019 年 8 月 6 日初诊。结婚 7 年未孕。2019 年 7 月于泰国做试管婴儿失败。于某医院诊断为“卵巢早衰”“单角子宫”。慕名来诊，诉求中药促进卵泡发育，取卵以做试管婴儿。末次月经 2019 年 7 月 27 日。经量少，色暗红，偶有痛经，形体偏瘦，平素纳差，舌嫩淡红，苔薄白，脉沉细。

诊断　西医诊断：卵巢早衰，单角子宫。中医诊断：不孕症，证属下元不足、胞卵失养。

治法　调补阴阳，补血养卵。

方药　龟甲、熟地黄、山茱萸、淫羊藿、菟丝子、桑螵蛸、当归各 20g，川芎 10g，艾叶 6g。15 剂，每日 1 剂，水煎，取 300～400mL，分 3 次服。

复诊情况　二诊（2019 年 9 月 10 日）：末次月经 2019 年 8 月 29 日，月经量较前增多，色红，稍有痛经，舌淡红嫩，苔薄白，脉沉细。继守法处方，前方去川芎，加韭菜子 20g。15 剂，煎服法同前。后特来告知卵泡发育良好，取卵 5 颗。

三诊（2019 年 12 月 24 日）：胚胎植入成功，前来服药保胎，舌淡红，苔薄白欠润，脉沉而有力。当滋阴养血，暖宫固胎。处方：龟甲、熟地黄、山茱萸、玉竹、韭菜子、淫羊藿、菟丝子各 20g，当归 10g，艾叶 6g。20 剂，煎服法同前。

医案分析　本例患者的不孕症是由先天生殖器官畸形及卵巢早衰等多种因素造成的。患者 40 岁，年近“六七”，天癸渐衰，且形体偏瘦，平素纳少，则阳明谷气不盛，冲任不足，女卵失养而致卵泡发育不良，或有发育成熟者却动能欠佳，亦不能孕。刘尚义选用龟甲、熟地黄、山茱萸、当归填补奇经，补养冲任，养巢而育卵，强女卵之体；淫羊藿、艾叶、菟丝子温肾壮阳，燠巢而育卵，助女卵生长之机，促女卵之动能，更有“以子养子”之深意；且菟丝子有促进下丘脑-垂体-性腺轴功能的恢复，提高垂体及卵巢对激素的反应性，促进卵泡的发育，增强卵巢激素受体的数目与功能，具有类雌激素样活性的作用。菟丝子含菟丝子总黄酮（TFSC）对卵巢早衰大鼠的卵巢功能有明显的恢复作用，可增加卵巢早衰大鼠的卵巢重量及卵泡数量，提高雌激素水平，对卵巢早衰有明显疗效。男药女药同用，阴阳相济，精血互长而促进卵泡发育，增强卵子功能。桑螵蛸，为螳螂之卵鞘，为育卵之所，取类比象则如人之卵巢能育女卵，有“以形补形”之妙，《神农本草经》谓桑螵蛸“益精生子”。李时珍云：“桑螵蛸，肝、肾、命门药也。”实验研究发现桑螵蛸能改善大鼠下丘脑-垂体-性腺轴的功能，达补肾助阳之效。用风药川芎流畅营血、疏利冲任，诚如张子和所言“贵流不贵滞”，使“血气流通”方可养巢育卵。孕后继予龟甲、熟地黄、山茱萸、当归、玉竹滋养阴血，调补冲任以保胎元；韭菜子补肾养子；淫羊藿、艾叶、菟丝子三药为刘尚义常用助孕保胎之要药，淫羊藿补肾壮阳作用较强，药理研究发现淫羊藿能提高卵巢人绒毛膜促性腺激素/黄体生成素受体功能，使HCG受体数目及亲和力增加；艾叶暖宫安胎；菟丝子温膜“寄”胎，三药同用以暖宫温膜，补肾之阳以助胎生化，诸药相合，孕而得寿。

来源　李鑫，游志根，李黎，等. 国医大师刘尚义不孕症诊治经验[J]. 中华中医药杂志，2021，36（6）：3329.

验案　程某，女，30岁。2009年4月9日初诊。结婚2年余未孕，欲求嗣。现胸闷，自觉伴气短，经期尤甚，并伴双乳胀。纳可，多梦，二便正常，月经周期正常，经水偶伴血块，余可。舌质略暗，脉沉弦。

诊断　西医诊断：不孕症。中医诊断：不孕症，证属肝气郁滞。

治法　疏肝理气活血。

方药　柴胡15g，酒白芍15g，当归15g，酸枣仁20g，郁金15g，茯苓15g，焦白术15g，牡丹皮15g，地龙8g，炙甘草15g。7剂。

复诊情况　2009年4月16日二诊：自述前天因与家人争吵，胸闷感加重，并伴心前区疼痛，近几日寐差。去焦白术，减炙甘草量为10g，加薄荷5g，14剂。嘱其夫亦服逍遥丸调理。

2009年4月30日三诊：情志调和，诸症均明显好转，改逍遥丸与其夫同服，并嘱其夫妇培养共同爱好，多沟通。半年后告知已怀孕。

医案分析 本例为肝郁气滞不孕症。肝失疏泄，肝郁气滞，故见胸闷气短、易怒及脉弦；气为血之帅，气滞日久，血行不利，故见月经偶有血块、舌略暗，甚则难以受孕。段富津抓起主证治以疏肝理气活血，施以逍遥散加减。方中柴胡、郁金疏肝解郁，且郁金有活血之效，二药共为君药以达疏肝理气活血之功；女子以肝为先天，酒白芍、当归、酸枣仁合用养血柔肝，又防柴胡劫肝阴之弊，酒白芍又助君药有疏肝之意，三药共为臣药；“见肝之病，知肝传脾，当先实脾”，故佐以焦白术、茯苓、甘草益气健脾，达扶土抑木之效；又佐以地龙、牡丹皮以助郁金活血通络，牡丹皮、郁金性凉亦可制肝郁所化之热。二诊症状未见好转，反因情志波动加重，去焦白术及减炙甘草量，意在防其碍气，加薄荷以助疏肝。段富津本案中运用逍遥散调之，看之药物平平，然难能可贵在其“治病更治人”的思维。段富津给其夫服以逍遥丸，一者其夫有肝郁脾虚之证；二者，也是主因，女子2年未孕自认身体之故，精神压力较大，加之婆媳关系不和，“药虽逍遥，人不逍遥，难以逍遥”，故调其夫证以示不孕非其独过，缓其焦虑。三诊，患者症状明显好转，改逍遥丸以固其效，嘱其夫妻多交流，适当缓解家庭矛盾以助药效。

来源 唐明哲，韩淑丽，李志翔，等．国医大师段富津教授治疗不孕验案举隅 [J]. 中医药信息，2017，34（2）：49.

验案 付某，女，32岁。2010年7月6日初诊。患者已婚6年未孕，欲求嗣。现经停不至半年余，倦怠乏力，体胖，精神恍惚，心烦多梦，饮食、二便可。舌淡，苔白腻，脉滑略数。西医检查：多囊卵巢，雄激素偏高。

诊断 西医诊断：多囊卵巢综合征。中医诊断：不孕症，证属痰湿内阻。

治法 燥湿祛痰，理气化瘀。

方药 法半夏15g，焦白术15g，茯苓10g，益母草10g，胆南星10g，当归10g，川芎10g，枳实10g，郁金10g，陈皮10g，石菖蒲10g，甘草10g。7剂，并嘱其加强体育锻炼。

复诊情况 7月13日二诊：自述跑步后汗出身轻、倦怠乏力感减轻明显，经水仍未至，偶小腹胀痛，余症好转，舌淡，苔白腻，脉弦。减胆南星、郁金，加桃仁15g、香附20g。7剂。

7月20日三诊：经水仍未至，余症好转，舌淡，苔白略腻，脉滑，加红花15g、泽兰20g。7剂。

2010年7月27日四诊：自述7月22日月经至，量多，色暗，有血块，经行腹痛，2010年7月26日经水基本干净，无腹痛。更方：香附15g，酒白芍15g，茯苓10g，炒白术10g，当归10g，生甘草10g，生姜3片，薄荷5g。14剂。

半年后来医院做胎前检查，告知服药后经水按期而至，2010年11月份有孕。

医案分析 本例为痰湿内阻。元·朱震亨云："若是肥盛妇人，禀受甚厚，恣于酒食之人，经水不调，不能成胎，谓之躯脂满溢，闭塞子宫。宜行湿燥痰，用星、夏、苍术、台芎、防风、羌活、滑石，或导痰汤之类。"肥人多痰湿，湿痰凝聚，蒙蔽心窍，故见精神恍惚、多梦；脾为湿困，运化失司，则肢体困倦；而湿痰郁积，又可阻滞气机，郁而化热，热循经上扰心神，故见心烦多梦；痰阻气滞日久，可见瘀血不行，故见经水不利。舌苔白腻，脉滑亦为湿痰之象。治以燥湿祛痰、理气化瘀之法，方用导痰汤加味。方中胆南星清热化痰，法半夏化痰燥湿，共为君药。盖湿痰之生，每因于气机的失调，湿痰既成，又可阻滞气机，施以枳实、陈皮、郁金达调气以消痰之效，体现了"治痰先治气，气顺则痰消"之意，三者共为臣药。湿阻气机，郁而化热，胆南星、郁金合用又达解郁清心之效。石菖蒲豁痰开郁，醒神开窍；益母草、当归、川芎活血调经；脾为生痰之源，焦白术、茯苓健脾祛湿，用之可使湿无所聚，则痰无由生，以治其生痰之源，六药共为佐药。炙甘草和中调药，为使药。诸药合而用之，共奏燥湿祛痰、理气化瘀之功。嘱其加强运动，气动湿消。二诊心烦减轻，脉不数，减胆南星、郁金，恐寒凉湿聚不除；经水仍未至伴小腹胀痛，脉弦，加桃仁、香附活血行气调经。三诊，经水仍未至，加红花、泽兰以活血调经，同时泽兰利水助祛湿。四诊患者自述月经至，量多，色暗有血块，乃瘀血去之象。更方逍遥散加减，柴胡易香附，理气疏肝活血，防瘀血不尽。

来源 唐明哲，韩淑丽，李志翔，等. 国医大师段富津教授治疗不孕验案举隅[J]. 中医药信息，2017，34（2）：49.

验案 患者，女，37岁。2017年3月25日主因发现左附件囊性包块1年，未避孕未孕1年余来诊。患者2016年4月体检时发现左附件囊性包块5.5cm×3.8cm（怀疑巧克力囊肿），CA125升高，外院诊断为继发性不孕、子宫内膜异位症（EM）、左卵巢囊肿。予炔雌醇环丙孕酮治疗2周期后查CA125为96.20U/mL，前末次月经2017年2月6日，末次月经2017年3月7日，量、色可，痛经。现偶有左下腹轻度不适，纳、眠可，二便调。孕2产1，2014年足月剖宫产1女，2016年行人工流产术。现未避孕，计划妊娠。舌绛暗，苔薄黄腻，脉沉细滑。

诊断 西医诊断：继发性不孕；子宫内膜异位症；左卵巢囊肿。中医诊断：不孕症，证属肾气不足、湿热瘀阻。

治法 清利湿热，化瘀散结。

方药 生牡蛎15g，柴胡3g，地骨皮6g，荷叶10g，茵陈10g，青蒿6g，白芍10g，茜草炭10g，莲子心3g，金银花10g，墨旱莲12g，绿萼梅6g。20剂，月经第5日起，水煎服，每日1剂；另三七粉3g，10包，经期连服5日。嘱患者监测基础体温（BBT），忌辛辣刺激食物。

复诊情况 2017年5月20日二诊：末次月经2017年4月3日，经前BBT不典型双相，现上升5天，舌暗，脉细滑。处方：太子参12g，枸杞子15g，茵陈10g，川芎6g，桃仁10g，茜草12g，钩藤（后下）10g，浙贝母10g，鱼腥草10g，杜仲10g，当归10g，莲子心3g。20剂。此后，依据患者病情变化，辨证给药，加减方药80剂。

2017年12月9日七诊：末次月经2017年11月24日，轻微痛经。BBT典型双相，舌暗，脉细滑。辅助检查：2017年10月29日，CA125 32.7U/mL；阴道B超示子宫5.6cm×6.1cm×5.2cm，内膜厚0.6cm，左附件区囊性包块2.1cm×1.5cm，右附件未见明显异常。处方：阿胶珠10g，当归10g，椿皮6g，菟丝子15g，地骨皮10g，青蒿5g，女贞子15g，太子参10g，百合10g，覆盆子15g，茯苓10g，莲子心3g。

2018年7月20日十二诊：末次月经2018年7月16日，无痛经，BBT典型双相。处方：生牡蛎15g，茜草炭10g，郁金6g，当归10g，地骨皮10g，益母草10g，广木香3g，川芎6g，杜仲10g，菟丝子15g，续断10g，丝瓜络10g，三棱3g，金银花10g。20剂。

2018年8月18日十三诊：停经33天，末次月经2018年7月16日，BBT上升23天。辅助检查：8月15日，血HCG 121.4nmol/L，P 7.63ng/mL。舌暗，右脉沉滑，左脉细滑。处方：覆盆子15g，侧柏炭15g，白术10g，苎麻根10g，荷叶10g，莲须6g，菟丝子15g，生甘草3g，枸杞子15g，地骨皮6g，椿皮6g，茯苓10g。10剂。至2018年9月20日随访，患者及胎儿状态良好。

医案分析 患者初诊时刻下症见：左下腹轻微不适，舌绛暗，苔黄薄腻，脉沉细滑。诊断为“不孕症”，辨证为肾气不足、湿热瘀阻。舌绛暗、苔黄腻为湿热内蕴之象，脉沉细滑是肾气不足、鼓动无力之象。首诊以清利湿热、化瘀散结为法。若妄加补益药物，恐湿热之邪不去加重病情。方中以生牡蛎为君，化瘀散结，针对病灶；臣以地骨皮、茵陈、青蒿、金银花等清热利湿药，去除湿热之邪；佐以墨旱莲、白芍滋补肾阴，防止清热药太过，耗伤阴血；因患者病情较长，以绿萼梅疏解肝郁，莲子心清心火，调整患者情绪；三七粉经期冲服5日是针对患者痛经，起化瘀止痛之用。二诊患者舌暗、脉细滑，提示热邪已除，基础体温不典型双相提示患者有排卵，但卵子质量及黄体功能不佳，故二诊以太子参、枸杞子、杜仲补益肾气；当归养血活血，川芎引药下达胞宫，同时川芎与桃仁均具有动向，适当激发卵巢功能；以茵陈、浙贝母、鱼腥草清热化瘀散结，针对病机。全方以调节卵巢功能为主，兼顾子宫内膜异位症病机。七诊患者复查血清CA125恢复正常，阴道B超示左卵巢巧囊为2.1cm×1.5cm，较前明显缩小，提示病情好转，患者BBT呈典型双相，提示卵子质量及黄体功能恢复。至此，疾病治疗方案发生变化。此前为疾病治疗的第一阶段——恢复调整卵巢功能，清热毒，散瘀结。此后疾病治疗进入第二阶段——补肾益精，在经后期运用活血药物以帮助排卵，为受孕做好准备。至十三诊，患者自然受孕。历经17个月，患者左卵巢囊肿病灶明显缩小、血清CA125恢复正常，自然受孕。患者孕前B超提示左卵巢异位病灶已缩小至2.1cm×1.5cm，因患者妊娠，异位内膜不再发生周期性变化，病灶不会继续增大，疾病停止进展，同时患者生育要求也已得到解决，治疗效果满意。同时，加以适当孕期保健，可期待患者顺利产下活胎。柴嵩岩抓住子宫内膜异位症根本病机“湿热毒邪侵袭冲任血海”，辨证论治，遣方用药，以解毒热、化湿浊、祛瘀滞、散结聚为法，取得了良好的临床疗效。

来源 王阳，黄念，佟庆．国医大师柴嵩岩治疗子宫内膜异位症证治思路[J]．湖南中医药大学学报，2019，39（3）：298-301.

验案 患者，女，已婚，27岁。初诊日期：2013年11月16日。主诉：未避孕未孕1年。现病史：患者初潮14岁，既往月经（5～6）/30天，量中等，无痛经。结婚2年，解除避孕后1年，至今未孕，间断服用中药，未见明显效果，LMP 10月23日，PMP 9月26日。现腰酸，易疲劳，纳可，大便通，舌淡，脉弦滑。G0P0，青霉素过敏。辅助检查：2013年8月5日女性性激素测定：FSH 17.7IU/L，LH 4.03IU/L，E2 30pmol/L，2013年10月女性性激素测定：FSH 14.5IU/L，LH 3.21IU/L，E2 153pmol/L。2013年8月B超检查：子宫4.5cm×4.1cm×3.2cm，子宫内膜厚0.8cm，双附件无异常。

诊断 西医诊断：卵巢储备功能低下，原发性不孕症。中医诊断：不孕症，证属肾亏肝郁、阴血亏损。

治法 滋阴养血，疏肝解郁。

方药 太子参15g，阿胶珠12g，茯苓10g，白术10g，续断15g，当归10g，川芎5g，山药15g，郁金5g，钩藤10g，绿萼梅6g，枸杞子15g，杜仲10g，蛇床子3g。7剂。

复诊情况 2013年12月28日二诊：PMP 2013年11月20日，LMP 2013年12月21日，经前BBT近典型双相。舌淡，左脉细滑，右脉沉滑。处方：柴胡3g，白术10g，郁金6g，茯苓10g，泽兰10g，枸杞子15g，龙眼肉12g，三棱10g，阿胶珠12g，夏枯草10g，茜草12g，川芎5g，荷叶10g，月季花6g，杜仲10g。20剂。

2014年1月25日三诊：PMP 2014年12月21日，LMP 2014年1月17日，经前BBT不典型双相，经量中等。舌淡，脉细滑。处方：太子参12g，阿胶珠12g，白术10g，川续断15g，枸杞子15g，月季花6g，茯苓10g，川芎5g，当归10g，瞿麦6g，香附10g，女贞子15g，龙眼肉12g，菟丝子15g，百合12g。7剂。

2014年2月22日四诊：LMP 2014年1月17日，现BBT上升后稳定。2014年12月20日查：HCG 4901.00μg/L，P＞40.0ng/mL。舌淡，脉沉滑。处方：枸杞子15g，黄芩炭6g，苎麻根10g，墨旱莲10g，百合12g，山药15g，白术10g，茯苓10g，椿皮5g，大蓟15g，小蓟15g，覆盆子15g，菟丝子20g。14剂。

2014年3月8日五诊：LMP 2014年1月17日，BBT上升后稳定。2014年2月27日查：HCG 33016.00μg/L，P＞40.0ng/mL。舌淡红，脉沉滑。处方：枸杞子15g，白术10g，苎麻根6g，茯苓10g，菟丝子15g，黄芩炭6g，荷叶

10g，百合 12g，太子参 10g，莲子心 3g，覆盆子 15g。14 剂

2014 年 3 月 22 日六诊：孕 9 周。BBT 略下降，无腹痛及阴道出血。2014 年 3 月 21 日查：HCG＞200000μg/L，P 43.34ng/mL，E2 2353.0pg/mL。2014 年 3 月 21 日 B 超：早孕活胎。舌淡暗，脉沉滑。处方：覆盆子 15g，莲须 5g，白术 10g，山药 15g，菟丝子 15g，茯苓 10g，苎麻根 10g，枸杞子 15g，椿皮 5g，百合 12g，大蓟 10g，小蓟 10g。14 剂。

医案分析 患者未避孕未孕 1 年，诊断为原发性不孕症，证属中医不孕，根据患者的女性性激素结果显示 FSH 偏高，提示患者卵巢储备功能低下，无法促卵排出，故导致不孕。患者 1 年未孕，长久不孕，难免肝气郁结，肝主疏泄，若肝气郁结，不能调畅气机，则冲任失调；患者素体肾阴不足，再遇肝气郁结，故出现排卵功能障碍，导致不孕。腰酸，容易疲劳，为肾阴不足的表现；舌淡，脉弦滑，亦为肾亏肝郁、阴血亏损之象。治以滋阴养血，疏肝解郁。

首诊中以枸杞子为君，性质温和，滋补肝肾、补益肾阳；臣以杜仲、蛇床子、阿胶珠、当归、太子参、山药、白术、续断等辅助君药；蛇床子助肾阳；阿胶珠、当归益养阴血；太子参、山药、白术健脾益气，化生气血；绿萼梅性平而无燥性，芳香行气且不伤阴，与郁金同为佐药，疏肝解郁、行气活血；钩藤清热平肝；川芎可引诸药入血海；全方奏滋阴养血，疏肝解郁之功。二诊时患者 BBT 近典型双相，说明有排卵，治疗有效，肝郁缓解，继以补为主，茯苓、白术、龙眼肉健脾益气；杜仲走下，温肾助阳；阿胶珠养血；加以茜草活血化瘀，疏通经脉；柴胡、月季花、夏枯草疏肝解郁；泽兰、荷叶健脾利湿，防补药过于滋腻。三诊效不更方。四诊时患者 BBT 上升后稳定，证实妊娠，以枸杞子、菟丝子、覆盆子为君，补肾益精、固摄冲任；茯苓、山药为臣，健脾益气，以后天养先天，生化气血以化精，以起安胎之效；黄芩炭、苎麻根、墨旱莲清热固冲；椿皮利水渗湿；百合养阴血，补肺启肾；大小蓟凉血，防止出血。五、六诊继以上方治疗，全方共奏补肾固冲、清热安胎之功。随访得知，患者 2014 年 10 月顺产一男婴。

来源　李珊珊，佟庆，柴嵩岩 . 国医大师柴嵩岩论治卵巢储备功能低下经验 [J]. 湖南中医药大学学报，2018，38（7）：725-727.

验案 患者某，女，29 岁。2017 年 10 月 30 日初诊。因未避孕 1 年未

孕就诊。生育史：0-0-0-0。月经史：15岁初潮，（3～5）/（35～50）天。末次月经2017年9月15日，量少，经血色暗，无血块，经前腰酸，伴乳胀。平素潮热汗出间作，口干，四肢欠温，心烦，食纳可，夜寐晚、欠安，时有便秘，小便调。舌尖红，苔薄白，脉弦细。月经周期第3天晨血查性激素：黄体生成素11.83IU/L，卵泡刺激素23.36IU/L，雌二醇25pg/mL，抗米勒管激素0.08nmol/L。妇科B超：卵巢、子宫体积偏小。

诊断 西医诊断：原发性不孕症，卵巢储备功能低下。中医诊断：不孕症；证属肾阴偏虚，癸水不足，心火偏旺于上，肾水不足于下，心肾失交。

治法 滋阴补肾，清心安神，益气健脾。

方药 钩藤100g，莲子心50g，黄连50g，紫贝齿250g，淮山药200g，山茱萸100g，太子参150g，合欢皮100g，茯苓100g，熟地黄100g，续断100g，麦冬150g，当归150g，紫河车60g，酸枣仁150g，肉苁蓉150g，知母100g，百合200g，川牛膝100g，赤芍120g，陈皮60g，厚朴100g，党参100g，炒白术120g，荆芥30g，珍珠粉（收膏合入）50g，东阿阿胶300g，鳖甲胶100g，鹿角胶100g，最后加入蜂蜜500g，小红枣200g，核桃仁250g，黑芝麻200g，红糖150g收膏。早、晚空腹分服，每次1汤匙，以温开水冲服。嘱患者服膏方期间忌生冷、辛辣之物；忌萝卜、茶叶、咖啡等；感冒、咳嗽、发热、腹泻时停服。

复诊情况 患者1个月后诸症减轻，3个月膏方服尽，复查性激素：LH 8.55IU/L，FSH 10.51IU/L，E2 49pg/mL，AMH 1.1nmol/L，继以夏桂成补肾调周法论治。

医案分析 患者平素工作压力大，先天禀赋不足，肾阴偏虚，阴虚火旺，肾水不能上济于心，心火不能下降于肾，肾衰则心气亦不降，坎离未济，心肾失交。此人兼脾肾阳虚，失于温煦。治疗时以清心滋肾方为膏方主方，选用莲子心、黄连、紫贝齿、钩藤、茯苓、酸枣仁入心，清心火、安神魂；合麦冬、珍珠粉养心阴，“静能生水”，促进肾阴的恢复；淮山药、山茱萸、太子参滋肾养阴，直中肾虚癸水不足之本；血肉有情之紫河车、东阿阿胶、鳖甲胶大补气血；熟地黄、续断补肝肾；鹿角胶、肉苁蓉温肾阳；知母、百合清肝泻火；合欢皮解郁安神；牛膝、当归、赤芍活血；以党参、炒白术、陈皮、厚朴益气健脾，固后天、养先天。少入升浮之荆芥助药达心。全方心肾同治，清滋同用，共奏滋阴降火、清心宁神、益气健脾之效。

来源　陈雯玥，洪丹丹，刘歆玥，等. 基于国医大师夏桂成“心宁肾实”理论的卵巢储备功能低下的膏方防治 [J]. 中华中医药杂志，2021，36（3）：1408-1411.

验案　患者，女，29岁。2018年10月14日初诊。主诉：结婚2年，夫妻同居未避孕未孕。男方精液常规检查正常。14岁月经初潮，（5～7）/28天，量偏少，色紫红，夹血块，伴痛经，腰酸较著，经前乳房胀痛，心烦失眠。平素怕冷，排卵期带下量少，大便稀软。BBT高温相偏短。月经周期第3天查性激素示：E2 37.00pg/mL，LH 2.75IU/L，FSH 6.52IU/L，T 0.41pg/mL，PRL 16.98ng/mL。月经周期第23天（排卵后7天）血清P 7.66pg/mL。B超示：子宫及双侧附件未见明显异常。HSG检查示双侧输卵管通畅。就诊时值月经周期第7天，带下近无，稍有口干，纳谷欠馨，二便调，舌淡红，苔薄黄腻，脉细弦。

诊断　西医诊断：原发性不孕症；黄体功能不全。中医诊断：不孕症；证属肾阳偏虚，阴亦不足，夹有心肝郁火、血瘀。

治法　滋肾调肝，佐以健脾（经后期）。

方药　滋肾生肝饮合香砂六君子汤加减：丹参10g，赤芍、白芍各10g，怀山药10g，山茱萸9g，牡丹皮10g，茯苓10g，续断10g，菟丝子10g，炒柴胡6g，广木香9g，广陈皮6g，六一散（包煎）10g。7剂，每日1剂，水煎分2次服。

复诊情况　二诊（2018年10月22日）：患者服药后见少量锦丝状带下，左侧腰酸隐隐，口干不显，大便偏软。BBT呈低温相。从排卵期论治，治以健脾滋阴、调气和血，以健脾补肾促排卵汤加减。处方：党参15g，制苍术、制白术各10g，紫石英（先煎）10g，广木香9g，五灵脂10g，赤芍、白芍各10g，怀山药10g，牡丹皮10g，茯苓10g，续断10g，菟丝子10g，佩兰10g。5剂，每日1剂，煎服法同前。

三诊（2018年10月27日）：月经周期第19天，患者腰酸，乳胀轻微，心烦失眠。BBT上升2天。从经前期论治，治以补肾助阳，佐以疏肝，以补肾助孕方加减。处方：丹参10g，赤芍、白芍各10g，怀山药10g，牡丹皮10g，茯苓10g，续断10g，紫石英（先煎）10g，五灵脂10g，六一散（包煎）10g，制香附10g，制苍术10g，钩藤（后下）12g。10剂，每日1剂，煎服法同前。

四诊（2018年11月5日）：月经周期第1天，患者经量偏少，色紫红，夹血块，痛经较著，腰酸明显，纳谷欠馨，大便稀溏。从行经期论治，治以活血调经、祛瘀生新，以五味调经汤加减。处方：赤芍10g，泽兰10g，艾叶10g，益母草20g，五灵脂10g，续断10g，紫石英（先煎）10g，广木香9g，制苍术10g。7剂，每日1剂，煎服法同前，经净即停。

如此按周期序贯调治，同时配合加味艾附暖宫汤等外用，患者腰酸、怕冷、乳胀等症状明显改善，排卵期锦丝状带下显著增多，BBT高温相可维持12～14天。2019年3月18日就诊时测尿妊娠试验（+），随访至今，孕期平稳。2019年12月16日顺产一健康男婴。

医案分析 此例患者是典型的LPD不孕症。患者月经周期尚规律，但色紫红、夹血块、伴痛经，说明有瘀滞。结合全身症状，证属肾虚偏阳、肝脾失调，既有肝肾不足、阳气虚弱，又有肝郁化火、肝郁气滞，伴血瘀。患者初潮后即有痛经，说明先天肾气不足，偏于阳虚；患者BBT高温相偏短，说明虽然表面上月经周期正常，实则阴阳各有不足，以补肾调周法治之，促使阴阳在正常水平上的消长转化运动，故治疗5个月即受孕。

来源 徐丹，周惠芳，洪艳丽，等. 国医大师夏桂成诊治黄体功能不全性不孕症经验[J]. 中华中医药杂志，2021，36（2）：813-817.

验案 王某，女，32岁。初诊日期：2017年2月18日。主诉：结婚1年未避孕未孕。12岁初潮，（5～7）/30天，末次月经2017年2月7日，量少，色暗，血块（–）。生育史：（–）。曾于当地医院卵泡监测3个月，均未见优势卵泡。刻下：月经周期第12天，烦躁易怒，腰膝酸软明显，带下量极少，失眠易醒，夜间盗汗，大便燥结，小便调，舌红，苔薄白，脉细弦。

诊断 西医诊断：原发性不孕症，排卵障碍性不孕症。中医诊断：不孕症，证属心肾阴虚、心火偏旺、心肾不交。

治法 补肾调周，交通心肾。

方药 滋肾生肝饮合钩藤汤加减：丹参10g，赤芍、白芍各10g，生山药10g，山茱萸10g，钩藤（后下）10g，莲子心5g，合欢皮9g，茯苓10g，续断10g，菟丝子10g，郁金10g，炒苍术10g，醋鳖甲（先煎）10g。共7剂，每日1剂，水煎服。

复诊情况 2017年2月25日二诊：刻下月经周期第19天，烦躁易怒改善，腰膝酸软改善，失眠易醒改善，夜间盗汗缓解，大便通畅，小便调。方用补天五子种玉丹合钩藤汤加减：丹参10g，赤芍、白芍各10g，生山药10g，山茱萸10g，茯苓、茯神各10g，续断10g，菟丝子10g，杜仲10g，怀牛膝10g，五灵脂10g，广木香9g，鹿角霜10g，醋鳖甲（先煎）10g，钩藤（后下）10g，莲子心5g，合欢皮9g。共14剂，每日1剂，水煎服。

2017年3月11日三诊：刻下月经周期第1天，烦躁易怒不显，稍有腰膝酸软，失眠易醒、夜间盗汗症状减轻，二便调。方用越鞠丸合五味调经散加减：制香附10g，制苍术10g，丹参10g，赤芍10g，生山楂10g，茯苓10g，川续断10g，益母草15g，泽兰10g，五灵脂10g，茜草10g，红花10g，川牛膝10g，肉桂5g，合欢皮9g。共7剂，每日1剂，分早晚水煎服。

后按夏桂成心肾合治法治疗2个周期，患者基础体温呈双相，烦躁易怒、腰膝酸软、失眠易醒、夜间盗汗等症状明显改善。2017年5月26日（排卵后14天），查血绒毛膜促性腺激素124.7IU/L。目前已顺产一健康男孩。

医案分析 患者有烦躁易怒、失眠易醒等心神不宁症状，心火偏旺于上，无法下滋肾水，肾水不实，使得心肾失交，坎离失济。故从心肾合治立法，在“补肾调周”基础上，加用交通心肾的药物，恢复、推动阴阳的动态平衡。

来源 薛冰洁，殷燕云．夏桂成心肾合法治疗排卵障碍性不孕症的经验探赜[J]. 湖北中医杂志，2020，42（6）：15-17.

验案 患者，女，26岁。2015年6月18日初诊。主诉：月经量少伴经间期出血2年，未避孕2年未孕。患者13岁初潮，月经周期35天，经期7天，月经量、色、质正常，平素带下极少，性情急躁。2年前开始月经量减少，色暗红，夹少量血块，无痛经。经间期前后阴道少量出血，持续4～5天。1年前三维B超发现子宫内膜息肉，遂行宫腔镜下诊刮术，术后病理示：非典型息肉样腺肌瘤。B超示双侧卵巢多囊样改变。2015年6月11日查女性性激素：雌二醇31ng/L，黄体生成素8.61IU/L，卵泡刺激素6.46IU/L，催乳素12.83ng/mL，孕酮0.68ng/mL。配偶精液常规正常。刻诊：月经后第3天，带下量少，腰酸乏力，心烦急躁，夜寐多梦，小便频多，舌红，苔薄，脉细弦。

诊断 西医诊断：原发性不孕症。中医诊断：不孕症，证属肾阴偏虚、心肝火旺。

治法 滋肾益阴。

方药 炒当归10g，山药15g，山茱萸9g，生地黄10g，炙龟甲（先煎）15g，女贞子15g，墨旱莲12g，菟丝子12g，丹参10g，白芍12g，钩藤（后下）10g，茯苓10g，酸枣仁10g，合欢皮10g，红花6g，炙甘草5g。7剂，每日1剂，水煎，分早晚两次口服。

复诊情况 2015年6月25日二诊：诉阴道少量出血，色红，小便频多，舌红苔少，脉细弦。患者肾阴虚，虚热内扰冲任，气血阴阳转化不利而出血，以益肾、固摄冲任、止血立法。处方：党参12g，椿皮12g，花蕊石20g，黄芪15g，炙黄芪15g，生地黄12g，熟地黄12g，续断20g，山药15g，炙龟甲（先煎）15g，墨旱莲12g，地榆炭12g，仙鹤草12g，甘草5g。7剂，每日1剂，水煎分早晚两次口服。

5剂药后阴道出血止，患者诉见少量锦丝状带下，遂转从经间期论治。如此按月经周期节律法调治2个周期后自测尿妊娠试验阳性，转从补肾宁心、健脾安胎治疗。

医案分析 《女科经纶·嗣育门》云："心主神，有所思则心驰于外，致君火伤而不能降。肾主智，有所劳则智乱于中，俾肾亏而不能升……能生育者无有也。"因"女子系胞于肾及心胞络"，若心火偏旺于上，无法下滋肾水，肾水不实，使得心肾失交，坎离失济，故无能有子也。且该患者肾虚偏阴，于氤氲之前期，阳气内动之时，阴阳气血转化不协调，损及冲任，血海不固而反复出血，亦是不孕原因之一。患者来诊时正当月经后期，治拟滋肾益阴之法，予归芍地黄汤加减滋肾益阴，少佐钩藤清心肝之火，酸枣仁宁心安神，合欢皮舒心解郁。复诊时阴道少量出血，以益肾固摄冲任为先。血止后适逢锦丝状带下增多之时，以补肾促排卵，促进气血阴阳顺利转化，如此调治2个周期后顺利妊娠。

来源 郭倩，谈勇.夏桂成心肾观在妇科临床的应用[J].中医杂志，2019，60（17）：1456-1458.

验案 患者，女，26岁。主诉：未避孕未孕3年。平素月经规律，30～37日一行，7日净，量中等，色暗红，有血块，痛经，伴经前乳胀。

平素自测基础体温高温期时相短，时有腰酸、心烦，带下量少，色白，纳、寐可，大便软，小便调。曾查B超示：子宫偏小。查性激素：黄体生成素5.93IU/L，卵泡刺激素7.1IU/L，雌二醇69.00pg/mL，睾酮0.23pg/mL，孕酮6.25pg/mL。子宫输卵管造影：双侧通畅。男方精液常规：未见异常。初诊：月经周期第10天，带下量中等，腰酸，纳、寐可，二便调，舌淡红，苔白腻，脉细弦。

诊断 西医诊断：原发性不孕症。中医诊断：不孕症；证属肾阳虚为主，肾阴亦亏，兼心肝郁火血瘀。

治法 滋肾调肝健脾。

方药 滋肾生肝饮合香砂六君子汤加减：炒柴胡6g，牡丹皮10g，丹参10g，赤芍、白芍各10g，山茱萸10g，菟丝子10g，怀山药10g，续断10g，茯苓10g，广木香9g，陈皮6g，六一散（包煎）10g。5剂，每日1剂，水煎煮，早晚分服。

复诊情况 二诊：带下量稍多，略腰酸，服药后无特殊不适。经间期治以健脾滋阴、调气和血。方药：健脾促排卵汤加减。组方：党参10g，赤芍、白芍各10g，牡丹皮10g，苍术、白术各10g，怀山药10g，菟丝子10g，续断10g，紫石英（先煎）10g，木香10g，五灵脂10g，茯苓10g，佩兰10g。7剂，每日1剂，水煎煮，早晚分服。

三诊：基础体温开始上升，腰酸较前缓解，纳、寐可，二便调。治以补肾助阳疏肝。方药：毓麟珠合越鞠丸加减。组方：赤芍、白芍各10g，牡丹皮10g，丹参10g，怀山药10g，紫石英（先煎）10g，六一散（包煎）10g，佩兰10g，苍术10g，香附10g，五灵脂10g，续断10g，茯苓10g。10剂，每日1剂，水煎煮，早晚分服。

四诊：月经逾期未潮，查尿妊娠试验阳性，此后足月分娩一子。

医案分析 患者月经尚规律，然色暗夹血块，伴痛经，且时有腰酸及心烦，带下量少，提示肝肾不足，以阳气虚为主，兼心肝郁火及血瘀，虽月经基本正常，但基础体温高温期时相短，说明阴阳均有不足。根据调周法理论，故遵循阴阳消长治之。

来源 陆晓溢，于红娟．国医大师夏桂成辨治不孕症学术经验[J]. 天津中医药，2019，36（4）：328-330.

验案 张某，女，30岁。初诊日期：2017年8月10日。主诉：月经后期十余年，结婚2年未避孕未孕。12岁初潮，（3～5）/（50～60）天，LMP 2017年8月4日，量可，色红。B超提示：双侧卵巢储备8～9枚，子宫附件未见明显异常。近半年基础体温：单相。刻下：月经已净，白带量少，腰酸时作，夜间多梦多汗，纳可，二便调，舌淡红，苔薄，脉细。

诊断 西医诊断：原发性不孕症。中医诊断：不孕症，证属肾阴虚。

治法 滋阴养血，以阴扶阴。

方药 方从经后初期，予归芍地黄汤加减：炒当归10g，白芍10g，赤芍10g，山药10g，山茱萸10g，生地黄10g，牡丹皮9g，茯苓10g，桑寄生10g，牛膝10g，熟地黄10g，莲子心5g，麦冬10g，五味子10g。服用10剂。

复诊情况 2017年8月20日二诊：服药10天后有少量白带，基础体温低相，纳、寐可，大便偏稀。方从经后中期，予滋肾生肝饮加减：丹参10g，赤芍10g，白芍10g，山药10g，山茱萸10g，牡丹皮10g，茯苓10g，续断10g，菟丝子10g，郁金10g，苍术10g，党参10g，炒白术10g。服用7剂。

2017年8月28日三诊：服药1周，患者基础体温虽有波动但仍未明显上升，腰酸，白带中夹有少量血丝。方从经后末期，予补天五子种玉丹加减：五灵脂10g，丹参10g，赤芍10g，白芍10g，山药10g，山茱萸10g，茯苓10g，续断10g，菟丝子10g，杜仲10g，牛膝10g，木香9g，鹿角霜10g。服用7剂。

2017年9月5日四诊：患者有拉丝状白带，乳房时有胀痛，腰酸偶作，纳、寐可，二便调。基础体温上升。后按夏桂成补肾调周法治疗半年，患者基础体温呈双相，月经周期正常。

2018年3月12日诊：排卵后16天，月经周期第35天，查血绒毛膜促性腺激素797IU/L。目前保胎治疗中。

医案分析 患者肾阴不足，难以完成重阴必阳的转化，长此以往，阴虚及阳，卵泡发育及排出推动力不足，就会出现卵泡发育不佳、排卵功能障碍、行经期天数缩短、基础体温长期单相、月经后期等一系列临床症状，从而影响整个周期的规律。此类不孕症病位在肾，关乎心、肝、脾等多脏腑。临床上需要根据患者的症状，结合气血阴阳状态进行分析，才能更好地进行辨证施治。

来源 李博涵，殷燕云，陈小娟，等. 夏桂成对排卵障碍性不孕症经后期的论治[J]. 福建中医药，2019，50（1）：57-58.

验案 彭某，女，24岁。2015年9月30日初诊。主诉：婚后未避孕1年余未孕。初潮年龄为16岁，7/（28～30）天，量中，色红，有血块，痛经，经前1～2天乳房胀痛，腰酸。曾于月经第3天测性激素：FSH 13.46IU/L、LH 10.00IU/L、E2 437.44pg/L。2015年5月AMH：1.99ng/mL。妇科B超示：右附件包块（3.0cm×1.4cm）。末次月经：2015年9月25日，经量中，色红，有血块。刻下：月经周期第6天，月经量少，腰微酸，余无不适，纳可，夜寐欠安，舌红，苔薄白，脉弦细。

诊断 西医诊断：原发性不孕症。中医诊断：不孕症，证属肾虚血瘀。

治法 补肾填精，活血化瘀。

方药 炙鳖甲、炙龟甲、淮山药、山茱萸、熟地黄、茯苓、川续断、丹参、党参、炒白术各10g，煅蛤壳20g，鸡内金、牡丹皮、地骨皮各10g，制远志、醋柴胡各6g，合欢皮15g，石见穿10g。

复诊情况 2015年10月9日二诊：患者月经周期第15天，诉昨日见锦丝状带下，纳、寐可，二便调，舌淡红，苔白，脉弦。治拟补肾促排卵法。处方：炙鳖甲、山药、山茱萸、枸杞子、南沙参、茯苓、川续断、丹参、赤芍、炒白术、炙黄芪各10g，煅蛤壳20g，菟丝子10g，制远志6g，牡丹皮、银柴胡、鹿角片各10g。

2015年10月15日三诊：患者月经周期第21天，带下正常，纳、寐可，二便调，舌淡红，苔白，脉弦。查肿瘤标物四项未见明显异常。子宫内膜抗体-IgM阳性。子宫输卵管造影（HSG）示：宫颈管狭窄，双侧输卵管不甚通畅。拟补肾助阳，化瘀通络法。处方：当归、山药、山茱萸、川续断、菟丝子、鹿角片、王不留行各10g，佛手6g，五灵脂、土鳖虫、石见穿、莪术、瞿麦各10g，大血藤15g。另拟一处方予患者，嘱其于月经来潮时服用，治拟温经活血法，处方：香附、延胡索、乌药、莪术各10g，石见穿15g，全蝎3g，益母草、大血藤各15g，吴茱萸3g，五灵脂、紫丹参、炒当归、瞿麦、川牛膝、天仙藤各10g，天山雪莲3g。

2015年10月29日四诊：月经量中，色红，有血块，伴腰酸，经行腹泻，余无明显不适。患者现经行第6天，阴道少量褐色分泌物，纳、寐可，二便调。舌淡，苔白，脉细弦。拟补肾通经法。处方：炙鳖甲、淮山药、山茱萸、熟地黄、南沙参、茯苓、川续断、丹参、炒白术、炙黄芪各10g，煅蛤壳20g，鸡内金10g，五灵脂10g，醋柴胡6g，王不留行、大血藤各10g，穿山甲珠

6g，炮姜 6g。

以上述方法调理 2 月余，于 2015 年 12 月 25 日，查血 β-HCG 阳性，示怀孕。后予中药保胎治疗，至 10 周，B 超示胎儿成形。

医案分析 该患者中医诊断：不孕症。西医诊断：原发性不孕症。病机主要为肾虚偏阴，癸水不足，心肝郁火，夹有瘀浊。肾阴偏虚，冲任血海空虚，则精卵难以滋养成熟，故未避孕 1 年余未孕；肾阴亏虚，经行时，阴虚愈重，腰府失养，则经行腰酸；肾阴不足，阴虚火旺，虚火灼伤阴液，故见经色鲜红、质稍稠；肾阴偏虚，心肝郁火，心神不宁则见经前期乳房作胀、夜寐欠安；病久致瘀，故见月经有血块、痛经。治疗围绕主要病机，依据月经 4 期病理生理论治，行经期温经活血，经后期滋肾阴同时不忘顾护脾胃，经间期见锦丝状带下便予补肾促排卵，经前期补肾助孕兼宁心安神。终得胎孕之喜。

来源　梁昕，赵可宁 . 夏桂成教授运用补肾调周法治疗卵巢储备功能下降性不孕症的经验 [J]. 河北中医药学报，2016，31（3）：54-57.

验案 张某，女，31 岁。2013 年 4 月 3 日初诊。患者结婚 7 年未避孕未孕，月经错后 5 年，求嗣。月经史：经期 7 天，月经周期 45～60 天，量少，偶有痛经、腰酸。末次月经（LMP）：3 月 29 日。无生育史。2010 年 B 超提示双侧卵巢多囊表现。2013 年 1 月输卵管造影提示双侧输卵管通畅。2013 年 3 月（月经第 3 天）查性激素：卵泡刺激素 5.30IU/L，黄体生成素 3.45IU/L，雌二醇 60pg/mL，睾酮 1.23ng/mL，催乳素 7.81ng/mL。自测基础体温单相。男方精液常规检查提示弱精症。患者拟调理后行宫腔内人工授精（IUI）。现症见：面色不华，精神欠佳，易感倦怠乏力，胃纳一般，夜寐尚安，二便调。舌暗边尖红，苔薄腻少津，脉沉细弦。

诊断 西医诊断：原发性不孕症。中医诊断：不孕症，证属阴血不足、冲任气滞。

治法 养血活血，通利冲任。

方药 当归、黄芪、党参、丹参各 20g，制香附、川楝子各 12g，巴戟天、淫羊藿各 15g，川芎、柴胡、木香、小茴香各 6g。12 剂，每天 1 剂，水煎服。

复诊情况 2013 年 5 月 8 日二诊：LMP 3 月 29 日。现症见：基础体温未升，近日乳胀、小腹胀，似有排卵征兆，无不适。舌暗，舌尖红，苔薄黄腻，脉沉细。仍属精血不足，肝旺气滞。治拟滋养肝肾，疏肝通滞。处方：黄芪30g，当归、丹参各20g，牡丹皮、巴戟天、淫羊藿、王不留行各15g，制香附、川楝子各12g，川芎、柴胡、木香各6g。12剂，每天1剂，水煎服。

2013年5月29日三诊：LMP 5月21日，量少，6天净，第1天痛经，夹血块。经后无不适，但感神疲乏力，寐安。舌暗，舌尖红，苔薄黄腻少津，脉沉细软。仍属肾气不足，精血衰少。拟补肾益气，益肾填精。处方：当归30g，党参、黄芪各20g，生地黄、熟地黄各9g，枸杞子、菟丝子、覆盆子、山药、山茱萸、石菖蒲各12g，巴戟天、淫羊藿各15g。14剂，每天1剂，水煎服。

2013年7月17日四诊：LMP 6月28日。无不适，基础体温爬升。舌暗，舌边尖红，苔薄白腻，脉细弦迟。仍属肝肾阴虚，精血不足，冲任气机不利。治拟滋补肝肾，疏肝理气通络。处方：当归20g，熟地黄、路路通、巴戟天、淫羊藿各15g，女贞子、桑椹、菟丝子、覆盆子各12g，石楠叶、石菖蒲各9g，川芎6g。12剂，每天1剂，水煎服。

2013年7月31日五诊：LMP 6月28日。基础体温不典型双相，月经逾期未至。近日略有乳胀，有行经预感。拟近期行人工授精。舌暗，舌尖红，苔薄腻，脉弦细。仍属肝肾阴虚，冲任气机不利。治拟滋补肝肾，疏利冲任。处方：当归30g，王不留行15g，女贞子、桑椹、菟丝子、覆盆子、制香附、川楝子各12g，生地黄、熟地黄、赤芍、白芍各9g，川芎6g。12剂，每天1剂，水煎服。

2013年9月11日六诊：LMP 9月10日，经行无不适。经服上药精力较前充沛，拟本月行人工授精。舌质红，苔薄腻，脉细弦迟。仍属精血衰少、肝肾不足，治宗前法。处方：当归30g，生地黄、熟地黄、赤芍、白芍、石楠叶、石菖蒲各9g，枸杞子、菟丝子、覆盆子、制黄精各12g，巴戟天、淫羊藿各15g，川芎6g，紫河车粉3g。12剂，每天1剂，水煎服。

2013年10月16日七诊：停经37天。LMP 9月10日。9月30日行人工授精。10月15日查HCG：213IU/L，P：20.08ng/mL。现服地屈孕酮（每次10mg，每天2次，口服）保胎治疗。无阴道出血，无腹痛、腰酸等不适。舌暗，舌边尖红，苔白腻，脉细。证属肝肾素虚，脾运不健。治拟健脾和胃，益肾养血安胎。处方：太子参20g，熟地黄、苎麻根各15g，炒白芍、菟丝子、桑寄生、山药、杜仲、炒续断、南瓜蒂各12g，白术、陈皮各6g。12剂，每天1剂，水煎服。

医案分析 初诊时患者适值经期，朱南孙辨证患者证属阴血不足、冲任气滞，虽为经行之际，但经量偏少，故宜养血活血、通利冲任，治遵“从”法。方中党参、黄芪二药协同补气健脾为君，脾为后天之本，气血生化之源，脾气健则运化得力、气血充足，脏腑得清气濡养，胞宫得气血而经行充盛。当归、丹参、川芎养血活血，使静中有动，补而不滞。巴戟天、淫羊藿补肾填精，偏补肾阳，取善补阴者，阳中求阴之意，二味药对使精血得养，生殖之精得以充盛。辅以柴胡、木香、川楝子、制香附、小茴香偏于温通，兼理气通滞、调畅气机，遵气行则血行之意。

二诊患者调补后小腹微胀，肾气已动，冲任得润，基础体温虽未提示双相，但似有行经之兆。朱南孙守法守方，补益肝肾，益气养血之余，不忘加一味王不留行，加重通利冲任之效，以利经行顺畅。朱南孙在补肾填精治本外，兼顾疏利冲任之功，遵循“合”“守”之法。

三诊后患者时隔近2个月自行转经，考虑其服药期间正值氤氲阴阳转化之期，故继以补肾填精、平补肝肾之法，其中菟丝子、覆盆子、桑椹、女贞子有益肾温煦助卵泡发育之效。另予石楠叶、石菖蒲开窍促孕，朱南孙常言石楠叶能令女侍男，有助阴阳相合。同时加路路通利气通络，助卵泡顺利排出，此为应时而变，治从“变”法。

四诊、五诊治宗前法增进，继以调经促孕，患者治疗3个月后，规律转经，虽未受孕，但基础体温从单相变为不典型双相，自觉带下量增，精力充沛，此皆脏腑安和、气血渐充之象。朱南孙建议患者此时行IUI试孕，配合中药守法继服，一试即中。朱南孙辨证准确，用药果断，缓缓图治，功到自然成。

来源 谢源，董莉.朱南孙中医药干预宫腔内人工授精经验介绍[J].新中医，2018，50（6）：247-248.

验案 患者，女，37岁，已婚。2012年4月25日初诊。主诉：未避孕8月余未孕。生育史：1-0-0-1（2004年剖宫产）。月经史：14岁初潮，（2～3）/（35～40）天。痛经（–）。LMP 2012年3月26日，量少，色暗有块。平素经前乳胀，夜寐多梦，便溏，日行1～2次，2011年8月未避孕未孕至今。适值经前，已有乳胀，脉弦细，舌淡暗，边略有齿印，苔薄腻。

诊断 西医诊断：原发性不孕症。中医诊断：不孕症，证属肝肾阴虚、精血不足。

治法 滋养肝肾，填补精血。

方药 全当归30g，丹参30g，牡丹皮15g，生地黄9g，熟地黄9g，女贞子12g，枸杞子12g，淮山药12g，山茱萸12g，合欢皮12g，广郁金6g，青皮6g，陈皮6g，茯苓12g，茯神12g。12剂，水煎服，每日2煎，每煎200mL口服。

复诊情况 二诊（2012年5月9日）：LMP 2012年4月25日。脉细缓，舌质暗，将近月中。治拟补肾，益气养血促孕。方药：党参30g，黄芪30g，当归30g，熟地黄15g，枸杞子12g，菟丝子12g，覆盆子12g，巴戟天15g，淫羊藿15g，石楠叶9g，石菖蒲9g，川芎6g。7剂，水煎服，每日2煎，每煎200mL口服。

三诊（2012年6月6日）：LMP 2012年5月30日，行经2天，量偏少，已净，无不适，脉细缓，舌淡暗，苔薄腻少津。证属肝肾不足，精血衰少。治拟补肾养肝、填补精血。方药：党参30g，黄芪30g，当归30g，熟地黄15g，枸杞子12g，菟丝子12g，覆盆子12g，巴戟天15g，淫羊藿15g，石楠叶9g，石菖蒲9g，川芎6g。7剂，水煎服，每日2煎，每煎200mL口服。

医案分析 女子不孕，肾虚者居多，既有温养冲任、填精益髓之法，又有滋补肝肾、养血调经之方。朱南孙认为肾精是受孕的重要物质基础，肝血充足是血海充盛、月事如期而至的必要条件，故肝肾精血为调经种子之本。本案例，一诊该患者肝肾阴虚、精血不足，治拟滋养肝肾、填补精血，故予六味地黄丸加减。二诊患者值排卵期，此时血海渐盈，肾气渐充，卵泡已趋成熟，加用淫羊藿、石楠叶增强温肾助阳之力，加用党参、黄芪补气养血。三诊继以滋阴护阳为则，效宗前法，调经促孕，故而有子。

来源 宋靖宜，董莉，朱南孙．朱南孙治疗不孕验案两则[J]．中华中医药杂志，2017，32（12）：5381-5383.

验案 患者，27岁，已婚。2011年10月19日初诊。主诉：婚后2年，未避孕10个月未孕。月经史：（5～7）/30天。LMP：10月2日。经行腹痛。生育史：0-0-0-0。2011年9月16日外地输卵管造影示：宫腔粘连，双侧输卵管壶腹部阻塞。男方精液常规：a 级 +b 级＜30%。2011 年 6 月 6 日 B 超示：左附件包块，大小 4.5cm×3.5cm，实性。脉细弦，舌淡红，苔薄黄腻。

诊断 西医诊断：原发性不孕症。中医诊断：不孕症，证属瘀阻冲任、肝郁气滞。

治法 活血化瘀，通利冲任。

方药 丹参 30g，当归 15g，赤芍 15g，牡丹皮 15g，柴胡 6g，延胡索 6g，制香附 12g，川楝子 12g，王不留行 15g，乌药 9g，川芎 6g。12 剂，水煎服，每日 2 煎，每煎 200mL 口服。

复诊情况 二诊（2011 年 11 月 9 日）：LMP 2011 年 11 月 2 日。经行通畅，无腹痛，适逢月中，少腹抽掣，脉沉细弦，舌淡暗，苔薄，边有齿印。证属邪侵冲任，肾气耗损，络道受损。治拟清热利湿，疏理冲任。方药：丹参 30g，牡丹皮 15g，赤芍 15g，蒲公英 30g，红花 30g，石见穿 15g，川楝皮 9g，茯苓皮 9g，王不留行 15g，川楝子 12g，皂角刺 15g，刘寄奴 15。12 剂，水煎服，每日 2 煎，每煎 200mL 口服。

三诊（2011 年 12 月 7 日）：LMP 2011 年 11 月 28 日。经后无不适，偶有右肢侧抽掣，脉细弦数，舌暗，苔薄腻。治宗前法。方药：丹参 30g，牡丹皮 15g，赤芍 15g，蒲公英 30g，红花 30g，刘寄奴 15g，石见穿 15g，生附子 15g，川楝子 12g，皂角刺 15g，三棱 15g，莪术 15g。12 剂，水煎服，每日 2 煎，每煎 200mL 口服。

四诊（2011 年 12 月 28 日）：LMP 2011 年 11 月 28 日。周期将近，无不适，脉细弦，舌暗，苔黄腻。证属湿热瘀阻冲任，气机不利。治拟清热利湿，疏理冲任。方药：丹参 30g，牡丹皮 15g，赤芍 15g，蒲公英 20g，大血藤 20g，石见穿 15g，王不留行 15g，川楝子 12g，柴胡 6g，延胡索 6g，路路通 12g。12 剂，水煎服，每日 2 煎，每煎 200mL 口服。

五诊（2012 年 1 月 11 日）：LMP 2011 年 12 月 31 日。腹痛较前已减，BBT 爬升双相，脉细，舌淡暗，苔薄黄腻。经后仍宜清热利湿，疏理冲任。方药：当归 20g，丹参 30g，生地黄 9g，熟地黄 9g，女贞子 12g，菟丝子 12g，枸杞子 12g，巴戟天 15g，淫羊藿 15g，石楠叶 9g，石菖蒲 12g，路路通 15g，王不留行 12g。12 剂，水煎服，每日 2 煎，每煎 200mL 口服。

六诊（2012 年 2 月 8 日）：LMP 2011 年 12 月 31 日。自测尿 HCG（+），

现胃脘不适，头晕，夜寐欠安，脉细滑数，尺显，乃有孕之象。治拟清肝益肾，养血安胎。方药：生地黄 12g，淡黄芩 6g，白芍 12g，女贞子 12g，墨旱莲 15g，苎麻根 15g，杜仲 12g，桑寄生 12g，川续断 12g，太子参 15g，陈皮 6g，谷芽 9g，麦芽 9g。12 剂，水煎服，每日 2 煎，每煎 200mL 口服。

医案分析 此患者辨证分型为胞脉瘀阻、肝郁气滞型。朱南孙认为，如果双侧输卵管完全阻塞者治疗多不易奏效，而能治愈者多数为输卵管不完全阻塞或假性阻塞。治疗应以理气通滞疏络为法，临诊时，朱南孙又分为清通法和温通法，本案为清通法验案之一。药用丹参、赤芍、牡丹皮消散胞络瘀滞；蒲公英、大血藤清热解毒，散结消肿；川楝子、王不留行疏肝理气通络；合柴胡、延胡索增强疏肝之力而具有通而防阻之功。此案辨证精确，治疗有的放矢，所以经治 3 月余即受孕。

来源 宋靖宜，董莉，朱南孙．朱南孙治疗不孕验案两则 [J]. 中华中医药杂志，2017，32（12）：5381-5383.

验案 患者，女，28 岁。2014 年 7 月 4 日初诊。主诉：未避孕 3 年未孕。28～30 天行经 1 次，每次 6～7 天，经量少，色暗红，有血块，痛经不显，无经前乳胀。但经前时寒时热，基础体温双相不典型。2014 年 1 月 16 日子宫输卵管造影检查：双侧输卵管通而欠畅。末次月经：2014 年 6 月 24 日，6 天净。前次月经：2014 年 5 月 22 日，6 天净。近日自觉乏力，胃纳平，夜寐安，二便调。察其舌脉，舌淡，苔薄，边有瘀斑，脉细涩。

诊断 西医诊断：原发性不孕症。中医诊断：不孕症；证属气血亏虚，肝肾不足，兼有冲任气滞。

治法 益气养血，补肾疏肝，疏利冲任。

方药 生黄芪 18g，全当归 18g，赤芍、白芍各 9g，鸡血藤 18g，巴戟天 9g，肉苁蓉 9g，女贞子 9g，桑椹 9g，细生地黄 12g，广郁金 9g，络石藤 18g，伸筋草 18g。14 剂。

复诊情况 2014 年 7 月 24 日二诊：末次月经 7 月 20 日，时值经期，乏力较前好转，经量已增，色红，未诉有血块，无腹痛。经前乳胀，余无不适。舌淡红，苔薄，脉细弦。治拟温肾填精，调理冲任。方药：生黄芪 9g，全当归 18g，赤芍、白芍各 9g，鸡血藤 18g，女贞子 9g，桑椹 9g，巴戟天 9g，鹿角片 9g，石楠叶 9g，石菖蒲 9g，广郁金 9g，制香附 9g。14 剂。

2014年8月15日三诊：末次月经7月20日，5日净。药后经转如期，量较前已增显，期中见拉丝样白带。舌淡红，苔薄黄，脉细弦。治拟益气养血通络，调理冲任。方药如下：生黄芪12g，党参、沙参各9g，全当归12g，赤芍、白芍各9g，鸡血藤15g，巴戟天9g，肉苁蓉9g，女贞子9g，桑椹9g，络石藤18g，伸筋草18g，广郁金12g。14剂。

2014年8月29日四诊：末次月经7月20日。今晨早孕检测（+），刻下：头晕，乳胀，带下量较多，胃纳平，寐欠安，二便正常。舌淡，苔薄，脉细滑。处方：生黄芪18g，女贞子9g，桑椹9g，川续断12g，川杜仲12g，焦白术9g，菟丝子9g，牡丹皮9g，淡黄芩9g，苎麻根30g，淡竹茹12g，首乌藤18g。7剂。

医案分析 该患者结婚3年未孕，平素基础体温双相不典型，输卵管通而欠畅，属肝肾亏耗、气血亏虚之体，辨证当属肝肾不足兼冲任气滞，络道不通。本患者属虚实夹杂，故治疗上应兼顾虚瘀并存之体，调补气血，补肾调冲通络。初诊时患者气血亏虚，肝肾不足，治拟益气养血、疏肝益肾为主，故以四物汤加补养肝肾之品为底方，重在调体。待气血肝肾充足，再以调经为主。二诊时，患者乏力等症明显减轻，故根据月经周期规律随证加减，四物汤为“妇科第一大方”，旨在补血活血，使得营血虚而受补，补而不滞，酌加女贞子、桑椹、巴戟天、肉苁蓉补肾之阴阳，阴阳并用，旨在“阴中求阳，阳中求阴”。排卵期前后用石菖蒲、石楠叶温肾壮阳以促排卵，且可以增加兴奋性。经前期益肾养血活血以健黄体，患者既往输卵管通而不畅，理应治以通络为主，但疾病日久，体虚为先，故治拟益气养血，以党参、黄芪补益元气，与络石藤、伸筋草等疏肝理气、通络之药配伍，意在增加通络之功以助孕。诸药配伍使气血足则血脉调畅，阴阳平衡则受孕有望。患者受孕后，因阴血需下注胞胎，气易逆上，若生火证，可引起胎漏、胎动不安。《竹林寺女科》有云：“胎气宜清不宜热。”故遣方用药中加入淡黄芩、苎麻根清热安胎，配伍首乌藤共奏清热平肝、养心宁神之效。胎气宜静，寐安神宁，肝得濡养，则气血顺和，胎可自安。不孕症患者，在临床诊疗过程中，不仅需要医者四诊合参，准确辨证，用药精巧，更需要患者保持良好情绪，患者神志自得，则病将去大半，劳逸结合，定能胎稳母健。

来源　蔡颖超，谷灿灿，何珏，等.朱南孙调经助孕经验[J].河南中医，2017，37（8）：1353-1355.

验案 欧某，女，37岁。2013年10月15日就诊。结婚3年未避孕未孕。生育史：0-0-0-0。LMP 10月5日，量偏少。经期乳胀，便溏，有里急后重感，经后腹泻。有子宫肌瘤史，曾2次摘除乳腺纤维瘤，仍有4个纤维瘤。小腹牵引肛底坠胀。脉细，舌淡暗，舌尖红，苔薄黄腻。

诊断 西医诊断：原发性不孕症。中医诊断：不孕症，证属湿热留滞、冲任不利。

治法 健脾疏化，通利冲任。

方药 炒莪术9g，白术9g，带皮茯苓12g，熟大黄6g，炮姜6g，生薏苡仁12g，炒薏苡仁12g，泽泻12g，青皮6g，陈皮6g，柴胡6g，川楝子12g，王不留行15g，广木香6g，川黄连3g。

医案分析 由于肝经的循行部位是"循股阴，入毛中，过阴器，抵小腹……"(《灵枢·经脉》)，《素问·骨空论》谓任脉者"起于中极之下，以上毛际，循腹里，上关元……"，而主孕育。因此，任脉与肝经密切相关，两经脉同行小腹，且任脉有腧穴与肝经相会。当经水将来之时，血海充盈，小腹有相应紧张感，肝经郁滞之象更为显著。脾为燥土，湿热留滞，导致脾气虚弱，故时常便溏里急后重；木克土，肝旺则脾虚，肝气郁结导致冲任不利，癥瘕积聚，瘀阻冲任，故经行量少、经期乳胀。方中炒莪术、白术同用，白术健脾强胃，炒莪术善消痞结，一补一消，一守一攻；胃气弱则痞结不散，必强于胃，消其痞结，两药相伍，用于脾虚痰凝之子宫肌瘤。熟大黄、炮姜同用，熟大黄清热凉血、祛瘀行滞，有推陈致新之力，而无腹痛、便泻之弊；炮姜温经止血，温中止泻，守而不走；一寒一热，一走一守，寒热相济，通涩并举，相形而不悖。薏苡仁、泽泻健脾利水渗湿；青皮、陈皮、柴胡、川楝子疏肝理气行滞；木香健脾行气，少佐川黄连清热利湿。

来源 黄彩梅，胡国华，谷灿灿．朱南孙从调理冲任治疗不孕症经验[J]．辽宁中医杂志，2016，43（3）：478-479.

验案 吴某，女，28岁。2011年1月5日初诊。生育史：0-0-0-0，原发性不孕。结婚4年未避孕未孕。月经周期后错，35～44天不等，LMP 2012年2月，经行5天，量中。自测BBT爬行双相，性激素E2 79pg/mL，曾B超监测卵泡发育，显示卵泡发育成熟不排卵。现经水临期未转，测尿HCG（-）。刻下：畏寒肢冷，神疲乏力，纳可，便调，寐安。脉细缓，舌偏红，苔薄腻。

诊断 西医诊断：原发性不孕症。中医诊断：不孕症，证属肾气虚寒、冲任气滞。

治法 温肾益气疏冲。

方药 当归20g，黄芪30g，党参30g，丹参30g，川芎6g，菟丝子12g，巴戟天15g，淫羊藿20g，鹿角片12g，王不留行15g，川楝子12g，石楠叶8g。14剂。

复诊情况 2011年1月22日二诊：LMP 2010年12月2日，5天干净，经后无不适。至今经水未转，BBT上升两天，舌脉详前，治宗原法。药用：当归30g，黄芪30g，党参30g，丹参30g，川芎6g，菟丝子12g，枸杞子12g，鹿角片12g，制香附12g，川楝子12g，王不留行15g，小茴香6g。14剂。

2011年2月12日三诊：LMP 2011年2月3日，并月而至，量中，5天净。BBT服药后上升14天。脉细软，舌暗胖，有齿印，苔薄腻。仍属肾气虚寒，冲任不足。治拟温肾益气，调理冲任。促卵助孕汤14剂。

2011年4月12日四诊：LMP 2011年3月7日，经水后期，周期渐准。脉细软，舌暗胖，有齿印，苔薄腻少津。仍属肝肾不足，气阴两虚，冲任气机不利。治拟温肾益气，调理冲任。药用：促卵助孕汤加川楝子12g、王不留行12g、路路通15g。14剂。

2011年5月21日五诊：自测尿HCG（+）。外院B超示：宫内早孕（22mm×21mm×14mm），可见心管搏动。余无不适，脉滑数，舌淡，苔薄腻。治拟益气养血安胎。药用：党参12g，沙参12g，生黄芪15g，白术9g，白芍9g，女贞子12g，桑椹12g，菟丝子12g，苎麻根15g，杜仲12g，桑寄生12g，川续断12g，陈皮6g，谷芽9g，14剂。

医案分析 本患者4年未避孕未孕，平素月经不规律，BBT爬行双相，检查显示雌激素稍低，B超监测排卵示：卵泡发育成熟不排卵。考虑卵巢功能障碍，可能为未破卵泡黄素化综合征。本例患者朱南孙辨证属肾气虚寒、冲任气滞，治拟温肾益气疏冲。朱南孙对虚证卵巢功能障碍性不孕症注重调补脾胃气血、补益肝肾，调理1个月后BBT上升14天，周期渐准，予以促卵助孕汤加减，药后即孕，再予固肾安胎巩固。

来源　张静，郭慧宁，张蔚苓，等.朱南孙促卵助孕汤治疗卵巢功能障碍性不孕症经验[J].辽宁中医杂志，2014，41（4）：639-641.

验案 沈某，33岁。2009年7月19日因结婚3年，不避孕未孕1年初诊。2008年1月上海仁济医院子宫输卵管碘油造影示：双侧输卵管尚通欠畅，碘油腹腔弥散欠佳。2007年11月B超示子宫内膜厚16mm，2008年5月行宫腔镜下通液术+宫腔赘生物摘除术。初潮12岁，7/30天，量多，血块多，稍腹痛、腰酸，经前乳房胀痛，LMP 7月3日，BBT上升5天。生育史：0-0-0-0。舌淡，苔薄黄腻，脉弦细尺弱。

诊断 西医诊断：输卵管阻塞性不孕。中医诊断：不孕症，证属肝肾阴虚、虚火旺盛、冲任络道气机不利。

治法 养肝益肾，疏利冲任。

方药 丹参20g，牡丹皮15g，蒲公英20g，大血藤20g，生地黄15g，黄精15g，柴胡6g，川楝子12g，川续断12g，桑寄生12g，杜仲12g，狗脊12g。12剂，水煎服，每日2次。

复诊情况 2009年11月29日复诊。LMP 11月15日，量中，无不适。就诊时适逢月中，BBT已爬升，脉细弦，舌暗，苔薄腻。治拟补肾益气促孕。方药：党参20g，黄芪20g，当归20g，熟地黄15g，枸杞子12g，菟丝子12g，覆盆子12g，巴戟天15g，淫羊藿15g，石菖蒲9g，制香附12g，川楝子12g。12剂，水煎服，每日2次。

2010年1月10日复诊。LMP 1月8日，量中，有血块，无不适，诉BBT第14日始升。舌淡暗，苔薄腻，脉细。经后仍拟补肾益气调经，疏利促孕。方药：党参20g，黄芪20g，枸杞子12g，菟丝子12g，淫羊藿15g，石楠叶9g，当归20g，熟地黄15g，覆盆子12g，巴戟天15g，石菖蒲9g，路路通15g，娑罗子15g。2剂，水煎服，每日2次。

2010年3月21日复诊。LMP 3月1日。现为经后21天，B超监测卵泡：11天，卵泡15mm×14mm；13天，18mm×23mm；16天，卵泡已排。子宫内膜厚度12mm，内见不均质回声区12mm×13mm，内膜息肉待排。脉细软，舌淡暗，苔黄腻。证属湿热蕴阻冲任已久，络道受阻。治拟清热疏化，利气通滞。方药：丹参30g，牡丹皮15g，蒲公英30g，大血藤30g，刘寄奴15g，石见穿15g，紫花地丁15g，王不留行15g，川楝子12g，川续断12g，川牛膝12g。2剂，水煎服，每日2次。

2010年9月12日复诊。LMP 9月11日。8月22日（经净后第1天）B超示：子宫内膜厚度7mm，内见6mm×6mm回声增强区。考虑经净后诊刮，脉细软，舌淡红，苔薄黄腻。治拟清肝养肾（刮宫后服用）。方药：生地黄 15g，女贞子 12g，墨旱莲 12g，紫花地丁 15g，败酱草 15g，侧柏叶 12g，地榆 12g，椿皮 12g，苎麻根 20g，茜草 15g，海螵蛸 15g。2 剂，水煎服，每日 2 次。

2010 年 10 月 24 日复诊。LMP 10 月 9 日。10 月 16 日宫腔镜示双侧输卵管通畅，近无不适，脉细软，舌淡红，苔薄黄腻，治拟清养肝肾。方药：当归 15g，熟地黄 9g，生地黄 9g，白术 9g，白芍 9g，女贞子 12g，桑椹 12g，菟丝子 12g，首乌藤 20g，生甘草 6g，淮山药 12g，山茱萸 12g。2 剂，水煎服，每日 2 次。

2010 年 12 月 5 日复诊。LMP 12 月 3 日。痛经，脉细软数，舌暗，苔薄腻，略有齿印。仍属肝肾不足，气阴两虚。治拟益气养阴。补肾填精，以备助孕。方药：党参 20g，黄芪 20g，当归 15g，熟地黄 9g，生地黄 9g，女贞子 12g，枸杞子 12g，菟丝子 12g，淮山药 12g，山茱萸 12g，桑螵蛸 12g，桑寄生 12g。2 剂，水煎服，每日 2 次。

2011 年 2 月 20 日就诊。LMP 2010 年 12 月 30 日，尿 HCG（+）。

医案分析 朱南孙认为输卵管阻塞性不孕多由盆腔炎症引起，湿热交结，血瘀冲任，络道受阻。本患者病情复杂，有子宫内膜增厚、宫腔赘生物及输卵管不通病史，属肝肾阴虚、虚火旺盛、瘀阻冲任、冲任络道气机不利，宜调补肝肾、理气化瘀。本病周期较长，不可速攻，为防止久病伤正，常在清热活血疏通的基础上，伍大剂量党参、黄芪、当归等补益气血，并女贞子、枸杞子、菟丝子等清养肝肾。初诊时朱南孙以丹参、牡丹皮清热活血、疏利冲任为君，臣以蒲公英、大血藤清热解毒、化瘀散结，生地黄、黄精补益肾阴，杜仲、狗脊补益肾阳，佐以柴胡、川楝子理气调冲，川续断、桑寄生加强调补肝肾之功，整张方子有攻有补，气血兼调。复诊时已逢月中，BBT 爬升，则以补益肾气促孕为主。以党参、黄芪益气为君，加强胞脉蠕动之力；当归、熟地黄补益阴血，枸杞子、菟丝子、覆盆子平补肝肾为臣；佐以巴戟天、淫羊藿温肾助阳，制香附、川楝子理气通滞、疏利冲任。后又加石楠叶、石菖蒲醒脑怡情、温肾促排；路路通、娑罗子共奏理气通络、疏通胞脉闭塞之功。再次复诊时 B 超发现宫腔内不均质回声，宗原法基础上，再予化瘀散结之法，加用刘寄奴、石见穿之品。在手术后，则以化瘀止血、调补肝肾为主，予生地黄、地榆、侧柏叶、椿皮四药同用，清热止血，防术后出血；紫花地丁、败酱草清热化湿解毒，预防术后感染；二至丸补益肝肾，滋阴止血；朱南孙擅用四乌贼骨一蒽茹丸，海螵蛸（即乌贼骨）益肾固涩，茜草止血祛瘀，二药合用，可补、可通、可涩。在宫腔镜通液显示双侧输卵管通畅时，则予清养肝肾，培元固本一段时间，再以补肾气、填肾精、养阴通络助孕，至来年2月即已受孕。此案体现了朱南孙“变”的诊疗思想，即根据疾病的不同阶段和患者实际情况，视病情变化，灵活用药。朱南孙遵循补益肝肾、疏利冲任之法，加用补气通络之药以增强输卵管蠕动之力，整个治疗过程中祛瘀与补虚双管齐下，终获麒麟。

来源　贾曼，徐莲薇，张婷婷，等.朱南孙灵活运用“补益肝肾，疏利冲任”法治疗女性不孕症医案撷华[J].四川中医，2013，31（8）：122-125.

验案　王某，女，38岁。2006年2月25日初诊。主诉：结婚8年（未避孕）未孕。现病史：患者30岁结婚，8年未孕，经来尚准，量较多，夹小血块，色红，无痛经。2003年8月行腹腔镜卵巢囊肿剥离术、子宫内膜异位症电灼术，双侧输卵管通液显示通而欠畅。2005年“试管婴儿术”未成功。之后常感小腹隐痛，行经时腰酸腿软。LMP 2月23日，未净。基础体温不典型双相，黄体期短。舌淡暗，边尖暗红，苔黄厚腻，脉细软。月经史：初潮14岁，7/（27～28）天，量偏多，无痛经。

诊断　西医诊断：原发性不孕症。中医诊断：不孕症，证属肝肾不足、气血两虚、冲任气机不利。

治法　益气养血，调补冲任。

方药　党参20g，丹参20g，黄芪20g，当归20g，熟地黄15g，川芎6g，枸杞子12g，菟丝子12g，覆盆子12g，巴戟天12g，淫羊藿12g，肉苁蓉12g，制香附12g，川楝子12g。12剂，水煎服，每日2次。

复诊情况　2006年3月18日二诊：LMP 2月23日，BBT上升6天（最高36.7℃），时感畏寒，尿频，神疲，舌淡，边尖暗红，苔黄腻，脉细软。仍属肝肾不足，湿热蕴积，冲任气滞；治拟疏肝、清热、养血。方药：全当归15g，丹参20g，赤芍12g，柴胡12g，延胡索6g，川楝子12g，大血藤12g，刘寄奴12g，制香附12g，川续断12g，桑枝12g，桑寄生12g，丝瓜络12g，石菖蒲9g。7剂，水煎服，每日2次。

2006年4月8日三诊：LMP 3月25日始，经期6天，推迟3天，基础体温未升，小腹胀时作，舌淡，边尖红，苔黄腻，脉弦细数。自试管婴儿术后邪侵冲任，气机不利。治拟清热疏化，通利冲任。方药：蒲公英20g，大血藤

20g，紫花地丁 15g，败酱草 15g，柴胡 6g，延胡索 6g，川楝子 12g，制香附 12g，王不留行 15g，刘寄奴 15g，路路通 15g，桑枝 12g，桑寄生 12g，丝瓜络 12g。12 剂，水煎服，每日 2 次。

2006 年 4 月 22 日四诊：LMP 4 月 20 日，未净，量较前略减少，经血不畅，经前双侧下腹疼痛，时有灼热感，腰酸好转。BBT 改善，典型双相，高温相 11 天。舌偏红，苔黄腻，脉细软。拟月中求嗣，治拟疏冲促孕。方药：党参 20g，丹参 20g，当归 15g，川芎 6g，牡丹皮 12g，巴戟天 12g，淫羊藿 12g，石菖蒲 9g，石楠叶 9g，蛇床子 9g，柴胡 6g，路路通 12g，娑罗子 12g，王不留行 15g，川楝子 12g。12 剂，水煎服，每日 2 次。嘱月经第 14、15 天同房。

2006 年 6 月 17 日五诊：LMP 6 月 16 日，未净，量少，经行不畅，色红，经行两侧下腹疼痛（灼痛）。BBT 双相。舌暗红，苔黄腻，脉细软。治拟疏理冲任，期中促孕。方一（经行始服）：当归 30g，丹参 30g，牡丹皮 15g，赤芍 15g，制香附 12g，川楝子 12g，红花 15g，益母草 20g。12 剂，水煎服，每日 2 次。方二（经净后服）：党参 20g，丹参 20g，当归 15g，川芎 6g，牡丹皮 12g，巴戟天 12g，淫羊藿 12g，石菖蒲 9g，石楠叶 9g，蛇床子 9g，柴胡 6g，路路通 12g，娑罗子 12g，王不留行 15g，川楝子 12g。12 剂，水煎服，每日 2 次。由于该患者将回山东原籍，嘱其经行始服方一，经净后服方二。2006 年 12 月 28 日电话随访已孕 56 天。

医案分析 患者初诊正值经期，行经时腰酸腿软，且基础体温不典型双相，显示黄体功能不良。中医辨证属肝肾不足，治以益气养血、补益肝肾，配以少量制香附、川楝子疏理冲任之气机。二诊，在经前期疏肝养血，使经来适量且排出顺畅。三诊于经后，拟清热化湿通络，改用王不留行、路路通、丝瓜络及兼具理气和通络之功效的药物，为期中促孕做准备。四诊，盆腔炎症状好转，基础体温典型双相，可拟月中促孕。以党参 20g 为君，加强胞脉蠕动之力；臣以丹参、当归、川芎养血活血，路路通、娑罗子、王不留行理气通络、疏通胞脉之闭塞；佐以巴戟天、淫羊藿、蛇床子温肾促排卵；石楠叶、石菖蒲怡情易性，如此则万事俱备。五诊，患者基础体温双相，但月经量少，方一拟养血活血使经来顺畅，则经行腹痛可解；方二宗四诊方法补肾疏冲促孕。由于患者症状发生较为规律，诸症缓解，仅经前至经行时有下腹疼痛，可予两方分时周期性服用，而最终成孕。

来源　许江虹，孟炜．补泻兼施以气为先——朱南孙治疗输卵管阻塞性不

孕症经验 [J]. 上海中医药杂志，2007（11）：1-2.

验案 患者，女，37 岁。2017 年 10 月 9 日初诊。主诉：宫内节育器取出术后继发不孕 1 年余。男方精液常规检查正常。现病史：患者 2015 年 12 月宫内节育器取出术后未避孕至今未孕。月经初潮 15 岁，（5～6）/30 天，量中，色暗红，偶有血块，无经行腹痛，伴经行腰酸、经前乳胀。生育史：1-0-1-1。2017 年 6 月 24 日于月经周期第 3 天查性激素示：睾酮 17.71ng/dL，雌二醇＜20ng/L，黄体生成素 3.22IU/L，卵泡刺激素 8.54IU/L，催乳素 3.42ng/mL。甲状腺功能三项示：促甲状腺激素 2.92μIU/mL，血清游离三碘甲状腺原氨酸 3.9pg/mL，游离甲状腺素 0.95pg/mL。2017 年 8 月 31 日行超声引导下子宫输卵管造影：①左侧输卵管不通（远段阻塞可能）；②右侧输卵管不通（近段细弱，中远段阻塞可能）；③子宫肌层造影剂逆流；④子宫内膜息肉。末次月经 2017 年 9 月 23 日，5 天净，量中（较以往少），色暗红，少许血块，偶有经行腹痛，伴经前乳胀及经行腰酸。刻下：月经周期第 17 天，带下量少，色白，近两日带下呈锦丝状，BBT 初升，少腹时作痛，偶有腰酸，纳可，夜寐多梦，二便调，舌红，苔薄白，脉细弦。

诊断 西医诊断：继发性不孕症。中医诊断：不孕症，证属肾虚血瘀。

治法 补肾促排，理气助孕，佐以通络（经间期）；滋阴养血，补肾通络（经后期）；化瘀通络，温经止痛（行经期）；补肾助阳，温胞助孕（经前期）。

方药 鹿角片（先煎）10g，山茱萸 10g，续断 10g，盐杜仲 10g，菟丝子 10g，紫丹参 10g，炒白芍 10g，山药 10g，麸炒白术 10g，佛手 6g，炙黄芪 10g，砂仁（后下）3g，莲子心 5g，桑枝 10g，丝瓜络 10g，生山楂 10g。10 剂，每日 1 剂，水煎，分早晚 2 次温服。

复诊情况 二诊（2017 年 10 月 24 日）：患者于 2017 年 10 月 23 日月经来潮，量中，色暗红，夹血块，无经行腹痛，伴经前乳胀及经行腰酸。刻下：月经周期第 2 天，行经中，BBT 下降至低温相，劳累时易腰酸，纳、寐可，二便调，舌红，苔薄白，脉细弦。治从经后期，滋阴养血、补肾通络。处方：醋鳖甲（先煎）10g，山药 10g，山茱萸 10g，金银花 10g，茯苓 10g，续断 10g，紫丹参 10g，炒白芍 10g，麸炒白术 10g，蛤壳（先煎）20g，鸡内金

10g，六一散（包煎）10g，黄芪 20g，玄参 10g，全当归 10g，大血藤 15g，王不留行 10g，蜀羊泉 30g，芥子 10g。10 剂，每日 1 剂，水煎，分早晚 2 次温服。上方尽后继予服：醋鳖甲（先煎）10g，山药 10g，山茱萸 10g，南沙参 10g，茯苓 10g，续断 10g，紫丹参 10g，炙黄芪 10g，麸炒白术 10g，蛤壳（先煎）20g，五灵脂（包煎）10g，菟丝子 10g，制香附 10g，王不留行 10g，桂枝 6g，柴胡 6g。10 剂，每日 1 剂，水煎，分早晚 2 次温服。

三诊（2017 年 11 月 22 日）：患者于 2017 年 11 月 22 日月经来潮，量中，色暗红，夹血块，轻微经行腹痛，伴经前乳胀及经行腰酸。刻下：月经周期第 1 天，行经中，乳胀已消，BBT 下降至低温相，平素活动后腰酸明显，纳、寐可，二便调，舌红，苔薄白，脉细弦。治从行经期，化瘀通络、温经止痛。处方：制香附 10g，延胡索 10g，乌药 10g，醋莪术 10g，赤芍 15g，全蝎 3g，益母草 15g，大血藤 15g，吴茱萸 3g，全当归 10g，紫丹参 10g，桃仁 10g，红花 12g，姜半夏 6g，陈皮 6g，王不留行 10g，桂枝 10g，牡丹皮 10g。5 剂，每日 1 剂，水煎，分早晚 2 次温服。上方尽后继予服：醋鳖甲（先煎）10g，醋龟甲（先煎）10g，山药 10g，山茱萸 10g，南沙参 10g，茯苓 10g，续断 10g，紫丹参 10g，炒白芍 10g，麸炒白术 10g，鸡内金 10g，全当归 10g，玄参 10g，金银花 10g，牡丹皮 10g，大血藤 15g，王不留行 15g，六一散（包煎）10g。10 剂，每日 1 剂，水煎，分早晚 2 次温服。

四诊（2017 年 12 月 5 日）：月经周期第 14 天，带下偶呈拉丝状，BBT 呈上升趋势，纳、寐可，二便调，舌红，苔薄白，脉细弦。治从经间期，补肾促排、理气助孕，佐以通络。处方：醋鳖甲（先煎）20g，菟丝子 10g，山药 10g，山茱萸 10g，茯苓 10g，续断 10g，紫丹参 10g，炒白芍 10g，麸炒白术 10g，鸡内金 10g，全当归 10g，石楠叶 10g，石菖蒲 10g，楮实子 10g，麸炒苍术 10g，鹿角片（先煎）10g。5 剂，每日 1 剂，水煎，分早晚 2 次温服。后续治从经前期，补肾助阳、温胞助孕。处方：枸杞子 10g，山茱萸 10g，续断 10g，盐杜仲 10g，菟丝子 10g，紫丹参 15g，炒白芍 10g，山药 10g，麸炒白术 10g，佛手 6g，炙黄芪 30g，全当归 10g，鹿角霜（先煎）10g，桑枝 10g，莲子心 5g。10 剂，每日 1 剂，水煎，分早晚 2 次温服。

五诊（2017 年 12 月 27 日）：患者 2017 年 12 月 22 日见阴道少量流血，色淡红。BBT 高相 21 天，小腹偶有胀感，纳食可，夜寐早醒，夜间自觉身热，小便调，大便偏稀，舌淡红，苔薄白，脉滑。查血清人绒毛膜促性腺激素

152.4IU/L，孕酮 16.70ng/mL，E2 187ng/L。遂以补肾养血、和胃安胎等法保胎至 100 天以收全功。

医案分析 该患者宫内节育器取出术后继发不孕 1 年余，平素月经周期尚规律，但色暗红，夹血块，偶有经行腹痛，说明胞宫有瘀滞。加之经行腰酸，平素尚且腰酸隐隐，活动后腰酸加重，结合全身症状，属肾虚血瘀证。此治以瘀滞为标，肾虚为本，重在将补肾调周法与活血化瘀结合应用。以调周法为主，适当加入活血通络之品，如丝瓜络、大血藤、王不留行等，调周法按四期论治，其间测量 BBT 以佐用药变更，周期各阶段治疗侧重不同。经后期滋阴养血，方中加入通络之品；经间期补肾与活血并举；经前期补肾养阳，宁心安神以助孕；行经期活血化瘀顺势而为。临床在慢性输卵管炎反复发作之时，既要控制炎症和疼痛，化瘀通络，祛除外邪，又要补肾调周，扶助正气，调节免疫功能，两法合用，提高妊娠率。

来源 钱海晴，赵可宁，王利红，等. 国医大师夏桂成治疗输卵管性不孕临床经验 [J]. 中华中医药杂志，2021，36（5）：2719-2722.

验案 患者，女，28 岁。2015 年 11 月 11 日初诊。主诉：腹痛伴腰酸 2 年余。现病史：患者 2 年前开始出现小腹隐痛伴腰酸，曾有经未净交媾史，2014 年 10 月曾因宫颈上皮内瘤变 2 级行宫颈 leep 术。生育史：0-0-0-0。月经史：13 岁初潮，7/（25～35）天，平素月经量中，痛（±），血块（+）。末次月经 10 月 24 日，7 天净。（2014 年 10 月）输卵管造影：两侧输卵管通而不畅。刻下：乳胀，易怒，小腹隐痛，腰酸，尿频，大便调，多梦。舌暗，边尖红，有齿印，苔薄黄腻，脉弦。

诊断 西医诊断：继发性不孕症。中医诊断：不孕症；证属湿热蕴阻冲任，肝气郁结。

治法 清热利湿，疏肝调冲。

方药 大血藤 30g，蒲公英 30g，紫花地丁 20g，金钱草 15g，柴胡、延胡索各 6g，徐长卿 10g，川楝子 12g，香附 12g，桑枝、桑寄生各 12g，首乌藤 20g，合欢皮 12g。12 剂，水煎服，每日 1 剂。

复诊情况 二诊（2015 年 12 月 23 日）：LMP 12 月 12 日，6 天净，量中，痛经（±），血块（–）。刻下：腰酸好转，小腹隐痛，乳胀，尿频，寐安，舌暗，边尖红，有齿印，苔薄黄腻，脉细弦。治宗原法。方药：上方减首乌藤、合欢皮，加石见穿 15g、王不留行 15g、赤芍 15g、丹参 30g、牡丹皮 15g、车前草 15g。12 剂，水煎服，每日 1 剂。

三至四诊：临证见诸症好转，朱南孙嘱不更方，守法守方。

五诊（2016 年 3 月 23 日）：LMP 3 月 12 日，7 天净。BBT 爬升，已无明显腹痛及腰酸，朱南孙嘱其试孕。刻下：舌红，苔薄黄腻，脉细弦。证属湿热蕴阻冲任，肝肾耗损。治拟清肝益肾。方药：生地黄 12g，黄芩 6g，紫花地丁 10g，白术、白芍各 9g，女贞子 12g，墨旱莲 10g，川续断 12g，桑寄生 12g，菟丝子 12g，威灵仙 12g，淫羊藿 12g。12 剂，水煎服，每日 1 剂。

六诊（2016 年 5 月 4 日）：停经 54 天。LMP 3 月 12 日，其间曾有少量咖啡样出血。2016 年 5 月 2 日外院 B 超：孕囊 35mm×21mm，头臀长 9mm，胎心（+）。刻下：带下量多，尿频，少腹隐痛，腰酸，恶心呕吐，便溏，舌红，苔薄黄腻，脉弦滑。仍属湿热蕴阻，肝肾耗损。治拟清热利湿，益肾安胎。方药：生地黄 12g，黄芩 6g，白芍 12g，女贞子 12g，菟丝子 12g，桑寄生 12g，炒淮山药 12g，黄连 12g，白头翁 12g，焦白术 9g，南瓜蒂 12g，荷蒂 12g。12 剂，水煎服，每日 1 剂。

医案分析 本例患者既往有经未净交媾史、宫颈炎史，湿热侵犯胞宫胞络，气机失畅，络道受阻，症见乳胀、小腹隐痛、腰酸、尿频等。朱南孙以“从、合、守、变”学术思想治之。初诊时患者一派湿热，朱南孙从其证，主以“清”法治之，予蒲丁藤酱消炎汤加减清热利湿、疏化冲任；又合其治，予桑枝、桑寄生益肾通络，首乌藤、合欢皮宁心安神。诸药合用，助消炎症。朱南孙认为若病情稳定，处方用药不可急功近利，而应缓图其功。故二至四诊治则、治法不变，守法守方，根据症状稍施以加减：于二诊加味石见穿、王不留行以疏胞宫脉络，赤芍、丹参、牡丹皮活血凉血，车前草清热利湿。三、四诊守二诊方。五诊时，患者湿热渐消，症状明显好转，故朱南孙嘱其试孕，且因机而变，清肝益肾。生地黄、黄芩清热凉血，女贞子、墨旱莲实肾养肝；川续断、桑寄生补肾强腰；白芍、白术抑肝扶脾；淫羊藿、威灵仙、菟丝子补肾助阳通络。至六诊，患者 B 超可见胎囊胎心，胎孕已成。患者孕后出现恶心呕吐、便溏、腰酸等肝脾肾耗损之象，故朱南孙投以炒淮山药、焦白术健脾益气以助气血化生，荣养胚胎，白芍、女贞子、菟丝子、桑寄生、南瓜蒂、荷蒂补益肝肾，系胎安胎，生地黄、黄芩凉血安胎，黄连、白头翁清热利湿。攻补兼施，正如《素问·六元正纪大论》云：“有故无殒，亦无殒也。”

来源　林倍倍，董莉．国医大师朱南孙治疗输卵管阻塞性不孕症经验[J]．中华中医药杂志，2019，34（7）：3035-3037.

验案　患者，女，30岁。2013年9月11日初诊。主诉：小腹疼痛伴腰酸2年余。现病史：患者2年前开始出现小腹疼痛伴腰酸，有慢性盆腔炎病史，未积极治疗。生育史：0-0-2-0（2010年自然流产，2011年孕50天胎停清宫）。月经史：14岁初潮，（5～6）/（28～30）天，平素月经量中，痛经（±），血块（+）。LMP 8月14日，6天净。2011年做HSG：双侧输卵管通而极不畅，伞端轻度粘连。2013年6月查性激素：LH 5.81IU/L，FSH 8.35IU/L，E2＜20pg/mL，PRL 11.43ng/mL，P 0.29ng/mL，T 0.7ng/mL。诉2013年8月B超见优势卵泡。刻下：腰酸，小腹痛，脱发，舌暗，舌尖红，苔薄黄腻，有齿印，脉细软。

诊断　西医诊断：继发性不孕症。中医诊断：不孕症，证属肾气虚弱，气机不利。

治法　清热疏化，通利冲任。

方药　大血藤30g，蒲公英30g，紫花地丁15g，当归20g，赤芍15g，丹参30g，牡丹皮15g，制香附12g，川楝子12g，王不留行15g，石见穿15g。12剂，水煎服，每日1剂。

复诊情况　二诊（2013年10月9日）：LMP 9月15日，6天净。量中，痛经（–），血块（+）。BBT爬升双相。刻下：乏力，乳胀，小腹隐痛及腰酸缓解，舌红，苔薄黄腻，脉细软。治宗原法。方药：上方加生地黄15g、路路通12g、娑罗子12g。12剂，水煎服，每日1剂。

三诊至九诊：诸症渐缓，朱南孙嘱治宗原法，守二诊方。

十诊（2014年2月12日）：停经36天，诉测尿HCG（±）。LMP 1月6日。昨日阴道少量褐色分泌物，已服地屈孕酮。刻下：稍恶心，纳差，尿频，舌暗，苔白腻，脉滑数。仍属邪侵冲任，肝肾两虚。治拟清养肝肾。方药：生地黄15g，白芍12g，女贞子12g，桑椹12g，菟丝子12g，桑寄生12g，钩藤（后下）15g，首乌藤20g，苎麻根15g，杜仲12g，川续断15g，南瓜蒂12g。12剂，水煎服，每日1剂。

十一诊（2014年2月26日，代诊）：停经51天，阴道少量出血2天。LMP 1月6日。（2014年2月18日）血HCG：30030.2IU/L，P：37.39ng/mL。

现外院使用黄体酮、地屈孕酮保胎中。刻下：呕吐较剧，嗜睡，舌脉不详。证属肝热犯胃，肾气亏虚。治拟清肝养肾和胃。方药：上方加黄芩 6g、陈皮 6g、姜半夏 3g。12 剂，水煎服，每日 1 剂。

医案分析 本例患者多次流产刮宫，冲任受损，素体虚弱，湿热之邪乘虚侵入机体，蕴阻下焦，气机不利，络道受阻。症见腰酸、小腹痛等。朱南孙首诊以蒲丁藤酱消炎汤加减，清热利湿、疏化冲任。二诊加生地黄清热凉血，路路通、娑罗子疏肝理气、上通乳络、下疏胞络。经治 3 个月，治则、治法不变，守方徐徐图之，湿热渐消。待至十诊，患者尿 HCG（±），脉滑数，已有早孕之象。患者多次流产刮宫，肝肾亏耗，症见褐色分泌物，故因机、因需而变，施以清养肝肾。生地黄、白芍养阴清热，柔肝益肾；女贞子、桑椹、菟丝子平补肝肾；杜仲、川续断、桑寄生补肾强筋安胎；苎麻根、南瓜蒂清热止呕安胎。朱南孙念其心绪定然紧张，故予钩藤、首乌藤清热平肝，宁神安胎。心为五脏六腑之大主，心神宁，五脏六腑安则胎安。至十一诊，患者肝热犯胃而妊娠恶阻较剧，故加黄芩伍生地黄清热安胎，陈皮、姜半夏降逆止呕。至此，脏腑阴阳气血平和，胎元可安。本例患者流产刮宫损伤冲任，湿热内侵，虚实夹杂，是为顽症，故朱南孙尤重“守”方，缓图其效，祛其邪又不伤正气，胎孕终成。

来源 林倍倍，董莉．国医大师朱南孙治疗输卵管阻塞性不孕症经验 [J]. 中华中医药杂志，2019，34（7）：3035-3037.

验案 罗某，女，36 岁。2013 年 10 月 15 日就诊。生育史：0-0-2-0，2010 年人工流产，2012 年胎停。经来尚准，无不适，近 2 个月卵泡监测无优势卵泡，输卵管造影提示：右侧阻塞，左侧通而极不畅。脉弦细，左尺弱，舌暗，舌尖不红，苔薄黄腻。

诊断 西医诊断：继发性不孕症。中医诊断：不孕症，证属冲任络道气机不利。

治法 滋养肝肾，通利冲任。

方药 当归 15g，丹参 30g，牡丹皮 15g，生地黄、熟地黄各 g，女贞子 12g，菟丝子 12g，白术 9g，白芍 9g，广木香 6g，川楝子 12g，制香附 12g，路路通 15g，娑罗子 12g。

医案分析 患者素体虚弱，人工流产术后胞宫受损，故再次怀孕胎停不长，再次刮宫胞宫更伤，年过五七，经云："阳明脉衰，面始焦，发始堕。"导致冲任气机不利，络道不畅。朱南孙予当归、丹参养血活血，补中有通，通补结合；牡丹皮凉血活血散瘀；生地黄、熟地黄养阴凉血，补血滋阴；女贞子、菟丝子补肝肾之阴，补而不腻，不温不燥；川楝子、路路通疏肝理气，活血通络，朱南孙认为该药治疗输卵管阻塞性不孕必用；制香附辛平微苦，理气解郁，调经止痛，乃气病之总司，女科之主帅，与川楝子配伍治疗肝郁气滞；娑罗子、路路通同用，具有行气通络的作用，上通乳络，下疏胞络，是治疗输卵管阻塞性不孕常用药。方中广木香具有降冲脉之逆的功效。

来源　黄彩梅，胡国华，谷灿灿．朱南孙从调理冲任治疗不孕症经验 [J]. 辽宁中医杂志，2016，43（3）：478-479.

验案　黄某，女，29 岁。2009 年 12 月 5 日初诊，生育史：0-0-1-0，2006 年人工流产一次，继发不孕。婚后 3 年未避孕未孕，平素月经不规律，30～60 天一行，经来 3 天干净，量少，爱人体健。B 超未见明显异常。刻下：四肢不温，畏寒，乏力，头晕。纳可，大便两日一行，成形，夜寐梦扰，面部痤疮时作。脉细缓，舌淡，苔薄腻，边有齿印。

诊断　西医诊断：继发性不孕症。中医诊断：不孕症，证属肝肾耗损、气血两虚。

治法　调补肝肾，益气养血。

方药　党参 30g，黄芪 20g，当归 20g，熟地黄 15g，川芎 6g，白术 9g，白芍 9g，巴戟天 15g，淫羊藿 15g，威灵仙 15g，川续断 12g，川牛膝 12g。14 剂。

复诊情况　2009 年 12 月 26 日二诊：LMP 2009 年 12 月 17 日，3 天干净。经后无不适，脉细，舌淡胖，边有齿印，苔薄腻，治宗原法。药用：党参 30g，黄芪 30g，当归 30g，熟地黄 15g，巴戟天 15g，淫羊藿 15g，石楠叶 9g，石菖蒲 9g，制香附 12g，川楝子 12g，川芎 6g。14 剂。

2010 年 1 月 16 日三诊：LMP 2009 年 12 月 17 日，经水临期未转，BBT 无双相。脉细，舌淡胖，边有齿印，苔薄腻，治宗原法。药用：党参 30g，黄芪 30g，当归 30g，熟地黄 15g，菟丝子 12g，覆盆子 12g，巴戟天 15g，淫羊藿 15g，鹿角片 10g，小茴香 6g，川楝子 12g，广木香 6g。14 剂。

2010 年 1 月 30 日四诊：LMP 4 天干净，BBT 单相。上药服后夜寐好转，舌脉详前。药用：党参 30g，黄芪 30g，当归 30g，熟地黄 15g，菟丝子 12g，覆盆子 12g，巴戟天 15g，淫羊藿 15g，鹿角片 10g，小茴香 6g，肉苁蓉 12g，柏子仁 12g。14 剂。

2010 年 3 月 6 日五诊：LMP 2010 年 2 月 18 日，量偏少，BBT 单相。神疲乏力，嗜睡，腰酸，证属肾气虚寒、冲任不足，治拟温肾益气、调理冲任。药用：党参 30g，炙黄芪 30g，当归 30g，熟地黄 15g，菟丝子 12g，覆盆子 12g，巴戟天 15g，淫羊藿 15g，鹿角片 10g，川芎 6g，石楠叶 12g，小茴香 6g，紫石英 20g，14 剂。

2010 年 9 月 18 日复诊：LMP 2010 年 8 月 3 日。已服上方 4 个月，现停经 45 天，测尿 HCG（+），仍感神疲乏力，脉细滑数，舌淡，苔薄腻，治拟益气养血安胎。药用：党参 15g，黄芪 15g，白术 9g，白芍 9g，菟丝子 12g，桑寄生 12g，桑螵蛸 12g，川续断 12g，苎麻根 20g，陈皮 6g，炒谷芽、炒麦芽各 9g。14 剂。

医案分析　本患者 3 年未避孕未孕，平素月经不规律，检查显示卵巢储备功能不足，雌激素稍低。朱南孙首诊以调补肝肾、益气养血的原则对其进行治疗，采用促卵助孕汤加减，体现了朱南孙“肝肾同治”的观点。调理 3 个月后月经规律，30 天一潮，但 BBT 单相，在原方的基础上加入鹿角片、小茴香、紫石英等温肾阳、促排卵之品。调治 4 个月，经调子种，予以益气养血安胎巩固。

来源　张静，郭慧宁，张蔚苓，等 . 朱南孙促卵助孕汤治疗卵巢功能障碍性不孕症经验 [J]. 辽宁中医杂志，2014，41（4）：639-641.

验案　金某，女，34 岁。初诊日期：2011 年 9 月 17 日。患者 2 年余未避孕未孕。既往有子宫肌瘤史及 2 次流产史。2008 年 4 月自然流产后行清宫术，2009 年 2 月因孕 2 个月胚胎停止发育行清宫术，2009 年 12 月行腹腔镜子宫肌瘤剥离术。月经情况：初潮 13 岁，周期约 30 天，经期约 6 天，量中，色暗红，有小血块及痛经史。末次月经：9 月 16 日，未净。患者平素劳累后感下腹隐痛；口疮反复发作，四肢欠温；舌暗红，苔薄腻，边有齿印，脉细弦迟。B 超检查（2011 年 6 月）提示：子宫、双侧输卵管均正常。子宫输卵管碘油造影检查（2011 年 6 月）提示：双侧输卵管通畅。自测基础体温双相。

诊断 西医诊断：子宫肌瘤剥离术后。中医诊断：不孕症，证属冲任受损、湿热蕴阻冲任。

治法 清热利湿，疏利冲任。

方药 蒲公英20g，大血藤20g，紫花地丁15g，败酱草15g，刘寄奴15g，石见穿15g，王不留行15g，川楝子12g，制香附12g，川牛膝12g，泽兰12g，川续断20g。每日1剂，水煎，早晚分服。

复诊情况 二诊（10月8日）：自测基础体温高温双相，月经已净，小腹隐痛，下肢欠温；舌暗淡，苔薄黄腻，略有齿印，脉细弦。辨证：肝肾阴虚，虚火旺盛。治法：清肝益肾。处方：丹参20g，全当归15g，地黄15g，女贞子12g，桑椹12g，菟丝子12g，紫花地丁15g，川续断12g，桑枝12g，桑寄生12g，狗脊12g，川牛膝12g，泽兰15g。每日1剂，水煎，早晚分服。

三诊（10月22日）：10月15日行经，5天经净，经量不多；腹痛较前明显减轻，经后仍有小腹抽掣胀痛感；舌暗红，边尖红，苔薄黄腻，脉弦细。辨证：湿热瘀阻冲任，气机不利。治法：清热疏化，通利冲任。处方：蒲公英20g，大血藤20g，丹参30g，当归15g，牡丹皮15g，柴胡6g，延胡索6g，制香附12g，川楝子12g，王不留行15g，石见穿15g，桑枝12g，桑寄生12g，狗脊12g。每日1剂，水煎，早晚分服。

四诊（11月19日）：11月13日行经，6天经净；临经腹痛时作，经后仍有小腹抽掣胀痛；舌暗红，苔薄黄腻，脉弦细数。辨证：湿热留滞冲任。治法：清热利湿，疏利冲任。处方：蒲公英30g，大血藤30g，刘寄奴15g，紫花地丁15g，败酱草15g，大青叶12g，制香附12g，川楝子12g，柴胡6g，延胡索6g，乌药9g，王不留行15g。每日1剂，水煎，早晚分服。

五诊（12月17日）：12月13日行经，5天经净，经量偏少；经后腹痛减轻，偶有隐痛，劳累后腰酸好转；舌体暗胖、有齿印、尖红，苔薄黄腻、少津，脉弦细。自测基础体温双相。辨证：邪恋冲任已久，肝肾耗损。治法：清肝益肾。处方：全当归15g，丹参20g，生地黄9g，熟地黄9g，女贞子12g，枸杞子12g，菟丝子12g，巴戟天15g，制黄精12g，肉苁蓉12g，王不留行15g，川楝子12g。每日1剂，水煎，早晚分服。

六诊（12月31日）：偶有小腹隐痛，舌脉同前。辨证：肝肾不足，精血衰少。治法：滋养肝肾，调补冲任。自测基础体温上升4天，已试孕。处方：全当归20g，丹参30g，生地黄9g，熟地黄9g，枸杞子12g，女贞子12g，覆盆子 12g，菟丝子 12g，怀山药 12g，山茱萸 12g，巴戟天 15g，淫羊藿 15g，石楠叶 9g。每日 1 剂，水煎，早晚分服。

患者于 2012 年 2 月 8 日来诊，诉已孕 57 天；继续随访，9 月 12 日剖宫产一女婴。

医案分析 《素问·调经论》曰：“血气不和，百病乃变化而生。”患者屡经流产清宫，损伤冲任，耗气伤血，而致肝肾亏损，湿热蕴阻冲任。初诊时，适逢经期，患者平素常作口疮，四肢不温，素劳累后感下腹隐痛，基础体温双相。中医辨证属冲任受损、湿热蕴阻，治以清热利湿、疏通冲任。二诊，经后 BBT 高温双相、小腹隐痛、下肢寒凉，属肝肾阴虚，治以清肝益肾。三、四诊，经后腹痛较前明显减轻，仍有小腹抽挚，考虑仍属湿热瘀阻、气机不利，治以清热疏化；药用蒲公英、大血藤清热利湿，丹参、牡丹皮凉血活血，桑寄生、狗脊补肝肾、强腰膝，佐以王不留行、川楝子、制香附等疏肝理气，通利血脉。五诊，服药后腹痛减轻，劳累后腰酸，BBT 双相，证属肝肾耗损，治以清肝益肾。朱南孙尤重奇经辨证用药，方中制黄精、女贞子滋补肾水，枸杞子、肉苁蓉、巴戟天、当归等补冲任之气血、平补肝肾。六诊，服药后偶有小腹隐痛，BBT 爬行上升，已试孕，仍属肝肾不足、精血衰少，继滋养肝肾、调补冲任。巴戟天、淫羊藿温补肾阳以助孕，枸杞子、覆盆子、菟丝子、山茱萸补肝益肾，当归、丹参、地黄、熟地黄养血活血，标本兼治、补肾纳气，阴平阳秘而有子。

来源 陆建英，刘华. 朱南孙辨治继发性不孕症验案 1 则 [J]. 上海中医药杂志，2013，47（1）：29-30.

验案 患者，女，29 岁，已婚。初诊日期：2013 年 12 月 13 日。主诉：未避孕一年余未孕。患者初潮 12 岁，平素月经周期为 40～60 天，行经 5 天，量中，色暗红夹血块，经行腹痛（需口服布洛芬 1 片可缓解），喜温。末次月经 2013 年 11 月 25 日，行经 5 天。曾于 2013 年 8 月 28 日查 B 超提示：双侧卵巢多囊样改变，子宫肌瘤，宫颈囊肿。因一年余未孕就诊。刻诊：四末不温，乏力，腰酸，纳可，小便调，大便偏溏，舌淡红，苔白，脉细。

诊断 西医诊断：不孕症。中医诊断：不孕症，证属阳虚血寒。

治法 扶阳祛寒调经。

方药 补骨脂 15g，葛根 15g，升麻 15g，巴戟天 15g，生地黄、熟地黄各 15g，黄精 15g，肉苁蓉 15g，桑寄生 15g，川续断 15g，菟丝子 15g，枸杞子 15g，狗脊 10g，生黄芪 15g。28 剂，水煎服。

复诊情况 2014 年 1 月 17 日二诊：患者服药平和，月经于 2014 年 1 月 8 日来潮，量中，经期腹痛减轻。四末不温减轻，大便成形，每日一次，仍乏力，近来头痛，小便调，纳、眠可，舌淡红，苔薄，脉细滑。上方去狗脊、生黄芪，加天麻 15g、钩藤（后下）15g、夏枯草 15g、太子参 15g。28 剂，水煎服。

2014 年 2 月 21 日三诊：末次月经 2014 年 1 月 8 日。现已停经四十余天。小腹下坠感，易困乏，怕冷，纳可，不易入睡，二便调，舌淡红，苔薄白，脉细滑数。2014 年 2 月 18 日查 P：3.44ng/mL，HCG：5.7IU/L。有怀孕的可能（双保险），采用固肾安胎法。方宗寿胎丸加减：桑寄生 15g，川续断 15g，菟丝子 15g，阿胶（烊化）10g，炒杜仲 15g，巴戟天 15g，女贞子 15g，覆盆子 15g，白芍 15g，太子参 15g，白术 15g，黄芩 10g，苎麻根 15g。7 剂，水煎服。

2014 年 2 月 28 日四诊：已停经 52 天。查 HCG：阳性。入睡困难，易醒，时有右侧小腹胀，无腰酸，无阴道出血，纳可，小便频，大便可。舌红，苔白，脉细滑数。继服前方。因患者平素月经后期，HCG 偏低，暂未查 B 超。

2014 年 3 月 14 日五诊：患者阴道无出血，腰酸，小腹下坠感，困乏，恶心呕吐，晨起尤甚，纳少，二便可。舌淡红，苔薄白，脉细滑数。查 B 超，提示宫内孕。治以固肾安胎，降逆止呕。方用：桑寄生 15g，川续断 15g，菟丝子 15g，阿胶（烊化）10g，炒杜仲 15g，覆盆子 15g，白芍 20g，太子参 15g，白术 15g，黄芩 10g，苎麻根 15g，巴戟天 15g。随访患者正常妊娠。

医案分析 有正常性生活，未避孕一年未妊娠者，称为不孕症。女性不孕的原因以排卵障碍和输卵管原因居多。本案根据 B 超双侧卵巢多囊样改变，临床表现为月经稀发，初步考虑不孕为多囊卵巢综合征导致。多囊卵巢综合征是一种生殖功能障碍与糖代谢异常并存的内分泌紊乱综合征，是育龄期妇女月经紊乱最常见的原因，其病因至今尚未阐明，临床表现有月经失调、不孕、多毛、痤疮、肥胖、黑棘皮病等。中医无此病名，可归属于“月经后期”“月经量少”“闭经”“崩漏”“不孕”“癥瘕”等范畴。根据中医理论，普遍认为本病责之于肾、肝、脾三脏，分有肾虚、痰湿阻滞、气滞血瘀、肝经湿热等证型。肖承悰从理论到临床经多年研究，提出肾虚痰瘀是本病的主要病机。月经的产生是脏腑、天癸、气血、冲任共同协调作用于胞宫的结果。《素问·上古天真论》首先提出“肾气盛……天癸至，任脉通，太冲脉盛，月事以时下，故有子”的受孕机理。肾-天癸-冲任-胞宫轴已在中医妇科界成共识。其中肾起主导作用，在天癸调节下，冲任通盛，胞宫主司子宫，子宫产生月经。肾藏精，精能生髓，精髓又可以化血，精血同源，肾精充足，则血液不亏。《女科撮要》“夫经水，阴血也”。《傅青主女科》言：“经本于肾”“经水出诸肾。”《医学正传》云：“月经全借肾水施化。”血是月经的物质基础，故月经来潮与肾有着极其密切的关系，为从肾治疗月经病提供了理论依据。肾中精气的盛衰主宰着人体的生长、发育与生殖。肾虚，冲任不足，则不能摄精而不孕。月经具有周期性、节律性，是肾阴阳消长、气血盈亏规律性变化的体现。肖承悰认为多囊卵巢综合征多见月经稀发、无排卵，常处于经后期（相当于卵泡期），此时多数卵泡发育不良，缺乏或极度缺乏优势卵泡，无法按照月经四期的生理特点进行治疗，因势利导，促成重阴转阳，加速“氤氲期”的到来。肾精滋长是排卵的基础，冲任经脉气血和畅是排卵的条件，肾阴肾阳消长转化正常是排出成熟卵泡的关键。经后期血海空虚渐复，所以可运用补益肝肾精血之药以使阴血渐生，促使卵泡发育成熟，雌激素水平升高，子宫内膜渐厚，为排卵奠定物质基础。方中菟丝子归肝、肾经，补肾益精。肉苁蓉甘、咸、温，补肾益精，《神农本草经疏》言其为“滋肾补精血之要药”，《本草汇言》曰其“养命门，滋肾气，补精血之药也……此乃平补之剂，温而不热，补而不峻，暖而不燥，滑而不泄，故有从容之名”。桑寄生、川续断均有补肝肾、强筋骨之功，《本草汇言》“续断、补续血脉之药也……有补伤生血之效，补而不滞，行而不泄，故女科、外科取用恒多也”。桑寄生、川续断平补肝肾，补而不腻，补而不滞，静中有动。补骨脂苦、辛、温，归肾、脾经，补肾壮阳。肖承悰多用补骨脂、生地黄、熟地黄等药补益精血、活血凉血，促子宫内膜生长及卵泡发育。川续断苦、辛、微温，归肝、肾经，补肝肾。狗脊苦、甘、温，归肝、肾经，祛风湿、补肝肾、强腰膝。枸杞子甘、平，归肾、肝经，滋补肝肾、益精明目。枸杞子滋补肝肾，养精血，属静；狗脊不仅能补肝肾，且能利关节，祛风湿，属动；肖承悰常将二者合用，补肝肾、养精血，动静结合，补而不腻，利而不伤正，用于治疗肝肾不足、精血亏虚造成的卵泡发育慢、卵泡质量差导致的不孕或流产、月经失调等。黄精甘、平，归肺、脾、肾经，滋肾润肺、补脾益气；生地黄擅入血分，滋阴降火、养阴生津。生黄芪补气。据报道，葛根、升麻具有类雌激素样作用。巴戟天功能补肾温阳，强筋骨，助肾气化生和鼓动肾阳。在大剂量补阴药中加补阳药，为“善补阴者，于阳中求阴，则阴得阳升，而泉源不竭”。中西医结合是中医学向现代化发展的必然趋势。肖承悰在疾病的诊治中充分运用了中西医结合的优势，参照西医诊断，注重辨证与辨病相结合，结合中医辨证论治和随证施治规律以达到提高疗效的目的。肖承悰非常重视氤氲排卵之期。治疗期间有排卵可能，因此尚未确定是否妊娠，常称要“双保险”，以补肾益脾、固冲安任为主。若怀孕则为保胎，未孕则为调经促孕，故用寿胎丸加减。出现妊娠反应，中医称为恶阻，病机为冲气上逆、胃失和降。孕后血聚子宫养胎，子宫内实，冲脉之气盛，冲脉隶属阳明，上逆反胃呕吐，重用白芍，可养血平肝、降冲气、养冲血，达养、降、生津、安胎作用。

来源　李军．肖承悰教授治妇科疾病验案举隅 [J]. 时珍国医国药，2015，26（11）：2762-2763.